FRANCA PARIANEN

HORMONGESTEUERT IST IMMERHIN SELBSTBESTIMMT

WIE TESTOSTERON,
ENDORPHINE UND CO
UNSER LEBEN BEEINFLUSSEN

ROWOHLT POLARIS

Originalausgabe
Veröffentlicht im Rowohlt Taschenbuch Verlag,
Hamburg, März 2020
Copyright © 2020 by Rowohlt Verlag GmbH, Hamburg
Abbildungen im Innenteil Franca Parianen
Covergestaltung und -abbildung
Hauptmann & Kompanie Werbeagentur, Zürich
Satz aus der Proforma bei Dörlemann Satz, Lemförde
Druck und Bindung CPI books GmbH, Leck, Germany
ISBN 978-3-499-68045-8

Aus Verantwortung für die Umwelt haben sich die Rowohlt Verlage zu einer nachhaltigen Buchproduktion verpflichtet. Der bewusste Umgang mit unseren Ressourcen, der Schutz unseres Klimas und der Natur gehören zu unseren obersten Unternehmenszielen. Gemeinsam mit unseren Partnern und Lieferanten setzen wir uns für eine klimaneutrale Buchproduktion ein, die den Erwerb von Klimazertifikaten zur Kompensation des CO_2-Ausstoßes einschließt. Weitere Informationen finden Sie unter:
www.klimaneutralerverlag.de

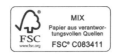

INHALT

EINLEITUNG 7

Warum uns Sexualhormone suspekt sind, aber was wir damit anstellen, irgendwie nicht 19   Also denn, ein Hormonbuch 24

TEIL 1:
BACK TO THE BASICS 27

Die W-Fragen: Was machen meine Hormone eigentlich den ganzen Tag? 27   Mein freier Wille, meine Hormone und ich 61   Hormonschwierigkeiten 71   Zusammenfassung: The Basics 84

TEIL 2:
DAS SIND KEINE HORMONE, DAS IST MEIN CHARAKTER 87

HORMONE IN ACTION 90

Schnell vorweg: die neuronalen Netzwerke 90   Das Salience-Netzwerk: Abteilung Verlangen 96   Das Salience-Netzwerk: Abteilung Angst und Panik 122   Fight or flight 156   Teamplayer: Testosteron und Östrogen 175   Tend and befriend 188   Wann uns das soziale Netz hält 221

HORMONE AM BAU 231

Auf zu den Sexhormonen! **231** Der lange Weg zum Gender **233**
Was hat Geschlecht mit Gehirn zu tun? **258** Frühkindliche
Entwicklung **270** Stress und Resilienz **283**

HORMONE ÜBER DIE ZEIT 307

Ein Tag bei den Hormonen **308** Mit Hormonen durch
das Jahr **330** Zeit für Paarung? **341** Und ständig grüßt
der Eisprung: Hormone im Zyklus **351** Die Hormone
werden Eltern **368** Väter sind Bio: Das Gleiche noch
mal in Vaterschaft **389** Hormone übers Leben **406**
Zusammenfassung: Hormone über die Zeit **419**

TEIL 3:

WAS WIR MIT DEN HORMONEN ANSTELLEN 421

Hormone im Prime-Versand **423** Hormone im Wasserglas **431**
Wunder- und Mythenwelt Reproduktionsmedizin **449**
Sexhormone besser machen **480**

UMDENKEN 492

DANKSAGUNG 501

REFERENZEN 505

EINLEITUNG

Ein paar echt gute Gründe, über
Hormone zu reden, und ein paar andere,
warum wir's trotzdem nicht tun.

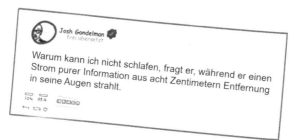

«Was meint er denn damit?» Juliette dreht sich zur anderen Bettseite und strahlt ihrem Freund stirnrunzelnd den Handyschirm samt Twitterfeed ins Gesicht. Leo zuckt die Schultern. «Keine Ahnung», rückt sein Kopfkissen zurecht und wendet sich wieder seinem eigenen Bildschirm zu.

In seinem Kopf fragt sich unterdessen ein ganzes Hormonsystem, warum es nicht dunkel wird. Es kennt weder Handys noch den spannenden *Wikipedia*-Artikel über «der Welt einsamsten Walfisch», den Leo gerade liest. Aber es weiß, dass die Stäbchen im Auge immer noch Licht melden. Genauer gesagt: blaues Licht. Denn das ist es, was Bildschirme so absondern, und das signalisiert den Hormonen «helllichter Tag». Um drei Uhr nachts. Melatonin wird langsam nervös. Es muss heute noch diverse Fettzellen in Wärme umwandeln, freie Radikale einfangen. Wenigstens ein kleines Anti-Aging-Programm wollte es noch einschieben, und zusammen wollten sie ein paar emotionale Erlebnisse aufarbeiten. Nichts Dramatisches.

Irgendjemand hat Leos E-Mail nicht beantwortet, aber das Hirn meint, er neige zum Selbstmitleid. So oder so geht Aufarbeiten nicht ohne eine Tiefschlafphase. Aber das Hirn hat seine persönliche Kollektion der garantiert ereignislosesten Schlaflieder schon bereitgelegt und wartet nur auf Melatonins Signal, den aufgeweckten Zustand zu verlassen. Vom Eindösen zum Tiefschlaf kriegen sie ihn in knapp 20 Minuten.

Hektisch beobachtet Melatonin die Signale, die es über die Aktivität der Lichtsensoren aufklären. Wenn hier tatsächlich noch die Sonne scheint, müsste es laut seiner Jobbeschreibung wahrscheinlich den Sommer einleiten. Keine leichtfertige Entscheidung, weil es dadurch Sexhormone, Stimmung und Immunsystem mit reinzieht. Nervös zieht es die Stirn in Falten. «Weißt du, was lustig ist?» Das Wachstumshormon knufft ihm Energieriegel-kauend in die Seite. Melatonin stöhnt. Wachstumshormon arbeitet in Teilzeit, während der ersten zwei Schlafzyklen, kriegt aber die ganze Anerkennung, nur weil es wichtig ist für ... Wachstum ... und kognitive Entwicklung. Das Wachstumshormon kaut ungerührt. «Naaah?», schiebt es hinterher. «*Was?*», fragt Melatonin kurz angebunden. Wachstumshormon grinst: «Die Tagschicht beschwert sich auch ständig. Der Typ bekommt nicht genug Sonnenlicht! Darum ist er ständig so unterkühlt und schmerzempfindlich. Sein Serotoninspiegel ist der Horror!» Melatonin zieht ungläubig die Augenbrauen hoch. «Hochsonne bis drei Uhr nachts, und er hat Lichtmangel?» Grimmig beugt es sich wieder über seine Monitore. «Womit haben wir es hier nur zu tun?» Aber es kommt nicht weit. Kortisol kommt mit eiligen Schritten um die Ecke: «Also ihr könnt hier jetzt erst mal einpacken. Das Gehirn hat ein Klingelgeräusch gehört, das es an Arbeit erinnert hat. Ich hab alles wieder hochgefahren, und wir spielen jetzt ein Medley aus ‹Sorgen von morgen›.»

Vier Stunden später wird Leo von einem Wecker aus dem Schlaf gerissen. «Bah, ist das kalt hier», grummelt er, «... und warum hab ich solche Kopfschmerzen?»

Leo wird das Rätsel des verlorenen Schlafes heute nicht mehr lösen. Genauso wenig wie das der Kopfschmerzen oder das der allgemeinen Grummeligkeit. Sonst wüsste er, dass es die individuelle Lichtempfindlichkeit unseres Melatoninkreislaufs ist, die mitentscheidet, ob wir Typ Eule sind oder Lerche oder mehr so chronisch zerrupfter Spatz. Oder welchen Beitrag seine Abendunterhaltung dazu leistet.

Genau genommen gibt es fast nichts, was Hormone nicht tun. Sie managen unsere Knochenqualität, unsere Sehkraft, unsere Erregung und den ganz privaten Wasserkreislauf, sie sorgen dafür, dass Herz und Lunge im Takt arbeiten, dass Immunsystem und Verdauung immer bereitstehen und dass Ihre Arme gleich lang sind, ohne dass Sie sie jeden Morgen zweifelnd nebeneinanderhalten mussten (das Wachstumshormon lässt grüßen). Aber das ist natürlich nur das Körperliche. Das, was uns am Leben hält. Unwichtiges Zeugs.

Wirklich spannend wird es, wenn die Hormone mit*denken*. Wenn sie mitentscheiden, wie schnell wir reagieren; wie stark wir fühlen; was uns begeistert, beruhigt oder Angst macht ... und ob wir auf diese Angst mit dynamischer Problemlösung reagieren oder uns sicherheitshalber erst mal totstellen (mehrere Hormone halten das für eine gute Idee).

Wenn in Ihrem Hirn etwas passiert, sind Hormone eigentlich immer beteiligt. Als anerkannte Botschafter zwischen Kopf und Körper sind sie mit Herz und Nieren per du und erhalten vom Gehirn intimste Informationen über Ihre Sexualität bis zur noch viel persönlicheren Frage nach Ihrem eigentlichen Stresslevel.

Wir haben natürlich immer geahnt, dass sich Körper und Geist irgendwo treffen und zusammen was trinken gehen. Allzu viel wissen wir zwar nicht über den Ort oder darüber, was sie sich dabei erzählen. Aber dass Hormone unser Hirn nicht kalt lassen, das sehen wir ja überall: Warum sonst würden sich Menschen mit Bungeeseilen von Klippen stürzen, wenn nicht für den Adrenalinkick? (*Mit* macht das natürlich viel mehr Sinn.) Oder warum sollten sich Verliebte so aufführen? Oder Bodybuilder? Und wer soll uns den Schlaf rauben, wenn nicht unser Lieblingsstresshormon?

Dass Hormone an unserem Hirn andocken, das bezweifelt heute kaum noch jemand. Aber eine Frage bleibt dabei immer irgendwie offen: «Warum eigentlich?» In unserer Vorstellung wabern die Hormone ziemlich planlos durch unser Hirn und stellen dabei selten etwas Sinngebendes an. Sie tauchen plötzlich auf oder grätschen willkürlich wichtigen Gedanken dazwischen. Und dann bleiben sie noch mit dem Fuß an irgendeinem Kabel hängen und reißen Stecker aus der Wand, sodass wir plötzlich im Dunkeln stehen («Mein klares Denken war gerade noch da»). Oder noch schlimmer: Sie brechen einfach durch die Tür. (Testosteron: «Was? Warum guckt ihr alle *mich* so an?»)

Wir kennen Hormone vor allem aus ihren Rollen als Fehler im System («Muss ich jetzt mit Stresshormonen *und* Stress kämpfen?»), als nerviges Nebenprodukt von irgendeiner Körperfunktion («Ich dachte, ich hatte den Eisprung abbestellt?!») oder eben als evolutionäres Überbleibsel aus einer Zeit, wo Brusttrommeln noch als Flirtstrategie durchging («Hey, immer noch besser als Dick Pics!»). Und das alles trompetet dann in unserem Denken rum. Wie kleine Elefanten im Porzellanladen. Wir nehmen Hormone als unseren privaten Störfunk wahr – laut, nervös, und wenn wir ehrlich sind, bitte schön was für andere Leute. Wie Chihuahuas. Dabei tun wir ihnen in mehrerlei Hinsicht ziemlich unrecht – den Hormonen, nicht den Handtaschenhunden.

«Super Zusammenarbeit diese Woche! Fokus, höchste Konzentration, durchgehende Motivation *murmel* bis auf die üblichen Nachmittagshänger *murmel Ende*. Geborgenheit! Ein Feuerwerk an positiven Emotionen! Herausforderungen wurden bewältigt, der Körper auf Vordermann gebracht, dabei alle Rhythmen eingehalten – Tag, Monat, Jahr ... Es gab mehrere Orgasmen! Sehr außergewöhnlich für die beiden. Ich wette, wir haben top Bewertungen.» Der Hormon-Abteilungsleiter schließt zufrieden seine Mappe: «Hat sonst noch jemand was?» Der Vertreter der Marketingabteilung rutscht ungemütlich auf seinem Stuhl hin und her und hüstelt ein wenig. Hinter ihm tritt der Rest der Marketingabteilung von einem Fuß auf den anderen und blickt angestrengt und betont unbeteiligt in verschiedene Richtungen. Der Abteilungsleiter zieht die Augenbrauen zusammen: «Was!?» Die Marketingabteilung räuspert sich noch einmal. «Hier ... steht nichts von einem positiven Effekt auf die Bewertungen.» Der Abteilungsleiter runzelt die Stirn. «Was soll das heißen, da steht nichts?» Er zerrt das Klemmbrett aus der Hand, und ja: Da steht nichts. Er schüttelt enttäuscht den Kopf «Aber ... warum?» *Das* ist schon eher das Terrain der Marketingleute. Eine Brille wird zurechtgerückt. «Wir haben ein Imageproblem. Unsere Kernkompetenzen werden nicht mit uns in Verbindung gebracht. Weder die Konzentration noch die positiven Emotionen.» «Nicht mal die Orgasmen?» «Nicht mal die Orgasmen.»
Der Abteilungsleiter seufzt. «Was denken Sie denn, was wir den ganzen Tag tun?» Unruhiges Rascheln. Mehrere Marketingverantwortliche schubsen sich gegenseitig nach vorne, bis eine von ihnen anhebt: «Zu der Frage haben wir schon vor einiger Zeit mal was vorbereitet.» Sie holt tief Luft. Es folgt eine längere Aufzählung, in der mehrfach die Begriffe «Stresshormone» und «Panikattacken» fallen und etwas mit «Rührselig-

keit» vorkommt, dann folgen einige Ausführungen zum Thema «Affengehabe». Der Vortrag schließt mit den Worten: «… genau genommen hat man uns die Pubertät nie ganz verziehen.» Von weiter hinten ertönt eine tiefe Stimme: «Die Idee mit der monatlichen Periode ist auch sehr unpopulär.» Der Abteilungsleiter schüttelt den Kopf. «Na ja, dafür hört sie ja später auch auf.» Mr. Marketing guckt auf sein Klemmbrett. «Das, was danach kommt, gefällt ihnen auch nicht.»

Und tatsächlich: Wir übersehen bei Hormonen wirklich oft das Positive. Die guten Gefühle, die sie uns bescheren im Flow, bei Orgasmen, in Sachen Fokussierung und Euphorie, und außerdem das noch viel, viel tollere Gefühl, wenn der Partner morgens früh aufstehen muss und man selbst noch weiterschlafen darf. Auch, wenn wir exakt 45 Minuten später aus diesem watteweichen Zustand gerissen werden, weil der eigene Wecker klingelt, denken wir weder an Melatonin noch Oxytocin, die die Geborgenheit erst möglich machen. Wir fragen uns vor allem, warum zur Hölle wir in einem Beruf arbeiten, der uns zwingt, das alles um 6 Uhr 30 hinter uns zu lassen. Im Dunkeln!

Nach Orgasmen sagt auch nie einer: «Sorry, waren die Hormone!» (Der Abteilungsleiter guckt ernsthaft getroffen.)

Tatsächlich sind Hormone aber nicht halb so konfus, wie wir uns das vorstellen: Was wir für nervige Schwankungen halten, nennt man bei den Hormonen flexible Anpassung. An die Tages- und Jahreszeiten, an Ihre Kondition, an alles, was Sie brauchen, um zur richtigen Zeit die richtige Antwort zu produzieren. Melatonin hat Ihren Lebensmittelpunkt angesichts der Kälte und Lichteinstrahlung mittlerweile erfolgreich als «definitiv Sommer am Nordpol» lokalisiert und Kortisol kann die Wundheilung anrufen, noch bevor wir die Schlittschuhe anhaben. Das muss man erst mal hinkriegen. Wir benutzen hormongesteuert im allgemeinen Wortgebrauch zwar gern als Synonym für hirnlos, aber ohne Hormone wäre unser Gehirn langfristig vor allem eins: aufgeschmissen.

Allein schon, weil sie inakkurat ist, könnte unsere Vorstellung von den Hormonen als planlos umherschwirrende Störenfriede dringend mal ein Update gebrauchen. Es müssten ein paar Bugs behoben werden in der Art, wie wir an sie herangehen (Leo: «Also, was ich hiervon mitnehme, ist: Hormone machen mich schmerzempfindlich und fröstelig»). Ein paar veraltete Ansichten könnten wir überschreiben («Männer haben interessanterweise weder *Hormone* noch Gefühle»). Aber der vielleicht wichtigste Grund für die Erneuerung unseres Denkens ist der, dass wir, wie bei jedem Update, viel zu lange auf «später erinnern» geklickt haben, als ginge es um das Jüngste Gericht. So lange nämlich, bis unser Hormonbild gecrasht ist und überhaupt nichts mehr läuft. Vor allem, weil es mittlerweile mit nichts mehr kompatibel ist. Schon gar nicht mit unserem Weltbild. Es bietet keine Antworten auf die großen Fragen, die wir uns heute stellen. All die Themen, die irgendwann mal tabu waren, die aber dafür heute endlich aufs Tapet kommen – Sex und Liebe, Burnout und Konzentrationsschwierigkeiten, Aggression, Ängste und Depressionen, Periode und Schwangerschaft, Kinderwunsch oder der Wunsch, Kinder auf mindestens drei Armlängen von sich fernzuhalten. Männer, Frauen und alle dazwischen. Wenn es um das Thema Hormone geht, hat fast jeder eine Geschichte dazu zu erzählen und die ein oder andere unbeantwortete Frage. Und manchmal auch ein mulmiges Gefühl in der Magengrube.

Also wie können wir anders über Hormone nachdenken? Vorzugsweise auf eine Art, die uns bessere Antworten bietet? Vielleicht ein bisschen dreidimensionaler?

Zum Glück ist wahnsinnig viel passiert seit dem Moment, als wir das erste Mal eingesehen haben, dass Hormone in unseren

Gedanken mitmischen. («Zögerlich und unter Protest!») Statt als stolpernden Störfunk können wir sie uns heute als aktive Gestalter vorstellen, die in unserem Gehirn und Körper im Einsatz sind. Sie knüpfen Verbindungen, speichern Erinnerungen und führen sich im Allgemeinen so auf, als wären sie in Ihrem Oberstübchen zu Hause. Sind sie ja auch.

Wenn die Gene die Hardware bestimmen, dann wählen Hormone mindestens das Betriebssystem. Und wenn wir Glück haben, dann ziehen sie danach noch hier und da eine Schraube fest. Unser Leben lang bleiben wir ein hormonelles Großbauprojekt. Stresshormone werkeln an Ihrer Schockreaktion (basierend auf einer stressigen Kindheit, als immer irgendjemand wissen wollte, ob Sie Ihr Zimmer schon aufgeräumt haben). Bindungshormone bedienen sich am gleichen Werkzeugkasten und versuchen, Ihnen ein gut funktionierendes Beziehungsmodell zu bauen (basierend hauptsächlich auf Theorie). Währenddessen rennen immer wieder Sexhormone durch den Raum und rufen «Pubertäät!!» oder formen noch vor der Geburt unsere Spielzeugpräferenzen und unsere Genitalien gleich mit (hin und wieder in *völlig* unterschiedliche Richtungen).

Auf lange Sicht finden sich die Spuren der Hormone nicht nur in unserer Persönlichkeit wieder, sondern auch in unserem Gesundheitszustand und als Anhängsel an der DNA. Einen Großteil dessen, was wir sind, haben die Hormone gestaltet – und während Sie dies hier lesen, gestalten sie munter weiter. Aber meistens eben nicht willkürlich, sondern gut durchdacht. Mindestens gut gemeint.

Wenn wir uns die Hormone statt als Querschläger als tragende Säule unseres Selbst vorstellen, dann hilft es uns vielleicht, bei Schwierigkeiten mit ihnen drum herumzugehen, anstatt wütend gegen diese tragende Säule zu treten und uns dabei einen Zeh anzuhauen (Opioide lindern den Schmerz, Adrenalin schickt ein Alarmsignal).

Kurzum: Die Hormonwelt ist ständig im Wandel, und sie verwandelt uns gleich mit. Aber wenn wir den Hormonen lange genug bei ihrer Arbeit zugucken, gehen uns wahrscheinlich eine ganze Menge Lichter auf: über unseren Alltag, über uns selbst und über die Art, wie unsere Erfahrungen uns formen («Ich bin mir *fast* sicher, dass meine Eltern an allem schuld sind»). Wenn wir Glück haben, verraten sie uns vielleicht nebenbei auch den ein oder anderen Trick, wie wir's besser hinkriegen. («... oder uns Hormonen wenigstens weniger im Weg rumstehen! Dürfte ich da mal ran?») Als Eltern, Partnerinnen, Lehrer, Ärztinnen oder einfach als Verantwortliche für unser eigenes Gehirn.

Es gibt fast kein Thema, zu dem Hormone nichts zu sagen hätten. Als offizielle Schnittstelle zwischen Geist und Körper verbinden sie Medizin mit Psychologie, uns selbst mit allem und allen um uns herum, Umwelt mit Politik und Arbeitsrecht mit Reizdarm. Hormone sind *das* Thema für Menschen mit Entscheidungsschwierigkeiten. Und wo sie schon dabei sind, können sie vielleicht auch Leo helfen, ein paar seiner Forschungsfragen zu beantworten darüber, warum ihm gerade wieder so fröstelig zumute ist.

> **Leos Gehirn:** Mal abgesehen von deinem nicht vorhandenen Schlafrhythmus, isst du auch nie vernünftig. Es fehlt dir an sozialen Beziehungen, Intimität, Sport, geistiger Anregung und …
> **Leo** *(etwas lauter)*: Ich schätze, wir werden es **nie** erfahren!
> **Leos Gehirn:** Ooooh, mein Gott …

Nachdem wir uns mit ihnen vertraut gemacht haben, borgen die Hormone uns vielleicht sogar das ein oder andere Werkzeug aus. («Ähm, könnten wir nochmal auf das mit den losen Schrauben zurückkommen?») Wenn wir sie stattdessen ignorieren, macht uns das jedenfalls nicht gerade rationaler. Im Gegenteil: Wir geben genau diese Werkzeuge aus der Hand. Bevor wir überhaupt wissen, wozu sie gut sind und was wir damit alles schaffen könnten.

Wir haben also viele gute Gründe, über Hormone zu reden. Fragt sich nur, warum wir es trotzdem nicht tun? Bei unserer Entscheidungsfindung stellen wir uns fast nie vor, dass wir den Teil des Körpers einbeziehen, der sonst zum Herabsenken der Hodensäcke zuständig ist. Oder für die Wanderbewegung von Eibläschen. Und diese Einstellung trifft sich gut mit der Wissenschaft. Auch die tendiert bis jetzt vor allem zu «nicht darüber reden» (erste Regel des Hormonclubs). Also zumindest nicht in der Öffentlichkeit. Hirnforscher begeben sich in der Regel nur ungern und unter Vorbehalt auf das Terrain des Körpers, spätestens seit sie mal gehört haben, dass es da riecht (Hirne riechen auch, aber nach Formaldehyd – das hat so was Aufgeräumtes). Außerdem sind Hormone unsicheres Terrain, und Wissenschaftler sind beruflich verpflichtet, so was zuzugeben. Darum halten sie sich mit klaren Take-Home-Messages gern zurück (Take-Home-Questions träfe es in dem Zusammenhang sowieso eher). Es ist ja auch nicht einfach, wenn sich die Wissenschaftler dabei auf wissenschaftliche Fachartikel stützen müssen, die meist klingen wie: «Metabolisten von Progesteron, speziell allopregnanolone modulieren GABA(A)-Rezeptoren, was in einigen Fällen zu angstlösenden aggressiven, in anderen zu nervös reizbaren Effekten führt»[1] ... um sich daraus eine vernünftige Botschaft rauszubasteln («Ah, schreib einfach, Progesteron macht Stimmung!»). Und dabei darf man die ganzen wirklich spannenden Erkenntnisse nicht unter den Tisch fallen lassen. Die Dosisabhängigkeit zum Beispiel oder den Teil, wo dasselbe Hormon die einen aggressiv und die andere nervös macht. Vor allem darf man dabei kein tragendes Stück Krimskrams weglassen, sodass uns plötzlich lauter Mythen und Missverständnisse entgegenkugeln wie aus dem Bücherregal der Pandora. Zum Beispiel wird die Verkürzung auf die angeblich stimmungsbeeinflussenden Hormone ziemlich explosiv, wenn jemand noch hilfreich hinzufügt, dass dasselbe Hormon mit Pille, Periode und Schwangerschaften schwankt ...

Progesteron seufzt: «Ich weiß nicht, warum immer alle übersehen, dass ich auch wichtige neuro-protektive Effekte in Männern habe! Wahlweise sedative und ... hallo? Kommt zurück! Wo seid ihr denn hin?» Aber da laufen schon alle durcheinander.

Hormonelle Debatten tendieren dazu, aus dem Ruder zu laufen, und das ist noch ein Grund, warum wir selten über Hormone reden: Die regen immer alle so auf. Darum haben wir das Thema noch bis vor kurzem gänzlich der Medizin überlassen. Manchmal auch den Ernährungswissenschaften, beziehungsweise der Abteilung Selbstoptimierung und Co KG. So als würde das, was wir mit den Hormonen in unserem Körper machen, unseren Kopf nichts angehen. So muss niemand an Hoden denken. Und das ist doch eine Win-Win-Situation. Für den Rest können wir ja einfach warten, bis wir das Hormonsystem mit Sicherheit verstanden haben (das kann sich ja nur um Jahrhunderte handeln)? Und bis dahin einfach diese Strategie fahren:

Solange Männer nicht zugeben, dass sie Hormone haben, müssen Frauen das auch nicht.

Problem gelöst. Oder? Klingt eher suboptimal. Aus mehreren Gründen.
Erst mal, weil es nicht heißt, dass die gesellschaftliche Debatte anderswo nicht schon in vollem Gange ist. Nur lauter. Hormone sind schließlich viel zu interessant, um nicht darüber zu reden. Sie vereinen die Weisheit und Tiefe von Erotikratgebern mit der

Strahlkraft von Beziehungstipps, Fitness-Guides und Büchern mit den Titelbegriffen Mars und Venus. Wenn Hormone im Fernsehen vorkommen, machen sie Frauen verrückt. Kein Wunder, dass der Schrank unseres Hormon-Weltwissens so wackelig ist, so selten, wie wir ihn ausmisten. Immer, wenn man nach Antworten sucht, muss man sich da durchwühlen durch stapelweise veraltete Konzeptideen, angestaubte Sexualkundemodelle und liebgewonnene Mythen («Wenn man sich *so* hinstellt, wird man von Testosteron durch*flutet*»).

Im Zweifel stürzt einem dann *alles* entgegen und man muss die ganzen nervigen Klischees erst wieder reinstopfen und die Tür zu donnern in der Hoffnung, dass wir sie nie wieder öffnen müssen. Oder wenigstens nur ganz vorsichtig, damit einem der Sexismuszähler kein Auge ausschlägt.

Dabei könnten Hormone Vorurteile nicht nur bestätigen, sondern auch damit aufräumen. Wussten Sie zum Beispiel, dass Östrogen die männliche Sexualität formt? Dass Kortisol zu unserer Resilienz beitragen kann? Zu all dem kommen wir noch, und das ist ein weiterer guter Grund, um über Hormone zu reden: Wenn man sich vor dem Chaos und den lautstarken Diskussionen erschrickt und Pandoras Bücherregal einfach zunagelt (mach ich mit all meinen unordentlichen Schränken), dann gelangt man eben auch nicht an bessere Antworten. Und das wird zunehmend zum Problem.

Denn während die Theorie noch dabei ist, zur Praxis aufzuschließen, und die öffentliche Debatte beidem hinterherhinkt, schaffen wir Tatsachen. Dass wir immer noch viel zu wenig über unsere Hormone wissen, hält uns Menschen eigentlich nie davon ab, alles Mögliche damit anzustellen. Seit mindestens 3000 Jahren und in letzter Zeit in ziemlich großem Stil: von den Kastraten bis zur Kosmetik. In Medizin und Landwirtschaft. Ob wir den Schlafrhythmus über Schichtarbeit aushebeln, Hormone in Pillenform einnehmen oder über Plastikprodukte hormonelle Wirkstoffe so weit verteilen, dass man sie sogar auf dem Grund des Ozeans findet.[2] Komischerweise wird man bei *den* Themen viel seltener von Debatten erschlagen, sondern höchstens von dröhnendem Schweigen.

Wir haben uns ziemlich lange auf der Idee ausgeruht, dass das Gehirn vom Rest des Körpers nicht viel mitbekommt und von allem, was nach unserem 18. Geburtstag passiert, schon mal gar nichts. Wenn man ihm laut landläufiger Meinung danach noch schaden wollte, brauchte man einen Knüppel.

Aber auf einmal fällt uns auf, dass man unser Gehirn auch durch Schlafmangel ausknocken kann, und wir müssen über eine ganze Menge Dinge, die wir mit unserem Kopf und Körper anstellen, neu nachdenken. Einschließlich der Frage, ob uns das geheuer ist. Das geht immer ein bisschen unter in der ganzen Hormonelle-Balance-Abnehm-Selbsthilfe-Thematik – wenn es um Hormone geht, ist das Private durchaus politisch. Aber auch dabei reden wir über Hormone zu leise und fast immer voll am Thema vorbei. Beispiel gefällig?

WARUM UNS SEXUALHORMONE SUSPEKT SIND, ABER WAS WIR DAMIT ANSTELLEN, IRGENDWIE NICHT
Unglaublich laut und voll am Thema vorbei

Es gibt vielleicht keine bessere Geschichte, um unser merkwürdiges Verhältnis zu Hormonen zu illustrieren, als die von zwei Staatschefs im Januar 2018, die gar nichts und gleichzeitig alles miteinander zutun haben.

Die eine Hälfte der Geschichte beginnt mit der neuseeländischen Premierministerin Jacinda Ardern, die zu diesem Zeitpunkt eine Sensation verkündete: ihre Schwangerschaft. Ein absolutes Novum für den Großteil der Welt – schwanger und gleichzeitig

Staatschefin sein, das hat vor ihr nur Benazir Bhutto in Pakistan geschafft.

«Planen Sie Kinder?» war eine der ersten Fragen, die ein Journalist der frischgebackenen Parteichefin Jacinda Ardern gestellt hatte. Ihre Antwort lautete: «Das ist heutzutage keine Frage, die einer Frau am Arbeitsplatz gestellt werden sollte.» Jetzt plant sie nicht nur, sondern *bekommt* ganz offensichtlich ein Kind – und 800 internationale Zeitungen berichten. Was besonders bemerkenswert ist, wenn man bedenkt, wie oft sonst irgendjemand etwas über Neuseeland berichtet. Googelt man Arderns Namen, ist «Baby» immer noch der erste Ergänzungsvorschlag (gefolgt von «Twitter» und «Christchurch»). Eine *Daily-Mail*-Reporterin wirft ihr Betrug am Wähler vor, der *Südwestrundfunk* nennt sie «kugelrund», und alle sind überrascht, dass sie beim Staatsbesuch weiterhin politische Vorschläge macht und mit Merkel über Russland diskutiert statt über Kinderklamotten (*BILD*: «Mit Babybauch bei Merkel!»). Ardern lässt verlautbaren, sie sei schwanger und nicht arbeitsunfähig und es wäre nett, wenn man sich auch wegen anderer Dinge an sie erinnert. (Frauenrechte? Regionalfonds? Energiereform?)

Fast zur gleichen Zeit, als Jacinda Arderns Schwangerschaft durch die Presse ging, wartete die Welt auf Donald Trumps ärztliche Untersuchung, die ihm zur allgemeinen Enttäuschung geistige Gesundheit bestätigte. Und damit kommen wir zur zweiten Hälfte unserer Hormongeschichte. Alle redeten damals über Trumps Arzt, und Trump selbst redete viel über seine Fähigkeit, in einem Demenztest Giraffen zu erkennen. Was aber völlig unterging, war ein Nebensatz: Trump nimmt Propecia, ein Medikament mit dem Wirkstoff Finasterid. Gegen Haarausfall. Es ist kein Satz, auf den Trump besonders stolz ist. Als sein privater Arzt ihn vor der Wahl ausplaudert, schickt Trump ein paar Handlanger in die Praxis, die alle Spuren der geteilten Vergangenheit beseitigen, einschließlich des gemeinsamen Fotos an der Wand. Allerdings geht es bei der Geschichte um weit mehr als um Ego-Fragen. Es geht um Hormone. Vor allem geht es um die gemeingefährlichen Sachen, die wir damit anstellen. Und dafür braucht es einen kleinen Exkurs: Finasterid, wie Trump es nimmt, wirkt auf den Hormonhaushalt. Die Inspiration für den Wirkstoff bildet eine Gruppe Menschen in der Dominikanischen Republik – die Guevedoces. Der Name klingt sehr malerisch und lässt sich grob übersetzen mit «Penis mit zwölf».

Guevedoces kommen scheinbar als Mädchen zur Welt und entwickeln erst in der Pubertät männliche Geschlechtsorgane (und Sie dachten, *Ihre* Pubertät war beängstigend). Wenn wir später mit dem Gender-Kapitel durch sind, verstehen wir vielleicht sogar, wie das funktioniert, warum sie schon vorher oft eine männliche Identität entwickeln oder was das für unseren Glauben an die Idee von den *zwei* Geschlechtern bedeutet. Für den Moment reicht es zu wissen, dass den Guevedoces genetisch bedingt ein Enzym fehlt, das Testosteron in sein ungemein stärkeres Alter Ego Dihydrotestosteron verwandelt, das wiederum die Ausbildung der männlichen Geschlechtsorgane steuert. Ein Umstand, auf den die Pharmaindustrie sinngemäß reagiert hat mit: «Aber schöne Haare haben die!» Weniger Haarausfall ist nämlich auch eine Folge des Dihydrotestosteronmangels (Androgene und Kahlköpfigkeit gehen oft miteinander einher). Genauso wie eine kleine Prostata.

Ruckzuck erfand man ein Medikament, das das Enzym bei jedem ausschalten kann, sodass sein Hormonhaushalt beginnt, dem unserer Spätentwickler aus der Dominikanischen Republik zu ähneln. Die Einführung dieses Medikaments wurde in den Medien gefeiert: «Viagra für die Kopfhaut» oder «Lebensfreude aus dem Labor»[3] lauteten damals die Schlagzeilen. Inzwischen nehmen es eine ganze Menge Männer ein: für eine kleinere Prostata ... oder eben gegen Haarausfall.

Und das mit ziemlich weitreichenden Folgen! Weil im Hormonsystem alles mit allem zusammenhängt, wirkt Finasterid nicht nur auf Dihydrotestosteron, es senkt auch den Testosteronspiegel, lässt Östrogen ansteigen, verändert ein paar entscheidende Rezeptoren, an die alle möglichen Hormone andocken ... und das sind nur die Effekte, die sich schnell zusammenfassen lassen.[4] Wenn wir Hormone beeinflussen, beeinflussen wir alles, was sie in unserem Inneren tun, sämtliche Reaktions-Dominoketten, in die sie eingebaut sind. («Ups, wieder alles umgefallen!») Und weil die Hormone, um die es hier geht, überall hinkommen, beeinflussen sie Kopf *und* Körper.[5]

Zu den häufigen körperlichen Nebenwirkungen von Finasterid gehören neben Erektions- und Ejakulationsstörungen auch Brustwachstum. Viele davon sind selbst nach der Absetzung irreversibel. Es gibt aber auch Beschwerden über Antriebsschwäche, Konzentrationsschwierigkeiten, kognitive Defizite, Reizbarkeit, schwere Depressionen, Suizide, Panikattacken, Muskelschwäche und den Verlust des Kurzzeitgedächtnisses.[6] Ehemalige Nutzer berichten, dass sie einfache Aufgaben nicht mehr lösen konnten, mitten im Supermarkt nicht mehr wussten, warum sie überhaupt reingegangen sind. Also von der Tendenz, Dinge anzufangen und dann auf halber Strecke den Faden und die Orientierung zu verlieren.[3] Kommt Ihnen das bekannt vor? Drei Viertel derjenigen, die sich Hilfe suchen, berichten von mentalem Nebel und schleppenden Gedanken.[7] Wobei es gar nicht so einfach ist, herauszufinden, welche Nebenwirkungen Finasterid tatsächlich noch verursacht: Eine unabhängige Ärztekommission stellte substanzielle Fehler in sämtlichen Studien zu Risiken und Nebenwirkungen fest.[8]

Das Medikament ist seit mehr als zwei Jahrzehnten auf dem Markt. Aber mittlerweile laufen Klagen von Patienten in Deutschland und den USA; es gibt eine Stiftung für das Post-Finasterid-Syndrom. Das Bundesinstitut für Arzneimittel räumt in einem

Rote-Hand-Warnbrief potenzielle Nebenwirkungen ein, darunter psychische Störungen, Depressionen, verminderte Libido und Angststörungen – und schließt sich damit Warnmeldungen aus 19 weiteren Ländern an.

Zusammengefasst bringt Finasterid, wie es der amerikanische Präsident nimmt, nicht nur das Gleichgewicht der Sexhormone komplett durcheinander, sondern auch das vieler anderer Hormone, und der Beipackzettel der Nebenwirkungen könnte noch sehr viel länger werden, als er sowieso schon ist. Trotzdem haben nur ein paar Zeitungen das Thema aufgegriffen («Warum Sie sich das Haarwundermittel trotzdem nicht sofort besorgen sollten»). Öffentlich diskutiert wurde stattdessen, wie Trump es geschafft hat, vor seiner Untersuchung genau die zwei Zentimeter zu wachsen, die es braucht, um auf der BMI-Skala nicht als übergewichtig zu gelten. Und natürlich die Schwangerschaft von Ardern. Dabei wirken Schwangerschaften auf Dauer nicht annähernd so gravierend wie dieses hormonell wirksame Haarwuchsmittel. Selbst wenn sie auch Brustwachstum verursachen.

Die beiden Geschichten sind exemplarisch für unseren Umgang mit Hormonen: Wir machen uns gleichzeitig zu viel *und* zu wenig Sorgen um sie. Zu viel um das, was die Hormone ohnehin seit Millionen von Jahren tun («Und du sagst, am Ende entsteht dabei ein Baby?»), um dann mit einem Achselzucken auf unsere eigenen bedenklichen Ideen zu reagieren, was die Hormone tun sollten. («Solange sie Haare machen, ist mir alles egal!») Und vor allem sind die Geschichten ein gutes Beispiel, warum das Hormonthema großes Potenzial mit sich bringt, die Fernbe-

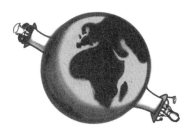

dienung an die Wand zu werfen. Und wenn das kein guter Grund zum Schreiben ist, dann weiß ich auch nicht.

ALSO DENN, EIN HORMONBUCH
Zum Aufbau

Wenn wir uns Schritt für Schritt unseren Hormonen nähern, kann ja eigentlich nichts schiefgehen. Das heißt, wir müssen erst mal (soweit möglich) verstehen, was die Hormone biochemisch tun, wenn sie ungestört ihre Arbeit verrichten. Um diese Grundlagen geht es in Teil 1: Was genau ist eigentlich ein Hormon, und warum interessiert mich das? Dieser Abschnitt hat den Vorteil, dass wir fast alles, was darin behandelt wird, mit ziemlicher Sicherheit wissen. So können wir uns diverse Hätte/Könnte/Würde sparen und auch die Angst, dass ganz plötzlich die drei Geister der Wissenschaft hinter uns auftauchen könnten. («Schuhuu, ich bin der Geist der zukünftigen Wissenschaft, und du glaubst ja nicht, was wir inzwischen rausgefunden haben!»)

Dann gehen wir zu Teil 2. Zum Alltagstest. Was machen unsere Hormone eigentlich den ganzen Tag mit unserem Denken, unserer Stimmung und Co? Alles Dinge, die wir bis jetzt ganz entspannt in die Hirnschublade eingeordnet haben, die aber ohne Hormone nicht denkbar sind. Hier wird das Gelände schon gefährlicher, mit einigen abenteuerlichen Brücken und Stolperfallen. («Hilfe, ich bin in eine Vereinfachung gefallen! Warum ist hier alles schwarzweiß?»)

Kein Wunder, dass unsere Debatten so oft vor dieser Hormongegend haltmachen, stecken bleiben oder zögernd vor einem reißenden Fluss uneindeutiger Studienergebnisse stehen, der uns so gar keine Anhaltspunkte gibt, wie wir ihn überqueren sollen. («Du meinst, wir haben zu Oxytocin mehr als 10 000 Studien, und wir wissen immer noch nicht, was es genau tut?» «Na ja ... vielleicht ja nach den nächsten 10 000?») Am Ende unserer Diskussionen haben wir uns vielleicht gerade mal auf die Funktionsweise von Kortisol geeinigt – Stresshormone sind schließlich einfach (denkste, aber dazu kommen wir noch). Auf jeden Fall lieber nicht auf die von Testosteron und Östrogen («Nicht, dass mir hier noch jemand eine Genderdebatte auslöst ...!»). Und wenn dann noch einer Kuschelhormon sagt, können wir gleich nach Hause gehen.

Zeit, die Steine im Fluss so lange mit dem Fuß anzustupsen, bis wir wissen, welche davon wir betreten können («Mein Turnschuh ist nass»). Am anderen Ufer ist dann ein Weg voller schöner Ausblicke, von dem wir mit ziemlicher Sicherheit wissen, dass er begehbar ist. Wenigstens auf einem Level, das es uns erlaubt, auf einer Party davon zu erzählen ... – und wissend zu nicken, falls jemand was dazu sagen sollte. Oder noch wissender mit der Zunge zu schnalzen, wenn es was Blödes ist. («Frauen sind wie Männer mit Hormonen.») Merken Sie sich einfach den Satz: «Exzellente Frage! *Leider* nicht mein Fachgebiet.»

Danach, in Teil 3, geht es darum, was wir mit unseren Hormonen anstellen – und wie viele dieser Effekte sie uns postwendend zurückgeben. Wie ist das zum Beispiel mit den Hormonen in Medikamenten und Trinkwasser? Und war früher nicht trotzdem alles schlechter? Das ist der gefährlichste Teil bei unserem Ausflug aufs Hormonterrain, bei dem wir am besten *nirgendwo* drauftreten, aber immerhin mit erhobenem Zeigefinger in Richtung einer ganzen Menge Dinge fuchteln können. Alles voller schwelender Konflikte, brodelnd rauchender Krater und blubbernder Oberflächen – erinnert stark an Island. Und zu diesem Anblick können wir dann wild gestikulierend rufen: «Das ist bedenklich! Das sollten wir lassen! Gehen Sie da nicht so nah ran!» (Erinnert ebenfalls an Island.)

Aber immerhin geraten auf diese Art Themen in unser Blickfeld, die dringend mehr Aufmerksamkeit verdienen. Und zwar möglichst schnell. Denn solange die Theorie noch damit beschäftigt ist, zur Praxis aufzuschließen, schaffen wir bei all diesen Fragen Tatsachen. Ziemlich weitreichende, dank der Größenordnung, in der wir Industrie, Medizin und Landwirtschaft heute betreiben. Und je eher wir uns das klarmachen, desto besser sind wir gerüstet, wenn plötzlich wieder einer der Krater ausbricht, die Rote-Hand-Warnbriefe durch die Luft flattern und wir wieder alles überdenken müssen. Vielleicht können wir sogar *vorher* das Schlimmste verhindern. Oder wenigstens noch schnell ein «Ab-hier-keine-Touristen»-Absperrband drum herumziehen.

TEIL 1
BACK TO THE BASICS

DIE W-FRAGEN: WAS MACHEN MEINE HORMONE EIGENTLICH DEN GANZEN TAG?

Also, fangen wir mit den W-Fragen an: Wer oder was sind Hormone? Wo kommen sie her? Wie arbeiten sie, und vor allem: Wann mischen sie unser Denken auf?

Wenn wir das geklärt haben, können wir im zweiten Teil gut gewappnet den Alltagsrätseln auf den Grund gehen, von «Wozu brauche ich andere Menschen?» bis «Ist das noch Winterdepression oder schon Frühjahrsmüdigkeit?» – bzw. uns später im dritten Teil überlegen, warum wir Hormonen in Pillenform so viel mehr vertrauen als unseren körpereigenen. Aber ich greife vor. Als Allererstes sollten wir klären, woher wir das Ganze wissen.

W wie Woher wissen wir das, was wir wissen?

Der Weg zu dem, was wir heute über Hormone wissen, ist lang und überrannt von verrückten Wissenschaftlern mit fast zu viel Einsatzbereitschaft. Dank ihnen haben wir Hormone missverstanden, noch bevor wir wussten, dass es sie gibt. Und dank ihnen haben wir immer wieder die Kurve gekriegt, um doch noch etwas zu lernen. Der Kampf um die Hormonforschung ist immer auch einer gegen Scharlatane und Quacksalber. Aber er lohnt sich, denn mit jedem Mythos, den wir überwinden, wird unsere Welt im Ausgleich ein kleines bisschen besser. Noch nicht ganz überzeugt? Hier einmal der Streckenverlauf unserer Wege und Irrwege im Schnelldurchgang, zusammen mit den Erkenntnissen, die jeder davon uns eingebracht hat. Ein Weg, gepflastert mit Meilensteinen:

Um zum Anfang zu gelangen, müssen wir die Zeit ein Stück zurückdrehen: Vor 70 Jahren haben wir gelernt, Hormone im Labor herzustellen. Vor etwas mehr als 100 Jahren haben wir sie entdeckt. Vor 150 Jahren haben die Ersten vermutet, dass es in unserem Körper Kommunikation außerhalb der Nervenzellen gibt. Aber Eier *abschneiden*, das machen wir erfolgreich seit mindestens 1000 v. Chr.

Weil Geschlechtsorgane bei Männern sehr leicht zugänglich sind und Menschen neugierig und ein bisschen doof, haben wir mit Hormonen experimentiert, lange bevor wir wussten, was wir da tun (insofern hat sich bis heute eigentlich nicht viel geändert). Kastriert wurde fast immer und überall und in einem Ausmaß, das unseren Ruf als intelligente Spezies deutlich in Frage stellt. In griechischen Mythen und isländischen Sagen, in islamischen Armeen und chinesischen Kampftruppen. Paris kastrierte den Verführer der Helena und überbeschützende Väter kastrierten sowieso ständig irgendwen. In Europa hörte man Kastraten bis ins 17. und 18. Jahrhundert Opern singen, im Vatikan sogar noch bis ins 20. Jahrhundert hinein. Der Grund: Frauen durften im Vatikan nicht auf die Bühne, und es ist schon bemerkenswert, dass manche Männer lieber ein paar Eier abschneiden, anstatt für Gleichberechtigung einzutreten. Die Katholiken nun wieder!

Die ganze Zerstörungswut war zwar ziemlich häufig sinnlos, aber dennoch nicht völlig ohne Lerneffekt. Denn schon Aristoteles hat beobachtet: Es ist nur ein kleinerer Eingriff im Lendenbereich, aber vor allem, wenn er vor der Pubertät geschieht, ist es ein ziemlich folgenreicher. Kastration bedeutet nicht nur eine höhere Stimme, sondern auch längere Arme und Beine, eine große Statur und einen ausgeprägten Rippenkorb, was das Stimmvolumen nur besser macht. Außerdem – weil Hormone auch die Knochendichte beeinflussen – einen schmerzhaften Hang zur Osteoporose.[9] Der berühmteste Kastrat Farinelli wurde reich dadurch und sang jede Nacht zum Trost für den depressiven spanischen König. Starruhm gegen Samenleiter. Wenn Sie Hormone überschätzt finden, fragen Sie sich, ob Sie mit ihm tauschen möchten. Denn natürlich verändert die Kastration auch ein paar sehr alltägliche Dinge: Bartwuchs, Muskelwachstum und das Interesse an Sex. Kastraten waren der lebende Beweis, dass etwas, was von den Hoden kommt, mehr tut als das, was man allgemein von Hoden erwartet.

Man kann also festhalten, dass Hoden gefährlich leben (ironischerweise ist dabei das Einzige, worum sie sich nie hätten Sorgen machen müssen, Freuds größte Angst: die Vagina dentata.). Dass diese Gefahr auch die einschließt, die sie erforschen, zeigt uns im 17. Jahrhundert De Graaf, der erste Mann, der die Hoden beschreibt («Wenn ich die Samenleiter aneinanderlege, bekomme ich gut 20 niederländische Ellen!») und kurz darauf unter mysteriösen Umständen in einem Urheberrechtsstreit stirbt. Vorher steckt er aber noch einen Freund mit seiner Hoden-Begeisterung an – und so langsam weckt unsere beunruhigende Faszination fürs Genital endlich auch echten wissenschaftlichen Entdeckergeist. Der Freund erfindet extra dafür ein neues Mikroskop («Spermientiere!»). Damit wiederum inspiriert er einen Priester dazu, mit den «Spermientieren» Frösche und Hunde zu besamen (göttliche Inspiration?). Der Priester legte sogar die Proben auf Eis, und die Kirche stand plötzlich an der *Spitze* der Reproduktionsmedizin. (Das waren noch Zeiten.) Allerdings nicht unbedingt an der Spitze der Hormonmedizin. Da haben ein paar andere Kulturen die Nase vorne. Die alten Ägypter hatten zum Beispiel ein paar sehr einleuchtende Ideen zu weiblicher Fruchtbarkeit, über die wir später noch stolpern werden. Und die alten Ayurvediker verorteten die Chakren entlang der Wirbelsäule und damit ziemlich genau auf der Höhe der Hormondrüsen (und ein paar entscheidender Nervengeflechte).[10]

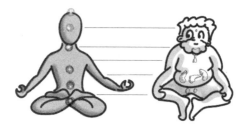

Auch die alten Griechen hatten ein paar gute Ideen, wenn man mal von der absieht, dass Eierstöcke im Körper einer Frau wandern und sehr beunruhigende Dinge anrichten, wenn sie dabei in die Nähe des Gehirns gelangen. Eine Idee, die sich sogar fast bis in die Neuzeit gehalten hat. Jedenfalls bis zum Bau der ersten Eisenbahn, wo wir dann diskutieren mussten, ob man eine Frau wirklich auf derartige Geschwindigkeiten beschleunigen kann. Oder ob ihr dann nicht der Eierstock sonst wohin flutscht.

Auf der Seite der «besseren Ideen» steht dagegen Hippokrates' Einfall, Urin zu trinken, um Diabetes mellitus zu diagnostizieren. Süßlich? Check. Und damit war er nicht allein: Urinverkostung war offensichtlich eine Idee, deren Zeit gekommen war – auch in Indien, wo die Chirurgen noch hilfreich bemerkten, dass der Urin *auch* Ameisen anzieht. Und Sie dachten, Sie müssten dafür ins Labor!

Chinesische Ärzte schworen ebenfalls auf Geschmacksproben und behandelten Diabetes mellitus damals schon mit Kräutern, von denen einige heute in Kliniken wieder sehr en vogue sind. Im europäischen Mittelalter empfahl man dagegen das Verspeisen von diversen Organen, wofür es immerhin eine Teilnehmerurkunde gibt.

Bis wir wirklich verstanden haben, was Insulin ist, dauerte es noch mehr als tausend Jahre: Schließlich waren die Hormone selbst bis dahin noch völlig unbekannt. Dafür müssen wir noch ein letztes Mal zu den Hoden zurück. Mit einem leicht geänderten Ansatz, nämlich dem ... Eier-wieder-Drannähen! Dieser Meilenstein für die Transplantationsmedizin gelang einem Göttinger namens Berthold, und er zeigte am Beispiel eines Hahns erstmalig, wie viele Prozesse von den Organen ausgehen: Wieder angenähte Hoden lassen den Hahnenkamm neu erstrahlen. Außerdem beleben sie morgendliches Krähen, Imponiergehabe, Hahnenkämpfe und ein gesundes Interesse an Hennen (womit wir die Effekte von Testosteron in der Nussschale zusammengefasst hätten). Und das alles trotz der gekappten Nervenbahnen! Es musste also noch einen anderen Kommunikationsweg zum Hirn geben außer Neuronen. Die Tür zum Geheimnis war geöffnet: ein absoluter Durchbruch. Oder wie Bertholds Kollege es nennen würde: totaler Müll. Jedenfalls war das für ihn die einzig logische Schlussfolgerung daraus, dass *er* das gleiche Kunststück nicht hinkriegte. Berthold war im Gegensatz zu seinen Hähnen eher der bescheidene Typ, ging nie in die Gegenoffensive – und jetzt raten Sie mal, wer den Professorentitel bekommen hat. Mit der Folge, dass wir und die Hormonforschung uns noch ein weiteres halbes Jahrhundert gedulden müssen. Die Wissenschaft kommt offenbar nur mit Begräbnissen voran, und wir lernen, wie wichtig es ist, ProfessorInnen gut auszuwählen.

Um die Zeit herum gelang endlich noch ein Kunststück in einem ganz anderen Teil des Körpers: Zwei Physiologen (Starling und Maddock) zeigten, dass gekappte Nervenbahnen auch die Bauchspeicheldrüse nicht davon abhalten können, die Verdauung im Magen zu steuern, und zogen daraus endlich den richtigen Schluss: Der Körper kommuniziert über Sekrete. Nach längerem Nachdenken nannten sie das Ganze «Sekretin». Aber später (und mit Hilfe eines etwas kreativeren Mitarbeiters) dann «Hormon» (vom griechischen Wort für «antreiben», «in Bewegung sein»).

Man sollte meinen, so jung und rätselhaft wie die Erkenntnisse um diese Sekrete und ihre Wirkung waren, wären wir erst mal extrem vorsichtig damit gewesen, daran herumzupfuschen ... Aber, nö.

Die Menschheit wurde wie immer ziemlich schnell ziemlich kreativ. Mediziner transplantierten Männern alle möglichen Spenderhoden (über deren Ursprung wir lieber nicht so genau nachdenken), und nicht ganz so echte Mediziner hatten auch Ziegenhoden im Angebot. Für ... ähm ... allgemeine Verjüngung. Gut, dass wir längst mit diesem Unsinn aufgehört haben ... im 21. Jahrhundert. Der letzte große Fall beinhaltet einen russischen Arzt, Doping und Schimpansenhoden. Besonders beeindruckend, wenn man bedenkt, dass es schon seit 1935 künstliches Testosteron gibt. Aber manche Leute sind halt Puristen. Dabei ist zumindest der speziesübergreifende Ansatz nicht ganz so doof, wie er klingt, denn Hormone sind nicht besonders exklusiv. Weil sie sich im Laufe der Evolution kaum verändert haben, unterscheiden sich Hormone im Gegensatz zu unserem großen, schicken Gehirn in ihrem Aufbau kaum von dem, was wir auch in Erdmännchen finden. Oder Kaulquappen. Testosteron zum Beispiel existiert in exakt der gleichen Form in Erdferkeln. Und in Anchovis! Damit nicht genug. Serotonin teilen wir mit *Pflanzen*, Himmelherrgott. Oxytocin, das so viele gern Kuschelhormon nennen, managt nebenberuflich das Sexleben einer Schlangenart. Und die fressen sich manchmal gegenseitig auf!

Auch die Wirkung von Hormonen ist ziemlich universell: Pferdehormone können Kaulquappen motivieren, sich in Frösche zu verwandeln. (Wissenschaft. Wir probieren komische Dinge seit mindestens 1912.) Und Menschenhormone könnten *das* wahrscheinlich auch – falls Sie noch Basteltipps fürs Wochenende suchen. Auf jeden Fall können sie Stuten empfängnisbereit machen: Viehzucht ist einer der Gründe, warum in der Hormonforschung so viel Geld steckt.

Daran ist an sich nichts Schlimmes. («Mein Eierstock kann mit

Kaulquappen reden?!») Denn obwohl der chemische Aufbau und die Kernfunktionen gleich geblieben sind, haben die Hormone in ihrer Funktionalität enorm dazugewonnen. Sie arbeiten mit dem Gehirn, das da ist, und wenn das komplex ist, verursachen sie auch komplexe Effekte.

Von diesem Zeitpunkt an schreckte der Forschergeist eigentlich vor nichts mehr zurück, ganz nach der Devise: Was auch immer wir in einem Organ finden, wird schon irgendeinen Sinn haben, und sollte deswegen dringend irgendjemandem verabreicht werden. Schafsdrüsen-Extrakt durchs Taschentuch gefiltert? Half angeblich gegen Haarausfall und Lethargie und hat einer Patientin 30 weitere Lebensjahre gebracht. Hodenextrakt von Meerschweinchen? Empfehlenswert für oder gegen fast alles. Brachte aber eigentlich niemandem irgendwas. Schon gar nicht den Meerschweinchen. Trotzdem beflügelte dieser Placeboeffekt einen ganzen Wirtschaftszweig und diverse Fabriken, eine davon direkt neben dem Central Park in New York (zweifelsohne dank Gentrifizierung heute eine schicke Szenekneipe: «Zur alten Meerschweinchenhodenquetscherei»).

Streng genommen greift das alles wieder eine Idee auf, die andere Kulturen schon lange hatten (nur, dass es diesmal eine doofe Idee war): Genitalien müssen doch für *irgendwas* gut sein! Noch bevor man sie operieren konnte, mindestens zum Verspeisen, auf Broten oder mit Honig, sonst wär das ja eklig. Der Kölner nahm seine pulverisierten Schweinehoden schon vor Jahrhunderten nur mit Rotwein ein.

Bei Hormonen geht es halt ziemlich häufig um den Effekt. Der Grundgedanke ist natürlich nachvollziehbar: Die Testosteronkonzentration in den Hoden ist um die 80-mal höher als im Rest des Körpers. Dennoch! Bevor Sie jetzt bei Jamie Oliver nach passenden Rezepten blättern («Das mit dem Honig klang vielversprechend!»):

Hoden *produzieren* Testosteron, sie speichern es nicht, und 90 Prozent des Testosterons in unserem Körper sind ohnehin an Proteine gebunden und nicht wirksam. Das heißt, um die Tagesproduktion eines erwachsenen Mannes zu konsumieren (bei täglich 6 bis 8 mg insgesamt), müssen Sie sich schon 1 kg Bullenhoden aufs Butterbrot schmieren. Außerdem ist «transplantieren» nicht dasselbe wie «essen». Testosteron, das Sie in Form fremder Hoden zu sich nehmen, wird mit ziemlicher Sicherheit in der Leber ausgeschaltet. Aber es gibt ja immer noch den Placeboeffekt, also konsumieren Sie gerne, was Sie wollen. Lassen Sie nur die armen Nashörner in Frieden.

Überhaupt drohte die Hormonforschung – genau wie heute manchmal – in die Mythen- und Quatschforschung abzurutschen. Wie schon gesagt: gefährliches Gelände. Wir können also von Glück sagen, dass es damals gelungen ist, das Ruder rumzureißen und die Forschung wieder in fortschrittliche medizinische Bahnen zu lenken. Dass bei dem Ganzen auch noch etwas über alle Maßen Sinnvolles herumkam, verdanken wir keinem gescheiterten Forscher namens Berthold, sondern einem gescheiterten Arzt namens Banting. Banting wurde 1921 von einer Idee aus dem Schlaf gerissen, die die Frage von Hippokrates und seinen Kollegen in Indien und China endlich beantworten sollte (nein, nicht die nach den Hoden, Himmelherrgott! Die nach dem Urin). Und so fand er schließlich eine Behandlungsmethode für eine bis dato tödliche Krankheit: Diabetes. Wenig später verabreichte Banting zusammen mit seinen Kollegen Collips und Best die erste Insulinspritze an den Jugendlichen Leonard Thompson – in dem Moment schon auf dem Sterbebett. 2000 Jahre nach der Entdeckung von Diabetes endlich eine Behandlungsmöglichkeit! Allerdings war das Extrakt aus Ochsen-Bauchspeicheldrüse dermaßen unrein, dass Leonard von da an nicht nur an einer tödlichen Krankheit litt, sondern auch an einer höchst unangenehmen allergischen Reaktion. Aber

12 Tage später – und 11 durchgearbeitete Nächte –, versuchten Collips und Best es noch einmal. Und Leonard lebte.

Nachdem die richtige Injektion mit Insulin auf den ersten Blick keine Nebenwirkungen zeigte, stand der weiteren Anwendung nichts mehr im Wege (ich hätte an dieser Stelle eigentlich gerne etwas über Langzeitfolgen und die Bedeutung longitudinaler Studien gesagt, aber es war wirklich keine Zeit).

Die Szene, die darauf folgte, ist so gänsehautdramatisch, dass man sie am liebsten verfilmt sehen möchte, mit Daniel Day Lewis als Arzt und dem (noch) kleinen Mädchen aus *Stranger Things* in der Rolle sämtlicher kranker Kinder: Die Probe aufs Exempel vollführten die Ärzte nämlich in einer jener langen Hallen, in denen diabeteskranke Kinder zu dieser Zeit aufgebahrt wurden. Viele von ihnen waren in komatösem Zustand, umringt von trauernden Familien. Hier gingen die drei Ärzte (Banting, Collips und Best) nun mit dem lebensrettenden Elixier von einem Bett zum anderen. Noch bevor sie am Ende ankamen, erwachten die Ersten aus ihrem Koma, und das, was vorher ein Trauerraum war, füllte sich nun mit Juchzen: Einer der wunderbaren Aspekte an der Erforschung von Hormonen ist der, dass deren Effekte sehr schnell sichtbar werden. Manchmal reicht eine Pille, um Herzen wieder zum Schlagen oder Augen wieder zum Sehen zu bringen.

Zusätzlich zur Freude gab es später noch einen geteilten Nobelpreis. Und den Ruhm der guten Tat, denn das Team hat das Patent nicht für sich behalten, sondern für einen symbolischen Dollar an die Universität von Toronto verkauft. «Insulin gehört nicht mir, Insulin gehört der Welt», hatte Banting die Entscheidung kommentiert. Hach, es kann so schön sein in der Hormonforschung!

Darüber hinaus gab die Entdeckung den Startschuss für eine ganze Reihe an Innovationen. Plötzlich war klar, dass Hormone zwischen Leben und Tod entscheiden, und es gab kein Halten mehr. Alle suchten nach den magischen Stoffen im Organ. Forscher testeten an Tieren und im Selbstversuch und mindestens einer gleich noch an seinem Sohn (Kontrollgruppen sind *so* wichtig). Dabei entdeckte er zum Glück nicht den plötzlichen Herzstillstand, sondern einen Teil der Adrenalinfamilie. Mindestens ein anderer brachte sich um, weil seine Ergebnisse nicht veröffentlicht wurden. Eine Menge bekamen Nobelpreise. Für die Entdeckung von Östrogen zum Beispiel. Oder für Testosteron, erstmals extrahiert aus 15 000 Litern Urin, gespendet von der Berliner Polizei – deinem Freund und Helfer!

Aller Fortschritt blieb ein Ringen um das Leben. Seit wir gelernt haben, Hormone künstlich zu generieren, anstatt sie aus Toten und/oder Tieren zu holen, bergen sie zumindest kein Risiko mehr, sich mit den Krankheiten dieser Toten und/oder Tiere anzustecken. Vorher hatten sich Patienten über das Wachstumshormon mit der Creutzfeldt-Jakob-Krankheit infiziert.

Nun konnten die künstlichen Hormone sogar Leben schenken: 1978 kam das erste *in vitro* empfangene Baby auf die Welt. Leonie Brown. Millionen sollten folgen – inzwischen ungefähr so viele, wie die Schweiz Einwohner hat. Ziemlich viele angesichts der Tatsache, dass wir heute immer noch gesellschaftliche Debatten darüber führen. Zum Beispiel, wenn wir lesen, dass die Kinder der Obamas so entstanden sind, wenn Literaturpreisträgerinnen fragen, ob menschliches Leben überhaupt entstehen kann, wenn dabei kein Bettpfosten quietscht, oder die weltweite Regulierung zum Thema oft weniger das Patientenwohl schützt als Trauscheine und 50er-Jahre-Familienideale. Seit die Hormonforschung in den Bereich der Sexualmoral vorgedrungen ist, wird sie von kontroversen Debatten begleitet. Im gleichen Forschungsstrang entstand die Pille. Spätestens damit geht es nicht nur um Leben und Frauenrechte, sondern auch um sehr viel Geld. Milliardenmärkte, von Fortpflanzungs- bis Krebsmedizin.

In den hundert Jahren, in denen es diese Art von Hormonforschung gibt, hat sie nicht nur die Medizin revolutioniert, sondern auch die Gesellschaft. Dass dieser Fortschritt auch unser Selbst beeinflussen könnte, fiel übrigens schon in den 1940er Jahren einigen Beteiligten auf. Die Alliierten experimentierten mit Adrenal-Hormonen, um Kampfpiloten aufzuputschen.[11] Der britische Geheimdienst war da schon einen Schritt weiter und dachte darüber nach, weibliche Hormone in Hitlers Nachtisch zu schmuggeln. Wenn Sie jetzt fragen, warum jemand mit Zugriff auf Hitlers Nachtisch da nicht etwas anderes hätte reintun können, z. B. ... Arsen: Das wäre dem Vorkoster aufgefallen. Östrogen dagegen wirkt schleichend und ist geschmacklos. Außerdem dachte man sich, dass es ihn vielleicht seiner Schwester Paula ähnlicher macht oder zumindest den Schnurrbart abfallen lässt. Eine blöde Idee, denn erstens war Paula auch nicht besonders sympathisch, zweitens macht Östrogen ganz andere Dinge, als man allgemein erwartet («Verdammt, wir haben sein verbales Gedächtnis gesteigert!») und außerdem war *zu viel* Testosteron mit ziemlicher Sicherheit nicht Hitlers Problem. Ich sage nur: ein Ei, penile Hypospadie ... googeln Sie das. Wir haben hier nicht so viel Platz.

Historiker gehen sogar davon aus, dass Hitler Medikamente gegen Testosteron*mangel* einnahm, angeblich auch Heroin (das könnte schon eher ein Problem gewesen sein). Darum hätte der Plan der Briten zwar mit ziemlicher Sicherheit nicht funktioniert, aber für die Idee, dass es für den Frieden mehr weibliche Hormone auf der Weltbühne braucht und für den Versuch, den Charakter eines Menschen mit Hormonen zu beeinflussen, sollten man ihnen zumindest den *Windows-Vista*-Fortschrittspreis verleihen.

Damit sind die Hormone auf der politischen Weltbühne angekommen. Und sie sind gekommen, um zu bleiben. Selbst Insulin ist mittlerweile Gegenstand eines ziemlich handfesten politischen Konflikts, denn das alte Patent, das Banting und Co der Universität von Toronto vermachten, hat längst einiges an Reichweite eingebüßt. Mittlerweile hat sie es an drei große amerikanische Pharmaunternehmen weitergegeben, die dabei helfen sollten, den Prozess zu verbessern («Wir dachten vielleicht ... ohne tote Tiere?!»), die aber im Gegensatz zu Banting sämtliche Erneuerungen patentieren lassen. Der Fortschritt in der Insulinforschung gehört nicht «der Welt» wie seine Entdeckung. Stattdessen gibt es auf dem Markt jetzt neue, teurere Varianten und ältere, günstige, die Bantings Version ähnlicher sind. Letztere verlangen leider, jeden Schokoriegel, den man essen möchte, minuziös vorzuplanen. Versuchen Sie das mal bei Vierjährigen!

In Deutschland müssen Diabetiker einen Teil der Medikamente selbst bezahlen (wenn auch nicht allzu viel), weltweit erhalten viele keinerlei Unterstützung, und in den USA hat sich der Insulinpreis inzwischen vervielfacht. Was viele Erkrankte dazu zwingt, sich ihre Spritzen auf dem Schwarzmarkt zu besorgen und jeden vierten dazu, die Dosis zu rationieren. Einige sind deswegen gestorben.[12]

Das heißt, die Hormonforschung hat sich zwar weiterentwickelt und dabei jede Menge neuer, aufregender Besserungen produziert, aber es ist auch etwas verloren gegangen: die Idee von Hormonwissen als Menschheitswissen. Mit Quacksalbern, Profiteuren und Egomanen hatte die Hormonforschung eigentlich immer zu kämpfen. Aber jetzt wird es höchste Zeit, sich zurückzubesinnen, was Hormone für uns alle bedeuten. Denn nach allen Irrungen und Wirrungen haben wir inzwischen doch einiges mehr zum Thema rausgefunden: Wir wissen heute, woraus sie bestehen, wo sie gebildet werden, und bei einigen auch, was sie so den lieben langen Tag tun. Und auch in diesem Wissen verbergen sich einige Meilensteine für unseren Alltag und die Medizin. All das in den nächsten Kapiteln.

Wer oder was sind Hormone, und was haben sie mit meinem Gehirn zu tun?

Heute kennen wir ungefähr 150 Hormone, auch wenn viele vermuten, dass es mehr als 1000 gibt. Unsere Definition liest sich ungefähr so:

> Hormone sind chemische Botenstoffe, sie kommen von den Drüsen, und sie gehen über die Blutbahn fast überall hin.

Meistens jedenfalls. Hormone legen sich ungern auf eine Wirkweise fest, denn in ihrem Job muss man flexibel sein. Manche Hormone werden im Gewebe produziert, andere sparen sich das mit der Blutbahn und stürzen sich einfach gleich auf die nächstliegenden Zellen. Aber die Funktion, die dahintersteckt, ist immer eine ähnliche: Aufgabe der Hormone ist es, Informationen zwischen all den verschiedenen Regionen des Körpers und Gehirns zu teilen und dafür zu sorgen, dass die sich darauf einstellen («Kalt hier! Wir gehen wieder ins Bett»).

Das Motto «Flexibilität!» drücken die Hormone auch darin aus, dass ihre chemischen Eigenschaften bunt über den Chemiebaukasten hinweg verteilt sind.[13] Manche sind sehr einfach gestrickt, andere wahnsinnig komplex. Manche bestehen aus zwei Aminosäuren, andere aus 200. Manche lösen sich in Wasser, andere in Fett. Aber das Chaos hat System: Jede Hormongruppe bringt ihre eigenen Superkräfte mit, und als Team steht ihnen die Welt offen. Oder zumindest unser Körper.

> ### Die wichtigsten Hormongruppen
>
> Die drei großen chemischen Gruppen, in die sich Hormone einteilen lassen, können Sie im Laufe des Buches getrost wieder vergessen. Aber ihre prominenten Vertreter treffen wir immer wieder.
>
> **Peptidhormone** werden hier vertreten von Insulin, Wachstumshormon, Oxytocin und Vasopressin. Sie bestehen aus Aminosäuren und lösen sich in Wasser. Das heißt, sie kommen nur schwer durch die Zellwand und docken lieber außen an die Rezeptoren an.
>
> **Steroidhormone** sind Hormone wie Testosteron, Östrogen, Kortisol und Vitamin D (ja, das gilt auch als Hormon) und werden aus Cholesterol gebaut. Da sehen Sie mal, was Ihr Cholesterol alles für Sie tut. Steroidhormone lösen sich in Fett auf und finden durchaus ihren Weg in die Zelle.
>
> **Von Aminosäuren oder Fettsäuren abgeleitete Hormone**, wie die Schilddrüsenhormone T3 und T4, aber auch Adrenalin und Noradrenalin, Melatonin, Dopamin und Serotonin. Die sind auch noch da. Melatonin löst sich in Wasser *und* Fett und kann per se überallhin.

Für uns heißt das: Die Hormone, die in unserem Körper herumschwirren (und damit auch die, die wir in Teil 3 zu uns nehmen), erreichen ziemlich weit verstreute Ziele: die Blutbahn, die Zellen, die Synapsen, die die Zellen miteinander verbinden. Und das, was sie da tun, ist ziemlich essenziell.

Schließlich bilden Hormone einen der wichtigsten Kommunikationswege zwischen unserem Gehirn samt Nervensystem und all den Blutgefäßen, Muskeln, Knochen und Organen. Sie sind damit ziemlich buchstäblich die Schnittstelle zwischen unserem

Denken und unserem Körper ... Also dem, was wir für unser «Ich» halten, und seinem Anhang, den es irgendwie zum Überleben braucht, obwohl er schnarcht.

Wenn Kopf und Körper miteinander sprechen, bleiben ihnen dafür genau zwei Wege: Nervenbahnen oder eben Botenstoffe. Und Nervenbahnen sind zwar ungemein schnell und effektiv, aber auch so flexibel wie Lichtschalter: ein oder aus, immer dem Kabel nach. Das ist es, was sie am besten können. Je komplexer ein Signal wird, je größer seine Reichweite und je länger sein Effekt, desto eher greifen wir auf Hormone zurück. Wenn der Geist willig war und das Fleisch schwach, dann mussten mit ziemlicher Sicherheit die Hormone die schlechte Nachricht überbringen.

Denn im Gegensatz zu den elektrischen Leitungen können Hormone fast jede Zelle erreichen, auch viele gleichzeitig, und dort weit spezifischere Botschaften hinterlassen als ein kurzes Funzeln. Sie sind eher wie kleine Dirigenten, die den Zellen sowohl einen einzelnen Ton vorgeben können also auch einen mehrstimmigen Spielverlauf. Soll heißen, sie geben den Prozessen ihren Auftakt, halten sie zum Spielen an oder bringen sie mit einem Wink zum Schweigen. Weil *sie* jede Zelle im Auge behalten, spielt das ganze Orchester im Takt. Dabei halten manche Konzerte nur einen kurzen Schreckakkord lang an («Sie sahen: die Schockstarre»), andere Stücke, wie das Wachstum, enden erst nach Jahren.

Hormonelle Reaktionen entscheiden auch, mit welcher Intensität ein Signal ausgeführt wird. Mal bringen sie den Körper dazu, seine ganze Energie aufzuwenden, bis wir das letzte bisschen Drama aus der großen Trommel rausgeholt haben oder die erste Reihe uns wegen Lärmbelästigung verklagt. Ein anderes Mal dazu, so leise zu spielen, dass man die Triangel hört. Das muss ja auch mal sein. Wir brauchen nicht immer volle Konzentration, überbordende Energie und ein gewinnendes Lächeln; manchmal ist das ideale Energielevel das, bei dem jeder *denkt*, wir würden arbeiten.

Damit es mit den lauten und leisen Tönen klappt, koordinieren Hormone alles, was in Gehirn und Körper geschieht. Sie sorgen dafür, dass die Müdigkeit in unserem Kopf uns auch in die Glieder fährt, sodass kurz vor dem Einschlafen unser Herz nicht wild zu schlagen beginnt oder unsere Füße Lust auf einen Spaziergang bekommen.

Am Ende steht eine koordinierte Antwort, bei der die Hormone bildlich gesprochen den Streichern sagen, sie sollen sich mehr nach der Tuba richten, und der Tuba, sie soll sich nach dem Takt richten, und dem Typen mit den geschlossenen Augen und der Gitarre, er soll nach Hause gehen. Niemand weiß, wer ihn eingeladen hat.

Aber natürlich sind es nicht die Hormone, die zum Konzert geladen haben – molekulare Strukturen allein treffen selten eigenständige Entscheidungen (*mehrere Hormone schnauben beleidigt*). Das heißt, im Hintergrund steht meist ein Körperteil, der das Ganze produziert und der die Hormonbotschafter auf die Bühne schickt, um das Orchester auf Linie zu bringen.

Obwohl sich auf diesem Wege quasi jeder Körperteil an jeden richten könnte, interessieren uns hier in diesem Buch besonders zwei Kommunikationswege: der vom Kopf zum Körper und der vom Körper zum Kopf.

Am besten fangen wir mit dem an, der vom Kopf ausgeht, also dem Gehirn. Wenn das nicht an erster Stelle steht, fängt es immer gleich an zu nörgeln.

Hirn schickt Hormon

Wenn das Gehirn dem Körper etwas kommunizieren möchte, wendet es sich dafür vertrauensvoll an den Hypothalamus – eine kleine Gehirnstruktur unten mittig, die sehr viel mächtiger ist, als ihre unscheinbare Erbsengröße vermuten lässt: Als Großmeister

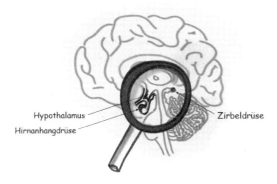

Die beiden Hormondrüsen des Gehirns und der Hypothalamus. Seine Umrandung sieht passenderweise aus wie ein umgedrehtes «M», weil er der Groß'M'eister der Hormone ist.

der Hormone kontrolliert der Hypothalamus nämlich die Drüsen des Gehirns. Er sagt der Zirbeldrüse, dass es Nacht ist. («Puh! Endlich!» – Melatonin spurtet los) Und er steuert die Hirnanhangdrüse und damit die Körpertemperatur, den Blutdruck, die Wasserkonzentration, Hunger und Durst, Wachstum und die Produktion von Muttermilch, Sex und Pubertät, Panik und Verwirrung (nicht unbedingt in der Reihenfolge).

Ziel ist fast immer das Gleichgewicht des Organismus. Der magische Punkt zwischen müde und aufgedreht, gelangweilt und überfordert, hungrig und «Oh Gott, nie wieder Buffet». Wobei «Gleichgewicht» als Zielvorgabe recht optimistisch ist. Wir stellen uns das gerne so vor, als würde die Umwelt uns immer mal wieder einen Ball zuspielen, den wir zurückgeben: Die Umwelt so: Winter! Und wir so: lange Unterhosen! Und dann steht es eins zu eins. Aber in Wirklichkeit bombardiert uns unser Umfeld quasi mit Einflüssen. Unser Körper muss ständig und ohne Pause mit unglaublich vielen Stressoren umgehen! ... Auch wenn es nicht nett ist, seine Kollegen so zu nennen.

Das heißt, um all diese Stressoren aufzufangen und dabei etwas hinzubekommen, das wenigstens von außen nach Gleichgewicht aussieht, muss unser Hormonsystem eigentlich ständig schwanken. So, wie federnde Häuser Erdbeben besser standhalten. Und wenn dann gerade mal alles im Gleichgewicht ist, meldet der Körper plötzlich, er sei sexuell erregt. Und dann ist es wieder vorbei mit der Balance.

Das Ringen unseres Hormonsystems mit der Umwelt ist also eher damit vergleichbar, ständig verschiedenste Bälle zu jonglieren, und das Gleichgewichtsähnlichste, was wir dabei hinkriegen, ist, mit einem Bein in der Luft, nach hinten übergebeugt zu stehen und hin und wieder mal einen Ball mit dem Kopf abzufangen. Und wie beim Jonglieren heißt das auch: Kommt ein Ball zu viel, lassen wir *alle* Bälle fallen. Ein Glück, dass das Kommunikationssystem beidseitig ist.

Was will mein Körper mir sagen?

Hormone sind nicht nur laufende Boten fürs Gehirn, die dem Körper sagen, wann er in einen Wach-, Schock- oder Balzzustand verfallen soll. Im Gegenteil: Die Hormonpost geht in beide Richtungen.

Die Hormone, die der Körper schickt, informieren das Gehirn über unsere Fitness, über Aufregung und Schmerzen, über den Zustand unserer Muskeln, unserer Kondition und aller anderen Faktoren, die bei der Fortpflanzung eine Rolle spielen.

Die Informationen, die es vom Körper bekommt, landen allerdings nicht einfach auf dem «Zur Kenntnis»-Stapel. Was wäre ein Kommunikationssystem auch, wenn uns der berittene Bote auf schnellstem Weg über das heraufziehende Unwetter informiert, und wir nicken nur und hängen die Wäsche raus? Beziehungsweise, was bringt es, wenn die Füße loslaufen, aber das Hirn macht weiter Sudoku?

Damit uns das nicht passiert, steuern Hormone Gefühle, Gedächtnis und die Geschwindigkeit der Gedanken. Sie bestimmen mit, welche Risiken wir eingehen, welche Gefühle wir wem entgegenbringen, was uns Angst macht und wofür wir bereit sind zu kämpfen (oder mindestens einmal auf «like» zu klicken).

Der Blick aufs Gehirn ist neu und aufregend und verändert die Art, wie wir unsere Hormone sehen, enorm. Plötzlich finden wir heraus, dass ein Hormon, das wir extra «Prolaktin» genannt haben – ergo: für Milch –, weil es bei Säugetieren die Milchproduktion unterstützt, auch an Stressreduktion beteiligt ist. Und sozialem Lernen. Und Vaterschaft. Aber trotz allem hat es sich nie von seiner Ursprungsfunktion verabschiedet: Milch produziert es immer noch. Es macht das allerdings nur bei Frauen. Was uns wieder zeigt, dass das gleiche Hormon in einem anderen Körper eine andere Wirkung haben kann. Väter dürfen also beruhigt sein, denn bei ihnen steigt das Prolaktinlevel mit der Elternschaft genauso an – und wenn es bei ihnen genauso *wirken* würde, hätten sie schon mal erklären müssen, warum sie sich beim Stillen nie nützlich machen.

Aber wenn das Hirn die Drüsen steuert und die Drüsen auf das Hirn wirken, dann schließt sich ja schon ein Kreis. Anders gesagt: Unser Gehirn spricht über den Hormonhaushalt immer wieder auch mit sich selbst. Das ist praktisch, denn so kann ein Teil des Gehirns eine Ansage an alle durchgeben, wie die Lautsprecher-Durchsage im Supermarkt. («Viel los heute. Kann mal jemand eine dritte Kasse aufmachen?») Wenn etwas tief im Inneren Ihres Kopfes in Panik gerät, dann kann dieser Teil des Gehirns ein Hormon rufen, das den Nieren Bescheid sagt, die dann ein anderes Hormon schicken, durch das dann das gesamte Gehirn in Panik gerät. Toll.

Egal, was Ihr Gehirn also gerade treibt und welche Gedanken es sich macht, es ist ziemlich unwahrscheinlich, dass daran nicht auf die eine oder andere Art ein Hormon beteiligt ist.

Aus dieser Perspektive lassen sich unsere Hormone auch noch mal anders einteilen als in sperrige chemische Gruppen. Das setzt zwar ein bisschen Brechen und Biegen voraus, aber als Gedankenstütze und zur sprachlichen Vereinfachung können wir's uns erlauben (sag ich jetzt mal). Sie können sich die hochgezogenen Augenbrauen ja dazudenken. Die Gruppen, die in diesem Buch am meisten vorkommen, sind:

- **Stresshormone (u. a. Kortisol, Adrenalin, Noradrenalin)** für den Umgang mit Gefahr;
- **Sexualhormone (u. a. Testosteron, Östrogen, Progesteron)** für den Umgang mit Geschlecht (auch dem anderen);
- **Bindungshormone (u. a. Oxytocin, Vasopressin)** fürs Soziale;
- **Rhythmushormone (u. a. Melatonin, noch mal Kortisol)**, damit Kopf und Körper wissen, welche Stunde es geschlagen hat.

Weil ihre Aufgaben so unterschiedlich sind, müssen die Hormone ganz unterschiedlich wirken, und das ist auch gut so. Es gibt kein One-Size-Fits-All-Wunderhormon. (Wobei «One-Size-Fits-All» ja auch nur heißt: «In diesem Overall sieht wirklich jeder bescheuert aus.») Genauso wenig gibt es das eine Hormon aus der Hölle, das uns das Leben schwermacht. («Und Gott so: ‹Dieses nenne ich *Stresshormon*, und es wird Sie ein Leben lang auf die Palme bringen.») Viel wichtiger ist, dass die Hormone zur richtigen Aufgabe am richtigen Ort sind.

Man könnte noch einige andere Gruppen aufführen: Stoffwechselhormone (T3 und T4, Insulin), Entwicklungs- und Wachstumshormone (*das* Wachstumshormon) oder *Wartungs*hormone für den Status quo. Aber dann fällt uns plötzlich auf, dass Kortisol *auch* wichtig ist für Wachstum und die Versorgung mit Nährstoffen (Wenn Sie schon mal gestresst waren, wissen Sie, dass Essen dabei eine wichtige Rolle spielt), und wo führt das dann erst hin? Wenn es ums Hormon geht, hängt alles mit allem zusammen, und wenn es um Hormon und *Gehirn* geht, sind es vor allem die Gruppen dort oben, die nicht fehlen dürfen. Allerdings kommen die meisten von ihnen gerade nicht aus dem Gehirn.

Wo werden Hormone produziert?

Trotz allem, was Hormone für uns tun, erfüllt uns der Gedanke, dass sie unser Gehirn beeinflussen, mit einem gewissen Unbehagen. Kein Wunder, wenn man bedenkt, wer da plötzlich alles mitmischt! Drüsen, hauptsächlich, ja. Aber auch jede Menge andere Körperteile. Die Gedärme. Die Plazenta. Selbst Knochen können Hormone herstellen.

Wir beziehen in unser Aktienportfolio also Botenstoffe ein, die nicht mal *in der Nähe* des Gehirns produziert werden. Alles Freelancer, vielleicht sogar Hipster (zumindest regulieren sie den Bartwuchs, arbeiten nachts und reagieren auf Kaffee und Club-Mate. Denken Sie mal drüber nach).

Wenn Sie zum Beispiel Ihre Hand an Ihren Halsansatz legen, direkt über dem Schlüsselbein (in Frauenzeitschriften steht, das sei sexy), können Sie nicht nur Ihren Herzschlag, sondern auch ein kleines schmetterlingsförmiges Organ spüren: Ihre Schilddrüse. Wie so viele Drüsen erhält sie ihre Kommandos aus der Hirnanhangdrüse. Aber sie schickt auch ihre eigenen Signale. Hier und in den Nieren werden T3 und T4 hergestellt, die Ihren Kreislauf, Stoffwechsel, Knochendichte, Herz- und Gehirnentwicklung mitregulieren. Die Schilddrüse braucht Jod, um gesund zu bleiben und diese Hormone herzustellen.

Um T4 in die aktivere Form T3 umzuwandeln, brauchen Sie außerdem Q10, auf das die Leute in der *Nivea*-Werbung immer so stolz sind. Dieses Coenzym hält Menschen jung und Spermien beweglich, zumindest, bis es sich mit 35 langsam zur Ruhe setzt und mehr Zeit in seiner Finca auf Mallorca verbringt, woraufhin Ihre Spermien anfangen, sich heimlich Bücher über die Menopause durchzulesen (zum Thema Andropause gibt es so wenig. Aber freuen Sie sich auf mehr Informationen zu den Themen «Hormonelle Stoffe in *Nivea*-Kosmetik» und «Liebling, meine Spermien ziehen sich zurück!» in Teil 3 dieses Buches).

Oben auf den Nieren, kurz unter dem Zwerchfell, wo man beim Joggen die Seitenstiche spürt, sitzen die Adrenaldrüsen. Hier wird das Stresshormon Kortisol produziert, das uns schlaflose Nächte bereitet, aber auch jede Menge andere kribbelige Stoffe wie Adrenalin und Noradrenalin. Im Grunde die Reaktionen auf alles, was uns an die Nieren geht, und das nicht immer nur negativ, sondern eher als Gänsehautgefühl im Allgemeinen. Beim Horrorfilm genauso wie beim ersten Kuss. Ohne Adrenaldrüsen wäre *Titanic* ein völlig anderer Film, und DiCaprio säße jetzt irgendwo im Warmen.

Die Bauchspeicheldrüse produziert an bekannten Hormonen eigentlich fast nur Insulin. Aber das ist mit seiner Hauptaufgabe «Blutzucker in die Zellen transportieren» immerhin so überlebenswichtig, dass von Aristoteles bis Banting alle versucht haben, ihm auf die Spur zu kommen. Und auch wir werden noch einige Male zu ihm zurückkehren.

Last but definitely not least: die Keimdrüsen. Oder auch Gonaden, sprich Eier und Eierstöcke. Sie produzieren eine ganze Bandbreite an Hormonen mit sperrigen Namen wie lutenisierendes Hormon, das den Eisprung einleitet oder die Eibläschen jeden Monat zur Reifung überredet. Aber kaum jemand in der Hormonwelt bekommt so viel Aufmerksamkeit wie die prominentesten Boten der Keimdrüsen: Testosteron, Östrogen und Progesteron.

Genauso wie unsere Hormone selbst hat sich auch der Aufbau unserer Drüsen im Laufe der Evolution kaum geändert. Darum gibt es auch peinliche Bilder von uns, auf denen wir sehen können, dass wir einen Großteil unserer Drüsen mit Fischen teilen.

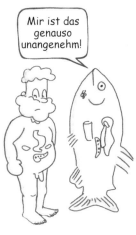

Mit Fischen teilen Menschen die Bauchspeicheldrüse, die Keimdrüsen, die Schilddrüse und die Adrenaldrüsen.

Darüber hinaus bietet uns dieses Wissen über die Hormondrüsen ein paar ganz neue Orte, um nach den Ursachen zu suchen, wenn Denken und Fühlen aus dem Ruder geraten – und manchmal findet man dabei vielleicht sogar eine Lösung. Nehmen wir die Schilddrüse: Wenn die krank wird – beispielsweise, weil unser Körper eine Autoimmunerkrankung entwickelt hat und jetzt auf ihr rumhackt –, beeinflusst das über die Hormone den Hautton, den Zyklus, die Fruchtbarkeit und die Stimme. Konzentration fällt uns schwerer, genauso wie Kinderzeugen, Wachbleiben und das Leben im Allgemeinen.[14] Wir fühlen uns lustlos, auch im sexuellen Sinne des Wortes, gedächtnisschwach, fröstelig und obendrauf mitunter ängstlich oder depressiv.[14] Und dann müssen wir bzw. unsere ÄrztInnen erst mal auf die Idee kommen, dass die Ursache dafür eben nicht in unserem Kopf liegt, sondern eher hinterm Schlüsselbein. Natürlich ist «Alles nur im Kopf» auch ziemlich dramatisch. Das ist immerhin da, wo das Gehirn ist! Aber jetzt können die ÄrztInnen statt den Symptomen im Gehirn eben auch die Ursache, nämlich die Autoimmunerkrankung, behandeln, und das ist doch was.

Wieder mal gilt: Alles hängt mit allem zusammen. Für diese Einsicht müssen wir uns allerdings ein Stück weit von der Idee verabschieden, dass unser Selbst quasi wie eine Schaltzentrale oben im Kopf sitzt und sich von einem Skelett samt Knautschzone durch die Gegend transportieren lässt wie von einer sehr exzentrischen Kutsche.

Vielmehr stellt sich der Kopf dank der Hormone auf den Körper ein und andersherum. Im Idealfall führt das sogar zu einem Verhalten, das der Situation angemessen ist. Wir sind aufgedreht, wenn das Wetter es zulässt. Ruhig, wenn Kinder oder Haustiere auf unserem Schoß einschlafen (nicht bewegen ... unter keinen Umständen bewegen ... uuuund mein Arm ist tot). Ist alles tipptopp aufeinander abgestimmt. Und nach einem langen Tag, an dem Ihre Hormone ihr Bestes gegeben haben, damit Sie weder an Reizüberflutung eingehen noch am Computer einschlafen – zumindest nicht, wenn jemand guckt –, sind sich die Botenstoffe auch nicht zu schade, in der eigentlichen Einschlafphase noch schnell Ihre Muskeln zum Erschlaffen zu bringen, damit Sie Genie nicht bewusstlos durch die Gegend laufen. Alles, was Sie davon merken, sind zuckende Augenlider und hin und wieder mal zuckende Gliedmaßen. Oder wann sind Sie das letzte Mal *neben* Ihrem Bett aufgewacht?

Wenn alles gut läuft, sind Hormone erstaunlich gut eingespielt, ohne dass Sie sich darüber je Gedanken machen müssen. Fragt sich nur, wie genau das geht.

Wie wirken Hormone denn nun?

Es gibt drei Wege, über die Hormone hauptsächlich wirken, und der Unterschied liegt vor allem in der Geschwindigkeit.

1. **Schnell:** Am einfachsten können Hormone von außen an die passenden Zellrezeptoren binden und die Zelle z. B. sensibler oder unsensibler für die Signale ihrer Nachbarn machen. Im Orchesterbild also dem Geiger einen Blick zuwerfen, damit der aufmerksam auf seinen Einsatz wartet (Aktivierung), oder ihn schon vorher gezielt mit einer Kuhglocke ausknocken (Hemmung). Auf einmal reicht für die erste Zelle schon der kleinste Funken, um sie zu aktivieren, und die andere sitzt beleidigt am Boden mit einem Eisbeutel an der Stirn (ich war schon längere Zeit in keinem Orchesterkonzert). Am Ende steht ein wohlklingender Soundtrack, der sich aber je nach Dirigent stark unterscheidet. Jedes Hormon hat seine eigenen Vorlieben, was und wie gespielt werden sollte. Und Testosteron mag Trommeln.

2. **Mittel:** Hormone können den Musikern auch sagen, zu welcher Seite sie in unserem Notenbuch vorblättern sollen, sprich in unserer DNA. Eigentlich sollte man meinen, es sind vor allem die Gene, die bestimmen, welche Hormone in uns den Takt angeben, ob sie eher auf Krawall gebürstet sind oder ängstlich oder ein gnadenloses Regime aus Kuschelhormonen.

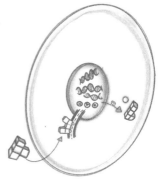

Und es stimmt ja auch: Je nach DNA-Liedgut, das unsere Eltern zur Verfügung gestellt haben, haben wir es bei den Dirigenten eher mit Wagner zu tun, mit Mahler oder mit André Rieu. Und dann wundern Sie sich, warum sich manche Leute ständig in den Haaren rumfuddeln. Aber wenn wir immer nur das gleiche Genprogramm abspielen würden, dann wären wir nicht flexibel, und wenn wir nicht flexibel wären, hätten Hormone ihren Job verfehlt. Nehmen Sie zum Beispiel Ihr Immunsystem: Im Idealfall haben Sie eins. Aber im Idealfall läuft es auch nicht immer auf hundert Prozent. Die passenden Gene sollten genau dann aktiviert werden, wenn wir sie brauchen. Dafür können Hormone mit dem richtigen Transporterprotein auch in den Zellkern vordringen, wo die DNA aufbewahrt wird. Dann stupsen sie einfach die Gene so lange an, bis die genervt tun, was in ihnen geschrieben steht. Das heißt, die Zelle spult den Teil ihrer DNA ab, den es zur Herstellung dieses oder jenes Proteins, Hormons oder Rezeptors braucht. («Könnten die Bläser jetzt noch mal das ‹Do› anspielen?» «Doooooopamin.» «Gut. Halten.») Weil jedes Hormon in der DNA seine eigenen Lieblingsstücke hat, kann die gleiche Zelle unterschiedliche Programme abspielen. Und weil die Hormone vom Gehirn gesteuert werden, kann Kortisol unsere Abwehrkräfte sogar aktivieren, *bevor* irgendwas passiert ist. («Das Hirn sagt, bei Kindergartenkindern steckt es sich immer an.»)[15]

Über die genetischen Effekte können Hormone nicht nur flüchtige Veränderungen herbeiführen, sondern ganze Renovierungsshows umsetzen. Man spricht von «Plastizität». Das heißt, das Gehirn liegt nicht einfach passiv in Ihrem Schädel rum, sondern es verändert sich, passt sich an, formt neue Verbindungen oder baut welche ab. Die Hormone bestimmen mit, welche Teile unseres Gehirns gestärkt oder ausgedünnt werden, welche in regem Austausch stehen und welche höchstens zu Weihnachten mal zusammenkommen.

Poetischer formuliert: Hormone ändern die Grundlagen Ihres Denkens, Ihres Wesens und des ganzen Rests, basierend auf den Lebensbedingungen in der Schneekugel, die wir unsere Welt nennen. Meistens in Form von Proteinen. So stellt sich unser Hormonsystem auf große Veränderungen ein: Ein Hormon, das uns sonst zu abenteuerlustigen Nahrungssuchern macht, regt Stillstand an, sobald wir den Kühlschrank gefunden haben (dahinter steckt übrigens der gleiche Mechanismus, auf dem Liebesbeziehungen beruhen). Und ein Hormon, das sonst *uns* entspannt, entspannt während einer Geburt vor allem den Muttermund.

Sie hatten doch keine plötzlichen Planänderungen vorgesehen, oder?

> Oxytocin: «Also ich hab jetzt endlich alles auf den neuen Beziehungsstand umgestellt. Es hat eine Weile gedauert, aber mittlerweile haben wir den idealen Grad an Oxytocinausschüttung für nächtliches Kuscheln *und* die verlängerten Zwischenphasen geschaffen. Die Rezeptordichte liegt jetzt bei ... Wie? Was soll das heißen, ‹Sie hat mit ihm Schluss gemacht›?»

Und schon müssen wieder alle beteiligten Systeme auf Vordermann gebracht werden.

Besonders nachhaltig wirkt aber die dritte Geschwindigkeitsstufe der hormonellen Anpassung:

3. **Langsam:** Wenn ein Hormon ständig im Überschuss da ist, dann können sich die Hormone mit anderen Enzymen und Proteinen zusammentun, die die Macht haben, die DNA zu verändern. Also, nicht die DNA selbst. Wie wir alle mal im Biounterricht gelernt haben, ist die ziemlich stoisch (bis auf die ein oder andere Mutation hier und da). Aber das, was wir aus der DNA machen, welchen Teil wir de facto umsetzen, das kann verändert werden. Das heißt, es geht um **Epigenetik.** Wir haben **Epigenetik** fett gedruckt, weil **Epigenetik** in diesem Buch noch ziemlich oft vorkommen wird.

Man kann es sich so vorstellen, als ob die Hormone im Notenbuch rumkritzeln können: Sie streichen durch und hinterlassen Notizen. («Argh, Wagner hat wieder überall ‹forte›-Zeichen hingemalt.») Auf Zellulär-Sprech heißt das, dass sogenannte Methylketten an die DNA gehängt werden wie kleine Staubfänger, die es der Zelle schwermachen, diesen Teil des Codes umzusetzen. Methylisieren ist ein sehr sperriges Verb. Darum sagen wir für den Rest der Zeit lieber «ummanteln».

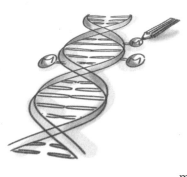

Sie wissen jetzt ja, was gemeint ist. Ummantelungen passieren vielleicht sogar unser Leben lang, aber mit ziemlicher Sicherheit früh im Leben, wenn wir einen ersten Blick auf die Welt werfen und unser Körper und unser Hirn überlegen, was wir brauchen, um damit umzugehen. («Also definitiv mal ‹sehr schrille Töne›.»)

Epigenetik

Mit dem Begriff Epigenetik beschreibt man vererbbare Veränderungen, die nicht den DNA-Code selbst betreffen, aber seine Wirkung auf den Phänotyp, also das Endergebnis.

Bevor wir gelernt haben, was Hormone und Umwelt damit zu tun haben, kannten wir Epigenetik allein schon daher, dass sie dafür sorgt, dass alle Zellen in Ihrem Körper wissen, was sie tun sollen, obwohl sie eigentlich alle den gleichen DNA-Bauplan an Bord haben. Aber am Ende muss die eine Zelle trotzdem verstehen, dass sie eine Nervenzelle ist, während die andere Zelle sich damit abfinden muss, Teil eines Zehennagelbetts zu sein. Und damit sie ihren Bauplan entsprechend anpasst, brauchen wir die Epigenetik.

Damit wir nicht einfach dasselbe Stück in Endlosschleife spielen («Immer noch die Immunreaktion!? Das Kind ist längst weg!»), laufen fast alle Hormoneffekte über sogenannte Feedback-Loops, die die Geister, die wir gerufen haben, wieder nach Hause schicken – genauso wie die erhöhte Temperatur. Und auch die gibt's in drei verschiedenen Geschwindigkeitsstufen: So, wie dem Trompeter irgendwann die Luft ausgeht, bindet ein Hormon, dessen Konzentration zu hoch steigt, an einen Rezeptor, der ihm selbst den Garaus macht (schnell). Oder es baut gleich die passenden Rezeptoren ab (mittel). Und wenn das Hormon dann zu wenig wirkt, löst es vielleicht doch noch einen Teil der Ummantelung (langsam). Kein Ding, flexible Anpassung ist ja buchstäblich der Job der Hormone. Wenn's hier immer stressig ist, müssen wir uns nicht übertrieben aufregen, und wenn hier immer Zucker ist, wer braucht dann Insulin (ähem ...)?

Zusammengefasst sind Hormone Botenstoffe, die die Arbeit und Kommunikation von Kopf und Körper über kurz oder lang steuern können. Und zu diesem Zweck können sie:
1. an Zellen andocken und sie zum Beispiel auf- und abregen (schnell);
2. indirekt im Inneren der Zelle Teile der DNA aktivieren und so Zellverbindungen und Andockstellen ausbauen (mittel);
3. indirekt im Inneren der Zelle DNA-Stücke um- oder entmanteln, sodass wir sie mehr oder weniger gebrauchen (langsam bis «für immer»).

Das klingt technisch und kompliziert und überhaupt. Aber hey, *wir* wollten ja an unserem Hormonsystem rumspielen. Dafür, dass wir gerade erst gelernt haben, wie beeinflussbar Ummantelung ist, gehen wir ganz schön entspannt damit um.

Aus den drei Geschwindigkeitsstufen ergeben sich gleich drei sehr hilfreiche Infos: Erstens können Hormoneffekte manchmal viel länger vorhalten, als man denkt. Wir glauben, eine Schrecksekunde oder eine wache Nacht sind längst vorbei, aber unsere Hormone sind alle noch beim Aufräumen ...

Zweitens kann uns dank der epigenetischen Effekte als Erwachsene noch etwas beschäftigen, das wir als Kind erlebt haben, auch wenn sich unser Gehirn partout nicht mehr daran erinnern kann. («Ah ja, ich weiß noch, meine Geburt, es war eine dunkle und stürmische Nacht ...») Drittens kann ein Hormon über kurz oder lang ganz anders wirken. Und wir werden noch über jede Menge Situationen stolpern, wo uns alle drei Dinge überraschen.

So viel zur Theorie, jetzt haben wir uns ein praktisches Fallbeispiel mehr als verdient. Nehmen wir die Fortpflanzung. Fortpflanzung, weil die hormonellen Effekte da sehr anschaulich und außerdem sehr anerkannt sind. Dass sein Sexleben auf rein neuronaler Ebene stattfindet, wird auch der hartgesottenste Rationalist nicht behaupten. Außerdem wissen wir schon eine ganze Weile, dass nicht alles in diesem Bereich ein aktives Gehirn voraussetzt. Nicht nur von der sorgfältigen Beobachtung von JungesellInnen-Abschieden, sondern vorzugsweise aus dem Tierreich. Und genau dahin machen wir uns jetzt einmal auf.

So wirken Hormone – ein Fallbeispiel

In der Landwirtschaft bekommt man eine Menge Hormonwunder zu sehen: Wenn man einer 100-Kilo-Sau, die eigentlich kein Östrogen mehr produziert, weniger als ein Milligramm davon verabreicht, weckt das in ihr nicht nur eine Bandbreite sexueller Gefühle, von denen sie nicht mal mehr wusste, dass sie sie hatte. Sondern auch eine ehrliche Begeisterung für Textur, Geräusche und Geruch eines Ebers. Und wenn ein Stoff Begeisterung für den Geruch eines Ebers wecken kann, dann muss er schon ziemlich magisch sein.

Damit haben wir es hier also zu tun: Magie. Oder zumindest fühlt es sich ein bisschen so an, wenn ein Hauch Hormone Verhalten aus dem Gehirn hervorkitzeln kann wie ein Zauberer ein Kaninchen aus dem Hut. Abrakadabra, Kopulation.

Selbst wenn das Gehirn die finale Antwort auf «Sex oder nicht Sex» formuliert: *Ohne* Hormone gäbe es nicht mal die Frage. Wenn man an unsere Vorstellung vom Hormon denkt, könnte man meinen, das war's eigentlich schon, und Hormone verbringen ihre gesamte Zeit damit, paarungswillige Großstädter zusammenzubringen. Als wäre das die alleroberste hormonelle Non-plus-ultra-Priorität. Aber so einfach würden sich Ihre Hormone das *nie* machen. Schließlich haben sie immer unser Bestes im Sinn, und Paarung ist mit großen Risiken verbunden. Auffälliges Rumhüp-

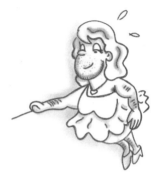

fen, Tarnung aufgeben, anstrengendes Werben ... Damenrasierer sind teuer! Dazu kommt die fahrlässige Fokussierung auf das Objekt der Begierde und damit einhergehend mangelnde Wachsamkeit gegenüber Fressfeinden (und/oder herannahenden LKWs). Für unsere evolutionäre Zukunft ist Sex immer genau so lange gut, wie wir dabei *nicht* aufgegessen werden. Es sei denn natürlich, das gehört bei Ihrer Spezies dazu.

Der Hormonfee begegnen wir erst im Kapitel «Pubertät ist, wenn die Eltern schwierig werden».

Darum leitet unser Hormonsystem Lust nie ein mit einem «Komme, was da wolle», sondern im Idealfall dann, wenn die Vor- die Nachteile überwiegen. Man könnte auch sagen, dass Hormone wissen, wie wichtig Nuancen sind.

Allein, um sich das bewusst zu machen, lohnt es sich, den Entscheidungsprozess der Hormone mal anzugucken: Der ist mit dem Anstieg der Sexhormone nämlich längst nicht zu Ende. Stattdessen müssen ziemlich viele Faktoren einbezogen werden, und das auf eine möglichst narrensichere Art, mit einem klaren Endergebnis, das schon Molche verstehen. Oder Wachteln. Und hier kommt das Hormongremium ins Spiel. Unterschiedliche Hormone vermitteln uns unterschiedliche Umstände. Am Ende steht ein Flussdiagramm an Hormonkombinationen, das sogar einen IT-Spezialisten in Begeisterung versetzen würde (falls das möglich ist). Denn es funktioniert ziemlich genauso wie die Wenn-dann-Funktionen Ihres Computers und mündet in eine hübsch ausgearbeitete Choreographie, die den Hormonen beim Eiskunstlauf mindestens ein paar Neuner einbringen würde.

Die erste Frage, die sich dem Hormongremium stellt, ist die nach dem Gegenüber. Also: Gibt es eins? Der ganze Aufwand lohnt sich schließlich nur, wenn auch irgendjemand da ist, der ihn bemerkt (Beine rasieren im Winter – tahaa!).

Die erste Bedingung muss also lauten: Wenn Artgenosse da, dann Testosteron rauf. Wir lernen: Das, was wir erleben, verändert unsere Hormonlevel. Testosteron steigt bei Mensch und Molch beim Anblick attraktiver Artgenossen.

Andererseits kommt Sex bei ziemlich vielen Spezies ohne eine Chance auf Zeugung erst gar nicht in Frage («Miteinander schlafen, obwohl du die Pille nimmst? Aber *warum!?*»). Wenn Östrogen zum Beispiel Nagetiere auf Touren bringen will, ist dafür erst ein Indikator vonnöten, dass Schwangerschaften gerade prinzipiell möglich sind – also «Wenn Progesteron».

Merke: Manchmal brauchen wir erst ein Hormon, damit das andere wirken kann. Das erste kitzelt die Gene, damit Rezeptoren für das zweite geschaffen werden. Synergieeffekte. Das Ganze ist größer als die Summe seiner Teile.

Idealerweise sitzt neben dem interessierten Artgenossen kein anderer Interessent oder sonst eine Bedrohung. Zumindest keine, die größer und stärker ist als wir. Bei Molchen bedeutet das, dass die Frage, wann er sich paart, bestimmt wird vom Verhältnis der Sexhormone (erregend) und Stresshormone (hemmend). Das heißt, er paart sich immer genau dann, *wenn* ein Weibchen in der Nähe ist, aber nur, wenn daneben *nicht* auch noch ein Fressfeind steht. Ein stressreicher Stimulus unterbricht den Fortpflanzungsakt (kennt man).

Das Hirn schmeißt dann all das in die Waagschale und setzt sein Häkchen. Das ermöglicht selbst einem Molch eine erstaunlich sensible Paarungsstrategie, ohne dass er sich darüber Gedanken machen müsste – denn seien wir ehrlich, das ist nicht seine Stärke.

Obwohl das Sexleben der Menschen vielleicht etwas komplizierter ist als das der Molche (wir haben es versucht): Der menschliche Testosteronspiegel selbst orientiert sich am Urmodell. Stressoren unterdrücken das Testosteron auch im Menschen, und besonders bei Männern sind diese Hormone ziemlich ausschließlich angelegt: Das eine hemmt das andere und andersherum (und das Verhältnis der beiden beeinflusst nicht nur unsere Paarungsstrategie, sondern auch unsere Neurosen, siehe Kapitel «Fight or flight»). Das heißt, wenn Sie Ihr Stresshormonsystem aufregen, rächt es sich und regt alles unter der Gürtellinie deutlich ab. Ha. Aber wenigstens wissen wir jetzt, dass das nicht sofort besorgniserregend sein muss: Im Stress haben wir halt keine Zeit für Erektionen. Und auch Frauen bringt der stärkste Testosteronspiegel nichts, wenn Kortisol gerade stärker ist. It's evolution, baby!

So wägt das Hormonsystem ab zwischen der Lust und Dingen, die dagegensprechen. Schneestürme. Mittagsschlaf. Plötzlich aufkommender Hunger. Und war jeder noch mal auf dem Klo?

Je nachdem, ob die Sexhormone oder die Stresshormone überwiegen, regen sich jetzt entweder diese ganzen wunderbaren Gefühle – oder wir sind einfach ein bisschen genervt. Das heißt: Für das Aufkommen der richtigen Stimmung suche man einen besonders entspannten Zeitraum, zünde ein paar Kerzen an, lege die gleiche CD auf wie beim letzten Mal (konditionierte Reize, dazu kommen wir noch) und entferne mögliche Fressfeinde aus dem Schlafzimmer.

Aber natürlich gibt es noch ein paar mehr Zeilen Code für das Flussdiagramm unseres Hormonsystems: Zum Beispiel geht Testosteron runter, wenn Sie in einer liebevollen *und* gleichzeitig

Zweierbeziehung sind. Weniger Liebe *oder* mehr Leute, und es bleibt eher hoch. Das heißt, Kommunen und Friends with Benefits sind schlecht fürs Immunsystem, aber gut fürs Sixpack.

Wenn alles richtig zusammenkommt, verkünden uns die Hormone ihre Empfehlung mit einem Feuerwerk, das aus Worthülsen echtes Gefühl macht und im ganzen Körper räsoniert: bis in die letzte Zelle oder mindestens bis in die Zehenspitze. Das Ergebnis ist alles, was wir wollen: kribbelndes Verlangen, Genuss und Wärme, Gänsehaut und Herzklopfen und die durchaus positiven Effekte von Orgasmen auf unser Immunsystem. Alles dank unserer Molekularhelden. Die reinste Magie ... mit ein bisschen Kleingedrucktem. Batterien sind nicht im Kauf enthalten. Zu Risiken und Nebenwirkungen lesen Sie die Packungsbeilage, aber lieber nicht allzu genau.

Denn bei aller Magie ist schon ein bisschen mehr vonnöten als hormoneller Feenstaub, damit sich unser Gehirn für etwas entscheidet. Für diesen Punkt sollten wir einmal kurz innehalten, bevor wir noch *ganz* falsch abbiegen.

MEIN FREIER WILLE, MEINE HORMONE UND ICH

Wir Menschen distanzieren uns grundsätzlich gern von uns selbst. Ob das unser Körper ist, unsere Stimmung oder unsere Frisur. Im Zweifelsfall sind all diese Katastrophen über uns hereingebrochen und liegen definitiv außerhalb unseres Einflussbereichs. Wir *haben* Rücken, ein gebrochenes Herz, schlechte Stimmung, hormonelle Wallungen oder einen Bad-Hair-Day. Das hat ja *per se* nichts mit uns zu tun. Mit dem, was wir *sind.* Papst zum Beispiel. Oder «im Halbfinale». Oder die Currywurst rot-weiß. («Er ist das Schnitzel.»)

Erstaunlich eigentlich, denn selbst wenn wir von unserem Auto reden, sagen wir: «*Ich* steh im Parkhaus.» Aber eine Erektion verantwortet «er da unten». Wie so 'n Hausgast. Womit wir wieder bei den Hormonen wären. Die sehen wir auch eher als unerwünschte Besucher in unserem Gehirn. Und zwar welche mit einem sehr schlechten Einfluss.

Die Idee von den Hormonen als Störfunk passt gut zu unserem Weltbild, basierend auf der niedlichen Vorstellung, dass sich unser «wahres Ich» eigentlich irgendwo in den rationalen Sphären des präfrontalen Cortex versteckt – und wenn der unhöfliche Rest jetzt mal aufhören könnte, ihm dazwischenzureden!?

Hormone, Gefühle, Gedöns. Gute Entscheidungen sollten nicht von den Hoden ausgehen. Wobei vielleicht der ein oder andere argumentieren würde, dass das immer noch besser wäre, als sie den Eierstöcken zu überlassen.

Besonders merkwürdig wird unsere Angewohnheit, Hormone gedanklich auszulagern, wenn wir versuchen, damit gleich noch die Verantwortung abzuschieben: «Das war ich nicht, waren meine Hormone.» Auf einmal sind die Hormone schuld, wenn Männer sich einfach nicht zurückhalten können beim Anblick von Ausschnitten, Röcken oder verführerisch blitzenden Ellenbogen (oder sich, wie der amerikanische Vizepräsident Mike Pence, einfach nicht mit Alkohol *und* Frauen gleichzeitig in einem Raum aufhalten können). Für alle weiblichen Beschwerden sind sie sowieso verantwortlich. Wenn die sozialen Medien unter Überschriften wie «Things I did when hormonal» zum Erfahrungen-Teilen aufrufen, dann findet man im Twitterthread darunter neben den echten Beschwerden eine Menge ziemlich verstörende Geschichten, die allesamt *so* klingen: «Fünfzehn Stunden gekocht, mein Mann sagt, er hasst das Essen. Da hab ich die Küche in Brand gesteckt. AHAHAHAHAH. Hormone.»

LOL, Hormone! Damit ist dann alles geklärt und gerechtfertigt, und keiner der Beteiligten muss sich mit irgendwas auseinandersetzen. Schon gar nicht mit seiner Beziehung.

Dabei ist es doch das Gehirn, das zum Beispiel eine Gelegenheit als Paarungsoption einstuft, dann den Hypothalamus informiert, der dann Hoden und Eierstöcken sagt, sie sollen Sexualhormone produzieren. Und dann tut es so, als hätte es mit der ganzen Geschichte nichts am Hut? («Sorry, Hormone!») Dabei ist das ungefähr so logisch, als ob die Spitze des Eisbergs sagt, sie übernimmt keinerlei Verantwortung für das, was da unter der Wasseroberfläche passiert. Aber: *Sie* sind der Eisberg. Alles davon. Vom Kopf, der aus dem Wasser guckt, bis in die Fußspitzen. Unser Selbst hört nicht da auf, wo wir es bewusst sehen können. Es gibt Leute, die haben seit Jahrzehnten nichts unterhalb ihrer Gürtellinie gesehen. Aber deswegen liegt das doch nicht außerhalb ihres Verantwortungsbereichs!

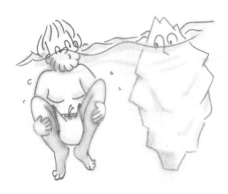

Um diesen gedanklichen Holzweg zu vermeiden, sollten wir bei allem, was wir noch über Hormone erfahren werden, zwei Grundsätze nie aus dem Auge verlieren:

1. **Hormone sind immer nur ein notwendiges Kriterium, nie ein hinreichendes.**

Ein Hormon steuert nicht selbst, sondern es stellt die Weichen, wenn Sie da langfahren wollen. Lässt es zu. Ermutigt. («Ich sage ja nur, dass Paarungsakte im Allgemeinen eine tolle Sache sind!») Hormone stellen die Frage (manchmal ziemlich renitent), und am Ende entscheidet das Hirn über die Antwort. Niemand ist hier ferngesteuert. Höchstens in dem gleichen Sinne, in dem auch Ihre Neuronen Sie fernsteuern.

2. **Das, was Hormone tun, entscheidet das Gehirn, auf das sie treffen.**

Wenn Hormone ein Verhalten wecken sollen, ist es ziemlich hilfreich, wenn die entsprechenden Bahnen dafür schon angelegt sind. Wenn wir bei unserem Fortpflanzungsfallbeispiel bleiben: Es gibt Personen, die könnte man in Testosteron baden, und sie würden danach trotzdem nicht auf die Idee kommen, mit irgendwem zu kopulieren. Weil sie zu jung sind, um die entsprechenden Erfahrungen und Assoziationen mitzubringen, oder weil ihre kognitive Kontrolle und/oder ihre Erfahrung ihnen ausdrücklich davon abrät. Pfade hingegen, die schön ausgetreten sind, können wir oft auch ganz ohne Hormonbeteiligung betreten. Solche konditionierte Reize sind besonders beim Sex eine tolle Sache. («Oh, guck, es ist Samstag!») Denn so kann allein schon das richtige Foto, ganz ohne Testosteron, eine Erektion bewirken, und das hilft besonders, wenn das Testosteron mal nachlässt. Durch das gleiche

Prinzip kann sich auch ein Kater nach einem folgenschweren Besuch beim Tierarzt noch aus der Katzenklappe schleichen. Wenn Ihr kastrierter Kater immer noch auf die Pirsch geht, dann wissen Sie jetzt, dass Sie einen sexuell erfahrenen Kater haben. Ist doch schön. Das heißt, viel hormongesteuertes Verhalten bekommen wir auch ganz ohne Hormone hin. Vor allem, wenn es im geübten und gewohnten Rahmen stattfindet.

Pheromone – Die Sirenen-Gefahr ist stark übertrieben

Unsere Hormone verbinden nicht nur alles in unserem Inneren, sondern uns auch mit der Außenwelt. Erinnern Sie sich an die Geschichte ganz am Anfang des Buches, als die Hormone großen Teilen von Leo gesagt haben, draußen sei noch Licht? Auch die entlegensten Winkel des Hirns erfahren durch den Hormonverkehr von dem Wechsel der Jahreszeiten, dem Zyklus, der aufgehenden Sonne, von Provokation und dem Geruch von Stress in der Luft. Aber auch bei der Kommunikation mit der Außenwelt gehen die Signale, so wie bei den Hormonen üblich, in beide Richtungen. Das heißt, sie gehen auch an andere.

Wo Testosteron dreieckige Schultern macht, dreht Östrogen das Dreieck rum und legt es auf die Hüften. So entsteht das, was man früher kurvenreich nannte und die jungen Leute heute ‹thicc› (urban dictionary: «Fett an all den richtigen Stellen»). Vor allem entsteht auf diese Art das, was sich über Jahrhunderte hinweg ziemlich hartnäckig als Idealfigur hält – mal mit etwas weniger, mal mit etwas mehr Speck auf den Rippen («Thicc!»). Entscheidend ist das Verhältnis Schulter zu Becken, bzw. Taille zu Hüfte. Und wie sehr sich unser Körper daran hält, hängt mit der Verteilung unserer Hormone über Lebens-, Jahres- und Monatszeiten zusammen. Die Sexualhormone vermitteln somit ihre Anwesenheit nicht nur uns selbst, sondern auch gleich noch potenziellen Interessenten.

Hormone schicken also ohne unser Wissen und ohne dass wir es beeinflussen können (na ja, ich schätze, man könnte Sport machen, aber ... wo waren wir?), Signale an unsere Außenwelt.

Das klingt verdächtig nach Meuterei. Aber gleichzeitig schlägt die Natur ja auch alle möglichen Fliegen mit einer Klappe, wenn sie dafür sorgt, dass unser momentanes Interesse an Fortpflanzung mit unserer Attraktivität zusammenfällt. Stellen Sie sich vor, Sie tänzeln als Pfau durch die gesamte Konkurrenz, und dann stellt sich raus, Ihr Rad-Design ist bis jetzt bestenfalls vorpubertär.

Wenn wir beim Hormonaustausch mit dem Rest der Welt sind, darf eine Gruppe nicht fehlen: die Pheromone. Diese Botenstoffe sind im Aufbau nicht viel anders als die Hormone, die wir schon kennen. Aber die Pheromone werden vor allem von den sogenannten apokrinen Drüsen freigesetzt, und deren Ziel ist: der Nebenmann. Diese Botenstoffe richten sich vor allem an die Außenwelt. Viele apokrine Drüsen sitzen in Körperteilen, wo man sie nicht erwartet: in der Nase, der Stirn, aber auch in der Brust und dem Bauchnabel. Andere sind genau da, wo man sie vermutet, nämlich unter den Achseln und in den Genitalien. Dass diese Drüsen es in dieses Hormone-und-Hirn-Buch geschafft haben, liegt auch daran, dass sie von den Sexualhormonen gesteuert werden. Viele Pheromone sind eigentlich Abbauprodukte der Sexualhormone. Im Männerschweiß sind Testosteronabbauprodukte (Androstenol und Androstenon) besonders stark konzentriert. Dafür schütten Frauen untenrum die sogenannten Kopuline aus – und man darf es zu Recht unfair finden, dass die männlichen Pheromone nach «andros», also «männlich», «tapfer», benannt worden sind und die weiblichen nur nach Kopulieren.

Dass die Sexualhormone dabei so eine wichtige Rolle spielen, heißt übrigens auch, dass die Pheromone erst in der Pubertät zu voller Größe aufdrehen. Darum riechen Umkleidekabinen nach dem Grundschulsport weder nach Männer- noch nach Frauenschweiß, sondern nach vergessenen Turnbeuteln und Gummisohlen mit Lichtreflexen. Und wegen dieses Zusammenhangs sind uns die Pheromone auch so suspekt.

Wir kennen Pheromone schließlich vor allem als sexuelle Lockstoffe – und meistens führen sie nicht zum Happy End. Bauern nutzen Sexualpheromone, um ihren Insektenfallen diesen sexy Geruch zu verleihen, dem kein Schädling widerstehen kann, und locken sie damit in den Untergang, wie Sirenen. Außerdem bringen Pheromone die Trüffelschweine dazu, sich auf der Suche nach attraktiven Singles in ihrer Nähe unermüdlich durchs Erdreich zu wurschteln. Stellen Sie sich die Enttäuschung vor! Sie bereiten sich drei Stunden auf ein Date vor, halten fünfmal vier Krawatten nebeneinander – und am Ende sitzt Ihnen eine Pilzknolle gegenüber. Aber die Pheromone können natürlich noch viel mehr als das. Sie gelten als das älteste Kommunikationsmittel überhaupt, weil sie schon von Einzellern benutzt werden. Ihre Wirkung kann ziemlich durchschlagend sein. Bienenköniginnen benutzen Pheromone beispielsweise, um die Eisprünge ihrer Arbeiterinnen zu behindern (auch eine Art, Elternzeit zu begrenzen), und die Pheromone im Urin eines dominanten Mäusemännchens können beim Mäuseweibchen einen Eisprung auslösen. Solche Pheromone, die beim Gegenüber eine physiologische Reaktion auslösen, nennen sich Primerpheromone. Falls es die bei uns Menschen gibt, haben wir sie noch nicht entdeckt (obwohl wir später noch auf das Thema zurückkommen).

Die meisten Pheromone sind Signalpheromone. Sie informieren unser Gegenüber über Alter, Gesundheit, Geschlecht und mögliche Paarungsinteressen. Das mag Ihnen ineffektiv vorkommen («Also ich kann Alter immer ganz schlecht einschätzen ... oder Paarungsinteressen»), aber Ihr Hund, der an dem Laternenpfahl riecht, findet das System sehr informativ. Darum interessieren sich Hunde auch beim Menschen besonders für die Körperteile, die diese Botenstoffe absondern. Und wir stehen dann da und versuchen unauffällig, mit der einen Hand einen Labrador von unserer *H&M*-Unterwäsche fernzuhalten und mit der anderen den Rock wieder über genau diese Unterwäsche zu ziehen. Sollten Sie als Beobachter spontan das Bedürfnis verspüren, diesen peinlichen Moment für alle Beteiligten *noch* peinlicher zu machen, zitieren sie einfach die Studien, nach denen Hunde das besonders oft machen, wenn das Gegenüber seine Tage hat, stillt oder kürzlich Sex hatte. Viel Spaß.

Unsere Haustiere können aus der Pheromon-Post noch so einiges mehr an Informationen ziehen, denn sie bringen dafür ein eigenes Organ mit. Das Vomeronasal-Organ sitzt am Kiefer unter der Nase und lässt sich durch die sogenannte *flehmen response* erreichen, sprich: das Hochklappen der Oberlippe. Beim Menschen ist es schwächer bis gar nicht ausgeprägt.

Trotzdem sind Pheromone auch für uns überlebenswichtig. Babys zum Beispiel lernen von ihnen, wo sie nuckeln sollten. Streicht man sie ihnen unter die Nase, nuckeln sie die Luft. Spermien erfahren von ihnen den Weg nach draußen zum Ei (auch eine Form von «sexueller Chemie»).[16] Man macht sich das gar nicht so klar, aber eine Menge Riechzellen sitzen in den Hoden. Wenn diese Zellen dagegen Sandelholz «riechen», setzen sie Heilungsprozesse in Gang.[17] Eine Entdeckung, die Pharmakonzerne gerade erst anfangen zu Geld zu machen. Ob es dazu ein weibliches Gegenstück gibt, ist

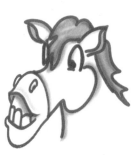

Flehmen Response

leider noch nicht bekannt, aber immerhin gibt es die passenden Rezeptoren in der Plazenta und für alle auch im Gastrointestinaltrakt.[18] In männlichen *und* weiblichen Geschlechtsorganen gibt es dafür Geschmacksrezeptoren, und zwar bittere, und *das* Wissen versucht man gerade umzusetzen, um Krebs und Frühgeburten zu verhindern.[19,20]

Genauso, wie wir bitteren Geschmack aber nur in unserem Mund wirklich wahrnehmen (zum Glück), sind auch die Pheromone selbst eigentlich geruchlos. Was wir riechen (bei den Androgenen z. B. halb Sandelholz und Moschus, halb Urin, manchmal Honig), stammt von der Oxidation in der Luft und von dem, was die Millionen Bakterien auf unserer Haut daraus machen. (Hat mal wer *Sagrotan*? Asbest?)

Dass wir auf die Pheromone auch ohne das geruchliche Zutun der Bakterien reagieren, heißt auch, dass die Anziehung durch Pheromone anders funktioniert als die durch den Duft von Zimtschnecken. Im Vergleich zu schwedischen Hefeteilchen wecken Pheromone nämlich die Wahrnehmung und die gefühlsbetonteren Regionen in unserem Gehirn. Alles ganz wunderbare Sachen, die wir übersehen, wenn wir uns immer nur auf das konzentrieren, was uns an Hormonen suspekt vorkommt. Wobei wir ja ironischerweise gleichzeitig versuchen, ihnen ein Schnippchen zu schlagen ... indem wir sie *verstärken*. Und uns kreative Parfums basteln aus Stoffen, die wir einem Ochsen wer weiß wo geklaut haben.

Dabei ist *das* viel eher Meuterei, denn wie üblich vergessen wir eins: Unsere Hormone sind auf unserer Seite.

Im Anbetracht seiner Schöpfung klatscht der Abteilungsleiter Hormon begeistert in die Hände: «Also gut, es hat ein paar Millionen Jährchen gedauert, aber wir haben ein top System ausgearbeitet, das wirklich jeder Situation angemessen ist.

Pheromone. Ganz faszinierende kleine Teilchen. Wussten Sie, dass wir sie dem Monatszyklus anpassen konnten? Ein sehr viel subtileres Modell als früher der Pavianhintern. Und auch die Männer kommen jetzt mit 90 Prozent weniger sinnlosem Brusttrommeln aus. Dazu lässt sich das Ganze sehr sensibel runterfahren, wenn es gerade nicht der Moment ist ... Sie verstehen.» Der Abteilungsleiter zwinkert suggestiv. Er ist sehr stolz auf sein neu erworbenes Wissen zu den Paarungsaktivitäten der Spezies Mensch. «Ähm», die Presseabteilung hat tatsächlich ein paar Nutzerstatistiken eingeholt, «also eigentlich nutzen sie das nicht.» Der Abteilungsleiter Hormon blinzelt ein paar Mal. «Sie ... – was?» «Sie nutzen es nicht. Jedenfalls nicht, wenn sie's vermeiden können. Sie meinen, sie wollen gerne *immer* sexy riechen ...» «Wie jetzt, ‹immer sexy riechen›? Wissen die, wie Sex riecht?» «Sie nennen das Moschusduft und meinen, das riecht männlich.» «Das ist doch das Problem! Männlich! Übertrieben männlich finden weder Frauen mit Schwangerschaft noch mit Pille gut, alle anderen nur an zwei Tagen des Monats! Warum wollen sie den Rest der Zeit riechen wie ein Ochse von hinten?» «Äh, sie meinen, das zieht Paarungsgenossen an.» «Paarungsgenossen? Bei der Beerdigung ihrer Großmutter?» Der Abteilungsleiter schüttelt missbilligend den Kopf: «Krank und pervers ist das! Was meinen sie denn, warum wir so ein kompliziertes System eingebaut haben? Aus Spass an der Freude?» (Er gehört zu den Personen, die Spaß mit kurzem «a» betonen, weil es dabei nix zu lachen gibt.) Er seufzt. «Die ganze *Idee* ist doch, dass wir ihnen die Möglichkeit geben, ihrem Gegenüber *unauffällig* ihre Empfindungen mitzuteilen. Ängste. Ablehnung. Hin und wieder ein Erregungszustand. Warum diese Fehlinformation? *False advertising* ist das! Außerdem sehr pubertär.» Er atmet tief durch und beginnt seinen Schläfen zu massieren. «Und überhaupt, ist ihnen nicht aufgefallen, dass sie damit die Konkurrenz irritieren?» Das kann die Presseabteilung erklären: «Aufmerken ist nicht so ihre Stärke.»

Die ganze Idee unseres Hormonsystems ist immer die flexible Anpassung. Das heißt, mit den Pheromonen ist es wie mit dem Lächeln: Lächelnde Gesichter sehen attraktiver aus. Aber wollen wir deswegen die ganze Zeit mit einem Lächeln durch die Stadt latschen? Nein! Das wäre irreführend. Wir mögen diese Stadt nicht mal. Es ist Bottrop.

Dauergrinsen mag ja attraktiv sein, aber es ist eben keine Dauerlösung. Zumal die Wirkung irgendwann mit ziemlicher Sicherheit ins Gegenteil umschlägt. Und ganz ähnlich verhält es sich mit den Pheromonen. Darum sollten wir Menschen, die uns Kopuline oder Moschusduft aufschwatzen wollen, genauso skeptisch begegnen wie Menschen, die sagen, wir sollen mehr lächeln.

Nicht, dass die Pheromone unfehlbar wären, im Gegenteil. («Was soll das heißen, die fruchtbaren Tage sind die, an denen sie keinen Sex will?») Aber wenn in unserer Hormonwelt mal was schief läuft, dann liegt der Fehler selten darin, dass Sie tun, was Sie sollten, sondern im Gegenteil: daran, dass Sie plötzlich etwas anders machen. Und das sollten wir uns einmal genauer anschauen.

HORMONSCHWIERIGKEITEN – WO KOMMEN DIE STEINE INS GETRIEBE?

Das Hormonsystem ist zwar ziemlich gut eingespielt, aber auch verdammt leicht zu verwirren. Zum Beispiel, wenn Sie die Signale Ihres Gehirns falsch lesen und überreagieren. («Wir haben jetzt das Wachstum eine Weile eingestellt. Falls dieses ‹Mathe› wiederkommt.») Oder unterreagieren – beispielsweise, wenn Sie versuchen, bei der Arbeit mal früher Schluss zu machen, aber Ihnen der Fokus Ihres Lieblings-Stresshormons fehlt. («Ohne akuten Druck kann ich mich nicht konzentrieren.») Oder wenn sich die Umstände geändert haben und die Hormone nicht hinterherkommen. («Was soll das heißen, wir stehen jetzt früh auf!?»)

Hormone fühlen sich auf die moderne Welt oft ziemlich unvorbereitet – das haben sie mit uns Menschen gemeinsam. Und wenn unser Hormonsystem nicht von selbst verwirrt ist, dann tragen wir selbst gerne auch unseren Teil dazu bei. Zum Beispiel, wenn wir mit Alkohol nicht nur sein ausgeklügeltes Wasserbarometer verwirren, sondern auch eine Reihe an Sexual- und Bindungshormonen, was deren Wirkung für impulsive, überschwängliche soziale Beziehungen und spontane Aggression freisetzt.[21] (Nur, falls Sie noch nie einen Betrunkenen gesehen haben.)

Außerdem bringen wir damit noch schnell unsere Tiefschlafphasen durcheinander. Dank Alkohol fallen wir betrunken und selig ins Bett, wachen dann nachts krächzend auf mit «Waaasser!», dicht gefolgt von «Oh Gott ...» – und sehen als Nächstes die SMS, die wir vor dem Einschlafen noch gesendet haben. Wenn wir dann munter weitertrinken, bringt uns der dauerhafte Alkoholgenuss dann zum Ausgleich zu niedriges Testosteron.[22] Feedback-Loops.

Es gibt viele Wege, auf denen wir unser Hormonsystem verrückt machen (allein in diesem Buch werden noch einige Thema sein), aber manchmal geht auch ganz ohne unsere Mithilfe im Hormonsystem etwas kaputt: Das Immunsystem kann die Schilddrüse attackieren, die Zirbeldrüse kann mit der Zeit verkalken und die ständige Stresshormonproduktion kann die Nebennieren überlasten. («Wir hatten uns eigentlich gerade beruhigt, aber dann hat Koffein noch eine Runde Adrenalin bestellt.») Letztlich besteht unser Hormonsystem eben auch nur aus Körperteilen, und auf die sollte man sich nie hundertprozentig verlassen.

Allerdings äußern sich die Dellen in unserem Hormonsystem oft nicht durch schön sichtbare blaue Flecken und sonstige körperliche Symptome, die uns wenigstens ein paar Mitleidspunkte einbringen (am Ende natürlich dann doch, weil wieder alles mit allem zusammenhängt), sondern ziemlich oft auf der psychologischen Ebene – und dann wird's oft knifflig.

Hormonschwierigkeiten – Vom Körper zum Kopf

Wenn Kopf und Körper zusammenhängen, dann tun sie das in Gesundheit und Krankheit. Außerdem in guten wie in schlechten Zeiten, und manchmal tragen sie dabei zueinander passende *Jack-Wolfskin*-Jacken.

Diese Einigkeit bedeutet, unser Kopf kann den Körper krank machen, und das, was sich durch unsere Magenschleimhaut frisst, frisst sich mehr oder weniger auch in unsere Seele.

Wenn man erst mal anfängt, die roten Linien zwischen Kopf und Körper zu ziehen, verheddert man sich ziemlich bald in komplexen Zusammenhängen, und dafür haben wir hier weder den Platz noch die Wolle. Aber wenn es um Fehler im System geht, können wir uns zwei Hauptakteure schon mal merken: Magen und Immunsystem.

Wenn im Körper die Zeichen auf Sturm stehen, dann tun sich die Hormone mit besonderen Proteinen zusammen (auch Cytokine genannt), und die klären das mit einer gezielten Immunreaktion. Darum sind Entzündungsmarker wie Interleukin ziemlich gute Indikatoren für alles, was in Ihrem Leben und in Ihren Gedanken so passiert. Gleichzeitig tragen sie eine ganze Menge dazu bei, sodass wir in einem nervigen Kreislauf landen, in dem Wunden im Stress langsamer heilen und wir jetzt nicht nur mit unserem Alltag kämpfen müssen, sondern auch noch mit einer nervigen wunden Stelle im Mund, und das stresst uns erst recht.

(«Nur kurz tasten, ob sie noch da ist. Autsch!») Selbst auf Hepatitis und Grippeimpfungen reagieren wir arg geschwächt, wenn uns die Uni stresst oder wir uns um pflegebedürftige Verwandte kümmern müssen.[23,24] Das Immunsystem kommt, sieht – und hat gerade etwas anderes zu tun.

Der zweite übliche Verdächtige ist der Bauch.[25,26] Schicksalsschläge schlagen uns ziemlich oft auch auf den Magen, aber wenn man sie in der Therapie verarbeitet, hilft das gegen Angst, Bauchschmerzen *und* eine merkwürdige Darmflora.[25]

Zugegebenermaßen klingt das alles ein bisschen anstrengend. Es gibt sowieso schon so viel zu tun im Leben, und jetzt kann man sich nicht mal mehr darüber aufregen, ohne dass irgendwo ein Darmbakterium mit dem Besen an die Decke klopft.

Aber immerhin gibt uns dieses Wissen auch ein paar ganz neue Mittel und Wege an die Hand, unsere Gesundheit zu verbessern. Das Gegenteil von unserem Wunsch, uns von uns selbst zu distanzieren, ist ja der Wunsch, eins mit uns selbst zu sein – und mit diesem Kieselstein im Besonderen. Mit allem eben, was immer so gut aussieht in den Lebe-Liebe-Landschaft-Hygge-Flow-Magazinen mit der Rezept- *und* Bastelbeilage. Aber dafür müssen wir die Grenze zwischen Kopf und Körper eben ein Stück weit verwischen. Wenn wir Glück haben, finden wir dann sogar ein paar Wege, wie wir den beiden etwas Gutes tun können, die nicht ausschließlich darauf basieren, etwas Grünes zu essen. (Nichts für ungut, aber die Welt wäre ein ehrlicherer Ort, wenn Werbefiguren beim Verzehr von Salat-Brokkoli-Spinat-Grünkohl-Smoothies nicht immer so begeistert gucken würden.)

Nicht nur im Interesse unserer Darmflora, sondern auch für unseren Kopf.

Hormonschwierigkeiten – Vom Kopf zum Körper

Genauso wie unser Körper kann natürlich auch unser Kopf Hormonschwierigkeiten bekommen. Aber über die reden wir nicht gern. Von unserem Körper sind wir Nonsens gewöhnt – damit können wir umgehen. Meine Knie knacken ständig ohne irgendeinen erkennbaren Grund, und ich löse dieses Problem sehr erfolgreich, indem ich einfach nie in die Hocke gehe. Aber wenn die Psyche knackt, gucken wir komisch, denn die ist viel näher dran am «Ich» und der gefühlten Anzahl Tassen in unserem Schrank. Wie wir ihre Probleme lösen sollen, wissen wir oft nicht. Nicht mal auf so suboptimale Weise, wie ich mein Knieproblem löse. («Ich öffne einfach nie meine Post. Sie macht mich nervös.»)

Serotonin und Insulin sind gute Beispielhormone dafür, dass die Kopf-Körper-Trennung ganz schön oft ganz schön sinnlos ist. Insulin hat dabei eindeutig den einfacheren Stand, mit seiner **körperlichen** Hauptaufgabe: Zellen dazu bringen, Blutzucker aufzunehmen! Das ist was Reelles.

> Insulin nickt geduldig: «Na ja, das ist jetzt ein bisschen vereinfacht. Im Gehirn mache ich zum Beispiel das Gegenteil. Mehr Blutzucker, Sättigung ...»

Auf jeden Fall liegt seine Hauptwirkung in einem fundamentalen Grundbedürfnis: Nahrungsaufnahme! Die Versorgung mit Nährstoffen!

> «Hier sollte man vielleicht erwähnen, dass ich wichtige neuronale Effekte habe? Auf das Wachstum und das Überleben von Synapsen?»

Eine Zeitlang waren wir nicht mal sicher, ob Insulin überhaupt durch die Blut-Hirn-Schranke durchkommt.

«Ähem, ja, das wollte ich eigentlich schon lange mal ansprechen. Die Vermutung war schon ein wenig kränkend. Und auch ein wenig gedankenlos, in Anbetracht der Tatsache, dass das Gehirn ja eigentlich *besonders viel* mit Glukose arbeitet, und ich sogar eines der *wenigen* Hormone bin, die ...»

Jedenfalls. Wenn Insulin fehlt, hat das offensichtliche und sehr messbare Folgen für den **Körper!** Übersäuerung des Blutes, dramatischer Gewichtsverlust oder im schlimmsten Fall ein diabetisches Koma. Wenn der Zucker nicht in die Zellen kommt, können die nicht arbeiten, bzw. überleben, und wir auch nicht. Das sind alles andere als vage psychologische Effekte!

«Unterzuckerung bringt übrigens auch Nervosität mit sich, Depression und Schwächen mit der Feinmotorik. Insulinresistenz im Gehirn schadet dem Hippocampus und geht auch mit kognitiven Defiziten und Alzheimer einher und ...»

Spritzt man Insulin, gibt es eine offensichtliche Besserung. Wenn ein Diabetiker einen Zuckerschock hat, fragt sich *nie* jemand, ob er simuliert. Deswegen kann er darüber auch ziemlich geradeheraus reden, ganz ohne soziale Tabus. («Ich bin nicht bewusstlos! Nur müde.») Fast jeder kennt jemanden – oder kennt zumindest jemanden, der jemanden kennt –, der Insulinschwierigkeiten hat.

Dagegen kennen wir Serotoninschwierigkeiten vor allem von psychischen Problemen: Depressionen, Zwänge und Süchte ... Kurz gesagt: Alles, bei dem wir uns immer ein *bisschen* fragen, ob es nicht einfach «nervig» ist. Stimmung ist zwar ein ziemlich massiver Weg, über den Hormone auf uns wirken, aber auch einer, auf dem sie ganz schön um Anerkennung kämpfen müssen. Beziehungsweise *kämpfen* müssen natürlich die, denen ihre Hormone Schwierigkeiten machen und die jetzt versuchen müssen, das anderen zu erklären. Darum reden wir darüber viel seltener. («Mein Wochenende? Also den Samstag hab ich ziemlich viel geweint, und am Sonntag habe ich versucht, aus dem Bett zu kommen. Du so?») Kaum jemand weiß, wie viele Leute er kennt, die jemanden kennen, der Serotoninschwierigkeiten hat. Dabei hat Serotonin auch jede Menge körperliche Funktionen, aber die sind schon wieder so weitreichend, dass man kaum den Überblick behalten kann.

> Serotonin zählt an der Hand ab: «Puh, also da wären Knochendichte, Thermoregulation, Verhinderung von Kopfschmerzen ...» *Viele Stunden später.* «... sensomotorische Funktionen, Wundverschluss ...» *Einige Hormone schnarchen. Die Verbliebenen bewegen sich rückwärts aus dem Raum.* «... Organentwicklung, Essverhalten, Sexualfunktionen ...» *Ein Dornröschenschlaf hat sich über das Land gelegt.* «Darmbewegungen, Schwindel ...» *Jahrhunderte fließen wie zäher Honig dahin.* «Weitung von Blutgefäßen in Bronchien und Darm ...» *Mehrere Weltreiche entstehen und vergehen aus purer Nervosität.* «... dann noch Nahrungsaufnahme, Muskelspannungen, wahlweise Muskelzuckungen ...» *Zeit hat jede Bedeutung verloren.* «... na ja, und Zellwachstum. Das wär's auch schon!» Serotonin reibt dynamisch die Handflächen aneinander. «Wo sind denn alle?»

Aber auch, wenn der Großteil des Serotonins sich im Magen rumtreibt: Das obere eine Prozent amüsiert sich im Hirn und macht da sein eigenes Ding.

> «Oh ja, da wären Impulsivität, Sensibilität für die Welt im Allgemeinen – manchmal Hypersensibilität ...» *Eine Eiszeit*

erhält Einzug und hängt ein paar Zapfen auf. «... Tag-und-Nacht-Rhythmus, Schmerzempfindlichkeit, Temperatur ...» *Mehrere Kontinentalplatten verschieben sich ungeduldig.*

Wir kennen Serotonin dabei vor allem als Glückshormon. Was ironisch ist, weil das die Funktion ist, die am stärksten debattiert wird.

Etwas Positives muss allerdings dran sein am Serotonin: Das erkennt man allein daran, dass Menschen freiwillig LSD nehmen, damit sich das ein paar Stunden lang in einer Kristallstruktur an die Serotonin-Rezeptoren bindet.[27] Lucy *ist* also «in the sky with diamonds». Zusammen mit Dopamin löst das einen hübsch euphorischen Zustand aus, inklusive visueller Spezialeffekte. Da liegt das Wort Glückshormon ja wirklich nahe. Aber wenn man es sich genau anguckt, ist Serotonin erstaunlich ... erwachsen. Es dockt im präfrontalen Cortex an und in den aufregungsbereiteren Regionen des Gehirns, und im Endergebnis sind wir weniger impulsiv oder aggressiv, dafür aber *geduldig*. Außerdem lernen wir schneller aus blöden finanziellen Entscheidungen.[28] Nehmen die jungen Leute also LSD, um ihrem Steuerberater ähnlicher zu werden? Schwer zu sagen. Der genaue Mechanismus wird von vielen Gruppen noch heiß diskutiert, wobei es nicht hilft, dass die LSD-Forscher immer zu allem «kraaaaass» sagen und Peace-Zeichen machen.

«Ach, das ist doch ganz einfach. Der 5-HT1A-Rezeptor beruhigt vor allem in den limbischen Regionen, dagegen erregt 5-HT2AR den Cortex, der dann die anderen abregt und ...» *Die Sonne absorbiert die Erde. Der Hausmeister schaltet das Licht aus.*

Aber an sich liegt in dem allen natürlich kein Widerspruch: Wenn Serotonin unserem Cortex Kraft gibt und unsere ängstlich-aggressiven Gefühle hemmt, dann kann es ja gleichzeitig unser Gefühl *und* unser Benehmen verbessern. Auch Lerneffekte fühlen sich in unserem Gehirn gar nicht so oberlehrerhaft an, wie wir uns das vorstellen, sondern eher aufregend, anregend, lebendig. Plastizität! Wir fühlen und bemerken alles, und hoffentlich passiert jetzt nichts Schlimmes. Wenn dagegen Serotonin fehlt, lernen wir außerdem nicht aus unseren Fehlern. Darum machen wir sie immer wieder, und irgendwann machen wir gar nichts mehr.[29]

Alles in allem ist Serotonin wichtig fürs Lernen und die Selbstkontrolle, für Angstfreiheit und Anregung im Allgemeinen. Kein Wunder, dass uns Serotoninschwierigkeiten depressiv machen können. Die ängstlich-aggressiven Gefühle können sich überschlagen, die Anregung fehlt und der Mangel an Impulskontrolle lässt fragen, ob wir schon mal versucht haben, das Problem mit «Alkohol» zu lösen?[30,31,32,33]

Ein Körper, in dem die Serotoninregulation nicht funktioniert, ist ein dysfunktionales Smarthome, bei dem jemand Milchshake über die Fernbedienung gegossen hat. Alle Knöpfe bleiben stecken und sind klebrig, die Impulse schließen sich kurz, die Stimmung klemmt, und auf die Schlaffunktion kann es gerade nicht zugreifen. («Bitte probieren Sie es später erneut.») Und während uns das alles in den Wahnsinn treibt, fragt irgendjemand auch noch, ob wir schon mal versucht hätten, «weniger traurig zu sein». Und das ist als Vorschlag ungefähr so hilfreich wie «weniger bluten».

Was diese Beispiele zeigen: Insulin beeinflusst *auch* den Geist und Serotonin *auch* den Körper. Aber wir haben beide in ganz unterschiedliche Schubladen gesteckt, und nur über eine reden wir gerne. Dabei sind sie sich so ähnlich, selbst in ihren Fehlfunktionen! Und die kommen in diesem Buch immer wieder vor, also gehen wir sie einmal durch. Grob zusammengefasst, liegt das Problem entweder beim Lieferdienst oder beim Kunden. Also bei der Produktion der Hormone oder den Zellen, die sie empfangen.

Wenn die Bauchspeicheldrüse den Dienst quittiert, gibt's kein Insulin und stattdessen Diabetes Typ 1. Wenn Insulin geliefert wird, aber wir machen die Tür nicht auf, dann ist das eher Typ 2. Der Grund dafür ist vor allem, dass unsere Tür klemmt. Die Insulinrezeptoren an den Zellen sind beschädigt, sodass sie auf Insulin sehr unsensibel reagieren und der Blutzucker im Blut bleibt. Die Pakete stapeln sich vor der Tür, der Körper versucht gegenzusteuern und produziert immer mehr mittelerfolgreiches Insulin wie Hollywood Neuauflagen von 90er-Jahre-Filmen. Am Ende haben wir Zucker im Blut *und* Insulin *und* eine überforderte Bauchspeicheldrüse *und* – ein ziemlich großes Problem. Allerdings merken wir das oft erst an den Diabetesfolgeschäden.

Lieferschwierigkeiten kennt Serotonin auch. Zum Beispiel wegen Baustoffmangel.[34] Die Aminosäuren, aus denen das Hirn sich Serotonin baut, heißen Tryptophane. Im Prinzip stecken sie überall drin: in Erbsen, Haferflocken, Schweinefleisch, Kakaopulver, Walnüssen, Reis … Das ist praktisch, denn das Hirn kann sie nicht selbst herstellen. Außerdem ist dieser Umstand eine gute Erinnerung daran, dass eine gesunde Ernährung durchaus noch andere Funktionen hat, als die Figur so lange aufzupäppeln, bis man die Strandbilder für Instagram nur noch halb so lange retuschieren muss.

Wir brauchen tatsächlich jeden Tag Nachschub an Tryptophan.[35] Allein schon, weil die meisten Moleküle verbaut werden, bevor sie's ins Gehirn schaffen. Um den Rest muss Serotonin dann auch noch mit anderen Stoffen konkurrieren, wie Geschwisterkinder um den letzten Keks. Wenn das Immunsystem dann noch die Baustoffe im Stress- und Entzündungsbereich braucht, wird es eng. Dann gibt's heute halt kein Serotonin für niemanden.

Alternativ können die Baustoffe auch im Zoll der Blut-Hirn-Schranke stecken bleiben. Und raten Sie mal, wer für den Transport durch diese Schranke verantwortlich ist? Insulin. So schließt sich der Kreis, und wir haben erfolgreich alles mit allem vernetzt.

Wenn wir über Serotoninschwierigkeiten und Depression reden, dann denken wir meistens an Serotonin*mangel*. So sehr, dass es Serotonin im Internet zum Meme-Status gebracht hat: Es gibt jede Menge lustige Bilder à la «Meine letzten zwei Serotoninmoleküle geben ihr Bestes» oder «Mein Hirn auf der Suche nach dem verlorenen Serotonin», gipfelnd in dem wunderschönen Ausspruch «Serotonin? In dieser Wirtschaftslage?» Millennial-Humor.

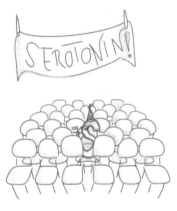

Aber auch, wenn Ihnen Millennials im Allgemeinen und Memes im Besonderen suspekt sind, ist der Serotoninspiegel mal wieder ein schönes Beispiel, wie schwer es ist, über Hormone zu reden, aber auch, wie wichtig es ist, dass wir es richtig hinkriegen – selbst in Memes. Es ist nämlich so: Das Problem ist oft gar nicht, dass das Hirn *zu wenig* Serotonin produziert, sondern dass es die Moleküle *zu schnell verheizt*. Und das macht einen ziemlich entscheidenden Unterschied, nicht nur beim Problem, sondern auch bei der Lösung. Dafür müssen wir nur schnell einen kleinen Bogen machen.

Manchmal liegt die Krux nämlich nicht darin, wie viel Serotonin eine Zelle freisetzt, sondern in dem, was danach passiert.

Zellen können Serotonin nämlich eigentlich wiederverwenden. Dafür haben sie Extra-Transporter, die nach der Serotoninsause alles, was übrig ist, sorgsam wieder reinholen. Je nach Genotyp haben unsere Zellen mehr oder weniger von diesen Transportern. Wenn wir eher weniger Transporter haben, lassen wir bei guter Stimmung das Serotonin frei, aber wenn wir damit fertig sind, vergessen wir's draußen und bestellen einfach neues. Das heißt, wenn jemand von außen auf das Ganze guckt, sieht es aus, als hätten wir eindeutig genug Serotonin. Aber wenn wir's brauchen, ist es trotzdem nicht da. Wie Flaschenöffner. Feuerzeuge. Oder schlagfertige Antworten.

Wer dieses Problem hat (zum Beispiel dank seiner Gene), kann weniger gut auf Serotonins hilfreiche Effekte bauen und reagiert sensibler auf Stress und Traumata.[36,37]

Aber warum mussten wir das noch mal so genau verstehen? Einmal, weil es heißt, dass Menschen auch dann Serotoninschwierigkeiten haben können, wenn ihr Serotoninspiegel etwas ganz anderes sagt. («Also persönlich glaub ich immer noch, der simuliert.»)

Aber auch, weil man Menschen besser helfen kann, wenn man versteht, wo genau ihr Problem liegt. Viele Antidepressiva, die sogenannten Serotonin-Wiederaufnahme-Hemmer oder Reuptake Inhibitors (SSRI), gehen z. B. von zu wenig Serotonin aus. Darum stoppen sie die Arbeit der Rücktransporter. So bleibt das wenige Serotonin immerhin ein bisschen länger draußen und dockt vielleicht doch bei der Nachbarzelle an. Alle freuen sich.

Aber wenn Sie zum Beispiel wegen Ihres Genotyps zu den Menschen gehören, denen sowieso schon Rücktransporter fehlen, ist es wahrscheinlich nicht hilfreich, diese wenigen auch noch zu behindern. Manchmal vielleicht sogar *kontra*produktiv.[38]

Über die verschiedenen Arten von Serotoninschwierigkeiten erklärt sich auch, warum manchmal zwei Wirkstoffe, die das

Gegenteil voneinander tun (mehr Transport/weniger Transport) plötzlich die gleiche Wirkung haben können. Nur eben nicht unbedingt bei denselben Leuten.

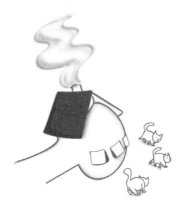

Internettauglich können wir uns die Rücktransporter auch wie Katzenklappen vorstellen, die Serotonin nach dem Toben wieder zurück in die Zelle lassen.

Wobei man sich natürlich fragen könnte, was wir mit diesem Wissen über Hormonschwierigkeiten in unserem Alltag anfangen sollen, also abseits dramatischer Umstände, psychischer Erkrankungen, Medikamente und der Empfehlung, dass es gut wäre, gesünder und aktiver zu leben (mit Abstand das Schlimmste, was Ärzte uns sagen können).

Für die Insulinstellschraube hat die Trickkiste ein bisschen was in petto: Naringin, zum Beispiel, sorgt für den bitteren Geschmack von Grapefruits und Pampelmusen und hilft, Insulin-Sensibilität, Blutdruck und Entzündungswerte zu verbessern (natürlich ist es die *bittere* Pille, die hilft ist, ist klar).[39,40] Pro-Tipp: auch noch den Zucker auf der Grapefruit weglassen.

Die gerade so gehypte Keto-Diät (grob zusammengefasst mit: Wie wär's, wenn wir alle Kohlehydrate durch Fett ersetzen?)[41]

hilft vielleicht, aber gesättigte Fette im Allgemeinen sind böse (und ist das nicht in sich schon ein Widerspruch zur Existenz eines wohlmeinenden Gottes?).

Bei Serotonin ist es noch schwieriger, eine metaphorische Grapefruit zu finden. Versuchen kann man's mit mehr Sport, weniger Stress, mehr Schlaf und Verhaltenstherapie (das klingt jetzt alles wieder sehr nach «Bewegung»). Sonnenschein ist unglaublich wichtig.[42] Darum kommt er hier im Buch auch definitiv nicht zum letzten Mal vor.

Kurzum: Wenn Hormone auf die Stimmung wirken, dann tun sie das meist gar nicht so vage-wolkig, wie es uns vorkommt, sondern, im Gegenteil, biochemisch ziemlich konkret und kompliziert. Und wenn wir das wissen, dann müssen wir wenigstens uns selbst nicht verrückt machen mit dem Gedanken, dass wir verrückt sind – nur weil irgendetwas in unserem ganzen chemisch-wackelig-minutiös austarierten Körper-Geist-Konstrukt mal nicht so läuft, wie es soll.

ZUSAMMENFASSUNG: THE BASICS
Der mit dem Hormon tanzt

Alles in allem sind Hormone in gewisser Weise die Hintergrundmusik in uns. Manchmal sind ihre Melodien sehr simpel, manchmal aus vielen verschiedenen Beats zusammengemischt. Sie unterscheiden sich in ein paar grundlegenden Dimensionen, sind traurig oder fröhlich, schnell oder langsam, aber innerhalb dieses Spektrums sind sie erstaunlich vielschichtig. An einem Tag ist man eben Heavy-Metal-traurig, und an einem anderen muss es schon Leonard Cohen sein.

Vor allem ist die Wirkung von Hormonen ziemlich individuell. So, wie manche Leute auf Punkrock mit Energie reagieren und manche mit Augenrollen. Hormone werden in der passenden Situation eingespielt, kitzeln Stimmungen und Leidenschaft und eine ganze Palette von Verhalten, die dazu passt («Traurige Musik, Zeit ‹Musikvideo› zu spielen und dramatisch aus dem Zugfenster zu starren!») oder uns über die Pheromone hin und wieder sogar irgendwo hinlocken («Die Kneipe hat Livemusik, wir müssen *jetzt* ein Bier trinken»).

Am Ende überlassen es die Hormone allerdings uns, was wir mit der Melodie anfangen. Dieselbe Person reagiert auf ein schnelles Lied manchmal mit ekstatischem Hüpfen und manchmal, indem sie ziemlich schnell auf ihrem Laptop herumtippt. Und das Autoradio kann noch so viel von Sehnsucht trällern, aber das heißt nicht unbedingt, dass Sie das Lenkrad rumreißen. Nicht auf dem Weg zur Arbeit! Nicht, wenn Sie genau wissen, wo Sie hinwollen. Selbst Udo Jürgens *singt* zwar «Ich war noch niemals in New York», aber am Ende geht er ja trotzdem nach Hause. Der Mann hat Kinder!

Hormone färben vor allem die Art, wie wir die Welt erleben. Wenn Sie in einer Filmszene sehen, wie fröhliche schwedische Kinder um einen fröhlichen schwedischen Baum tanzen, und dann im Hintergrund traurig-sphärische Geigen erklingen, dann wissen Sie, dass Sie hier nicht in Bullerbü sind, sondern in einem Schwedenkrimi, und Sie krallen Ihre Finger schon mal vorsorglich in die Armlehne.

Eine der besten Beschreibungen von Angststörungen ist darum vielleicht die, dass man ständig den Hintergrundsoundtrack eines Thrillers hört, völlig egal, ob man sich gerade in einer romantischen Komödie befindet oder bei Heidi auf der Alm. Stellen Sie sich vor, immer, wenn Sie sich unter die Dusche stellen, macht es plötzlich iiihk, iiihk, iiiiiihk. Oder wie die Gamer-Fraktion sagt: Sie hören ständig die *Enemy*-Hintergrundmusik und entdecken nie einen Gegner. Nicht nur, dass es so fast unmöglich ist, etwas auf die Reihe zu kriegen. Darüber hinaus werden Sie noch verrückt genannt, von denjenigen, die die Musik nicht hören.

Und vielleicht ist es auch nicht die schlechteste Vorstellung von Depression, dass man versucht, seiner Wege zu gehen, aber die ganze Zeit von einer kleinen Musikkapelle verfolgt wird, bestehend aus einem melodramatischen Cello, einem Molltöne spielenden Klavier und aus irgendeinem Grund Lead-Sänger Kurt Cobain. Beziehungsweise – wenn man bedenkt, dass Depression oft die Abwesenheit von Emotionen ist, könnte sie sich auch anfühlen wie das Gefühl, wenn man gerade noch Musik gehört hat – und auf einmal ist der Akku alle. Und plötzlich hallt in den Ohren nur noch dröhnende Leere. Dumpf und energielos.

Jetzt bleibt uns nur noch herauszufinden, wann unser Gehirn welchen Beat aufdreht. Und im Idealfall auch, warum.

TEIL 2

DAS SIND KEINE HORMONE, DAS IST MEIN CHARAKTER

Zeit für Konkretes. Wo mischen die Hormone mit? Und wenn ja, warum? Was macht das mit uns? Und gibt's da nicht was von *Ratiopharm*? In diesem Teil des Buches geht es darum, was die Hormone in unserem Alltag treiben. Und weil fast alles, was sie tun, unter das Motto «flexible Anpassung» fällt, geht es dabei in erster Linie um Schwankungen und fliegende Wechsel: Welche Hormone geben sich die Klinke in die Hand, wenn wir nach einem langen Tag nach Hause kommen, und welches Hormon übernimmt die Wachablösung, wenn wir dann müde ins Bett fallen?

Haben wir uns erst mal durch unseren Alltag gewurschtelt, können wir einen Ausblick auf die großen Veränderungen wagen: Gucken, was passiert, wenn ein Tag über die Hormonlandschaft zieht oder ein ganzes Jahr oder ein Menschenleben. Im Zeitraffer, versteht sich. Immerhin kann sich das Leben ganz schön hinziehen. Und es macht so einige Schlenker – wenn wir Eltern werden zum Beispiel. Oder «alt». Am Ende lernen wir sogar, dass wir auf das Leben unserer Großeltern gucken müssen, um zu sehen, wie unser Hormonsystem aufgebaut ist. Oder zumindest auf unsere Kindheit. Dann können wir uns auch gleich fragen, was davon man noch umtauschen kann (bitte?). In unserem Hormonsystem werden all diese Ebenen abgebildet. Und das prägt am Ende einen ziemlich großen Teil dessen, was unseren Charakter ausmacht.

Beispiel gefällig? Nehmen wir zum Kennenlernen mal den passenden Ort: eine Party. Wenn man sich einen Raum vorstellt mit lauter wildfremden Menschen («och nee»), die gesellig Chips krümeln und sich bei gemütlichem Smalltalk kennenlernen («och neee»), dann ist eine Menge von dem, was ihnen aneinander auffällt, auch ein Ausdruck des Hormonsystems. Wie's ihnen auf der Party so gefällt, zum Beispiel. Überhaupt auf Partys. Unter Menschen. Da spielen Bindungshormone mit rein – Vasopressin, Oxytocin. Testosteron hilft beim Alleinunterhalten und Flirten. Lässt uns eher einen blöden Witz riskieren, als das Wort an jemand anderen zu verlieren («... und das ist die Geschichte, wie ich nicht nur mein iPhone, sondern auch meine Hose verlor. Sonst noch jemand? Irgendwer?»). Außerdem hilft es beim Bluffen. («Beruflich könnte man sagen, ich bin ein Bitcoin-Investor.»)

Außerdem bestimmt Testosteron, das Musterbild männlicher Geschlechtshormone, zusammen mit seinem Gegenstück Östrogen mit, wie sehr Sie sich mit den jeweiligen Geschlechterklischees identifizieren. Also, ob Sie sich eher für platonische Themenbereiche interessieren als für den Gesichtsausdruck Ihres Gegenübers. («Warte, warte. Das Interessante an Bitcoin, im Gegensatz zu traditionellen Anlageportfolio, ist ja ...») Und ob Sie auf das Krabbelkind, das jemand zu der Party mitgebracht hat, mit schier überbordender Begeisterung reagieren oder mehr mit «Na ja». Auch Oxytocin spielt dabei eine Rolle. Das ist wiederum auch fürs soziale Gedächtnis wichtig und bestimmt mit, ob wir den Namen unseres Gegenübers schusseligerweise schon nach fünf Minuten wieder vergessen haben oder uns darüber hinaus noch an seinen Geburtstag, seine Sozialversicherungsnummer und sein Mittagessen erinnern, weil wir ihn vorher bereits auf Facebook gestalkt haben.

Kortisol fördert die Erinnerung besonders emotionaler Momente, deshalb bleibt das, was uns schockiert, eher hängen. («Also, ich hab gesehen, du hast da mal die FDP gelikt ...») Dopamin, Adrenalin und Co bestimmen dagegen mit, wie viel Überwindung es uns gekostet hat, uns vor der Party überhaupt feierfertig zu machen (Sie hatten schon *Kuschel*socken an. Und keine Hose mehr!), und ob heute noch getanzt wird. Aufgedrehtheit und Antriebsschwäche sind beide hormonbasiert. Deswegen sind sie auch eine wichtige Ansatzstelle, wenn es um die Bekämpfung von Defiziten geht, in der Aufmerksamkeit und Hyperaktivität (das berühmte ADHS). Die gleichen Hormone bestimmen mit, inwieweit Sie «sensation seeken», ob Sie also nach starken Erfahrungen Ausschau halten und sich Ihr Gegenüber jetzt einen Vortrag über die Vorzüge der Bungee-Jumping-Cross-Fit-Mischung anhören darf, von der Ihnen Ihr Mountainbike-Buddy auf einer Underground-Rave-Party erzählt hat («Also richtig *fun* ist das ja nur ohne Seil»). Befindet sich Ihr Gegenüber auf der anderen Seite des Sensation-seeking-Spektrums, versucht er womöglich ein paar Worte einzubringen über die Freuden eines Jahresabonnements für das Symphonieorchester und das Naturkundemuseum garantiert ausgestorbener Arten. Sensation Seeking ist einer der wichtigsten Beziehungsfaktoren, weil wir sonst den Rest unseres Lebens damit verbringen, uns zu streiten: entweder über die Freizeitgestaltung oder über die Fernbedienung. («Ich sag ja nur, dass *Downton Abbey* interessanter wäre *mit* Zombies.») Aber vielleicht überwinden wir das auch und gehen gemeinsam eine Runde Schach-Boxen angucken.

Dass Sie und Ihr Gegenüber tatsächlich nicht beziehungskompatibel sind, merken Sie dann erst später in der Nacht und nach dem Stelldichein. Nämlich auf der zweiten wichtigen Partnerwahl-Dimension: dem Wunsch nach Nähe. Dank Unterschieden in der Sensibilität Ihres Oxytocinsystems empfindet nur genau einer von Ihnen nächtliches Ankuscheln an warme Haut als etwas Wunderbares. Der andere fällt aus dem Hochbett.

Unterschiedliche Hormonsysteme bringen unterschiedliche Vorlieben. Aber das ist okay. Denn wie unser Hormonsystem ausfällt und was wir daraus machen, kommt nicht von ungefähr. Es ist sein Versuch, sich an die Umwelt anzupassen, in der wir leben. Daran richtet es sich am Anfang aus und justiert dann ein Leben lang nach. Wir lernen von unseren Gewohnheiten. Und nur einer von uns beiden hatte früher ein Hochbett.

HORMONE IN ACTION

SCHNELL VORWEG: DIE NEURONALEN NETZWERKE

Darf ich vorstellen, Ihr Gehirn. Ach, Sie kennen sich schon?

Wenn man sich angucken will, wie Hormone in unserem Gehirn wirken, ist es sinnvoll, einen kurzen Blick auf das Gehirn zu werfen. Wo war das noch mal? Hat heute auch jeder eins dabei?

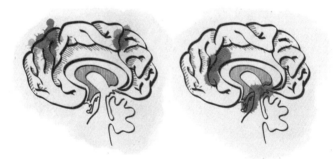

Der Scanner zeigt uns Aktivierung im Gehirn als bunte Flecken – dort, wo gerade besonders viel Sauerstoff verarbeitet wird. Das ist allerdings selten ein einzelner Ort, sondern eher eine Clique von Arealen, die sich miteinander kurzschließen, wenn es die Situation verlangt.

Wie sich schon rumgesprochen hat, gibt es im Gehirn gar nicht unbedingt Areale, die für einzelne Dinge zuständig sind, sondern eher Netzwerke von Arealen, die zusammenarbeiten und die man dann als schöne bunte Flecken auf den Bildern der Hirnaktivierung erkennt, mit denen Neurowissenschaftler so gerne um sich werfen.

Die Idee von den Netzwerken klingt, als würde sie alles verkomplizieren, weil man nicht mehr so was sagen kann wie: «Argh, mein Hungerareal!» oder «Der Witz war so schlecht, dass mein Humorareal Phantomschmerzen hat!» (badum-tschk).

Aber selbst, wenn man sich Netzwerke nicht ganz so bildlich vorstellen kann wie den seepferdchenförmigen Hippocampus, müssen sie nicht auf der abstrakten Ebene bleiben.

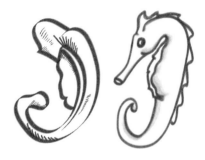

Es gibt wohl kein Areal, das man sich so schön bildlich vorstellen kann wie den Hippocampus (links). Und dann ist er auch noch so freundlich, nach dem Seepferdchen zu heißen!

Man muss beim Verbinden der Aktivierung nur ein bisschen kreativer sein. Wie bei Sternbildern.

Die wichtigsten Netzwerke für dieses Buch sind das Salience-Netzwerk und das Executive-Netzwerk. Fangen wir mit dem Salience-Netzwerk an, denn das war zuerst da, evolutionär betrachtet.

Salience, das kommt von «salient», «hervorstechend», «ins Auge springend», und genau diese Art von Informationen verarbeitet es. Man kann sich das Salience-Netzwerk vorstellen wie ein Warnblinklicht, denn es steuert alles bei, was wir brauchen, wenn es mal schnell gehen soll: Mobilisierung von Energieressourcen, instinktive Wahrnehmung, Aufmerksamkeit.

Vor allem informiert es uns, wenn wir *rennen* sollten. Auf etwas zu? Von etwas weg? Egal. Es ist hier, um zu lenken, nicht um zu denken!

Der Hypothalamus ist Teil dieses Netzwerks, der Großmeister der Hormone. Und auch sonst steht das Salience-Netzwerk im besten Kontakt zu unserem Körper. Wenn wir sagen «Das Herz will, was das Herz will», dann meinen wir das Salience-Netzwerk. Und wenn wir sagen: «Da krieg ich Muffensausen», dann saust wahrscheinlich zuerst die Amygdala.

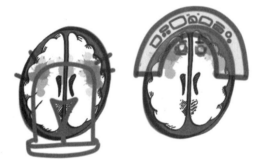

Zwei der wichtigsten Netzwerke, die in unserem Buch vorkommen, von oben betrachtet: Das Salience-Netzwerk und das Executive-Netzwerk. Und die Art, wie wir sie uns am besten vorstellen.

Gegenüber vom Salience-Netzwerk liegt das Executive-Control-Netzwerk. Sein Name klingt nicht zufällig so ähnlich wie Chief Executive Officer (CEO), denn es bildet die Schaltzentrale. Hier

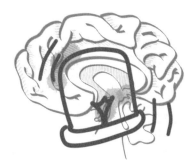

Das Salience-Netzwerk von der Seite. Prominente Vertreter sind die Amygdala, die Insula, der Hypothalamus, der Nucleus Accumbens und zwei Kürzel namens ACC und VTA (das können wir für den Moment vergessen, aber vielleicht hilft's später mal beim Nachblättern).

wird gesteuert, geplant und kontrolliert. Und manchmal sogar ein bisschen Ordnung ins Fühlen gebracht – aber man soll seinen Einfluss da nicht überschätzen. Das Executive-Netzwerk ist das, von dem wir denken, dass es unser Gehirn ausmacht. Was wir sind. Vor allem, weil ihm einige wichtige Teile unseres beliebten Cortex angehören. Wenn wir über den Cortex reden, meinen wir meist den präfrontalen (ganz hinten ist visuelle Wahrnehmung, und wer braucht denn sooo was?!) Kurz gesagt, das Executive-Netzwerk ist der durchdachte Teil unseres Gehirns, dem der Rest immer so unhöflich dazwischenredet.

Allerdings ist diese Vorstellung natürlich ungefähr so sinnvoll wie die Ansicht, der einzig relevante Teil eines Betriebs sei die Chefetage. Oder, dass selbige sich besser nie mit dem Rest des Betriebs abstimmt. Oder, dass die Chefetage ausschließlich sinnvolle Entscheidungen trifft. In Wirklichkeit ist immer eine Zusammenarbeit zwischen den beiden notwendig. Allein schon, weil das Executive-Netzwerk eher langsam ist, mit seinen großen, schweren

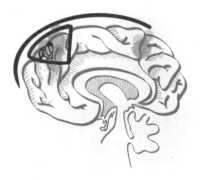

Das Executive-Netzwerk im Profil. Es beinhaltet ebenfalls eine Menge Kürzel wie TPJ oder DMPFC, was dorsomedialer präfrontaler Cortex genannt wird und von uns hier einfach «der Cortex». Sie wissen ja, was gemeint ist.

Gedanken. Und weil es ziemlich viel Energie frisst. Und weil es eine ziemlich kleine Arbeitsfläche hat (das sogenannte Arbeitsgedächtnis). Da steht schon alles drauf, woran Sie heute so denken wollten, und wenn man weiter stapelt, fällt etwas runter. Schreibt man sich dagegen das, was man vorhatte, irgendwo hin, kann man manchmal hören, wie das Arbeitsgedächtnis vor Erleichterung seufzt.

Das heißt, wenn es mal schnell gehen soll oder eine Entscheidung mehr Level beinhaltet, als unser Arbeitsgedächtnis wuppen kann ... dann rufen wir halt unsere technikaffinen Verwandten an und sagen *denen*, sie sollen uns ein Handy aussuchen. Sollten unsere technikaffinen Verwandten schon ein bisschen genervt sein, dann rufen wir unser Salience-Netzwerk zu Hilfe.

Wenn es dagegen weder wirklich drauf ankommt noch allzu viel zu schalten gibt, dann wechseln wir auf den Autopiloten: das Default-Mode-Netzwerk. Unseren Standardmodus. *Das* Go-to-Netzwerk für unter der Dusche. Und woran denken wir dabei meistens? An uns selbst natürlich. Oder an andere. Unbedingt an peinliche Erinnerungen! Vor allem denken wir nicht an etwas Abstraktes. Das Default-Mode-Netzwerk ist Ihre Art zu denken, wenn keiner guckt. Nicht mal Sie selbst.

Hormone können die Netzwerke selbst beeinflussen, oder auch ihre Zusammenarbeit untereinander. Aber wir bleiben mal bei unserer Reihenfolge und fangen bei der Salience-Ebene an. Sie ist der Ort, der uns vermittelt, was wir wollen und was uns Angst macht auf dem Weg dahin. Beides ist ziemlich hormongesteuert. Angefangen mit dem Wollen.

> **Methoden: Wie und wo wir etwas über Hormone lernen**
>
> Wenn man etwas über Hormone lernen will, dann stehen einem verschiedene Türen offen, die fast alle in diesem Buch vorkommen: Die erste ist *Korrelation*. Dafür kann man sich den Hormonspiegel von Menschen in Urin, Blut oder Spucke oder Haaren angucken – hat alles seine Vor- und Nachteile – und schauen, womit dieser Hormonspiegel zusammengeht. («Menschen mit hohem Testosteron haben viel Sex.») Dann kann man den Rest des Artikels damit verbringen, das Henne-Ei-Problem zu lösen. («Raten Sie mal, welches Hormon bei Sex ausgeschüttet wird.»)
>
> Will man auf die kausale, die Ursachenebene, kann man ein Hormon verabreichen – über Spritzen oder Pillen oder Nasenspray – und beobachten, was danach passiert. («Schau, es verleiht Flügel!») Immer in der Hoffnung, dass die spontane, ziemlich hohe Dosis den Effekt nicht allzu sehr verändert. (12 Stück Kuchen machen unglücklich, ergo: Kuchen macht unglücklich.)
>
> Alternativ kann man Probanden irgendeine Aufgabe erledigen lassen und dann gucken, welches Hormon das in die Höhe treibt. («Ah, Kinder! Schick ein Stresshormon!»)

Und seit neuestem probieren wir auch, uns die Ummantelung der Gene anzugucken, die bei den «Wirkweisen» schon mal vorgekommen ist («Also wir nehmen mal Zellen aus der Spucke, die ist ja ziemlich nah dran am Gehirn»).

Im Tierreich gibt es noch ein paar mehr Möglichkeiten. Zum Beispiel die, Gene für ein bestimmtes Hormon ein- und auszuschalten und zu gucken, wie sich das auf das Verhalten auswirkt. Wenn man versucht, ein Problem, das Menschen haben, bei Mäusen nachzustellen und dann vielleicht sogar eine Lösung dafür zu finden, nennt man das Mausmodell. Das besteht zu 90 Prozent aus Daumendrücken. Nämlich, dass die Beobachtungen im Mausmodell irgendwie auf den Menschen übertragbar sind, auch wenn man Depressionen letztlich gar nicht mit Käse behandeln kann.

Kurzum: Jede Methode hat ihre Vor- und Nachteile, und wir versuchen, das auszugleichen, indem wir uns alle zusammen angucken, einschließlich die aus dem Tierreich, weil wir ohne die wirklich viel verpassen würden. Außerdem reagieren Tiere nicht so verschnupft, wenn man sie drauf hinweist, dass ihr Gehirn nur *ein* Faktor bei ihrer Entscheidungsfindung ist.

DAS SALIENCE-NETZWERK: ABTEILUNG VERLANGEN
Und dann ist meine Motivation mit einem
Cocktail durchgebrannt

«Wollen» ist eine toller Anfangspunkt, um Hormone zu verstehen, denn hier wird viel von dem sichtbar, was uns immer wieder begegnen wird: dass Hormone z. B. je nach Gehirn, auf das sie treffen, anders wirken. Und dass sie uns damit oft gar nicht stören, sondern eher der Grund dafür sind, dass wir überhaupt etwas gebacken kriegen. Aber vor allem liegt das Wollen im Kern dessen, warum uns Hormone so suspekt erscheinen. Wenn wir uns Sorgen machen, ob Hormone uns fernsteuern, denken wir schließlich oft an ihre verführerischen Effekte, die uns alles Mögliche attraktiv machen – von Essen bis Expartnern. Wenn das Fleisch schwach war, sind mit ziemlicher Sicherheit auch die Hormone schuld. Oder?

Ein Molekül selbst «will» zwar genauso wenig wie eine Nervenzelle, aber wenn die Hormone auf unser Hirn treffen, dann können sie durchaus Vorlieben wecken. Und jedes Hormon hat seine eigene Priorität, welche das sein sollte (Oxytocin zeigt auf ein Vision-Board mit einer beunruhigenden Anzahl an Babyfotos). Das heißt, je nachdem, welches Hormon die Situation oder ein Wissenschaftler gerade ans Dirigentenpult geschubst hat, reagieren Sie im Labor eher auf Fotos von Cheeseburgern, Kindern, lächelnden Menschen, Pornographie oder Statussymbolen. Mit diesem Ass im Ärmel lenken Hormone unsere Zielsetzungen in die eine oder andere Richtung. Und wir müssen uns dann erst wieder fragen, was ein Herzenswunsch ist und was nur eine Laune.

Ist das alltagstauglich? (Serotonin will beruflich «irgendwas mit Sonne» machen, Testosteron versucht, einen Proteinshake steuerlich abzusetzen.) Na ja, zumindest sind Hormone ziemlich lernfähig und längst nicht so rigide, wie wir uns das vorstellen. Auch sie passen ihre Wünsche an die moderne Welt an.

Was Mäuse wollen (und wir sowieso)

«Gott, wie ich mich auf heut Abend gefreut hab», ruft Juliette aus dem Badezimmer. «Ich dachte, der Tag geht nie vorbei!» Leo kann sie streng genommen durch die Badezimmertür und über das Geräusch des Zwiebelschnippelns hinweg nicht verstehen, aber er macht trotzdem ein bestätigendes Geräusch.

Bestätigende Geräusche machen ca. 60 Prozent von Leos und Juliettes Beziehungszufriedenheit aus. Sie spricht ohnehin schon weiter (siehste?). «Na egal. Jetzt ist es ja endlich so weit. Das hab ich die ganze letzte Woche geplant!» Beim Wort «geplant» hält Leo inne und lässt das Küchenmesser sinken. Was hat sie geplant? Und hat sie ihn dabei eingeplant? Sein Blick fällt hektisch auf den Kalender am Kühlschrank und sucht nach etwas, das sich liest wie «großer wichtiger Tag, der seit Wochen geplant ist». Vielleicht auf den Post-its? Auch nichts. «Ehm … also … was meinst du?», ruft er so unverfänglich wie möglich durch die Badezimmertür. Aber Juliette hört ihn nicht mehr. Die Musik ist an und sie ist längst in ihrem Schaumbad untergetaucht.
Das hatte sie geplant.

Was *wollen* wir eigentlich? Gestern war es noch Gemeinschaft, heute ist es Zweisamkeit und Morgen unsere Ruhe. Manchmal heißt Glück Nudelsuppe. Und manchmal bedeutet es, mit einem Kanu auf dem Mekong zu schippern, im Gepäck ein Skorpion, der sich reingeschmuggelt hat, weil er immer mal Paris sehen wollte. Nicht alle Formen von Erfüllung lassen sich auf einen gemeinsamen hormonellen Nenner reduzieren. («Dies hier ist ein Fernwehhormon. Es erreicht seinen Höhepunkt im Januar oder in Duisburg.»)
Aber es sind dennoch mehr, als wir denken. Unsere Hormone lassen sich nämlich nicht auf ein paar vorgefertigte evolutionäre Reize reduzieren (Oxytocin zeigt noch mal mit Nachdruck auf ein Babyfoto). Wenn Testosteron unser Interesse an Statusgütern weckt, dann verlässt es sich nicht auf das, was vor sechs Millionen Jahren mal *in* war (sexy Steinkeile!), sondern auf das, was unser Gehirn *heute* mit Angeberpotenzial verbindet. («Erklär mir noch mal, warum Leute uns für klüger halten, wenn wir zu *viel* Geld für

unsere Uhr ausgeben.») Wenn Ihr Gehirn dagegen nicht auf doofe Assoziationen kommt, dann fallen sie Testosteron auch nicht ein. (Testosteron: «Toll wäre, wenn man zu der Uhr noch ein extra Gerät bräuchte, das sie aufzieht?»)

Wenn wir diese Verbindungen um ein paar Ecken denken, lassen sich manchmal selbst Dinge auf unsere Hormone zurückführen, die auf den ersten Blick gar nicht hormonell bedingt zu sein scheinen (Kortisol taucht mit Juliette im Schaumbad unter und genießt die Reizarmut – das Leben als Stresshormon kann sehr stressig sein).

Aber weil wie immer alles mit allem zusammenhängt, sind Hormone nicht ganz unbeteiligt daran, wenn das Gehirn seine Verbindungen aus Mitteln und Wegen zum Ziel aufbaut. Denn dabei vertrauen wir und unsere Hormone auf das gleiche evolutionär uralte Dopaminsystem, das schon Würmern sagt, in welche Richtung sie graben sollten.

Weil das so universell ist, können wir eine Menge über unsere Antriebskräfte lernen, wenn wir den Fußstapfen einer Maus folgen. Angefangen mit der Frage, wofür es sich zu leben lohnt.

Die Belohnungsachse – Ich bin sicher, meine Motivation lag hier irgendwo

Man sagt, «das Morgen» sei ein magischer Ort, an dem 90 Prozent aller menschlichen Motivation und Produktivität vergraben liegen. Das stimmt natürlich nicht. Tatsächlich versteckt sich unsere Motivation an einem kleinen unscheinbaren Ort mit dem Namen Nucleus Accumbens[43], was streng genommen nicht minder magisch klingt, wenn man dabei mit einem Zauberstab wedelt. Wir haben unsere Motivation 1953 gefunden und dann wahrscheinlich an irgendeinem Sonntagnachmittag verloren (auch bekannt als «der Moment, an dem uns klar wird, dass wir diese Woche doch nicht ins Fitnessstudio gehen»). 1953, weil damals zwei Wissenschaftler einer Maus Elektroden im Nucleus Accumbens setzten und ihn zum Funkeln brachten. Motivation, weil der Nucleus Accumbens der Ort ist, an dem Dopamin andockt, und es gibt nichts, was uns besser antreibt. Im Gehirn muss ja alles übersetzt werden. Licht und Schall in Elektrizität, Information in chemische Signale – und Verlangen eben ziemlich häufig in Dopamin.

Gibt man der Maus die Chance, die Elektrode selbst zu betätigen, drückt sie den Hebel tausende Male pro Stunde, als gäbe es kein Morgen mehr. Ansonsten hängt sie einfach tagelang immer wieder an dem Ort rum, an dem sie war, als das letzte Mal der Schalter umgelegt wurde. Wie verwirrte Dorfjugendliche vor dem *Aldi*.

«Warum stehen wir hier?», das Gehirn guckt irritiert. Sofern das geht. Es ist ein Mäusehirn. Dopamin blättert in seinem Pfadbuch, kann aber keine Verbindung zu einem der großen Fixpunkt-Themen finden. «Keine Ahnung. Aber es ist hier als ‹zielführendes Verhalten› eingetragen.» Jetzt guckt das Gehirn noch perplexer über die Einöde hinweg, die verdächtig nach Brandenburg aussieht. «Zielführend für *was*?» «Öhhh ...»

Wer es schafft, den Nucleus Accumbens zu erregen, hat unsere Sympathien auf seiner Seite. Einschließlich sofortiger Handlungsbereitschaft: «Schokoriegel essen» prokrastinieren wir seltsamerweise *nie*. Genauso wie alles andere, was unser Gehirn für gut befunden hat.

Wenn nicht gerade zwei Wissenschaftler am Nucleus Accumbens herumwerkeln, lässt er sich dafür auch von dem Gehirnareal aktivieren, das *eigentlich* dafür vorgesehen ist: die Ventral Tegmental Area – VTA. Sie ist einer der ganz wenigen Orte, die überhaupt Dopamin produzieren können. Diese Fähigkeit beschränkt sich auf circa 400 000 Neuronen, und wenn man bedenkt, dass es im gesamten Gehirn ca. 83 Milliarden Nervenzellen gibt, ist das ganz schön wenig. Das heißt, wenn die Weltbevölkerung alle anderen Neuronen stellt, dann sind die dopaminergen Neuronen so was wie Bad Kreuznach. Und plötzlich schaut die Welt auf diese ... na, sagen wir mal ... «Stadt», weil von ihr abhängt, ob der Lauf der globalen Gemeinschaft steht oder fällt. Ziemlich buchstäblich. Dopaminerge Neuronen geben den tatsächlichen Anstoß zu körperlicher Bewegung (das, was bei Parkinson fehlt) genauso wie den metaphorischen Antrieb für alles, was wir tun. Denn Dopamin bildet die Grundlage für den Lernprozess, der uns sagt, was wir tun oder lassen sollen. Wie ein nimmermüder Sportkommentator bespricht es Ihr Leben, schreit: «Komm schon, komm schon, komm schon!!!», wenn Sie metaphorisch gesehen vor dem Tor stehen (oder realistisch gesehen vor dem Kicker), jubelt, wenn Sie treffen und jault auf, wenn Sie hinter seinen Prognosen zurückbleiben. Aber vor allem schreibt es sich absolut immer das Ergebnis mit. Kein Druck.

Anders gesagt: Wenn VTA über Dopamin den Nucleus Accumbens aktiviert, dann wahrscheinlich, weil ein Verhalten prima funktioniert hat. Das heißt, die Verbindungen zwischen den einzelnen Schritten, die uns dazu gebracht haben, werden nun verstärkt, sodass die Assoziationskette als Pfad in unserem Gehirn sauber festgehalten wird. («Man nehme ...»)

Ohne diese Belohnungsachse wären wir niemals motiviert. Oder verliebt. Oder suchtkrank.[44]

Verlangen ist lernfähig – Alles, was wir wirklich wollen, ist Dopamin

Die Belohnungsachse hatte die Natur ursprünglich für evolutionär sinnvolles Verhalten vorgesehen: Essen. Kinder. Sex. Das alles hat quasi eine VIP-Verbindung zum Dopaminsystem, inklusive ziemlich begeisterter Gehirnaktivierung – auch beim Menschen. Lachen gehört ebenfalls zu dieser Liste, woran man mal wieder sieht, dass das meiste, was sich gut anfühlt, auch gut für uns ist. Das Gleiche gilt für Musik. Und die Musik, die die Belohnungsachse von vielen Menschen weckt (nämlich durch eine Mischung aus Spannung und überraschender Auflösung – genau wie Witze), macht uns mehr Freude und landet später eher in den Charts.[45,46,47,48,49]

Aber diese Liste kann noch viel länger werden. Schließlich ist unser Gehirn bereit, flexibel alles Verhalten zu übernehmen, was überzeugend beweisen kann, dass es mit einem der VIPs in Kontakt steht.

> Leos Gehirn guckt Dopamin interessiert über die Schulter. «Was machen wir da?», fragt es. Dopamin seufzt. Nur weil es immer mit einem Notizbuch rumrennt, hält jeder es für bestens informiert. «Es nennt sich Exceltabelle.» «Ahaaaa!» Es folgt ein kurzes Schweigen. «Warum machen wir das?» «Oh, wir haben rausgefunden, wenn man das lange genug macht, bekommt man dafür Geld!» «Ah ... Geld.» Stille. «Ähm, und dieses ‹Geld› brauchen wir, weil!?» Das Gehirn schafft es, konzentriert und gleichzeitig verwirrt auszusehen. Dopamin seufzt. Dann schlägt es im Pfadbuch «Zielführendes Verhalten» eine dicke, mehrfach geknickte Seite auf, mit einem weit verzweigten Netz. «Man kann es eintauschen für Güter und Dienstleistungen. Hier. Verlinkt quasi zu allem.» «Wooow!» Das Hirn bestaunt die unbegrenzten Möglichkeiten des freien Handels. «Sogar für Essen?» Dopamin fährt mit dem Zeigefinger ein paar Stränge entlang: «In seinem Fall fast nur für Essen.» «Faszinierend. Sex?» Dopamin klappt die Karte noch ein bisschen weiter aus. «Mit einem Umweg über Essen, aber ja.» Das

Gehirn nickt. «Warum ist hier eine Verbindung zwischen Internet und Sex?» Dopamin klappt schnell das Pfadbuch zu. «Ist experimentell. Wir arbeiten noch dran!»

Weil Dopamin so gut Buch führt, weiß unser Gehirn, welche Wege nach Rom führen (es sind nämlich nicht alle, das hat es probiert) und welche nicht. («Das Hirn sagt, Auto kaufen hängt mit Status zusammen.» «Aber doch nicht *das* Auto! Herrgott noch mal. Jetzt denken alle, wir haben einen kleinen Penis.»)

Am Ende ist die Liste der Dinge, die wir für eine gute Idee halten, lang und komplex und unserer Welt angepasst. Mäuse träumen ganz selten vom Mekong. Ist ihnen zu touristisch.

Vor allem ist es eine Liste, auf die sich auch die anderen Hormone verlassen. Auf zwei Arten: Über die konditionierten Reize können Hormone Verbindungen bauen, die halten, selbst wenn sie selbst schon lange weg sind (Sie erinnern sich vielleicht an den kastrierten Kater). Aber sie können auch dafür sorgen, dass sie *selbst* bei Reizen zur Stelle sind, die streng genommen gar nicht in ihren Wirkungsbereich fallen. Verbunden mit den richtigen Reizen sorgt Pawlows Glöckchen nicht nur für Dopamin-Ausschüttung,[43] sondern auch für Testosteron und die passende Erektion. Sexuell erfahrene Mäusemänner schütten beim Sex mehr Testosteron aus, und wahre Meister schütten schon Testosteron aus bei der theoretischen Möglichkeit.[48,49] Für das Mäusepaar ist das praktisch, weil es so Reizwäsche spart.

Am Ende können alle möglichen Dinge dazu führen, dass Hormone ausgeschüttet werden, auch Dinge, von denen wir es so gar nicht erwartet haben, z. B. Stresshormone, wenn wir das «Ping» unseres E-Mail-Programms hören. Außerdem reagiert unser Gehirn auf Kaffee, nur weil wir denken, dass wir gleich welchen trinken werden,[50] reagiert auf Süßstoff oft mit der gleichen bedenklichen Begeisterung wie auf Zucker[51] und fährt das Immunsystem präventiv runter, wenn man ihm ein Getränk anbietet, in das die ForscherInnen sonst immer einen Immunblocker einrühren.[52] Ein Effekt, mit dem wir im Moment experimentieren, um Leuten zu helfen, deren Immunsystem sich schachmatt setzt, wenn es eine Biene sieht – bzw. um Allergie *und* Insulinschwierigkeiten mit weniger Medikamenten zu steuern.[53]

Vielleicht ist dieser Umstand auch eine Erklärung, warum manche Leute nur durch klebrig-harzigen Hustensaft gesund werden, andere durch Hühnersuppe und wieder andere durch Springforelle mit Mandelkernsoße (oder Bouillon). Viele unserer Hormonreaktionen stammen aus unserer Erfahrung. Ein Prinzip, das wir durchaus nutzen können: Wenn wir unser Bett nur mit Schlafen verbinden, stellen sich die Hormone eher darauf ein, als wenn sie bei dem Anblick immer noch ein, zwei Stunden Laptopkino erwarten. Und wenn wir sie beim Frühstück mit einer schönen Aufwach-Routine wecken, können wir ihnen vielleicht auch hin und wieder einen koffeinfreien Kaffee unterjubeln. Was natürlich nicht heißt, dass wir *alles* immer gleich machen sollten! Im Gegenteil. Zu viel Routine schadet der Motivation.

Gelernt ist gelernt – Es gibt kein Dopamin für das, was wir schon wissen

Das Gehirn schaut mal wieder, was Dopamin so macht. Diesmal ist es vorbereitet. «Machen wir immer noch das mit den ‹Exceltabellen›?», fragt es mit stolzgeschwellter Brust. «Bringt es uns ‹Geld› ein?» Dopamin guckt zerstreut von seinen Unterlagen hoch. Es ist gerade dabei, die Verbindung zwischen «total witzigen Bemerkungen» und «Beziehungszufriedenheit» auszurechnen. Die Bilanz ist negativ. «Was?» Das Gehirn guckt ein bisschen enttäuscht. «Exceltabellen? Geld?» Dopamin seufzt. «Muss ich nachschauen, da sind wir nicht mehr involviert», sagt es schließlich. Jetzt wirkt das Gehirn richtig enttäuscht. «Aber warum?» «Na ja, du weißt doch, wie es läuft. Das Verhalten funktioniert. Wir bauen die Verbindungen. Das Verhalten funktioniert weiter, wir ziehen uns zurück.» Das stimmt. Es hat schließlich wichtigere Dinge zu tun. Es muss hinter die Zusammenhänge mit den «total witzigen Bemerkungen» kommen (also irgendwas machen wir hier doch falsch!). «Stimmt, stimmt», murmelt das Gehirn bestätigend. Dann fällt ihm noch was ein: «Aber was motiviert ihn dann noch, zur ‹Arbeit› zu gehen?» (das Wort hat es sich offensichtlich von der Handfläche abgelesen). Dopamin ist schon längst wieder in seine Notizen vertieft: «Das musst du Koffein fragen!»

Wenn es keinerlei Unsicherheit gibt, nichts zum Wachsen, nichts zum Ausprobieren, nichts zum Erreichen, dann entsteht auch keinerlei Motivation. Es gibt keine Leckerlis für «War ja klar». Das heißt, im Zweifelsfalle begeistert uns das Lernen weitaus mehr als das Endergebnis: «können».

Wir lernen: Wenn man seine Angestellten mit absoluter Sicherheit demotivieren will, braucht man nur einen von beiden Wegen einschlagen: entweder keinerlei positive Ziele zu bieten («Also ich dachte, ich schimpfe einfach, wenn sie was *nicht* machen») oder die Ansprüche exakt so hoch oder so niedrig zu setzen, dass sie mit hundertprozentiger Sicherheit gewinnen oder genauso sicher eben scheitern. («Ihr habt 100 Prozent gegeben? Aber ich hatte 110 gesagt!») Passiert öfter, als man denkt. Nur, was bedeutet das im Endeffekt für unsere Arbeit?

Hormonmotivation

Es ist 16 Uhr 13, noch eine Dreiviertelstunde bis Dienstschluss, und Juliette sitzt auf heißen Kohlen. Was eine sehr dynamisch klingende Beschreibung dafür ist, langsam auf seinem Schreibtischstuhl nach vorne zu kippen. Während der Kaffeepause war sie noch voll da, und die Hormon-Motivations-Zentrale voll mit surrender Produktivität. Gelächter, schlagfertige Antworten. Noradrenalin steigert die Aufmerksamkeit und weitet begeistert die Pupillen, wie es das sonst nur tut, wenn Juliette Leo beim Frühstückmachen zuguckt. Ein paar Glückshormone werfen Konfetti. Aber das ist jetzt eine ganze Weile her. Seit 14 Uhr 15 herrscht lähmende Müdigkeit und gähnende Leere. Noradrenalin lässt den Blick gelangweilt schweifen, und Juliettes Blick fällt auf die Uhr an der Wand. «Noch 37 Minuten ... Das heißt, ich muss nur noch sieben Minuten durchhalten, und dann noch zweimal 15 Minuten, bis ich nach Hause gehen kann. Okay, Endspurt!»

Sie ruckelt sich langsam wieder zurück in eine aufrechte Position, mobilisiert noch mal alle Aufmerksamkeitsressourcen, kneift die Augen zusammen und richtet ihren Blick auf den Bildschirm. Volle Konzentration.

Und es wäre auch echt ein Endspurt geworden, wenn ihre Hand in der Zwischenzeit kein Eigenleben entwickelt und das Browserfenster gewechselt hätte. Jetzt *ist* Juliette voll fokussiert – aber auf «gelangweilte Pandabären-dot-com».

Man kann auch ohne Hormonantrieb arbeiten. Nur eben langsamer und unmotivierter. In unserer Vorstellung stören Hormone uns meist bei der Arbeit, aber in Wirklichkeit sorgen sie für all das, was uns Schwung gibt. Freude und Verlangen, das passende Herzklopfen, die gesteigerte Hautleitfähigkeit und die geweiteten Pupillen. Wenn wir auf eine Aufgabe fokussiert sind, schickt Noradrenalin mit jedem Stück, das wir voran kommen, einen kleinen Blitz Energie durch den Körper.[54] Wenn wir überfordert oder gelangweilt aufgeben, sacken unsere Pupillen dagegen zusammen wie ein enttäuschtes Soufflé. Darum können wir unser Konzentrationslevel messen, mit einem Blick in die Augen – oder die Browser History.

Ohne den hormonellen Antrieb ist unser Cortex ein Cockpit mit sehr schwächelnden Turbinen. Da müssen die Piloten schon aussteigen und anschieben helfen. Und wir müssen für jeden Arbeitsschritt all unsere Willenskraft aufwenden.

Wenn wir dagegen die Hormone auf unserer Seite haben, kommt nicht nur der Antrieb wie von selbst, sondern manchmal sogar ein Flow, sprich: der einzige Zustand, in dem wir es schaffen, länger als zwanzig Minuten unser Executive-Netzwerk zu bemühen und zu arbeiten, ohne a) Facebook zu checken oder b) aufzugeben und zu gucken, was in der Büroküche so läuft. Wenn Juliette zu Hause von Beruf zu Berufung wechselt und sich statt durch Renditeprognosen durch ihre Landschaftsfotos klickt, vergeht die Zeit wie im Flug. Von außen sieht es nicht viel anders aus, von innen ist es gar kein Vergleich.

Was uns hormonellen Rückenwind beschert, hat also viel damit zu tun, wie viel Belohnung sich unser Gehirn davon verspricht. Stellen Sie sich vor, Sie geben zwei Gruppen ein Logikrätsel zu lösen und der einen versprechen sie dafür 100 000 Euro und der anderen ein kleines Salatblatt. Was glauben Sie, wer gewinnt?

Wenn das Gehirn und Ihr Hormonsystem eine Aufgabe und die entsprechende Chance auf Belohnung für «nicht sinngebend» befunden hat, schaltet es um auf «Zeit für neue Ufer». Dafür wechselt es von kurzen Nordadrenalin-Pulsen, wenn wir vorankommen, auf Dauerfeuern für alles und jeden. Wenn nichts besonders interessant ist, ist alles interessant. Unsere Segel sind gespannt und warten auf jedes Lüftchen, das bereit ist, sie in eine andere Richtung zu treiben. Wenn wir also denken, unsere Hormone seien unkooperativ und unser Gehirn zerstreut, haben die ihren Fokus einfach in die Breite verlagert und schauen, ob es nicht noch etwas Besseres gibt für sie in dieser Welt. Das heißt, die Salatblattgruppe *würde* ja gerne ihre Aufgabe lösen, aber vor dem Fenster ist ein Eichhörnchen.

Wir können es unserem Hormonsystem kaum übelnehmen, dass es nicht nur ein paar wunderbare Mechanismen entwickelt hat, um am Ball zu bleiben, sondern auch, um uns von selbigem Ball zu lösen, wenn die Luft raus ist. Schließlich ist die Welt groß und unsere To-do-Liste lang, und da teilt man sich seine Ressourcen besser gut ein. Das Gleiche gilt für unsere Wunschliste.

«Wollen» heißt fast immer «Entscheiden». Auf jede Person, die man heiratet, kommen fast 8 Milliarden, die man nicht heiratet, und wenn man im Restaurant Carbonara wählt, entscheidet man sich gleichzeitig gegen 56 andere Optionen aus dem Pizza-und-Pasta-Spektrum, sowie im weiteren Sinne auch gegen den Salat.

Damit es überhaupt etwas zu entscheiden gibt, müssen wir außerdem erst mal von der Couch aufstehen, und das ist auch eine Entscheidung. Eine schwere dazu. Darum ist es praktisch, dass all diese Dinge in die gleiche Dopaminwährung umgerechnet und direkt verglichen werden können. Praktisch – und manchmal ganz schön fragwürdig. Denn wenn Essen mehr Dopamin einbringt als Sport, dann weiß das Salience-Netzwerk, was es wählt. Wenn dagegen Kokain mehr Dopamin einbringt als Essen, dann gehen wir halt ohne Abendbrot ins Bett. Oder auch nicht: Puren Zucker haben unsere Versuchsmäuse sogar *noch* lieber als Kokain.[51] Genauso wie Süßstoff. Aber versuchen Sie jetzt mal, sie von irgendeiner anderen Nahrung zu überzeugen.

Zum Glück hat Dopamin einige Abwägungsmechanismen in petto, die uns hin und wieder auch mal von doofen Ideen abhalten, ganz ohne dass das Executive-Netzwerk ordnend tätig werden muss. Einer der mächtigsten davon ist die Enttäuschung. Denn das Gefühl, sich für ein Salatblatt abzurackern, ist rein gar nichts, verglichen mit dem Gefühl, wenn Sie *dachten*, Sie wären in der

100 000-Euro-Gruppe ... und *dann* reicht Ihnen jemand ein Blattgemüse.

Fehlschläge – Enttäuschung tut mir körperlich weh

Das, was wir erwarten, lässt uns genauso lange kalt, bis es ausbleibt. Dann spüren wir einen stechenden Schmerz, bekannt als «das Gefühl, als wir dachten, es wäre noch ein Keks in der Packung». Lernen heißt eben auch herausfinden, was *nicht* geht. Dabei spielt Dopamin wieder eine entscheidende Rolle, denn es vermittelt uns die Enttäuschung. Je früher wir eine Belohnung erwarten, desto früher baut sich Dopamin auf. Aber wenn sich die Belohnung dann nicht einstellt, rutscht es in den tiefsten-enttäuschtesten Keller. Wohlgefühle im Minusbereich. Anti-Glück sozusagen. Das klingt nervig, ist aber gut.

Denn dadurch hat Dopamin gleich zwei Möglichkeiten, Input zu stempeln: «To do» oder «NOT to do again». Wenn *Sie* dachten, Sie treffen den Papierkorb mit Ihrem Kügelchen, ist es Dopamins Job aufzuschreiben: «Hat er nicht.» Und wenn es dann sieht, wie Sie peinlich berührt durch den Konferenzraum tingeln und versuchen, sich möglichst elegant und gar nicht tollpatschig zu bücken, um Ihr Papier aufzuheben, unterstreicht es vielleicht das «nicht». Das heißt, es nimmt diesen Pfad auf in sein **Schwarzbuch extrem doofen Verhaltens**, sodass er jetzt aktiv unterdrückt wird. Die Gefühle reichen dabei von Ärger bis Frustration und sind evolutionär tief verankert. Wenn das Ergebnis hinter den Erwartungen zurückbleibt, regt das auch Mäuse auf, und selbst Legehennen reagieren sehr ungehalten.[55,56] Und das sind die Emotionen, die wir jetzt auf Dauer mit dem Pfad dieses Verhaltens verbinden. Der Stacheldraht um die blöden Ideen, der uns davon abhält, genau das wieder zu machen (Dopamin findet, Leo macht so was beunruhigend häufig).

Der gleiche Mechanismus funktioniert übrigens auch zwischenmenschlich, wenn unser *Vertrauen* enttäuscht wird. Danach ist dieser einst vertrauensvolle Pfad zerstört, und die Zusammenarbeit findet eigentlich nie wieder zum gleichen Rhythmus zurück. Oder wie meine Oma sagen würde: «Vergeben isses, aber vergessen noch lange nicht.»

Das heißt, auch negative Gefühle, wie der emotionale Unterbau zur Enttäuschung, sind wichtig für die kognitive Flexibilität. Sie helfen, loszulassen und uns auf die veränderten Umstände einzustellen, auch wenn wir eigentlich Gewohnheitstiere sind (Dopamin verdreht die Augen und imitiert Leos Stimme: «Laadiidaa, das hat vor 'ner Woche noch top funktioniert!»). Wie wir inzwischen wissen, gehört flexible Anpassung nun mal zu den Hauptaufgaben der Hormone. Außerdem macht es sich Dopamin mit seinen Entscheidungen nicht leicht.

Kognitive Flexibilität – die Kunst, blöde Angewohnheiten loszulassen

Die Entscheidung, etwas anders zu machen, ist keine einfache. Im Laufe der Evolution hat Dopamin dafür extra eine komplizierte Mischung von Rezeptoren gebildet, die uns im Buch immer wieder begegnen werden. Am einfachsten kann man sie unterscheiden in D1 und D2.

D2-Rezeptoren sind neu und Dopamins Lieblingsrezeptoren. Da passt es am besten hin, da geht es als Erstes dran. Das heißt, D2s melden jede Veränderung in unserem Dopaminspiegel, bauen Verbindungen auf, wenn etwas klappt, und wenn nicht, spüren sie den Schmerz der Enttäuschung, sobald der Dopaminspiegel fällt. Die D2-Rezeptoren liefern die Eckpfeiler für kognitive Flexibilität, den Antrieb, flexibel und neugierig neue Wege zu entdecken und ausgetretene Pfade verlassen. Alles negative Feedback der

Welt hilft uns schließlich nicht, wenn wir es a) nicht spüren und uns b) nicht überwinden können, etwas an unserem Verhalten zu ändern.

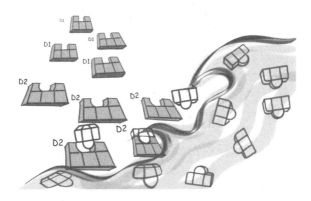

D2 sind Dopamins Lieblingsrezeptoren. Da passt es am besten hin, da geht es als Erstes ran. Aber wenn das Dopamin in die Höhe steigt, dann bindet es auch an D1.

Die D1-Rezeptoren dagegen sind nur Dopamins zweite Wahl. Das heißt, sie stehen sinnbildlich höher im Regal und werden erst aktiv, wenn der Dopaminspiegel bis an die Decke steigt. Dann wissen wir, dass es dringend ist. Und Dopamin weiß das auch. Deswegen aktiviert es über D1 vor allem die Wege, die sich bereits als praktikabel erwiesen haben. Großer Druck ist nicht die Zeit für Experimente: Wenn wir hungrig nach einem Restaurant suchen, wollen wir nicht hören: «Mal gucken, was die tadschikische Küche so zu bieten hat.» Und im Supermarkt interpretieren wir unseren Diätplan dann auch sehr viel liberaler: «Man kann ja durch Chips auch nur so viel zunehmen, wie viel Chips wiegen, oder?»

Wenn wir's doch mit was anderem versuchen, weil unser Cortex meint, das mit dem Diätplan hätten wir schon letzte Woche behauptet, oder unseren PartnerInnen einfällt, dass sie ein paar «echt gute Dinge» über die tadschikische Küche gelesen haben, macht uns Dopamin unleidlich. Denn wo D2 genießt, quengelt D1. Die Gefühle, die diese Rezeptoren wecken, sind zuständig für den unangenehm drängenden Teil von Verlangen, inklusive Entzugserscheinungen. Wenn D2 Türen öffnet, schlägt D1 sie hinter uns zu und wirft den Schlüssel weg. Chronische Schmerzen mit ihrem Hintergrundrauschen aktivieren übrigens auch eher D1 und machen uns so Lernen und kognitive Flexibilität schwer.[57]

Das klingt zwar nur so mittel sympathisch, aber es ergibt in Anbetracht von funktionierendem Verhalten trotzdem eine Menge Sinn. Wenn man gerade auf eine Goldader gestoßen ist, soll man dranbleiben! Nicht innehalten und darüber nachdenken, ob uns spirituelle Erweckung nicht lieber wäre. Es klingt paradox, aber auch Sturheit ist ein Teil von kognitiver Flexibilität.

Von den zwei Rezeptortypen können wir auch eine Menge über uns selbst lernen, denn je nach Genotyp unterscheidet sich unsere Tendenz zu D1 und D2 und damit unsere kognitive Flexibilität, bzw. die Frage, welcher Teil davon uns schwerfällt. Wenn die D2-Rezeptoren im Hintertreffen sind, tendieren wir dazu, den gleichen Fehler immer wieder zu machen. Ladida! Dopamin stöhnt und mit ihm alle unsere Bekannten. Aber wir können es nicht lassen und müssen das Pferd jetzt zu Tode reiten.

Alternativ könnten Sie zu denjenigen Leuten gehören, die schnell flexibel umschalten und ihre Fußballmannschaft nach der Halbzeitpause nur ganz kurz auf der falschen Hälfte suchen. Aber auch das kann seine eigenen Probleme mit sich bringen: nämlich, wenn wir zwar niemanden zu Tode reiten, aber vor allem deshalb, weil wir die ganze Zeit zwischen zwei Pferden hin und her springen. Oder zwischen zwei Menschen oder zwischen zwei Städten oder zwischen zwei Jobs. Und alle Bekannten schlagen die Hände über dem Kopf zusammen und rufen: «DAS da, verdammt noch mal, *das*, das sieht man doch!»

Aber jetzt, wo wir das wissen, können wir vielleicht darauf achten und uns fragen, warum wir gerade welche Entscheidung treffen und welches Gefühl dahintersteckt. Ist das noch Spaß oder schon Verlustangst? Steck ich fest, oder klammere ich mich nur an einen alten Lösungsansatz? Und habe ich's schon mal mit Dranbleiben versucht?

Interessant wird das Ganze aber besonders über die Zeit. Wenn etwas sich als Dopamingoldesel entpuppt, dann tendiert unser Gehirn verständlicherweise zum Festhalten und baut D2-Rezeptoren ziemlich nachhaltig ab.[58] Wenn Dopamin jetzt drängend ansteigt, erreicht es eher die D1-Rezeptoren und die entsprechend quengelig-negativen Gefühle.

Sprich: Ein kleines bisschen Magenknurren, und unser Hirn führt sich auf, als wäre es auf Entzug. Ziemlich buchstäblich, denn Essen gehört, genauso wie Nikotin oder Drogen, zu den Dingen, für die unser Gehirn bereit ist, ein paar D2-Rezeptoren zu opfern.[59,60,61] Vor allem in unseren Lieblingsvarianten süß und fettig. Oder auch salzig. So fahren sich unsere Essgewohnheiten fest, und bald probieren wir's gar nicht mehr mit der tadschikischen Küche, weil jeder Hunger in unserem Gehirn D1-Rezeptoren aktiviert und die verkünden, wenn wir nicht gleich was Süßes, Fettes oder Salziges kriegen, müssen wir sterben. Das passiert wahrscheinlich selbst dann, wenn sich unsere Essgewohnheiten nicht auf die Hüften legen, weil wir sie mit einem top Fitnessprogramm kombinieren ... dann dürfen wir halt nur niemals damit aufhören. Der gleiche Mechanismus, sprich der Abbau von D2, spielt übrigens auch eine Rolle, wenn uns Dinge abhängig machen, ohne offiziell je in unserem Gehirn anzudocken, wie z. B. Internet- oder Computerspiele[62,63] – und manchmal sogar Sex oder Liebe.

Suchtgefährdend wird das, sobald die Angst vor dem fehlenden Nachschub und den entsprechend schlechten Gefühlen die eigentliche Freude am Objekt der Begierde übersteigt.[64] Bei einer

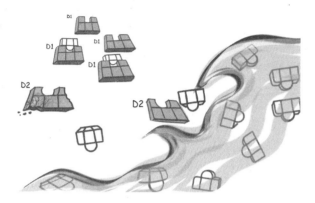

Wenn D2-Rezeptoren fehlen, dockt Dopamin eher bei D1 an, und uns fällt das Loslassen schwerer.

ausgewachsenen Drogensucht sieht man im Scanner nur noch brennendes Verlangen, schon bei der kleinsten Assoziation. Aber auf den Stoff selbst reagieren wir nicht viel mehr als auf Placebo. Der Antrieb besteht also nur noch aus Verlangen und Angst vor dem Entzug. Aller Genuss ist komplett in der Gewöhnung verschwunden.

In der Forschung sucht man im Moment ziemlich dringend nach einer Methode, D2-Rezeptoren zu erschaffen, unter anderem, weil sie zu den Motivationsproblemen bei ADHS beitragen könnten.[65] Aber bis jetzt ist der vielversprechendste Ansatz, dass der Körper sie vielleicht selbst baut durch eine Mischung aus Sport, Therapie und bereichernder Umgebung.[66,67,68,69] Schlafmangel ist eher schlecht, Koffein eher gut. Daran sieht man mal wieder, dass wir unser Hormonsystem prima kaputt machen, aber nur sehr viel stümperhafter wieder heilen können.

Fragt sich nur, wie es überhaupt zu Verlangen ohne Genuss kommen konnte. Um das zu beantworten, hilft uns eine andere Erkenntnis: Dopamin ist kein Glückshormon, wie wir lange dachten.

Es hängt nur gerne mit den Glückshormonen rum. Selbst weckt es in uns vor allem den inneren Dreijährigen: «Willhabenwillhabenwillhaben.» Aber wie bei dem Dreijährigen ist das Wollen nicht immer gleichbedeutend mit dem Genießen. Wie gut uns das Überraschungsei schmeckt, weiß Dopamin nicht – aber wie intensiv wir bereit sind, uns dafür auf den Boden zu werfen und zu schreien.

Endorphine: Morphium für den Eigenbedarf

Das kommt davon, wenn man seine Freundin den Urlaubsort aussuchen lässt! Leo und Juliette stolpern irgendeinen Trampelpfad durch den Wald entlang, auf der Suche nach dem angeblich azurblauen Wasser. Dabei umwandern sie mit großzügigem Abstand eine Gruppe johlender Mittzwanziger mit Singha-Bier und sorgfältig ausgesuchten Ich-bin-im-Urlaub-Schlabberhosen und T-Shirts mit den Aufdrucken «Spirituell guckender Elefant» oder «Traumfänger». Juliette verdreht genervt die Augen, wie alle Touristen, wenn sie im Urlaub auf Touristen treffen. «Ist mir schleierhaft, warum Leute nach Thailand gehen, um sich selbst zu finden», murmelt sie. «Warum glauben die, dass sie ihr Ich ausgerechnet hier verloren haben?» Leo sieht das gelassener. *Er wollte ja eh nicht hierhin.* Pschhhh. Plötzlich hören sie Meeresrauschen hinter den Bäumen. Sie beschleunigen die Schritte. Da liegt das Wasser offen vor ihnen. Es *ist* azurblau. Leo geht ein paar knirschende Schritte über den Muschelsand, bis seine Flipflops von einer lauwarmen Welle umspült werden und sein Rückgrat von einem angenehmen Endorphinschauer. Er zieht die Flipflops aus und wackelt die Zehen in den Sand. Über die Schulter ruft er: «Also mein Selbst hab ich jetzt nicht gefunden, aber ein bisschen gute Laune ist drin.»

Wenn wir nach dem Glück suchen, sollten wir also nicht nach dem Dopamin gucken. Viel bessere Chancen haben wir bei den Endorphinen, deren Name sich buchstäblich von den Worten «eigen» und «Morphin» ableitet. Privat-Opium. DIY-Opium, wenn Sie so wollen, denn sie wurden entdeckt, *nachdem* dem Menschen schon ein paar berauschende Dinge eingefallen waren, die man aus Mohnblüten machen konnte. Wenn uns etwas glücklich macht, dann bindet gerade mit ziemlicher Sicherheit irgendwo ein Endorphin an einen Opioid-Rezeptor.

Endorphine helfen gegen Schmerzen, Atemnot und Durchfall. Aber vor allem quittieren sie den Erhalt sämtlicher schöner Dinge, zu denen uns Dopamin motiviert hat – von Sex bis Essen – und sorgen dabei noch mal für einen Extrapush zur Lernerfahrung. Ohne Endorphine können wir dagegen beidem nichts abgewinnen.

Dass die Freude, etwas zu haben, nicht unbedingt genauso intensiv ist wie unser Wunsch danach, ist nervig, wenn das Gras des Nachbarn mal wieder grüner ist. Vor allem, wenn wir jetzt unseres überdüngen, bis es braun wird, oder eben, wenn wir nach etwas verlangen, das uns gar nicht mehr guttut.

Trotzdem ist es grundsätzlich sinnvoll, Verlangen und Belohnung über Dopamin und Opioid voneinander zu trennen. Genauso, wie es Sinn ergibt, sich nicht erst einen Sekt zu gönnen, weil man später die Steuererklärung macht.

Vor allem geben Opioide dem Hormonsystem noch eine weitere Ebene, über die es unsere Wünsche und unsere Bedürfnisse unter einen Hut bringen können. Denn auch der Genuss ist abhängig von der Tagesform und davon, vom wievielten Bissen Spaghetti wir reden.

Warum wir wollen, was wir brauchen – Vom Verlangen zum Genuss

Wie sehr wir das genießen, was wir erleben, ist vom Zustand unseres Organismus abhängig. Je nachdem, wie unsere körperliche Verfassung so ist und was die diversen Bedarfsstandanzeigen unseres Körpers so melden, können Endorphine Süßes lieblicher schmecken lassen, wenn wir hungrig sind, und Bitteres weniger dramatisch.

Weil unser Körper es immer aufs Gleichgewicht abgesehen hat – oder die auf einem Bein balancierende Variante, die wir Gleichgewicht nennen –, haben wir Freude an allem, was dieses Gleichgewicht wiederherstellt. Wenn wir an der Nordsee die Jacke vergessen haben, ist eine kühle Brise die Pest. In einer stickigen, verschwitzten Sommernacht ist sie der Flügelschlag eines Engels. Wir genießen vor allem das, was wir am dringendsten brauchen. Wie Duschen nach einem Festival.

Nach der gleichen Logik fühlen wir uns manchmal euphorisch, einfach weil der Schmerz nachlässt. Schließlich ist das auch eine Bewegung hin zum Gleichgewicht, nur in die andere Richtung – und Bewegungen zum Gleichgewicht werden mit Endorphinen belohnt.

Überhaupt hängen Schmerz und Genuss häufiger zusammen, als man denkt. Aus gutem Grund.

No pain, no gain – Warum sich Dopamin mit unserem Schmerzempfinden abspricht

Etwas weiter den Mekong runter improvisiert Leo so etwas wie eine Beinschiene aus einem Handtuch und einem Stock. «Ich kann nicht glauben, dass wir um die halbe Welt reisen und du verknackst dir den Knöchel, weil du ein Huhn fotografieren willst.» Juliette zuckt mit den Schultern, was ihre Hängematte zum Wackeln bringt. «Es war ein sehr schnelles Huhn.» Sie hält ihm die Kamera mit dem Foto hin. Es ist ein sehr gutes Foto von einem Huhn. «Guck, da sind sogar Mönche im Hintergrund!» Leo lächelt mit einem Mundwinkel. Den anderen hebt er sich auf, um anklagend zu gucken: «Warum tun wir uns das eigentlich an?» «Ach komm», sagt Juliette und schuckelt sich ein bisschen in ihrer Hängematte gemütlich zurecht. «No pain, no gain. Wir sind nicht zum Vergnügen hier.» Jetzt guckt Leos anderer Mundwinkel auch anklagend. Sie grinst und zeigt auf Leos Ellenbogen. «Guck nicht so, Mann-der-buchstäblich-seinen-Arm-verbrannt-hat-um-ein-Soufflé-zu-retten.» Leo ist brüskiert. «Echt jetzt, das war was ganz anderes, ich hab stundenlang an dem …» Er stoppt und überlegt einen Moment. «Stimmt, stimmt», knurrt er. «Wir sind nicht zum Vergnügen hier.»

Warum tun wir uns das eigentlich an? Reisen ist anstrengend. Essen muss man kochen! Arbeitgeber wollen, dass man arbeitet. Nach den Schmerzen, die wir für unsere Sehnsüchte in Kauf nehmen wollen, fragt im Karrierecoaching keiner: Hungertücher? Überstunden? Verknackste Knöchel, verbrannte Arme oder *dramatischer Trommelwirbel* früh aufstehen? *Tolle* Dinge wollen kann ja jeder.

Unser Salience-Netzwerk ist da realistischer. Es berechnet *immer* die Schmerzen mit, denn es weiß, dass Sie sich immer nur auf eine Sache gleichzeitig konzentrieren können. Es ist ja auch sinnvoll, dass Freud und Leid hormonell nicht unabhängig voneinander gehandhabt werden. («Wow, eine Million Euro! Aber man muss vorher auf einen Legostein treten? Dann lieber nicht.» Oder alternativ: «Der Arm ist ab, aber das Morphium ist frei! Klasse Deal.») Genau genommen stehen Schmerzen in direkter Konkurrenz mit dem Genuss. Dopamin und Endorphine lindern Schmerzen; Schmerzen dämpfen Endorphine und die Wirkung von Dopamin-Peaks, und am Ende gewinnt das, was das Salience-Netzwerk wichtiger findet. Je nach Situation und Allgemeinzustand des Organismus.

Daraus ergeben sich ein paar interessante und sehr hilfreiche Schlussfolgerungen: Alles, was Ihnen wirklich guttut, geht legitimerweise als Schmerzmittel durch. Das ist keine Frage von Einbildung oder Ablenkung, sondern von Bindung an Dopamin- und Opioid-Rezeptoren. Wenn wir früher mit Bauchschmerzen zu Hause bleiben und Cartoons gucken durften, haben wir das einzig Richtige getan.

Schmerzlindernde Studienergebnisse gibt es für schöne Bilder, lecker Essen und gute Musik. Weil Dopamin alles auf die Gästeliste setzt, was sozial belohnend ist,[70,71] hilft außerdem gemeinsames Lachen mehr gegen Schmerzen als alleine zu lachen, und Synchrontanzen hilft mehr als unsere Lieblingstanzform «rhythmisches *individual* Hin-und-Her-Wackeln». Vielleicht waren Boybands deshalb immer so gut gelaunt. Außerdem hilft «Musikinstrument spielen und singen wie früher am Lagerfeuer» besser mit Schmerz umzugehen als jede CD. (Pro-Tipp: zur nächsten Geburt einfach mal Bongos einpacken.) Noch fantastischer wirkt natürlich der Gipfelpunkt des Sozialen selbst: Orgasmen. Die stehen sehr hoch oben auf der evolutionären Rangliste, und passenderweise experimentieren einige Ärzte und Patienten damit – gegen Migräne oder gleich Geburtsschmerzen.[72,73,74,75]

Weil Dopamin schon in der Erwartung auf Morphium ansteigt, schenkt es uns zusammen mit Endorphinen und Co auch gleich noch den Placebo-Effekt. Darum spüren ihn die Menschen stärker, deren Dopaminsystem sich auch sonst viel über Belohnungen freut.[76] Wenn man dagegen Probanden erzählt, ein Medikament sei ihnen *schlecht* bekommen, obwohl sie in der Placebogruppe waren, dann sieht man in ihrem Gehirn, dass Dopamin und Opioide unterdrückt werden (der Nocebo-Effekt).[77]

Erzählt man ihnen allerdings gar nichts, bauen sie keine Erwartungen auf und genießen selbst echtes Morphium nur noch halb so sehr.[78] Ein weiterer guter Grund, Patienten in die Behandlungsschritte einzubeziehen.

Bevor Sie jetzt anmerken, dass das ja alles schön und gut ist, Sie aber mit Ihrer Schienbein-Dreifachbruch-Knochen-zu-Staub-Verletzung während der Presswehen doch froh waren, vernünftige Drogen zu haben: Natürlich sind die körpereigenen Hormone kein Ersatz. Wenn der Schmerz übermenschlich ist, hilft uns nicht mal ein Eis. Genau genommen schmeckt es dann wahrscheinlich auch nicht, denn andersherum dämpft der Schmerz ja die Belohnung. Chronische Schmerzen lassen jeden Genuss verblassen, weil sie ein solches Dopamin-Hintergrundrauschen schaffen, dass wir kein Hoch mehr spüren – auch nicht von Morphium.[78]

Evolutionär gesehen liegt der Grund vielleicht darin, dass der Körper uns bei chronischen Schmerzen vor allem eins schmackhaft machen möchte: die Couch. Klingt ja auch sinnvoll, sich verletzt zurückziehen, anstatt auf den nächsten Baum zu klettern auf der Suche nach einem Konflikt oder dem Kühlschrank.

Trotzdem ist dieses Zusammenspiel vor allem dann ziemlich frustrierend, wenn wir ein unheilbares Dauerproblem haben. Weil Schmerz und Genuss zusammengehören, ist das Gegenteil – nämlich, gar nichts zu fühlen – eine ganz eigene Hölle. Und es macht schnell depressiv.

Zusammengefasst zeigen uns die Endorphine, dass Genuss auch eine Art ist, mit seinen Bedürfnissen im Reinen zu sein. («Ich esse dieses Eis, weil ich auf die Signale meines Körpers höre!») Damit sind sie besser auf unsere persönlichen Bedürfnisse zugeschnitten als jede Ratgeberkolumne. Das ist praktisch, denn es bedeutet, es muss uns eigentlich niemand sagen, was uns guttut – und Sie müssen kein Yoga machen, wenn es Ihnen keinen Spaß bringt. Eine Sportart finden, *die* Ihnen Spaß macht, vielleicht schon. Dopamin kann ja auch nur fördern, was es kennt. Die Suche lohnt sich also. Denn wenn wir erst mal etwas gefunden haben, was uns Dopamin und Opioide einbringt, steigert das unsere Chancen, dabeizubleiben, enorm.

Zusammenfassung: Zeit der Entscheidung – Mehr Mut zum Bauchgefühl

Unsere Hormone sind also längst nicht nur auf ein paar Ziele fixiert, die sie vor ein paar Millionen Jahren mal festgelegt haben. Und nicht mal nur auf Fortpflanzung. Dank Dopamin und einem breiten Netzwerk an Assoziationen können sie uns alles Mögliche schmackhaft machen und darauf reagieren. Und am Ende bescheren sie uns sogar die Motivation, um diese Ziele zu erreichen oder sie fallen zu lassen, wenn sie uns nicht weiterbringen.

Ihre Einschätzungen färben die Art, wie wir die Welt erleben. Bevor (und wenn überhaupt) unser Cortex bei einer Entscheidung zu Rate gezogen wird, hat unser Salience-Netzwerk das Portfolio an Möglichkeiten schon hübsch aufbereitet. Mit breitem Pinsel färbt es unsere Welt in gut oder schlecht, wichtig oder unwichtig. Wenn das Gehirn ein paar Hormone durch den Körper schickt, die uns ein euphorisches Kribbeln bescheren, abgestumpfte Ernüchterung oder das heißkalte Rauschen, das uns sagt, wenn wir Mist gebaut haben, dann ist das meist ein Widerhall der schnellen Analysen des Salience-Netzwerks. Ohne diese Marker unseres Hormonsystems würde unsere Welt einem Wimmelbild gleichen, aufgenommen ohne Fokus und Objektiv.

Blöderweise nehmen wir diese sogenannten somatischen Marker nicht als Endergebnis eines nuancierten Entscheidungsprozesses wahr, sondern als vages Bauchgefühl. Weswegen wir sie nicht in die Schublade «hilfreiche Hinweise» stecken, sondern wieder zum Störfunk sortieren, ohne den unser frontaler Cortex besser dran wäre. Aber wie soll das Salience-Netzwerk denn sonst mit Ihnen kommunizieren? Per Balkendiagramm? (Es weiß noch, wie Sie sich früher in Mathe angestellt haben. Es war dabei.)

Außerdem soll man nicht glauben, dass alles, was vom präfrontalen Cortex kommt, klug ist, nur weil er Mathe kann. Im Gegenteil, er kann auch ganz gut seine eigenen Fehler machen: verallgemeinern, fehlinterpretieren oder widersprüchliche Informationen schon aus Prinzip verdrängen. Das Dopaminsystem hält sich mit so was nicht auf. Ursache, Wirkung. Nichts als Statistik, den ganzen Tag über. Und das alles, damit Sie dann Ihr Bauchgefühl ignorieren? Ihren ganz persönlichen Data Scientist?

DAS SALIENCE-NETZWERK: ABTEILUNG ANGST UND PANIK

In der Hormonzentrale herrscht wie immer buntes Treiben. Das Pfadbuch liegt aufgeschlagen auf dem Tisch, an der Wand hängt ein Korkboard, das verdächtig nach einem Vision Board aussieht. Polaroids mit Leos Wünschen und Träumen hängen da, alles, was ihm guttut. Über den Bildschirm beobachten die Hormone, was Leo macht, hin und wieder wirft Dopamin aufgeregt Popcorn nach der Leinwand. Klick. Plötzlich wird es dunkel. Ein paar grelle Scheinwerfer erleuchten das Pfadbuch und das Fenster nach außen. Glocken schrillen. Noradrenalin kommt zur Tür reingerannt: «Das Gehirn hat ein Risiko entdeckt!» Hektisch drängt es sich an das Kontrollboard und reißt dabei das Vision Board von der Wand. Ein paar Polaroids flattern durch die Luft. Einen Moment zögern die Hormone, ob sie sie aufheben sollen. «Lasst liegen», murmelt Noradrenalin grimmig, die Hand schon auf den Schaltern. «Das brauchen wir jetzt nicht.»

Im Leben geht es nicht nur ums Fressen. Es geht auch ums Gefressenwerden. Und wenn sich diese Möglichkeit auftut, schalten unser Gehirn und das Hormonsystem in einen ganz anderen Modus. Denn Fressen oder Gefressenwerden ist Abwägungssache. Nichts, was die Hormone auf die leichte Schulter nehmen. Schließlich gehört zu dem, was wir wollen, oft auch eine Menge Risiko. Der Traumurlaub in einem Land, in dem viel zu viele Tiere acht Beine haben. Wer spricht, riskiert, sich zu blamieren, und wer investiert, kann alles verlieren.

Es gibt *so* viel, was uns stresst, und wahrscheinlich kein anderes Hormonthema, das uns so sehr beschäftigt. Was an sich überraschend ist, wenn man bedenkt, dass wir alles, was unsere Vorfahren gestresst hat, heute entspannt im Zoo besuchen können. Allerdings hat sich unser Stresssystem seitdem längst nicht zur Ruhe gesetzt. Es hat nur seinen Fokus verlagert, von den absoluten zu den relativen Stressoren. Das sind die zwei Kategorien, in die wir fast jede Art von Stress einteilen können.

Absolute Stressoren, das ist alles, was unseren Organismus und unser Überleben *objektiv* bedroht. Wenn wir vor einem Waldbrand wegrennen, fragt nie jemand, ob wir nicht vielleicht überreagieren, oder erklärt uns, es sei alles eine Frage der Einstellung. («Ich sage nur, im Leben soll man sich nicht über Sachen aufregen, die man selbst nicht kontrollieren kann, und Waldbrände gehören eindeutig dazu!») Es sind die Dinge, die wir in Filmen gerne von großen muskulösen Leuten erledigen lassen, die ihre Unterwäsche über der Kleidung tragen. («Oh nein! Erdbeben, Hochwasser *und* Alienangriff!») Der Vorteil an absoluten Stressoren ist der, dass sie uns meistens keine Wahl lassen, weil wir sie uns nicht aussuchen. («Haben Sie's mal mit weniger Bärenangriffen versucht?»)

Viel schwieriger für uns ist der Umgang mit relativen Stressoren, die uns körperlich-praktisch gar nicht gefährlich werden, die unser Gehirn aber trotzdem als gefährlich einstuft (Clowns). Bei den relativen Stressoren würden wir wahrscheinlich auch ganz gut ohne Schweißausbrüche klarkommen. In den friedlicheren Teilen der Welt sind solche relativen Stressoren weitaus häufiger, als es uns Hollywood vermittelt. («Argh! Ein Brief vom Finanzamt, schnell! Holt Spiderman!») Aber das ist vielleicht auch kein Wunder. Es ist schließlich nicht schön, darüber nachzudenken, wie viele unserer Stressreaktionen genau genommen unnötig sind. («Muss Flugzeug kriegen. Lieber 23 Tage Puffer einplanen und drei Nächte vorher nicht schlafen.») Klar ist die Präsentation wichtig. Aber wenn sie schiefläuft, sind Sie im Allgemeinen nicht tot. Sie könnten auch was ganz anderes arbeiten. Vielleicht was mit Pferden.

Ihre Hormone machen die Unterscheidung zwischen absoluten und relativen Stressoren trotzdem nur bedingt und reagieren auf beide mit der gleichen ziemlich vehementen Abwehrreaktion.

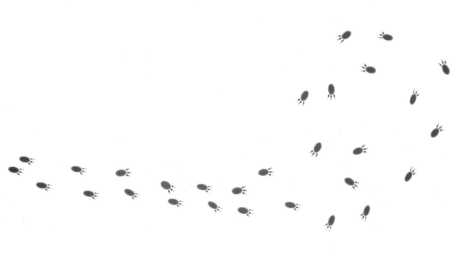

Zu Anschauungszwecken nehme man am besten eine Maus und ein Stückchen Speck und positioniere Letzteres neben einem Fressfeind. Mögen die Spiele beginnen: Wenn Gefahr und Speck sich die Waagschale halten, dann läuft die Maus los, hält inne und ... sie tänzelt. Vor, zurück, immer in Bewegung, nie ganz dran am Ziel.

Die Menschenvariante ist nicht schmeichelhafter;[79] unser Entscheidungstanz besteht aus Übersprunghandlungen: Nägelkauen und Beinehibbeln. Entscheiden ist schwer, wenn die Belohnungsachse nicht mehr allein verantwortlich ist. Auf einmal muss sie sich absprechen mit der Abteilung «ALARM!». Und damit müssen wir auszoomen. Auf den Rest des Salience-Netzwerks und den Körper. Angst interessiert alle. Kein Wunder, es geht ja buchstäblich ums Überleben.

Wenn die Stresshormone ins Rollen kommen – Die panischere Seite des Salience-Systems

Was also passiert, wenn unser Hormonsystem unter Druck gerät? Der Stressor kommt, er ist groß und gefährlich. Die Konkurrenz. Ein Bär. Eine Fernsehsendung über die Kardashians. Was Sie beängstigender finden. Und Ihr Gehirn so: «AAAAAH!» und dann so: «*Tu* doch irgendjemand etwas! Umschalten! Schnell!», bzw. etwas später: «Oh, Moment, warte, *wir* sind das Gehirn? *Wir* müssen was tun? Oh Gott.»

Aber in den Tiefen Ihres Hirns, im Hypothalamus, dem Großmeister der Hormone, drehen sich ein paar Zahnräder. Und er legt einen Hebel um. Dieser Hebel aktiviert zwei reitende Boten: Vasopressin und Corticoliberin, meistens CRH genannt, die dann mit wehenden Fahnen in der Hirnanhangdrüse erscheinen. Und was dann passiert, ist das:

Corticoliberin entrollt eine Schriftrolle: «Ihr seht vor euch Vasopressin und Corticoliberin, Befreier der Nebennieren-Hormone, auch bekannt als Corticotropin Releasing Hormone aka ‹das Hormon, das das Hormon holt, das die Stresshormone ruft›!»

Das Gesicht der Empfangsdame verharrt in der Regungslosigkeit eines Mount Rushmore und brummt: «Mhhmmmm?»

Corticoliberin fährt ungerührt fort. «Wir verlangen Adrenocorticoptropin zu sprechen! Auch genannt ‹das Hormon, das die Stresshormone und die Hormone von den Nieren holt›. Es muss genau das tun.»

Pause.

Pause.

«Da muss ich nachgucken.»

Pause.

«Wie schreibt man das?»

«Ähm, wir sind eigentlich in Eile.» Aber da ist der unbeeindruckte Blick schon auf einen Computerbildschirm gewandert «Cäsar? Oscar? Theodor? … … Rudolph.»

Seufz. «Genau. Genau. Cortico. Und Tropin wie tropin, vom lateinischen ‹Wende›? Allgemeine Bezeichnung für Hormone, die indirekt wirken, indem sie andere Hormone anrufen?»

(Nett, dass es das sagt. Das brauchen wir noch öfter.)

«Mhmmmm.» Pause. «Und Sie wollten zu …?»

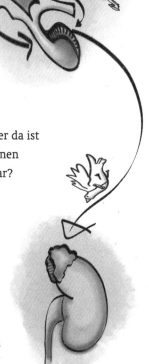

«Adrenocorticotropin. Adreno? Wegen Niere. Ren = von? Das Hormon von den Nieren?»
«Und das kommt von …?»
«Der HPA-Achse, verdammt noch mal. Hypothalamus. Pituitary Gland. Adrenaldrüsen. Vom Hypothalamus nach hier, zu den Nieren! Pituitary Gland ist englisch für Hirnanhangdrüse. Sie wissen doch, Ort *wo wir hier sind*!?»
(Es ist auch nett von ihm, das noch mal zu erklären, denn die HPA-Achse kommt in diesem Buch wirklich immer wieder vor.)
«Mhmmm», murmelt die Empfangsdame und scrollt mit einem Finger auf dem Bildschirm auf und ab. Jetzt wird es Corticoliberin ein bisschen zu bunt. Es ist immerhin das Hormon, das das Hormon holt, das die Stresshormone holt! «Soll ich Ihnen noch eine Wortdefinition sagen, meine Liebe?» Seine Augenbrauen wippen dramatisch auf und ab. «Wissen Sie, woher das Wort *Angst* kommt?»
Die Augenbrauen der Empfangsdame bewegen sich nicht. Aber ihr Gesichtsausdruck ist sehr mitteilsam. Er besagt, gäbe es eine Maßeinheit für Neugierde, müsste darauf ein neuer Tiefpunkt erfunden werden, um ihr Desinteresse auszudrücken. Irgendetwas unter dem Punkt völligen atomaren Stillstands.
«Nein», sagt sie.
Corticoliberin ist für soziale Signale fast so unempfänglich wie die Empfangsdame für interessante Trivia. «Es kommt vom Wort *Enge*!» Dramatische Pause. «Und genau dahin treibt man uns bald, wenn Sie nicht augenblicklich …»
Vasopressin seufzt und beugt sich nach vorne. «Wir sind VPA und CRH und würden gerne ACTH sprechen. Wir brauchen Kortisol und Adrenalin.»
Die Empfangsdame nickt. «Hab ich's mir doch gedacht.»

Wenn also das Hormon, das das Hormon holt, das die Nebennierenhormone holt, es geschafft hat, in der Hirnanhangdrüse das Hormon zu aktivieren, das genau das tut, dann reist Letzteres nach unten zu den Nieren ... und holt da das Hormon, das von den Nieren kommt. Adrenalin. Zusammen mit seinem kleinen Bruder Noradrenalin. Und dann ist die Hölle los. Denn die beiden wissen, wie man Leute aufweckt.[80]

Wir denken bei Stress meist an Kortisol, aber Adrenalin und Noradrenalin sind viel schneller am Ball. Ihr Ziel ist klar: Coping. Klarkommen. Der Stressor darf uns nicht überwältigen. Das Immunsystem wird aktiviert und bereitet sich auf den Kampf vor, die Lunge breitet ihre Schwingen aus und wird außerordentlich gut durchblutet. Beste Voraussetzungen für die Luftzufuhr, aber Sie fühlen es eher als rasenden Atem.

Unterdessen mobilisiert der Rest des Körpers die Energiereserven. Der Stoffwechsel wird angekurbelt, Aminosäuren werden in Zucker umgewandelt, und damit das alles schnell zu den Zellen kommt, beschleunigen sich Herzschlag und Blutdruck. Damit der Motor nicht heißläuft, weiten Sie ein paar Blutgefäße, was allerdings den Herzschlag noch weiter beschleunigt, und jetzt rauscht Ihnen auch noch das Blut in den Ohren. Weil das Herz nur in den Pausen zwischen zwei Schlägen selbst etwas vom Sauerstoff abbekommt, steigt außerdem Ihre Herzinfarkt-Gefahr. Ziel der Blutzufuhr sind vor allem Herz, Hirn und Skelettmuskeln. Die Blutgefäße zu so unwichtigen Dingen wie Händen oder Haut verengen sich, damit Sie nicht gleich ausbluten, wenn Sie sich einen Splitter einfangen. Zum rasenden Atem und dem pochenden Herzschlag in Ihren Ohren gesellen sich jetzt noch kalte Hände und Füße. Streng genommen hilft Ihnen natürlich nichts davon in dem Bewerbungsgespräch, in dem Sie gerade sind.

Aber hey, das ist ja nicht das Einzige, was Ihr Stresssystem für Sie tut! Es bringt auch Ihre Hände zum Schwitzen, falls der Bewerbungsprozess Hin-und-her-Hangeln zwischen zwei Ästen erfordert. Das richtige Maß an Feuchtigkeit gibt einen prima Griff – der gleiche Grund, warum jetzt wieder in die Hände gespuckt wird.

Damit das mit dem Schwitzen noch besser klappt *und* Sie gleichzeitig ein bisschen größer erscheinen, ziehen sich auch noch die Muskeln an Ihren Haarwurzeln zusammen – und Ihnen stehen die Haare zu Berge. Ihr Kurzhaarschnitt thront jetzt zwei Zentimeter über Ihrem Kopf, und immerhin das könnte Ihnen im Bewerbungsgespräch nutzen: Große Menschen bekommen mehr Gehalt.[81] Blöderweise haben Sie von der ganzen Durchblutung jetzt auch ein rotes Gesicht. Und das schnelle Atmen hat Ihren Mund ausgetrocknet. (Sie haben doch hoffentlich «Ja» gesagt, als man Ihnen etwas zu trinken angeboten hat?) Überhaupt kann das Schlucken jetzt etwas schwerer fallen, denn der Rachenmuskel wird in Stresssituationen ebenfalls vernachlässigt und sorgt für einen Kloß im Hals. Idealerweise verschont die Nervosität die Schließmuskeln. Im wirklichen Notfall erschlaffen aber auch die, um unnötigen Ballast auszuwerfen.

Unser Alarmsystem hat halt seine Prioritäten. Und wer braucht Speichel, wenn er gerade um sein Leben rennt? Angeblich wurde früher in China genau dieser Umstand genutzt, um Verdächtige zu testen: Wer während des Verhörs keinen trockenen Reis mehr schlucken konnte, war offensichtlich aufgeregt. Das Problem bei dieser Logik ist natürlich das gleiche wie bei jedem anderen Lügendetektor: Aufregung ist nicht dasselbe wie Schuld. Herzklopfen kriegen wir ganz ohne Lügen hin. Und manche Menschen finden einfach Gefängnisse beunruhigend.

Überhaupt sind Angst und Panik natürlich auch Hirnsache.

Denken im Stress

Im Stress verändert sich unser Denken fundamental. Wird es durchdachter, vorsichtiger? Natürlich nicht. Sind Sie schon mal vor einem Tiger weggerannt? Na ja, ich auch nicht, aber denken Sie mal drüber nach!

Alles, was im Stress in unserem Gehirn passiert, ist das Ergebnis einer Rechnung mit sehr begrenzten Ressourcen. Denn jedes bisschen extra Energie, die das Gehirn kapert, klaut es de facto dem Körper. Und der braucht sie gerade dringend zum Wegrennen.

Darum gönnt sich das Gehirn nur ein kleines Plus an Treibstoff, und daraus muss es jetzt alles rausholen, was ihm hilft, mit der Gefahr klarzukommen – ganz egal, ob es um den Kampf mit dem Tiger oder den mit unserem Alltag geht (Kortisol meint, es kann da nicht allzu viel Unterschied geben, wenn das Hirn auf beide so dramatisch reagiert). Dafür legen die Stresshormone in unserem Hirn gleich mehrere Hebel um. Oder besser gesagt: einen Schalter und vier Schiebregler:

1. aufmerksamer Fokus: an
2. positiv zu negativ
3. flexibel zu starr
4. innen zu außen
5. Belohnung zu Gefahr

Also: Wie denken wir im Stress?

Schneller Denken mit Gefahr

Gefahrenreize sind Aufmerksamkeitsmagnete, weil Sie sofort sowohl unsere sämtlichen Ressourcen beanspruchen als auch den Großteil unserer Verarbeitungskapazitäten. In 100 Millisekunden ist unser Blick auf dem Messer im Bild. Und wir im präventiven

Panikmodus. Das heißt zunächst einmal, dass Sie (metaphorisch gesprochen) alles rausschmeißen, was gerade nicht fundamental relevant scheint. Angefangen mit Ihrem präfrontalen Cortex.

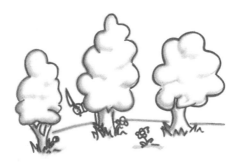

Die erste Vor-Evaluation der messerscharfen Gefahr erfolgt schnell und automatisch und unabhängig davon, was das Arbeitsgedächtnis gerade sonst noch so vorhatte. Wenn es ein Messer sieht, lässt es alles fallen, wie ein erschreckter Kellner das China-Porzellan. Und das tut es, weil die Stresshormone an die präfrontalen Regionen binden. Damit starten sie den sinnbildlichen Taskmanager und töten jedes Programm, das keine essenzielle Bedeutung hat. Für den Rest der Zeit werden die aufgeregteren Teile Ihres Gehirns nicht mehr von den ausufernden Gedanken unseres Cortex gestört. («Vielleicht steht das Messer metaphorisch für meinen inneren Konflikt?») Was Sie darum in stressigen Moment *nicht* versuchen sollten, ist flexibles Denken, Multitasking, planendes Agieren und allgemein rationale Entscheidungen.[82] Sie müssen reagieren, und zwar sofort. Kein Wunder, dass Teenager in Horrorfilmen immer so wahnsinnig sinnvolle Dinge tun. («Schnell, in den dunklen Keller!»)

Die Ressourcen, die durch das Ausschalten des Cortex frei werden, dirigieren Kortisol und Noradrenalin schnell an die Amygdala. Ein Areal, das sich wirklich wunderbar aufregen kann.[82] Und das weiß, wie man die Außenwelt wachsam im Auge behält. Das ganze Salience-Netzwerk ist jetzt aktiv, vernetzt, und ein guter Indikator dafür, wie schlimm sich der Stress anfühlt.[82] Auf Hochtouren versucht es für das, was auf Sie einprasselt, instinktive Antworten zu formulieren. Kortisol lässt das Dopamin steigen, und das aktiviert seine D1-Rezeptoren, die unsere zuverlässigsten Verhaltenspfade wecken. Nicht nur bei akutem Hunger, sondern auch bei akutem Stress wird nicht herumprobiert, schon gar nicht in Sachen tadschikische Küche. («Renn! – Oh, warte, da drüben sieht's auch interessant aus.»)

Wenn Dopamin noch weiter steigt, kann es sogar direkt an die Adrenalinrezeptoren binden – seine dritte Wahl. Aber wir sollten hoffen, dass es das nicht tut, denn wenn das passiert, würde es bedeuten, unsere Bedürfnisse haben sich gerade geändert: von «Blutfluss und schnellem Rennen» zu «Verengung der Blutbahnen, und was hilft noch mal gegen Stichwunden?».[83]

So oder so, der Wechsel vom flexiblen Denken zu fixen vorgefertigten Bahnen bringt uns hoffentlich auf dem schnellsten Weg in unseren Bau, unsere Wohnung oder die Telefonzelle, in der wir unser Superheldenkostüm anziehen können. Was *Sie* mit Sicherheit verbinden.

Angst bündelt Aufmerksamkeit – alle Augen auf die Gefahr

Wenn man an den Kern unserer Empfindungen will, sind Gesichtsausdrücke kein schlechter Anfang. Ekel zum Beispiel: Durch eine gerümpfte Nase riechen wir mehr, aber den Rest des Gesichts halten wir lieber verschlossen vor Was-auch-immer-da-ist. Lust ist eine rausgestreckte Zunge, Ekel eine zurückgezogene. Liebe hat große Augen und weite Pupillen, weil wir den anderen wahrnehmen, und manchmal auch geschlossene Augen, weil wir uns sicher fühlen. Und Furcht? Furcht ist komplette Offenheit. Die Augen, der Mund, die Pupille – alle stehen weit offen. Pure Aufnahmefähigkeit. Alles. Ist. Wachsam. Ihr Blickfeld unendlich geweitet. Der Schreckreflex potenziert. Wenn jetzt von irgendwoher ein Geräusch kommt, reagieren Sie mit: «Bwaah!»

Die Amygdala schickt unsere Aufmerksamkeit erst zur Gefahr, aber dann auch zu den verdächtigen Büschen im Hintergrund. Schließlich hilft aller Fokus auf den Angreifer nicht, wenn Sie die drei anderen hinter ihm übersehen. («Aber guck, den ersten hab ich fertig gemacht! ... Autsch.») Das heißt: Weg mit der Selektivität. Noradrenalin schaltet wieder um, von den gezielten Pulsen auf «FLUT». Schnell und effizient alles scannen, was vor Ihnen passiert. Das Ergebnis sind die rasenden Pupillen, die wir von angstverzerrten Gesichtern kennen. Und falls Sie's beim Meditieren schwer finden, Ihren Blick weitschweifig in Richtung Horizont zu schicken: Wenn da ein Axtmörder ist, fällt das plötzlich ganz leicht. Viel schwieriger ist es, sich in stressigen Situationen auf nur *eine* Sache zu konzentrieren.[82] Kennt man.

Trotz seiner Filter spült das Noradrenalin-Dauerfeuerwerk natürlich eine Menge unnützes Zeug an.[82] Manchmal mehr, als wir ertragen können, und Sie fühlen sich reizüberflutet und genervt von jedem Geräusch – ein Anfangssymptom für posttraumatischen Stress.[82] Vor allem fehlt Ihnen jetzt das neuronale Ruheintervall, das normalerweise dafür sorgt, dass Sie beim zweiten platzenden Luftballon weniger reagieren als beim ersten. Im Stress können wir uns das einfach nicht leisten. («Ab dem dritten Schuss wird es langweilig.») Im Ausgleich entwickelt unser Gehirn schnell ein gewisses Desinteresse, was nicht Messer-relevante Informationen angeht. Einschließlich der schönen Dinge des Lebens. («Immerhin trug der Mörder ein lustiges Hemd mit Flamingos.»)

Um gleichzeitig «alles» und «nur das Wichtigste» im Auge zu behalten, fokussiert die Amygdala alle Aufmerksamkeit auf Negatives. Alles, was in die Kategorie «zweifelhaft» fällt, wird jetzt ebenfalls negativ bewertet. Auch das kennt man: Der Moment auf der Arbeit, wo neue Projekte plötzlich nicht mehr vielversprechend und chancenreich wirken, sondern eher wie «Noch mehr Arbeit?» und «Das geht doch eh schief!».

Der Fokus aufs Negative formt auch die Erinnerung: Wenn Sie später an diese Situation denken, dann an das, was Ihnen besonders negativ aufgefallen ist. Zeugen erinnern sich nur noch an die Waffe vor ihrem Gesicht, aber nicht mehr an den Täter. (Oder wie es in den USA heißt: «Ich bin mir fast sicher, dass er schwarz war.»)

Allerdings ist der Fokus auf das Negative nur ein Teil eines viel größeren Kameraschwenks, den wir durchmachen: Wir richten unseren Blick von innen nach außen. So sehr, dass unser Innerstes zu kurz kommen kann.

Alle Aufmerksamkeit nach außen – überleben, und wenn es mich umbringt

Im Stress ist alles erlaubt, solange es besser ist, als jetzt und hier vom Tiger gefressen zu werden. Dafür ziehen die Stresshormone die Energieressourcen ab, die wir aus Essen und Reproduktion gewonnen haben. Erholung und Wartung fliegen aus dem Fenster. Wachstum und Schlaf hinterher. Der Vagusnerv, ein wichtiger Mittler zwischen Hirn und Organen, unterdrückt die Magenfunktion, aber Noradrenalin fördert die Funktion des Dickdarms. Nichts wird verarbeitet, alles muss raus.

Selbst unser Immunsystem schaltet um: Adrenalin, Noradrenalin und die Endorphine sorgen für die Ausschüttung von Interleukin 6, um potenzielle Entzündungen zu kontern.[84] Man sollte meinen, so ein hyperaktives Immunsystem tut uns ein bisschen was Gutes, aber genau genommen interessiert es sich nicht besonders für die ganzen Baustellen, die in unserm Innersten sonst noch brachliegen. Denn die Immunantwort hat umgeschaltet, hin zur Schadstoffabwehr von außen.[26] Unser Problem sind jetzt offiziell die anderen.

Wenn Ihr Immunsystem von den Hormonen Stress und Drama gemeldet bekommt, macht es einen auf Rambo, greift zu kurzfristigen Lösungen und entfernt sich die Kugel lieber selbst – mit Taschenmesser und Gürtel zwischen den Zähnen. Es sorgt für Fieber, Erbrechen und Müdigkeit. Alles, was wir brauchen, um böse Fremdkörper loszuwerden. Auf die Dauer bekommt uns das zwar nicht, aber darauf kann Interleukin jetzt keine Rücksicht nehmen. Sein Job ist es, dafür zu sorgen, dass es uns so lange schlechter geht, bis es uns besser geht.

Zum gleichen Zweck unterdrückt es z. B. auch die Schilddrüsenhormone T3 und T4. Wer braucht Hirnentwicklung, wenn wir nicht wissen, ob wir überhaupt eine Entwicklungsperspektive haben? Wir lernen: Sie können noch so viel Q10-Creme kaufen, um Ihre Schilddrüsenhormone umzuwandeln – wenn Sie dank Stress zu wenige davon produzieren, wird Ihnen durch keine Creme der Welt geholfen.

Am Ende löst Interleukin 6 auch noch einen theoretischen Endlosloop aus: Es stimuliert die HPA-Achse und sorgt damit für noch mehr Stress.

Wenn Sie Glück haben, kriegen Sie zumindest von den körperlichen Symptomen nicht mehr allzu viel mit. Denn zu den Dingen in Ihrem Inneren, mit denen Ihr Stresssystem nichts anfangen kann, zählt auch Ihr Schmerz.

Stress und Schmerz – Keine Zeit für Schmerz, keine Zeit für Glück

«Verdammt, verdammt, verdammt, verdammt!» Juliette hechtet um die Kurve und verliert fast den Halt, weil über ihrem linken Arm ein Rucksack schlingert und über dem rechten eine Kamera. In der Türöffnung des Zuges steht Leo mit den beiden großen Taschen und macht hektisch die universelle Winkbewegung für «Schnellschnellschnell!». Als ob das jemals irgendjemanden schneller gemacht hätte. Juliette keucht und stolpert vorwärts. «Dingdingding.» Ihre Augen werden gefährlich feucht bei dem Geräusch sich schließender Türen. Sie hechtet mit einem Sprung nach vorne und fliegt mit Schwung durch die kleiner werdende Öffnung. Die Kamera zuerst und in der Luft. Geschafft! «Bomp.» Mit einem Rumms landet der Rest ihres Körpers auf dem Boden (Koordination von mehr als einem Körperteil ist nicht ihre Stärke). Sie stöhnt: «Puh! Ich dachte schon, die Tür quetscht mich einfach ein, und ich bleib hier ohne dich und die Taschen hängen.» Leo nickt: «Echt knapp. Aber gut gerannt. Wie geht's deinem Knöchel?» Juliette hält inne. Ihr Blick wandert nach unten zum immer noch halbgeschienten Fuß. «Auuuuuutsch.»
Immerhin. Sie haben's geschafft. Nicht auszudenken, wenn sie den nächsten Zug hätten nehmen müssen! Obwohl, eigentlich wäre es völlig egal, sie haben mehr Luft eingebaut als jede Chipstüte. Aber: nicht auszudenken!

Dass Juliette jetzt nicht am Bahnhof rumsteht, sondern im Zug zum Flug sitzt, ist vor allem Endorphins Verdienst. Normalerweise sieht es ihr Körper überhaupt nicht ein, mit den steifen, hohen Wanderschuhen zu rennen. Und mit angeknackstem Knöchel schon mal gar nicht. Aber er hat sich darauf eingelassen, weil die

Endorphine ihre betäubende Wirkung haben spielen lassen: Nicht nur Belohnung kann Schmerzen lindern, sondern auch Stress.[85,86] Ein paar Rezeptoren, aktiviert am Rückenmark, und Juliette bekommt von der Hacke, die sie sich da grade wundläuft, fast nix mehr mit. Damit das gelingt, wird unsere Belohnungsachse nicht nur vom Rausch gesteuert, sondern auch von Blut, Schweiß und Tränen. Anders gesagt, von der Amygdala, der Hauptinstanz unseres Gehirns, wenn es um die Einstufungen wichtig – unwichtig – lebensbedrohlich geht.

Wenn die gleichen Endorphine gewusst hätten, dass «zwei Stunden am Bahnhof rumhängen» streng genommen gar nicht lebensbedrohlich ist, hätten sie vielleicht anders entschieden. Aber das Hirn hat «Stress» gesagt, und da fühlten sie sich angesprochen. Stress ist ihre Notrufnummer. Es ist ihr Job, uns dazu zu bringen, weiterzugehen, wenn wir schon längst nicht mehr wollen. Wenn der Bär oder wahlweise ein Axtmörder hinter uns her ist; wenn wir verletzt, blutend, ausgepowert sind und mit der Gesamtsituation unzufrieden oder eben, wenn wir wirklich, wirklich diesen Zug kriegen wollen, selbst wenn es uns unsere Hacke kostet. Wenn du denkst, es geht nicht mehr, und es kommt von irgendwo ein Lichtlein her, dann ist das mit ziemlicher Sicherheit ein Endorphin.

Das ist natürlich kein dauerhaft funktionierendes System. Eher so was wie ein kleiner Vorschuss aus dem Pfandleihhaus des Glücks. Geborgte Energie, die uns über den Tag bringt, damit es überhaupt ein Morgen gibt. Beim Sport nennt man das gleiche Gefühl «Runner's High»: Es tritt immer dann auf, wenn Ihnen die Anstrengung eigentlich längst schon zu viel ist und Sie sich fragen, ob es keinen anderen Sport gibt, moderne Schönheitsideale nicht Teil einer zutiefst oberflächlichen Gesellschaftsstruktur sind und ob nicht jede Minute Lebensverlängerung, die Sie durch Joggen erreichen, *in sich* eine Enttäuschung ist, weil Sie sie mit

Joggen verbracht haben. Da regt sich plötzlich etwas in Ihrem Körper und ruft: «Moment mal! Wir laufen vor irgendwas weg!?» Oder wahlweise: «Echt? Wir erlaufen hier eine persönliche Bestzeit?»[87] Schließlich können Belohnung *und* Bestrafung beide die Endorphine zum Sprudeln bringen. Laufen zum Selbstzweck findet die Natur dagegen genauso rätselhaft wie Sie. Nach ungefähr 20 Minuten und bei ca. 70 Prozent der Sauerstoffaufnahmekapazität kickt ein Cocktail aus Endorphin- und Endocannabinoid ein.[88] Nimm das, Seitenstechen! Sie könnten die Welt umarmen. Sie könnten immer weiter laufen. Run, Forrest!

Der Hauptunterschied zwischen Opium von außen und Opium von innen ist allerdings der, dass Ihr Körper weiß, wann Schluss ist. Irgendwann stabilisiert sich das Endorphinlevel,[89] sodass es beim Marathon nicht mehr steigt als bei einer Fahrradtour in den Nachbarort. Nach der Übung fällt es ziemlich bald ab (wenn auch nach dem Marathon etwas später als bei Radeln). Deshalb kommen Sie nach dem Joggen so selten euphorisiert nach Hause und setzen sich noch hochmotiviert an Ihre Steuererklärung. Und das ist auch gut so. Ein bisschen Schmerzunterdrückung ist ja ganz nett (sagen uns Seitenstiche eigentlich irgendwas Sinnvolles?), aber irgendwann fordert der Körper eben die Energie ein, die er ihnen auf Kredit ausgestellt hat. Und dann ist es ganz blöd, wenn der Scheck nicht gedeckt ist. Deshalb empfiehlt es sich auch nicht, immer weiter und weiter zu laufen, solange uns Endorphine und Co tragen. («Verdammt, wir laufen immer noch weg? Dieser Bär weiß, was er will, das muss man ihm lassen.»)

Wenn unser Körper nicht dazu tendiert, sich übermäßig zuzudröhnen, nur weil er gerade nichts Besseres zu tun hat, dann kriegen wir das allerdings notfalls auch alleine hin. Nämlich, indem wir die seltsamsten Mittel und Wege finden, genau dieses Alarmsignal anzuknipsen und die Endorphine hinters Licht zu führen. Von Bungeejumping bis Chili essen (Achtung, Achtung, der Mund brennt! Lieber Endorphine ausschütten, bis wir uns in Sicherheit gebracht haben).[90,91,92] Selbst Akupunkturschmerzen sollen Endorphine wachkitzeln.[93] Aber wie bei allen Freuden droht am Ende auch Gewöhnung und manchmal sogar Entzug, wenn der Rausch nachlässt.[94] Im einen Moment geht man noch gemütlich eine kleine Runde joggen, und im nächsten muss es schon ein Halbmarathon sein, damit man sich wohlfühlt. Davor warnt einen auch wieder keiner.

Zusammengefasst lindern Endorphine unsere Schmerzen, damit wir uns auf das konzentrieren, was zählt – ganz egal, ob uns ein dringendes Verlangen antreibt oder ein Bär. Trotzdem ist die Idee hinter dem Schmerz eine ganz andere: Es wird kein süßer Geschmack verstärkt und kein Wunsch erfüllt, im Gegenteil, wir werden abgestumpfter. Das Stresssystem dämpft jeden Genuss und unsere Wunschliste gleich mit.[95] Es interessiert sich gerade nicht so sehr dafür, was wir wollen. Überleben wäre nett.

Eigentlich logisch: Wenn Sie sich hinter dem Sofa vor einem Einbrecher verstecken und im Hintergrund flackern die Lottozahlen Ihrer Tippgemeinschaft über den Bildschirm – wie sehr interessiert Sie das?

Meine Motivation ist «Hauptsache weg»

Dass Ihre Belohnungsachse lahmgelegt ist, merken Sie im Stress dadurch, dass es Ihnen an Begeisterung für alles mangelt. Eine stressorientiertere Fraktion der VTA-Neuronen schaltet in den Panikmodus, reagiert auf alles mit «AAAAAH!» und hält die positiven Neuronen davon ab, sich mit alternativen Themen zu beschäftigen. («Schscht, ganz still, sonst kann er uns hören ... Oh, ich glaub, ich hab noch einen Keks in der Tasche.»)

Unter Kortisol und Stress finden wir unsere Gewinne nur noch halb so schön, und irgendwann erstarren wir wie das Kaninchen vor der Schlange. Eine gute Erinnerung, dass wir ohne Dopamin eigentlich gar keine Bewegung initiieren.

Aber wenn uns plötzlich unsere üblichen Belohnungsantriebskräfte fehlen: Wieso kriegt Juliette ihren Zug dann noch? Warum führt die abgeschwächte Belohnungsachse nicht zu phlegmatischem Seufzen bei gleichzeitigem Schwarz-Anmalen der *Ikea*-Einrichtung?

Weil keine Motivation auch keine Lösung ist! Selbst in der gefährlichsten Umgebung müssen Sie hin und wieder das Nest verlassen – spätestens, wenn der Magen knurrt – und deshalb hängen Belohnungsachse und Stressreaktion wie immer eng zusammen.

Das Wechselspiel aus Angst und Antrieb gehört zu unseren Lieblingsstrategien, um mit Stress umzugehen. Wenn Notausgänge nicht helfen – und bei Arbeitsstress tun sie das selten und meistens nicht sehr nachhaltig –, dann kann die Belohnungsachse den Cortex anrufen, damit der den Rest zum Durchhalten motiviert. Und wenn's mit der Selbstberuhigung via Cortex nicht klappt, zum Beispiel, weil Ihr Cortex nicht allzu durchsetzungsfähig ist (schönen Dank auch!), dann versuchen wir, der Belohnungsachse selbst irgendetwas in die Hand zu geben. Alles, was sie stark genug macht, um unsere Aufmerksamkeit wegzuzerren von Angst und Panik.

Die universelle Methode aller verzweifelten Eltern, deren Kind schreit, weil es einen unerfüllbaren Wunsch hat: eine Ersatzbefriedigung finden. Ein Kuscheldinosaurier. Ein merkwürdiger Schlüsselanhänger, der leuchtet *und* tolle nervige Fiep-Geräusche macht. Egal was. Jedes Mittel ist uns recht, wenn es den Hauch einer Chance beinhaltet, die quengelnden Neuronen mit ihrem «AAAAH» zum Schweigen zu bringen. Das gilt auch für uns Erwachsene: Schließlich gibt es so einiges, womit wir unsere Belohnungsachse füttern können. Sex, Drugs, Rock'n' Roll – oder sehr fettiges Essen. Unser Stresssystem hat Todesangst, aber wir haben Rum. Die panische Abteilung von VTA ist der Grund, warum wir blöden Gefühlen mit noch blöderen Coping-Strategien begegnen und Sucht nicht nur durch den *Marlboro*-Cowboy und Spritzen getriggert wird, sondern auch durch Fotos von Ihrem Chef.

Nichts von diesen Dingen hätten Sie gerade wirklich gebraucht. Und damit sind wir wieder beim Unterschied zur Belohnungsachse an sich: Es geht nicht um Wünsche, sondern um Ausgleich und Coping. Sie kaufen schöne Dinge, aber nicht, um sie zu genießen, sondern um sie nach den bösen Dingen zu werfen. Weil unsere Belohnungsachse zu gedämpft ist, tendieren wir (und vor allem Männer)[96] im Stress manchmal wider Erwarten zum Risiko.[97] Dann verwetten wir Haus und Hof, nur um uns besser zu fühlen. Danach sind wir pleite, und das bedrückt uns erst recht. Aber im Stress ist nun mal kein Platz für Langzeitziele. Wenn Sie das Stresssystem fragen würden, wo es sich in fünf Jahren sieht, antwortet es mit: «AAAAAAH!».

Zum Glück bremst es sich irgendwann selbst, bevor Sie neben Ihren Hoffnungen und Träumen auch noch Ihre Kreditwürdigkeit riskieren. Meistens zumindest.

Stressphase 2: «Komm mal wieder runter» – Hormone stellen keine Fragen, Hormone verstehen

Sechs Uhr morgens. Juliettes Augenringe spiegeln sich im Glas der Flughafen-Backstube, und sie fühlt sich angespannt bis gerädert. Auf diesem Zwischenstopp zwischen zwei Flügen holt sie sich einen Dirty Chai Latte (doppelter Espresso, schwarzer Tee) und einen Snack (halbe Kalorien, schwacher Geschmack), bezahlt dafür die üblichen 83 Euro 70 und sucht einen Platz mit Steckdose für ihren Laptop. Toll, alle drei Grafiken, an denen sie gleichzeitig arbeitet, sind vom Flug noch geöffnet. Leo schläft auf dem Tisch. Juliette krault ihm geistesabwesend die Haare, schlürft an ihrem Kaffeetee und genießt das Gefühl, wenn sich das Universum wieder einrenkt.

Kortisol fühlt sich im Allgemeinen missverstanden. Alle meinen, es sei ein Stresshormon. Nur, weil man es so häufig findet bei ... Stress. Aber es hat den Stress ja nicht gemacht, und überhaupt sieht es sich eher als Teil des Aufräumkommandos. Das ist durchaus nachvollziehbar, wenn wir bedenken, dass Kortisol seine Wirkung erst 15 bis 30 Minuten *nach* dem Auftreten des Stressors entfaltet. Und jetzt denken Sie mal an die üblichen Tierdokus: «Die Weite Afrikas. Eine Gazelle grast friedlich mit ihren Kindern in der Savanne. Alle spielen MauMau. Aber da! Im hohen Gras nähert sich: der Angreifer.» Der Moment, den Sie jetzt in dieser Doku durchleiden, zieht sich üblicherweise keine 15 bis 30 Minuten. Stattdessen dürfen wir in derselben Doku sehen, wie der Löwe noch drei weitere Gazellen und ein Elefantenbaby überfällt – und etwas, das aussieht wie ein Warzenschwein. In all diesen Situationen wäre es für Kortisol ganz schön peinlich, wenn es erst 15 bis 30 Minuten später mit dem Ersthelferköfferchen am Ort des Geschehens eintrifft: «Was soll das heißen, wir wurden gegessen?»

Kortisol ist also kein panischer Ersthelfer. Stattdessen können wir es uns viel besser als einen kleinen Trainer vorstellen, der mit dem Handtuch über den Schultern nicht ganz so dicht dran ist, aber immer dicht hinter uns. Wenn der Kampf vorhersehbar ist, heizt es uns schon vorher ein, massiert uns die Schultern («Mach sie alle!»), singt «Eye of the Tiger» und simuliert in der Luft demonstrativ Boxbewegungen. So lange, bis Sie mental und körperlich voll dabei sind. Anders gesagt: Kortisol bereitet Ihren Körper vor, lässt Herz und Immunsystem eine Schippe drauflegen, steigert die Wachsamkeit und fährt den Appetit ebenso runter wie die

Produktion von Sexualhormonen. («Oh, ein wütender Mob. Sag Kortisol, es soll die Erektion reinholen!»)

Wie jeder echte Trainer ist es aber nicht nur im Kampf für uns da, sondern bringt uns auch morgens früh aus dem Bett. Außerdem begleitet es uns bei allem, was eine gewisse Anstrengung voraussetzt. Kortisol steigt eigentlich bei jeder Art von körperlicher Betätigung. Wenn wir zwischen den Kämpfen die Treppenstufen hochjoggen und in schnellen Drehbewegungen gegen den Mini-Boxsack schlagen – ich habe wirklich keine Ahnung von Boxen –, dann läuft Kortisol neben uns her und sorgt dafür, dass unser Körper auch diese Herausforderungen meistert. («It's the eeeeeeeye ...»)

Aber wenn der Kampf losgeht, wenn das Glöckchen klingelt und Fäuste auf uns einprasseln (oder wirklich kritische E-Mails), dann gibt Kortisol ab an Noradrenalin und Co. Sie sind die ersten Ansprechpartner für Stressoren aus der Kategorie «groß und schnell und mit sehr scharfen Zähnen». Die machen alles, was wir weiter vorne im Text schon gelesen haben. Vor allem sind sie rasend schnell zur Stelle. Ein Teil reist nicht erst irgendwohin, sondern stürzt sich gleich auf die Nachbarzelle. Zack, aktiviert! Der Rest wirft sich mit Begeisterung und einem «Huuuuiiie!» in die Blutbahn, wie kleine Snowboardfahrer auf die Piste. Für die nächste Stunde lassen sie den Puls rasen. (Was soll das heißen, so lange brauchten Sie gar keinen hohen Blutdruck? Adrenalin ist extra den ganzen Weg hergekommen. Von da drüben!)

Wenn sich Adrenalin und Co allerdings verausgabt haben und Sie ausgepowert und verletzt in Ihre Ecke taumeln, dann hat Kortisol seinen großen Moment. Denn dann kickt die zweite Welle der langsameren, genetischen Kortisol-Effekte rein. Die ist fürs Überleben mindestens genauso wichtig, weil sie dafür sorgt, dass wir unseren Weg aus dem Panikmodus finden. Keine einfache Übung, denn auch damit dürfen wir es nicht übertreiben. Sonst fällt der Blutdruck *zu* tief in den Keller. Wenn man bedenkt, wie panisch schnell die Stressreaktion abläuft, ist sie ein ziemlicher Balanceakt.

Erst mal wirft Kortisol Ihnen ein nasses Handtuch über den Kopf. Das kühlt runter, aber es sorgt auch dafür, dass Sie sich aufs Wesentliche konzentrieren anstatt auf Reizüberflutung. Geräusche, Geschmäcker, Klänge, Zwischentöne ... – all das macht Kortisol ein bisschen dumpfer, wenn es drauf ankommt. Das ist auch der Grund, warum die Leute den Weißen Hai nie kommen hören, trotz seines Da-dap, Da-dap, Da-dap. Währenddessen bringt Kortisols Nackenmassage Ihren Blutdruck wieder runter, bevor Sie sich hier einen Herzklabaster einfangen. Auf Stress vorbereiten, runterkühlen, bereit machen dafür, dass es wieder losgeht: Kortisol ist *das* Stresshormon für Biathleten.

Zwischen den Kämpfen flickt es eilig Ihre Wunden zusammen und repariert das, was Ihr Immunsystem sich im Adrenalinrausch zugezogen hat. Es dämmt die Entzündungswerte, aber gleichzeitig bereitet es die entsprechenden Zellen darauf vor, mit den Reparaturarbeiten loszulegen, sobald es aus dem Raum ist – also sobald der Stress nachlässt. («Cool, Urlaub! Endlich Zeit für Fieber!»)

Während Sie noch dabei sind, das Erlebnis zu verdauen, steckt Kortisol Ihnen schnell einen Energieriegel in den Mund (vielleicht vom Wachstumshormon geborgt, dessen Pegel in der Stressreaktion ebenfalls ansteigt).

Kortisol vor einem Kampf dämmt Appetit; Kortisol zwischen zwei Kämpfen heizt ihn an. Wenn es nach ihm ginge, hätte Juliette auch einen vernünftigen Snack gekauft. Aber blöderweise hat sich da das Bewusstsein eingeschaltet und wieder mal bewiesen, dass es absolut *nichts* von Geschmack versteht (irgendwas von wegen Gesundheit). Zum Glück weiß Kortisol, wie man seine Karten richtig spielt: Der Dirty Chai besteht zu 90 Prozent aus Zuckersirup.

Vor allem ist Kortisol das Hormon, das unser Denken aus dem

gehetzten Notfallmodus befreit,[84] den Cortex wieder an Bord holt («war nicht so gemeint») und auch das Arbeitsgedächtnis. («Okay, jetzt, wo wir alles vergessen haben, ist ja wieder Platz. Hat irgendjemand was Wichtiges? Wie, das habt ihr vergessen?») Situation evaluieren und Entscheidungen treffen. Der Autopilot hilft uns, zur Ruhe zu kommen und eine Begründung zu finden, warum wir an Was-auch-immer-gerade-passiert-ist nicht schuld sind. Dafür müssen wir allerdings unsere Gedanken fließen lassen. Aus dem Fenster starren. Durch irgendeine garantiert hirnlose Internetseite scrollen. Das wirkt nur auf den ersten Blick wie Prokrastinieren. Eigentlich geben Sie Ihrem Gehirn Zeit zum Aufräumen, und das ist wichtig, um das Salience-Netzwerk zu beruhigen. Vielleicht kann man es sich so vorstellen, dass der Autopilot ihm die panischen Brocken aus der Hand nimmt und Stück für Stück wegsortiert.

Mit seinen langsamen Effekten besänftigt Kortisol unsere Stimmung, bis sie uns nicht mehr aufs Denken schlägt. So sehr, dass es Menschen mit Phobien hilft, Kortisol zu nehmen, bevor sie sich wieder mit Ängsten konfrontieren.[98,99]

Sie selbst können natürlich auch einfach etwas anderes tun, das Sie stresst, um sich auf den noch größeren Stress vorzubereiten. (Pro-Tipp: Immer eine Anakonda in der Schreibtischschublade aufbewahren. Oder einfach in der Mittagspause ein paar Kurzstrecken sprinten.) Aber Achtung, auf den Zeitpunkt kommt es an: Es dauert mindestens eine Stunde, bis die zweite Welle der Kortisol-Effekte reinkickt. Davor ist der Effekt kontraproduktiv. Danach kann er mehrere Stunden anhalten. Merke: Wenn wir denken, der Stress wäre längst vorbei, ist Kortisol oft noch mit Klar-Schiff-Machen beschäftigt wie Party-Gastgeber am Sonntagmittag.

Mit diesem Wissen ist es kein Wunder, dass eine zu schwache Stressreaktion auch nicht die Lösung ist, sondern ein ganz neues Problem verursacht, z.B. weil sie die Wahrscheinlichkeit für Fibromyalgie, chronische Erschöpfung oder saisonale Depression erhöht (was soll uns im Januar auch sonst aus dem Bett bringen, wenn nicht Stress?).

Trotzdem ist es doch irgendwie tröstlich zu wissen, dass wir dank Stresshormonen jemanden in unserer Ecke des Rings haben, der sich um uns und unseren Körper kümmert: mit etwas Leckerem zu essen, schnellem Vergessen und einer natürlichen Schutzschranke vor dem Zuviel.

Blöderweise hat «Wundenlecken» (selbst metaphorisches) immer so eine Aura von Schwäche und Rückzug. Aber der Umschwung zu Kortisol und seinen hilfreichen Notfallmaßnahmen ist viel eher eine Vorbereitung auf die Gefahr eines langen Kampfes. Wenn der Stressor noch nicht weg ist, bis Kortisol eintrifft, dann ist er vielleicht gekommen, um zu bleiben. Und das heißt, wir müssen unsere Strategie ändern. Darum tut es, was es kann, damit wir wieder leistungsbereit werden. Am besten so schnell wie möglich. Das heißt, wir liegen nicht einfach da, bis es uns bessergeht. Speziesübergreifend gilt, die Phase nach dem Stress ist ein aktives Boxenstopp-Aufpäppel-Programm. Nach dem Spiel ist vor dem Spiel, und genau darauf bereitet uns das Wundenlecken vor.

Genau da liegt natürlich auch das Problem. Kortisol kann uns zwischen zwei Runden zwar ganz erfolgreich zusammenflicken, aber irgendwann halten die Verbände nicht mehr. Und wenn Sie dann damit zu einem richtigen Arzt gehen, sagt der so was Spielverderberisches wie «Wer hat Ihnen denn *das* gemacht?» oder «Sekundenkleber ist kein Wundverschluss!»

Chronischer Stress und die Folgen – Meuterei

Stress ist ein Nach-mir-die-Sintflut-Prinzip, und das lässt sich nicht ewig aufrechterhalten. Genauso wenig wie das Ignorieren all unserer anderen Bedürfnisse. Das Immunsystem, das Herz, das Hirn – sie alle können nicht dauerhaft auf der Basis von Notstandsgesetzen laufen. Und sie nehmen Schaden, wenn man es versucht. Das Wort Stress hat nicht umsonst eine Wortverwandtschaft mit strangulieren (Griechisch «strangalizein», Latein «strigere», Englisch «strangle»)[100], und seine Ingenieursdefinition ist «Druck auf einen Gegenstand ausüben, bis er bricht». Man sagt: Auf einem Stahlträger lastet ganz schön viel Stress («ich hab einfach das Gefühl, alle stützen sich auf mich ...»), und wo der Stahlträger Abnutzungs- und Überbeanspruchungsspuren sammelt, sammeln wir «allostatische Last». Sie bezeichnet die Summe der Spuren, die Stress auf die Dauer in unserem System hinterlässt.[101,102]

Wenn wir der Stressachse keine Ruhepause gönnen, entwickelt chronischer Stress einige ganz eigene Formen, anstrengend zu sein. Und selbst wenn wir ihn loswerden, hängt er wahrscheinlich noch eine Weile auf unserer Couch rum. Vor allem, weil wir in der Zwischenzeit unsere Fähigkeit eingebüßt haben, Stress zu regulieren. Die natürliche Reaktion unseres Gehirns auf zu viel Kortisol ist, dass es die Kortisol-Rezeptoren in der Amygdala abbaut. Bei Dauerstress müssen wir deshalb irgendwann ohne seine tatkräftige Unterstützung auskommen und vor allem auch ohne seine negativen Feedback-Loops, die die Amygdala sonst bremsen. Auf die Dauer wendet sich jedes Denkmuster, das uns gerade noch aus der Gefahr gebracht hat, gegen uns:

Die ständige Wachsamkeit beschert uns Aufregung, Angst- und Panikattacken.

Die Unterdrückung der Belohnungsachse, mit der wir uns aufs Wesentliche konzentriert haben, macht uns mit der Zeit entweder depressiv oder Lust auf suboptimales Coping aus der Kategorie «Alkohol und Drogen».

Der hohe Dopaminspiegel, der D1 aktiviert und dafür sorgt, dass wir uns auf bewährte Handlungsmuster verlassen? Fügt bestätigend hinzu, dass das mit Alkohol und Drogen immer toll funktioniert hat. Oder vielleicht könnten wir ein*e Ex anrufen? Wen auch sonst? Neue Kontakte und Erfahrungen machen wir in Stresssituationen jedenfalls keine. Das ist nicht D1s Ding, und der Fokus aufs Negative hat sowieso beschlossen, dass wir niemanden mehr so richtig mögen. Im Stress sinkt die Sensibilität unseres Opioidsystems[103] und damit auch unsere Freude an Sozialem im Allgemeinen.[104,105] Das Hirn ist vorsichtig geworden und plädiert für soziales Einigeln. Zur Sicherheit vielleicht ... gar nicht mehr rausgehen?

Der Autopilot, der versucht, die stressigen Gedanken einzuordnen? Hält sich tapfer, kommt aber dem hyperaktiven Salience-System nicht mehr hinterher, sodass Sie nicht einschlafen können, weil Sie immer noch dabei sind, sich eine gute Antwort zu überlegen auf das, was Dingenskirchen vor drei Wochen gesagt hat. Rumination nennt sich das. Grübelzwang. Wenn sich unsere Gedanken drehen und drehen und drehen. Bei posttraumatischem Stress passiert das ziemlich häufig.

Unterdessen lassen der Entzündungsstress und die freien Radikalen, mit deren Abbau das Immunsystem nicht mehr hinterherkommt, die Zellen in unserem Gehirn altern, und ihre Verbindungen werden ausgerechnet an den Stellen weniger, die wir zur Druckbewältigung dringend brauchen könnten. Die Amygdala wird an den Seiten verstärkt, in der Mitte ausgedünnt und dadurch sprungbereiter – wie bei posttraumatischem Stress.[106] Als ob das nicht schon genug wäre, wird an anderer Stelle auch noch der Cortex umstrukturiert, sodass er ebenfalls wachsamer wird auf Kosten des flexiblen Denkens.[101]

Aber am auffälligsten sind diese Folgen wahrscheinlich beim Lernen.

Wenn der Stress das Gehirn formt

«Unser Job ist nichts für schwache Nerven», erklärt Kortisol dem Praktikanten, während es eilig und sehr wichtig an Hebeln zieht. «Du musst aufmerksam sein.» Von unten dröhnt der Herzschlag und ein viel zu schnelles, zischendes Atemgeräusch. «Wenn du Energie brauchst, kannst du die Verdauung runterfahren. Im schlimmsten Fall immer raus mit dem Zeug.» Der Praktikant verzieht das Gesicht. Nächstes Mal liest er sich die Stellenbeschreibungen im Unimagazin garantiert besser durch. Im Hintergrund heulen Sirenen.

«Das grenzt an Trauma», erklärt Kortisol. «Ich schränk mal das Erinnerungsvermögen ein.» Es wirft etwas Schweres in eine Röhre, auf der «Hippocampus» steht. «Normalerweise sag ich ja immer ‹Je emotionaler, desto besser! Was uns nicht umbringt, zählt als Lernerfahrung.› Hab ich recht oder was? Haha!» «Haha …», murmelt der Praktikant gequält. «Aber irgendwann ist auch mal gut», stellt Kortisol zufrieden fest. Noch ein stumpfer Gegenstand fliegt in Richtung Hippocampus. Der Praktikant hält sich am Steuerboard fest. «Wir wollen ja nicht die nächsten drei Jahre schweißgebadet aufwachen! Sind ja nicht im Krieg hier. Oder vielleicht doch? Haha!»

Das Herz dröhnt mittlerweile so laut, dass alles wackelt. Es wird unangenehm instabil. Mehrere rote Lichter flackern auf und signalisieren verschiedene Varianten von «Unangenehm». Die Anzeige für eine Reihe von Organen steht auf «Beschwerden».

«Wooah», kommentiert der Praktikant. «Meinst du, wir schaffen es noch in Sicherheit?» «Sicherheit? Vor was?», fragt Kortisol. «Er joggt doch nur.»

Blackouts und Lernschwierigkeiten sind oft das Erste, was uns zu Stress einfällt.[107] Das passt zu Kortisols Trainerfunktion: Damit sie uns nicht allzu sehr mitnimmt, wird die Erinnerung an den Kampf großzügig unter irgendeine Decke gekehrt. Alles, was bleibt, ist ein einprägsamer Moment. Ein wütend verzerrtes Gesicht, ein Boxhandschuh ... – rot? Man soll solchen Erinnerungen auch nicht zu viel Detailreichtum und Macht geben. Das heißt, für flexibles Lernen, Erinnern und Informationenablegen ist jetzt nicht der Moment.[107] Nur die Kernerinnerung bleibt. Konditionierte Lerneffekte à la Pawlow gehen immer.

20 bis 30 Minuten nach der Begegnung mit dem Stressor liegt der erste Kortisolpeak und damit das Blackout-Fenster, in dem wir fast nichts behalten. Tatsächlich reagiert der Hippocampus auf Kortisol-Höchststand nicht viel anders als auf Alkohol, und auf Kortisol-Überflutung manchmal sogar mit Gedächtnisverlust plus Fluchtreflex: Menschen fliehen aus der Stresssituation und finden sich auf der Straße wieder, ohne Erinnerung, wo sie herkommen. Oder hinwollen. Oder wie noch mal ihr Vorname war. Andere vergessen gleich den Mauerfall.[108] In einem extremeren Fall, der schon eine Weile zurückliegt, wurde ein Priester erst nach Monaten aufgefunden und hatte mittlerweile einen Laden eröffnet. Ansel Bourne hieß er, und Sie kennen seinen Namen vielleicht aus der *Bourne Trilogie* mit Matt Damon.

Diese Art von Gedächtnisverlust ist trickreich, weil man dabei im Hirnscan keine offensichtlichen Dellen sieht. Erst die neueren Verfahren kommen dem Ganzen langsam auf die Schliche und deuten z. B. darauf hin, dass sich der Stoffwechsel verändert.[108,109]

Aber weil Menschen beim Hormonthema sind, wie sie sind, haben wir nicht geduldig auf den Fortschritt und seine neueren Verfahren gewartet, sondern diese Art von Gedächtnisverlust erst mal als «hysterischen Gedächtnisverlust» deklariert. Also mehr oder weniger eingebildet, denn «hysterisch» kommt vom

Wort «Gebärmutter», und dass wir dieses Wort für mutmaßlich eingebildete Krankheiten nutzen, sagt ja nun auch schon wieder alles.

Vor allem bringt es uns zurück zu einem Phänomen, das wir bei anderen Hormonschwierigkeiten wie der Depression auch schon festgestellt haben: Solange wir hormonelle Effekte nicht verstehen, erklären wir sie immer lieber erst mal für albern bis verrückt. Leider zögern wir damit die Suche nach Ursachen und Behandlungsmöglichkeiten *viel* länger hinaus, als wir müssten.

Bevor der Langzeitstress so eindeutige Folgen hinterlässt, dass wir sie verstehen, muss schon einiges passiert sein. Doch über die Jahre verkleinert sich tatsächlich der Hippocampus.[107] Verbindungen hören auf wachsen und weniger Neuronen werden geboren, was uns nicht nur Lernen und Erinnern erschwert, sondern auch die Selbstberuhigung. Wir können uns weniger gut orientieren und vergessen unsere eigene Geschichte. Die anderen Hirnareale ziehen mit bei dieser Negativentwicklung.

Die gute Nachricht ist: Wir können den Hippocampus trainieren, indem wir Neues lernen. Das geht bis ins hohe Alter, und am Ende zählt sogar schon die Lernerfahrung als Erfolg. Der Hippocampus lernt, wenn Sie jonglieren[110] – im Übrigen immer und unabhängig davon, wie oft Sie beim Üben den Kegel fallen lassen (trotzdem lieber nicht auf den Kopf). Ob das den Hippocampus auf eine Art und Weise verändert, dass es Ihnen bei der Stressbewältigung hilft, ist leider noch nicht erwiesen. Aber man weiß, dass die Faktoren, die unser Hirn plastisch machen, nicht punktgenau wirken, sondern im Gewebe umherschwirren und insgesamt die Entstehung neuer Verknüpfungen anregen. Sport im Allgemeinen werden ein paar positive Ergebnisse und neuroplastische Veränderungen in genau den richtigen Regionen nachgesagt, genauso wie bestimmten Meditationstechniken, Anregung und sozialer Unterstützung.[111] Und selbst nach traumatischem Stress kann sich unser Gehirn vielleicht noch ändern, wenn wir lernen, damit umzugehen.[112]

Bleibt der Stress allerdings ungebremst, sind die Verlierer unser flexibles Denken, die Kontrolle über unsere Emotionen und Impulse, unser Gedächtnis und die geistige Gesundheit. Und natürlich wir. Wir verlieren.

Dass zu viele Stresshormone dem Gehirn gefährlich werden können, ist einer der ganz wenigen Punkte, auf die sich Neurowissenschaftler einigen können. Aber das ist vielleicht nicht überraschend, denn die ersten messbaren Folgen findet man schließlich im Körper. Und mit körperlichen Problemen können wir umgehen. Auch wenn die sich natürlich wieder mit den psychischen Effekten die Klinke in die Hand geben.

Dauerstress im Körper: Tiefengestresst

Unter den körperlichen Stresseffekten finden sich Allergien, Ekzeme, Magengeschwüre, Asthma, Diabetes 2, Migräne, arteriosklerotische Erkrankungen, Herz-Kreislauf-Schwierigkeiten, Bluthochdruck, Stoffwechselstörungen, Gewichtsabnahme, Gewichtszunahme, Osteoporose, neurovaskuläre und degenerative Erkrankungen, Anfälligkeit für Entzündungen und Verspannungen.

Wir kennen ehrlich gesagt noch nicht jeden einzelnen Schritt dieses Super-GAUs – aber das hat vor allem auch damit zu tun, dass es so viele Möglichkeiten gibt, wie der Stress wirken kann. Angefangen bei unseren Abwehrkräften. Weil unser Immunsystem durch Dauerstress dauerhaft überfordert ist, melden sich irgendwann beide Arten der Immunantwort ab,[25] denn wir brauchen alle Energie für Was-auch-immer-uns-diesen-Stress-macht. Es ist das körperliche Äquivalent zu dem Moment, in dem Sie beschließen, dass diese stressige Phase Ihres Lebens nicht vereinbar ist mit ...

dem Abwasch. Und dass es Ihnen jetzt auch egal ist, was die Nachbarn davon halten. Auf die Dauer stapelt sich das Geschirr in Form von Entzündungen und Oxidation.

Und das alles lässt natürlich auch die Magen-Darm-Achse nicht kalt.

«Kommst du?» Juliette hat sich schon den Mantel angezogen, die Schuhe gewechselt und sämtliche Entscheidungen ihres Lebens überdacht, aber Leo ist immer noch nicht fertig. «Fast da!», schallt es durch die Toilettentür. Juliette rollt mit den Augen. Aber nur ganz leicht. «... dass dir der Stress immer so auf den Magen schlägt!» «Aber der Stress ist doch schon seit letzter Woche vorbei», dringt es durch die Tür, und Juliette denkt: «Das Konzert gleich auch.»
Immer noch hinter der Toilettentür, aber auch hinter Leos Schädel findet unterdessen ein Krisentreffen statt. Fast alle Teile des Körpers sind zusammengekommen. Die meisten tragen Bauarbeiterhelme. Das Hirn macht den Anfang: «Gut, gut, ich weiß, wir hatten eine stressige Phase. Aber wir haben alle gut zusammengearbeitet, da könnt ihr euch ruhig auf die Schulter klopfen.» Das tun sie. «Trotzdem ist es jetzt Zeit, sich wieder einzukriegen. Wo fangen wir an?» Alle scharren nervös mit den Füßen. Sich wieder einzukriegen ist nicht ihre Stärke. Das Hirn schaut sich im Raum um. «Also vielleicht zuerst die Herzensangelegenheit. Das Herz sagt, der Vagusnerv mache es nervös.» Kortisol, den Bauarbeiterhelm in den Händen, tritt schuldbewusst ein paar Schritte nach vorne. «Kann sein, dass *wir* ihn nervös gemacht haben. Aber das war reine Notwehr!» Das Gehirn nickt verständnisvoll, und Kortisol sieht zu, dass es sich schnell wieder unter die anderen mischt. «Gut, gut», hebt das Hirn an. «Dann können wir jetzt wahrscheinlich wieder damit aufhören. Vagus, was meinst du?» Der Vagusnerv

schüttelt den Kopf: «Keine Chance, ich bin hier vor allem das Bindeglied – solange ihr zwei euch nicht wieder einkriegt, hab ich auch keine Ruhe.» Das Gehirn wollte da eigentlich nicht mit reingezogen werden, aber jetzt ist es passiert. Der Darm blinzelt herausfordernd: «Das musst du *mir* nicht sagen, Vagus!» Er wendet sich ans Gehirn: «Wenn *du* nicht immer auf jedes kleinste Problemchen mit Stresshormonen reagieren würdest, wären wir alle hier viel entspannter!» Bei dem Wort «Stresshormon» schiebt sich Kortisol unauffällig ein bisschen weiter hinter die anderen Hormone. Aber es guckt eh niemand. Das Gehirn ist empört: «Vielleicht *könnte* ich mich ja mal entspannen, wenn ich hin und wieder mal etwas Serotonin abbekommen würde! Außerdem, Darm, weißt du genau, dass *deine* Bakterien dafür sorgen, dass unsere Entzündungswerte immer noch unter der Decke sind. Ich *kann* kein Serotonin produzieren, wenn alle Baustoffe für Schadensbegrenzung draufgehen. Himmelherrgott!»[83]

Gehirn und Darm liefern sich ein kurzes Blickduell. Das Herz versucht es mit einem Kompromissvorschlag, wie es so seine Art ist: «Wie wär's denn, wenn die Darmbakterien Serotonin produzieren? Die können das doch auch!» Alle gucken das Herz an, als wäre es ein bisschen doof. Serotonin überwindet sich schließlich und erklärt die Situation: «Das geht nicht. Meine Leute kommen nicht durch die Blut-Hirn-Schranke. Und Darm-Serotonin ist eine ganz andere Abteilung. Oben massieren wir die Seele, unten die Verdauung – das ist unser Motto.»[113] Der Darm meldet sich schlechtgelaunt zu Wort: «Oder ihr verursacht Reizdarm! Und dadurch werde *ich* auf die Dauer durchlässig.»

«Und dann muss *ich* wieder Entzündungshemmer produzieren!», tönt es aus einer andere Ecke des Raumes. «Und dann beschwert ihr euch, die würden euch Stress machen. Das kennen wir doch schon!» Das Immunsystem hat sich bis jetzt auffällig zurückgehalten, obwohl es definitiv an allen Wechselwirkungen beteiligt ist. Niemand will angefangen haben. Kortisol mutmaßt, dass es zu den Entzündungswerten und der Bakterienstruktur einiges beigetragen hat, und versucht, unauffällig mit der Wand zu verschmelzen. Es ist es ja wirklich nicht seine Schuld, wenn das Hirn ständig nach ihm ruft. Jetzt massiert sich das Hirn vor allem den Nasenrücken. «So kommen wir doch hier nicht weiter! Alles, was ich weiß, ist, dass mir das ganze Darmchaos langsam die Rezeptoren in der Amygdala in die Höhe treibt ...» Kortisol, das den gleichen Effekt auf Amygdala-Sensoren hat, ist sich mittlerweile ziemlich sicher, dass es Teil der Wand ist. «... und das heißt, ich kann mich beim nächsten Mal erst recht nicht mehr beruhigen. Wir wollen das hier doch wirklich nicht zu einer Angststörung eskalieren.» Die Blicke wandern zwischen Immunsystem, Darm und Hirn hin und her wie Volleybälle beim Aufwärmen.

Schließlich erbarmt sich das Herz (natürlich) und spricht als Erstes: «Haben wir schon versucht, Leo aus- und wieder anzuschalten?»

Wenn im Stress alles mit allem zusammenhängt, dann hat Kortisol auch in allem ein bisschen die Finger drin. Im Guten wie im Schlechten. Dagegen bedeutet ein niedriges Kortisollevel oft auch körperliche Entspannung. Wenn Sie also mal zum Physiotherapeuten gehen und der sagt: «Sie sind heute aber mal gar nicht verspannt», dann wissen Sie, Sie haben wenig Kortisol im Blut. Und wahrscheinlich Halluzinationen. Jeder weiß, dass Physiotherapeuten so was *nie* sagen.

Zusammenfassung:
Angst ist für die Ausnahmefälle

Unser Hormonsystem hat also eine ganz wunderbare Stressreaktion für uns zusammengetöpfert und dabei sogar an das Runterkühlen danach gedacht – bzw. an die Vorbereitung auf die Revanche, die uns zweifelsohne aufsteigen lassen wird wie Phönix aus der Asche.

Zwei Dinge hat es dabei allerdings weniger gut bedacht: Erstens ist die Kombination aus aufgeregtem, schnellem, rigidem Denken bei gleichzeitiger völliger Aufgabe unserer Bedürfnisse gar nicht *un*bedingt das, was wir für Bürostress brauchen. Zweitens ist das Hormonsystem nicht auf unser sorgenvolles Hirn eingestellt, dem es gelingt, sich von einer Stressphase in die nächste zu hangeln. Unsere tänzelnde Maus am Anfang wusste, wie man sich von Stress fernhält.

Zum Glück gibt es ja noch einen weiteren Ausweg, den wir bis jetzt ganz außen vor gelassen haben: die Flucht nach vorne. Raus aus der Defensive. Der Weg raus ist mitten hindurch, und Plan B ist, wir hauen alles zusammen.

Ob wir Rückzug oder Angriff wählen, hängt mit unseren Erfolgschancen zusammen. Und mit unserem Testosteronspiegel.

FIGHT OR FLIGHT – MEHR FRONTAL-ANGRIFFE WAGEN

Schwimmen hat viele Vorteile. Einer davon ist, dass man dabei sehr schlecht auf den Laptop gucken kann. In Leos Stammbad ist es außerdem deshalb ziemlich unterhaltsam, weil man vom Becken aus den 10-Meter-Turm sehen kann. Das heißt, man kann von hier aus das schöne Spiel «Wer traut sich?» spielen

oder «Runter kommen sie alle!». Wobei die Antwort auf die erste Frage lautet: «Nicht Leo, das ist schon mal klar.»
Zu Hause malt er Juliette die Szene aus, während er sich die Haare trockenwuschelt: «... bin jedes Mal wieder voll beeindruckt, wenn die da oben sind.» Er hat da zwar keine Erfahrungswerte, aber emotional stellt er es sich fast so schlimm vor wie vorhin, als er im Schwimmbad den kleinen Zeh das erste Mal ins kalte Wasser gesteckt hat. «Am Beckenrand links stehen immer die Lehrer und machen ‹Daumen hoch!›, rechts steht der Rest der Clique und ruft so was Aufmunterndes wie: ‹Alter, spring doch, du Affe!› Und die lugen dann über das Sprungbrett, sehen ihrer Furcht ins Auge, nehmen Anlauf ... und klettern. Wieder. *Runter*. Irre. Vor versammelter Mannschaft!» Leo schüttelt ungläubig den Kopf. «Das hätte ich mich früher nie getraut! Weißt du, wie viel Angst man braucht, um *so* mutig zu sein!? Da soll noch einer sagen, dass es keine Hoffnung mehr für die Jugend gibt ...»

Ganz egal, wie es in Leos Fall ausgeht: Der Konflikt zwischen Angst und Angeben ist wahrscheinlich fast so alt wie die Zeit. Unsere Zeit jedenfalls. Und die noch ein paar anderer Spezies. Er geht zurück auf die uralte Konkurrenz zwischen Testosteron und Kortisol, die am Anfang schon das Flussdiagramm von Molchen und Mäusen bestimmt hat. Letztlich stellt er die Frage nach unserem Selbstvertrauen und vor allem unserer Risikobereitschaft. Und damit ist es ja so eine Sache: Sie ist toll, um hoch hinaus zu kommen. Weniger toll allerdings, wenn man liest, dass sich die Fälle von Tripper in den letzten zehn Jahren verdoppelt haben.

Dass es zwischen Sex- und Stresshormonen überhaupt einen Konflikt gibt, verdanken wir dem zweiten Hebel, den der Hypothalamus ziehen kann, wenn er sich mit Gefahr konfrontiert sieht: die HPG-Achse.

Die HPG-Achse verläuft genau wie HPA über die Hirnanhangdrüse, aber sie endet ganz woanders. Nämlich bei den Gonaden, sprich den Keimdrüsen, sprich den Eierstöcken oder dem männlichen Gegenstück. Und die fangen schnurstracks an, Sexhormone zu produzieren, also Östrogen und Testosteron.

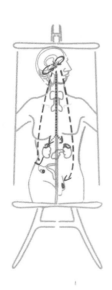

Man muss sich das so vorstellen, dass Sie direkt im Angesicht der Gefahr stehen und Ihr Gehirn reagiert mit «Aaaah! Hat schon jemand den Hoden Bescheid gesagt?» Und daran sieht man mal wieder, dass dieselben Hormone sehr unterschiedliches Verhalten einleiten können, denn wenn die HPG-Achse sonst den Hoden Bescheid sagt, ruft das ganz andere Reaktionen hervor.

HPA- und HPG-Achse.

Wobei die HPG-Achse diese Situation sowieso vollkommen anders beschreiben würde. Vor allem, weil sie das Wort «Gefahr» nicht mag. Sie bevorzugt «Herausforderung». Überhaupt findet sie, wir sollten uns mehr durchsetzen. Weniger Angst haben. Weniger nachgeben. Vor allem sollten wir uns weniger auf das konzentrieren, was schieflaufen kann. Sie sieht die Chancen. Wo andere Teile des Körpers suspekte Unbekannte sehen, sieht sie potenzielle Sexualpartner. Alles eine Frage des Mindsets. Und wenn es nach ihr geht, halten wir die Augen fest auf den möglichen Sieg gerichtet. Wider die Gefahr. Kein Wunder, dass ihr das einige Diskussionen mit Kortisol einbringt.

Wie Testosteron mit Herausforderungen umgeht

In ruhigen Momenten würden wahrscheinlich die meisten Menschen sagen, dass Hormone nicht allzu viel Einfluss auf ihr Denken haben. (Oxytocin guckt beleidigt: Wer hat denn die Ruhe *gemacht?*) Aber ob wir vor einer Bedrohung instinktiv zurückweichen oder fließend in Angriffshaltung übergehen, ist eindeutig vor allem eine Gefühlsfrage. Schließlich müssen wir diese Entscheidung blitzschnell treffen. Den Spieß umzudrehen bedeutet den Wechsel von Angst zu positiver Angriffsstimmung. Ein sehr viel besseres Gefühl, und darum finden wir Filmszenen so toll, in denen Menschen genau das tun: Die Frau in der dunklen Seitengasse kann plötzlich Karate, und der Held in der Bar steht lässig von seinem Barhocker auf und zeigt, dass er sehr viel größer ist als der, der ihn provoziert. («Das soll ein Testosteronspiegel sein? *Das* ist ein Testosteronspiegel!»)

Vor allem ist der Angst-zu-Angriff-Wechsel einer, von dem wir nicht gut zurückrudern können. Wenn wir einmal in den Gegenangriff gegangen sind, müssen wir kämpfen. Oder zumindest ziemlich gut bluffen. Vor allem müssen wir das jetzt durchziehen. Dafür ist Kortisol einfach etwas zu zögerlich. Wenn wir Fehler machen, dann merkt es das («Ich hab's ja gewusst!»), und danach zögern wir unter Kortisol noch mehr.[114] Dabei können wir das so gar nicht gebrauchen in Situationen, in denen man keine Schwäche zeigen und eigentlich nicht mal blinzeln darf. Kein Wunder, dass sich unser Testosteronsystem so viel Mühe gibt, uns jeden Hauch von Angst auszutreiben. Und wo es schon dabei ist, stellt es das Gehirn um auf den Modus, den es *seiner* Meinung nach braucht, um mit Herausforderungen umzugehen.

HPA- und HPG-Achse klingen zum Verwechseln ähnlich. Sie haben ja auch das gleiche Ziel: unser Überleben. Sie sind sich allerdings fundamental uneinig darüber, mit welcher Strategie man das erreicht. Wo die HPA-Achse defensives FLIGHT! bevorzugt und Kortisol irgendwann auf «Komm mal wieder runter» schaltet, setzt HPG auf FIGHT! und pfeift inzwischen unauffällig den Imperialistenmarsch (DUUUMduumdumdumDUMdumdumDUMdumdum).

Ähnlich sind sie sich wiederum darin, dass beide glauben, recht zu haben. Und. Es. Kann. Nur. Einer. Recht haben.

Im Streit darum, wer das ist, liefern sich Kortisol und Testosteron ein beeindruckendes Schauspiel im Kampf um das Kontrollboard.

Sobald HPG aktiviert ist, hemmt es Vasopressin und dreht der nervösen HPA-Achse damit schon am Hypothalamus das Wasser ab. («Ich hab gesagt, ich hab das im Griff!») Währenddessen attackiert Kortisol die HPG-Achse an allen drei Punkten: dem Hypothalamus, der Hirnanhangdrüse, an den Adrenaldrüsen, wo Frauen Testosteron produzieren und, ja, auch in den Eiern. («Hat da irgendjemand *Fight* gesagt?» *Bumm* «Ich hab *nichts* gehört!»)[115]

Kortisol und Testosteron konkurrieren um das Kontrollboard.

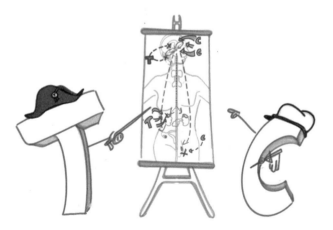

Deswegen ist Testosteron selten in der Lage, sich in Sachen Aggression durchzusetzen, wenn die Probanden eine noch durchsetzungsfähigere Kortisol-Produktion mitbringen. Im Ausgleich kann Kortisol unserer Attraktivität zwar einen Dämpfer versetzen («Du siehst müde aus» gilt zu Recht nicht als Kompliment), aber nur, wenn das Testosteronlevel niedrig genug ist.[116] Ansonsten strahlen wir selbst im Stress noch eine gewisse Dominanz aus, als wüssten wir, was wir tun (Hauptsache, es fragt niemand).

Je nachdem, ob es Testosteron oder Kortisol gelingt, das Kontrollboard in die Hände zu kriegen, legen die beiden dann *völlig* andere Schalter rum. Wenn es an die Macht kommt, unterbricht Testosteron als Erstes die Langstreckenkommunikation zwischen Salience- und Executive-Netzwerk, sprich, die Kopplung zwischen Amygdala und präfrontalen Regionen. (Kortisol keucht: «Weißt du, wie lange es gedauert hat, die wiederherzustellen?») Stattdessen verstärkt Testosteron lieber die Kommunikation zwischen Amygdala und Hirnstamm.[133] Da, wo die schnellen Reflexe sitzen. Die brauchen wir wahrscheinlich noch.

Die Langstreckenkommunikation zwischen den Netzwerken brauchen wir zwar auch – nämlich um unserer Emotionen Herr zu werden –, aber dafür hat Testosteron jetzt keine Zeit.[117] Die Netzwerke lenken sich schließlich untereinander nur ab, und dann fällt der Executive-Ebene wieder ein, warum irgendwas keine gute Idee ist, und später ärgern Sie sich, dass Sie nichts gesagt haben. (Testosteron nickt grimmig: «Diesmal nicht!») Passenderweise trägt Testosteron nicht gerade zum reflektiert-logischen Denken bei, solange sich auch die alternative Option anbietet, falsche Antworten schnell und laut rauszurufen.[118]

Kortisol würde bei so was ja peinlich berührt blinzeln, aber zum Glück teilt Testosteron seine Fixierung auf das Negative nicht. Im Gegenteil: Als Nächstes wendet es sich der Dynamik auf der Salience-Ebene zu und sorgt dafür, dass Belohnungen jetzt wunderbar wirken und Bestrafungen eher abstrakt. Wenn Sie sich so was zu sagen versuchen wie: «Wer weiß, was das später für Konsequenzen hat?!», dann müssen Sie davon ausgehen, dass Testosteron das nicht interessiert. Und wenn Sie manchmal neidisch zu der Kollegin rüberschielen, die sekundenschnell einen Kommentar abgibt, während Sie noch überlegen, ob Sie genug Ahnung haben, um dann festzustellen, dass Sie immerhin mehr Ahnung gehabt hätten als die Kollegin – dann wissen Sie jetzt den Grund für diesen Unterschied: Wo man hohes Testosteron findet, findet man ein Herz fürs Risiko.

Inwiefern Testosteron sich die Dopamin-Wirkung zu eigen machen kann, sieht man auch daran, welches gute Gefühl Macht ist. Wir behaupten gerne, dass sie vor allem einsam macht und große Verantwortung mit sich bringt. Dass diejenigen, die sie besitzen, ständig mit grüblerischem Blick aus irgendeinem Fenster starren, in vollem Bewusstsein des Gewichts, das auf ihnen lastet, und dabei leise pfeifen: «It's lonely at the top».

Ratten sind da ehrlicher: Für den täglichen Schuss Testosteron, am besten direkt in den Nucleus Accumbens, drücken sie unermüdlich auf Hebel oder hängen ständig da rum, wo es Nachschub-Testosteron gibt – unter Menschen bekannt als «der Chefsessel». Macht ist also belohnend, und wenn wir Macht haben, sehen wir eher, was noch alles belohnend sein könnte.

Weiter geht's. Testosteron hat immer noch die Oberhand, und damit wendet es sich jetzt auch der Chefin der Salience-Ebene zu, der Amygdala, die Kortisol gerade ein bisschen gedrosselt hatte. In einer fließenden Handbewegung dreht das neuronale Ruheintervall zurück auf «kurz bis gar nicht» und sorgt wieder für verstärkte Wachsamkeit.[117] Wir erinnern uns: Dieses Ruheintervall ist üblicherweise dazu da, dafür zu sorgen, dass sich Ihre Anspannung nicht mit jedem Alarmsignal potenziert. Wenn die Person neben Ihnen plötzlich «Aaaahh!» macht, sind Sie erst mal geschockt und drehen sich schnell nach ihr um. Aber wenn dieselbe Person dann noch ein «Iiiiiihk» hinterherschiebt, steigert das das Aufregungslevel nicht bis ins Unendliche. Wahrscheinlich nutzen Sie das Iiiihk eher, um zu schließen, dass die Bedrohung wohl kein Serienkiller ist, sondern eher eine sehr achtbeinige Spinne (und wenn Sie nicht gerade in Australien sind, beruhigt Sie das).

Testosteron findet indes, man kann sich eigentlich nie genug aufregen. Darum reagieren Sie jetzt auf jedes Signal Ihres Gegenübers: «AAAH!» *wirbel* «Was ist?», «Iiiiiik!» *wusch* «WAS IST?!?!» Was ausfallendes Verhalten deutlich wahrscheinlicher macht. («Kannst du verdammt noch mal einfach sagen, was dein verdammtes Problem ist?») Aber es hängt natürlich von der persönlichen Neigung ab, ob Sie Ihr Gegenüber mittlerweile rhythmisch schütteln oder einfach nie wieder mit ins Terrarium nehmen.

Selbst ganz vorne auf der Executive-Ebene liefern sich Kortisol und Testosteron einen Kampf um die Dominanz. Je nachdem, welche der beiden frontalen Cortex-Hälften die Oberhand hat, tendieren wir zu Angriff oder Rückzug.

Zuletzt wendet sich Testosteron noch an den Körper. Das Immunsystem wird unterdrückt und schafft eine ganz neue Bedeutung für das Wort «Männergrippe». Die Reproduktion wird angeheizt. Natürlich. Was auch sonst. Gonadotropin, das die Geschlechtshormone ruft, ruft sie mit allen Konsequenzen. Sie können die HPG-Achse nicht starten, ohne gleichzeitig den Eibläschen Bescheid zu sagen, sie sollen sich so langsam mal zur Reifung bereit machen. Und wir wundern uns über Zusammenhänge zwischen Fruchtbarkeit und Stress. Zusammengefasst heißt das: Wenn wir HPG und HPA aktiviert haben, ist eigentlich der komplette Körper mit an Bord. Und hält den Atem an, ob sich Kortisol oder Testosteron durchsetzt. Die Frage, wer am Ende gewinnt, hat damit zu tun, wie unsere Chancen stehen und was auf dem Spiel steht. Sie ist aber auch ein ziemlich entscheidender Teil unserer Persönlichkeit.

Ist «Angriff» ein Persönlichkeitstyp? –
«Nur wer nichts macht, macht nichts verkehrt»
seh ich als Aufforderung.

Etwas weiter in der Zeit zurück, liegt Juliette bäuchlings auf dem Hotelbett, den Reiseführer aufgeschlagen vor sich, umkringelt Wörter und knabbert dann weiter an einem Stift. Leo cremt sich unterdessen mit Sonnencreme ein und guckt sie schief an (es ist sein Stift). Juliette wackelt mit den Beinen: «Ich kann mich gar nicht entscheiden! Also, es gibt die Inseln und das Naturresort und den botanischen Garten ...» «Nur, wenn du nicht wieder an den Blumen riechst, bis dich eine Biene in die Nase sticht.» Juliette, die diese Erinnerung verdrängt hatte, zögert kurz. «Okay, dann also die Berge.» «Du bist vom Weg ab, hast dir den Knöchel verknackst, und ich musste dich tragen.» «Altstadt?» «Solange du besser auf dein Portemonnaie aufpasst ...» Juliette knurrt genervt. «Na gut.» Sie klappt den Reiseführer zu. «Dann halt erst mal einfach an den Strand ...» «Bist du verrückt!?» Leo dreht sich abrupt zu ihr um. «Das ist doch das Schlimmste!» Stirnrunzeln. «Warum das denn jetzt?», fragt sie. «Da sehen wir aus wie Touristen!»

In Filmen sind es meist ein Engelchen und ein Teufelchen, die auf den Schultern der Protagonisten rumsitzen. In Wirklichkeit ist das natürlich Unsinn. In Wirklichkeit sind es zwei Tatortkommissare. Ein grummeliger alter Hase und ein übermotivierter Neuanfänger. Will Smith und Tommy Lee Jones, wenn Sie mehr Hollywood mögen. Genau genommen sind sie natürlich gleich alt – nämlich genauso alt wie Sie –, aber manche Menschen werden halt mit

Mitte vierzig geboren. Die beiden Stimmen sind eine prima Verkörperung für charakterliche Tendenzen und hormonelle Einflüsse. Man kann sie zusammenfassen als «Temperament». Und wie wichtig das ist, sehen wir, wenn wir auf ein Kind aufpassen sollen, und die Eltern sagen: «Er ist total lieb, hat nur eine Menge Temperament.» Und dann fällt uns ganz plötzlich ein, dass wir am Samstag was anderes vorhatten.

Auf der einen Schulter sitzt also der hochmotivierte Jungspund. Sein vollständiger Name ist «Behavioral Approach», auch wenn er lieber Bas genannt wird. Bas' Stimme in uns wird lauter, wenn unser Dopaminsystem sehr aktiv ist und unser Testosteronspiegel hoch.[119] Er ist genau, wie man es von ihm erwartet: neugierig, impulsiv, extrovertiert, begeisterungsfähig und ziemlich furchtlos. Er sucht neuronale Aktivierung. Belohnung! Bewegung! Lernen! Aufregung! Impulsivität![120] Einfach mal was Verrücktes tun. Einfach mal sehen, dass das Klopapier zur Neige geht, und sich vornehmen, beim *nächsten* Mal dran zu denken. Das wilde Leben. Bas' Messlatte geht von «engagiert» bis «nicht engagiert». Im Bestfall ist er enthusiastisch, im schlimmsten Fall ist er gelangweilt und darum vielleicht auch ein bisschen traurig (also das klingt jetzt alles schon mal nach einer ziemlich anstrengenden Person).

Man soll das Verhalten des Jungspunds allerdings nicht mit «dumm und naiv» verwechseln. Ein aktiver Dopaminhaushalt heißt auch gute Stimmung und kognitive Flexibilität. Sein Ansatz nennt sich «Novelty Seeking», und es bedeutet, nach Lösungen zu suchen, die funktionieren.[121] Wenn die Tür verschlossen ist, rüttelt Bas eben an den Fensterläden.

Auf der dunklen Seite der U-Kurve finden wir allerdings Aggression, Sucht und vielleicht die ein oder andere Jugendstrafe.

Bei Leo dagegen ist «Behavioral Inhibition» viel lauter, der grummelige, etwas desillusionierte Haudegen. Bas nennt ihn Bis. Bis hängt mit Serotonin und Kortisol zusammen und mit Impulskontrolle.[122,123] Wo Bas sensibel für Belohnungen ist, registriert Bis vor allem Rückschläge. In seiner Idealvorstellung tut Bis nichts, und es geht ihm gut, denn er geht davon aus, dass die Alternative zum Nichtstun wahrscheinlich schlecht endet. Der Vorteil ist, dass es ihm weitaus leichter fällt als Bas, blöde Dinge einfach mal zu lassen. Auf der dunklen Seite seiner U-Kurve finden sich dafür eine hyperaktive Stressachse[124,125] und eine Menge andere Anzeichen für Aufregung, die ständig unter der Oberfläche brodelt und bereit ist, sich jederzeit Bahn zu brechen, spätestens sobald ein weiterer Schicksalsschlag dazukommt – von Job- bis Partnerverlust. Dann verwandelt sich die Bis-Tendenz zu einem toxischen Gemisch aus eigenbrötlerischen Ängsten, Depressionen, Pessimismus und Passivität. Selbstvorwürfe sind auch ein Weg, mit Fehlschlägen umzugehen (Bas stöhnt).

Bis und Bas sind unterschiedliche Personen, weil wir beide brauchen und sie sich nicht gegenseitig ausschließen. Wer vor allem das Gute spürt, macht Selbstfindung, wer beides intensiv spürt, ist emotional und wer nur Negatives spürt ist arm dran (schreibt aber vielleicht tolle Gedichte).

Und natürlich gibt es zwischen den beiden auch Wechselwirkungen. Testosteron untergräbt Bis mit seinem Gewinnfokus. Dagegen reagieren Psychopathen wahrscheinlich mit zu viel Bas auf Belohnung und zu wenig Bis auf alles, was sie davon abhalten könnte. Kein Wunder, dass uns zu viel Testosteron in unserem Sozialleben bedenklich erscheint – dabei hat es da noch mal ein paar ganz eigene Effekte auf Lager.

Testosteron ist wider Erwarten nicht die Wurzel allen Übels

Es ist ein weitverbreiteter Mythos, dass große Eier nicht genug Blut übriglassen, um auch noch das Gehirn damit zu versorgen.

Dieses Vorurteil ist immerhin der Grund, warum die griechischen Statuen so schlecht ausgestattet sind.

Dass Affengehabe und klares Denken nicht notwendigerweise unter einen Hut gehen, ist ein ziemlich naheliegender Gedanke. Genauso wie die Beobachtung, dass beides zusammen ziemlich verstörende Formen annehmen kann. Wenig verwunderlich also, dass uns Testosteron suspekt vorkommt. Haben Sie mal junge Männer beobachtet, wenn die unter sich sind? Sehr suspekt. Und sehr testosterongeladene Frauen, wenn sie sich mit schnellen Schritten nähern, sind es definitiv auch.

Allerdings opferten die gleichen Griechen, die ihren Statuen ein Mini-Geschlecht gaben, in ihrer Freizeit auch voller Begeisterung Bullenhoden für ihre Fruchtbarkeitsgöttin und schufen damit nicht nur die Vorläufer der Dick Pics, sondern vor allem einen Beweis dafür, dass Männer seit mindestens 2000 Jahren die weibliche Begeisterung für ihr Genital deutlich überschätzen.

Testosteron bekommt von uns also sehr gemischte Signale: Manchmal ist es das Königshormon, der Ursprung aller Männlichkeit, und wir lassen uns die Anzahl der Eier im Ritterwappen verewigen. Im nächsten Moment ist es die Wurzel allen Übels und mindestens *ein* Grund, warum es mit dem Weltfrieden so lange dauert. Es stimmt schon. Testosteron *ist* ganz viele Dinge gleichzeitig, einschließlich einer Zutat in einem ziemlich explosiven Gebräu. Aber blöderweise konzentrieren wir uns immer nur auf eins davon und kreieren dadurch die Selffulfilling Prophecy gleich mit.[407] Aber fangen wir am Anfang an.

Die ersten Studien waren klar: Testosteron korreliert mit der Schwere der Straftaten von Gefängnisinsassen *und* Gefängnisinsassinnen, und auch mit der Frage, wie häufig sie Regeln übertreten oder Auskunft darüber verlangen, wohin der andere so guckt und was seine Mutter damit zu tun hat.[126,127] Aber ist das wirklich Testosterons Schuld? Das gleiche Benehmen *verursacht* ja auch

Testosteronausschüttung. Wenn *Sie* den ganzen Tag durch die Stadt laufen und Leute auf ihre Mutter ansprechen würden, hätten Sie vielleicht auch hohe Testosteronwerte!

Überhaupt ist es ein bisschen unfair, aufgrund dieser Studienergebnisse gleich auf Testosteroneffekte bei der Weltbevölkerung zu schließen. Außerdem unmöglich. Denn der Blick auf den Testosteronspiegel verrät uns nicht, wer die verhaltensauffälligsten Erwachsenen, Kinder oder Spezies sind.[128,129] Jedenfalls, solange die Schwankungen im normalsterblichen Bereich liegen – Anabolika und Co stehen auf einem anderen Blatt[130], aber die treffen im Durchschnitt ja eh etwas häufiger auf verhaltensauffällige Hirne. Sie merken schon: Es wird mal wieder kompliziert (*gruml*).

Zum Glück gibt es ja auch die experimentellen Studien. Wie reagiert das Sozialverhalten auf einen Schuss Testosteron oder auf plötzliche Ebbe? (Kastration, wir reden wie immer von Kastration, aber man kann das Wort wirklich nur so und so oft schreiben, bevor die Männer das Buch erschrocken fallen lassen.)

Angefangen mit dem Zuviel. Sprich, was passiert, wenn man Testosteron verabreicht (in den meisten Studien übrigens an Frauen)? Auf den ersten Blick ist das, was Testosteron mit unserem Sozialverhalten macht, tatsächlich ... verdächtig. Unter seinem aufgeregten Einfluss ignorieren wir nicht nur Risiken, sondern auch eine Menge sozialer Signale – besonders die beschwichtigenden wie Furcht (ein Effekt, den Testosteron mit Alkohol teilt).[131,132,133] Stattdessen reagiert unser Unterbewusstsein ganz gut auf Ärger und Provokation – oder, wie Testosteron es nennen würde, den «Challenge Mode». Plus begeistertes Herzklopfen. Und das ist wahrscheinlich *genau* die richtige Einstellung, um durch die Gegend zu laufen und andere Leute zu fragen, wohin sie so gucken, bis man Glück hat und endlich jemand böse reagiert («Tadah! Zeit, meinen Wochenendjudokurs anzuwenden»).

Der *Cortex* nimmt anderer Leute Ärger jetzt übrigens weniger wahr. Sonst würde er wahrscheinlich so was sagen wie: «Hey!» Und daran sieht man wieder, dass die verschiedenen Netzwerke unter Testosteroneinfluss nicht miteinander reden.[123]

All das zusammengenommen wirkt nicht gerade deeskalierend. Wobei Testosteron jetzt vielleicht anmerken würde, dass «deeskalierend» auch gar nicht das war, was es im Sinn hatte. Um zu verstehen, warum Testosteron und Nahkampf trotzdem nicht automatisch zusammengehen, brauchen wir das zweite Puzzleteil: Leben ohne Testosteron.

Was wir darüber wissen, wissen wir aus Tierstudien oder von Menschen, die sich für ein testosteronfreies Leben entschieden haben, weil sie ihrem eigenen Sexualtrieb aus gutem Grund misstrauen. Ohne Testosteron sinkt das Gewaltpotenzial ganz entscheidend. Besonders, wenn es sich vorher in Form von obsessiven sexuellen Fantasien Bahn gebrochen hat. Aber es sinkt nicht bei allen, und eigentlich sinkt es niemals auf null.

Das sollte uns inzwischen nicht mehr allzu sehr überraschen. Wenn es anders wäre, wären kastrierte Armeen und Elitekampftruppen ein deutliches Zeichen von Fehlplanung. («Das mächtige Eunuchenheer ist eingetroffen! – Was soll das heißen, sie haben ihre Hängematten dabei?»)

Aber wir können daraus gleich mehrere Sachen lernen: Das Erste ist etwas über Gewalt. Sie ist offensichtlich vielfältiger, als wir sie uns vorstellen. Es gibt zum Beispiel hitzköpfiges Wüten im Eifer des Gefechts und kalte Grausamkeit, wie wir sie uns bei Psychopathen vorstellen. («Hier streichle ich eine weiße Katze auf meinem Schoß und lache manisch.») Der Unterschied zwischen einer Kneipenschlägerei und dem Hauptquartier der republikanischen Partei. Auch «kalte» Gewalt kann voller negativer Emotionen stecken. Verachtung zum Beispiel.[134]

Allgemeine Hitzköpfigkeit ist natürlich das, was wir am ehesten mit Testosteron und seinem wachen und auf Belohnung getrimmten Salience-Netzwerk verbinden. Und tatsächlich ist es dafür notwendiger als für kaltherziges Kalkül («Ist nichts Persönliches!» *kracks*), das sich wahrscheinlich die kastrierten Kämpfer zunutze gemacht haben («Das ist hier rein professionell!» *klonk*). Aber das heißt nicht, dass Testosteron sich bei kalter Gewalt nicht nützlich machen kann, wenn es schon mal da ist. Die Aufgabe der Langstreckenkommunikation hilft dem Salience-Netzwerk, unbeaufsichtigt auszurasten, und der Cortex kann ungestört ein Kleingewerbe als Auftragskiller anmelden, weil ihm keine Empathie mehr dazwischenfunkt (und wir sehen wieder, dass es nicht nur die emotionalen Hirnregionen sind, um die wir uns Sorgen machen müssen). Welches von beidem wir uns aussuchen, hat wiederum auch damit zu tun, wie sehr Serotonin die Aktivität in unserem Cortex forciert (und das hätten wir gar nicht gedacht von einem «Glückshormon»).[123]

Außerdem können wir von der Nicht-Korrelation zwischen Gewalt und Testosteronspiegel auch noch eine Menge über Hormone lernen: Erstens zeigt sie uns erneut, dass man Hormone vom Ziel aus betrachtet am besten versteht. Testosterons Ziel ist es, die Konkurrenz im Wettbewerb um Status und Sex auszubooten. Und da ist Aggression zum Glück nur *ein* Mittel zum Zweck: Testosteron korreliert mit Dominanzgehabe zum Beispiel viel besser als mit Dresche.

Wir können das Draufgänger-Mindset, das uns Testosteron im Wettkampf zur Verfügung stellt, also auch ganz anders nutzen: fürs Flirten oder wirklich gefährliche Skateboardtricks – der Grund, warum Skateboarder mit hohem Testosteronspiegel sich eher auf die Klappe legen, wenn eine attraktive Versuchsleiterin zuguckt.[135]

Es wäre überhaupt sehr merkwürdig, wenn die Evolution sämtliche Aggression von einem *Sex*hormon abhängig machen würde – einschließlich seiner Schwankungen mit Jahreszeiten und der Anwesenheit möglicher Partner. («Krass, der Typ zerkratzt unser Auto!» «Mhmmmm. Ich würd ja einschreiten, aber es ist gerade Winter.» «Ja, und wenn keine Frauen zugucken, ist es einfach nicht das Gleiche.») Stattdessen können alle möglichen Hormone Aggression anfordern, wenn sie gerade zu *deren* Zielsetzung passt.[136] Zum Beispiel können Stresshormone aus «Flight» auch «Fight» machen, wenn Sie sich in die Ecke getrieben fühlen – mit einem *verängstigten* Eber wollen Sie auch nicht allein in einem Raum sein.

Zweitens ist auch die Wirkung von Testosteron eine individuelle Frage von *Nature* und *Nurture*. Nurture, weil Gewalt bei Menschen, die im Leben mehr Erfahrung mit Gewalt gemacht haben (vorzugsweise auf der austeilenden Seite), eher zum Standardverhaltensrepertoire gehört. («9:30 Uhr: jemanden hauen») Dann lassen sich die gleichen Verbindungen auch schneller von irgendeinem anderen Hormon motivieren, das gerade vorbeikommt.

Wer dagegen noch nie jemanden geschlagen hat, der tut es wahrscheinlich auch mit Testosteron nicht. («Ich wollte ihm zeigen, wer der Stärkere ist, also hab ich einfach gelächelt, ihm einen ‹schönen Tag› gewünscht und bin gegangen. HA!»)

Der letzte Punkt, in dem Testosteron symbolisch für den Rest unseres Hormonsystems steht, ist der, dass es vor allem versucht, zur richtigen Zeit am richtigen Ort zu sein. Testosteron hat seinen großen Auftritt in den dramatischen Szenen. In Zeiten von Knappheit, Herausforderung und Krieg, in der Paarungssaison. Dann läuft es zu Höchstformen auf und bringt jede Menge Testosteron-inspiriertes Verhalten hervor. In Friedenszeiten beschränkt es sich darauf, den Beischlaf zu koordinieren. Zu versuchen, das Hormonlevel in solchen Alltagszeiten mit einem «typischen» Verhalten zusammenzubringen, ist ein bisschen, als wollten wir einschätzen, welche Rollen ein Schauspieler spielt, indem wir uns hinter der Mülltonne verstecken und ihm sehr ausgiebig bei der Zigarettenpause zugucken.

Und wie bei einem Schauspieler sollten wir uns auch fragen, welche Rollen ihm auf den Leib geschrieben werden.

Ist Testosteron gesellschaftsfähig?

Wenn Testosteron im Grunde das Verhalten weckt, das zielführend für Macht und Beziehung ist, kann man sich schon fragen, warum das so oft in Aggression, Brusttrommeln und Hugachacka mündet. Schließlich kann man Macht auch anders sichern. Zum Beispiel, indem man alle Gruppenmitglieder so lange mit Unterstützung und weisen Ratschlägen überschüttet, bis sie sich nicht mehr wehren können und einen zum Anführer wählen.

Gibt es also auch Situationen, in denen nur sozialstes Sozialverhalten an die Macht führt und in denen wir dann die positive Kraft des Testosterons ernten können? Könnte Testosteron unter den Umständen nicht sogar die Wurzel alles Guten sein?

Manchmal schon. Frauen unter Testosteron bluffen zum Beispiel weniger beim Pokerspiel. *Wenn* es ein Risiko gibt, erwischt zu werden. Geld zählt dann weniger als der Respektverlust, sollte jemand unseren Bluff aufdecken.[137] Außerdem investieren wir unter Testosteron mehr Geld in den öffentlichen Pott, haben aber gleichzeitig auch weniger Probleme damit, uns daran zu bereichern.[138] Das klingt auf den ersten Blick verwirrend, ist es aber schon weniger, wenn man sich vergegenwärtigt, wie viele große Unternehmer zur Steuervermeidung über glühende Kohlen laufen würden, aber zur selben Zeit ganz oben auf Bill Gates' *Giving-Pledge*-Liste stehen.

In Sachen «zweischneidiges Verhalten» hat dieses Hormon sogar noch mehr zu bieten: Unter Testosteroneinfluss vertrauen wir weniger[139] und bestrafen Unfairness mehr – durchaus sinnvoll für die Machterhaltung. Aber auch ein bisschen heuchlerisch, wenn man bedenkt, dass wir dann ja selbst dazu neigen, uns Dinge in die eigene Tasche zu stecken. Wir lernen: Diejenigen, die laut nach «Law and Order» schreien, sind nicht unbedingt diejenigen, die sich gern an Law und Order halten. Könnte man jetzt paradox nennen. Oder Trump-Kabinett.

Zusammengefasst: Welchen Effekt Testosteron hat, hängt auch damit zusammen, mit welchem Benehmen wir durchkommen.

Testosteron ist also längst nicht immer die Wurzel allen Übels, im Gegenteil. Aber es bleibt eben doch ein ziemlich wankelmütiges Sozialhormon. (Testosteron: «Waaas? Nur, weil ich meine Großherzigkeit davon abhängig mache, ob wer guckt?»)

Aber was bedeutet das im Endeffekt für unsere Gesellschaft, so wie sie jetzt ist? Wenn den Kampf um die Spitze immer noch eher die gewinnen, die es schaffen, ihr Testosteron einzuspannen? Im Allgemeinen hängen hohe Testosteronlevel in Männern *und* Frauen mit dem beruflichen Rang zusammen,[140] was wahrscheinlich genauso viel darüber aussagt, wie viel Testosteron nötig ist, um den Job zu kriegen, wie darüber, wie viel Testosteron freigesetzt wird, wenn man ihn erst mal hat.

Es gehört zum größten Irrsinn im Management, dass wir uns die «Leadership Personality» immer noch vorstellen als «dominant, durchsetzungsstark, kämpferisch, rational und analytisch». (Sie wissen schon, im Gegensatz zu empathisch, emotional und alles, was uns sonst noch zu Frauen einfällt.) Ausgerechnet das kognitiv-reflektierte Denken, auf das sich die «geborenen» Leader so viel einbilden, findet Testosteron ja eher allgemein überschätzt.[118] (Testosteron: «Man denkt eine Minute nach, und schon antwortet jemand *anders* zuerst. Kommt gar nicht in die Tüte.») Hormonell gesehen sind dominant + kämpferisch und rational + analytisch jedenfalls nicht zwei Seiten derselben Medaille.

Obwohl Testosteron kein Garant für strategisch durchdachte

Entscheidungen ist, kann es natürlich trotzdem sinnvoll sein, darauf zu setzen. In unserer jetzigen Geschäftswelt zumindest: Schließlich lassen sich unsere Verhandlungspartner von genau dieser Dominanz gerne blenden. («Haben Sie das gesehen, mit welcher stoischen Selbstsicherheit er das Aktienpaket gerade gewählt hat?» «Sie meinen das von der Telekom?»)

Außerdem ist Testosteron – wenn man es mit klugen Gedanken kombiniert – auch nicht das Schlechteste, denn es gibt uns vielleicht die Willensstärke, unseren Ideen zu folgen, egal, was andere sagen. Das ist durchaus praktisch, wenn man bedenkt, dass wir Menschen ansonsten eher zum homogenen Denken neigen und damit gegen die Wand fahren – wenn auch dann gemeinsam.

Ungünstig ist es vor allem, wenn man Testosteron und *blöde* Gedanken kombiniert. Das heißt, gegen die Wand zu fahren *und* zu behaupten, man habe trotzdem recht. Weil das so häufig passiert, lohnt es sich vielleicht doch, es mit weniger Testosteron im Weltgeschehen zu versuchen. Oder zumindest im eigenen Betrieb.

Allerdings lässt sich das nur ganzheitlich umsetzen. Lässt man ansonsten alles beim Alten und setzt lediglich jemanden mit niedrigem Testosteronlevel in die Führungsebene, wo er sich ständig gegen Putschversuche von unten verteidigen muss, dann ist seine Reaktion darauf im Allgemeinen: «Glmbl?» Soll heißen, er kriegt Herzrasen, fühlt sich emotional überfordert und ist kognitiv höchstens auf halber Höhe. Das Gleiche passiert übrigens auch, wenn Sie jemanden mit hohem Testosteron in niedrigen Status verfrachten (und zum Spaß den einen zum Chef des anderen machen: «Glmbl?» «Hrgh!»). Das nennt sich Mismatch-Effekt. Jetzt sind beide unglücklich und entwickeln einen ungesunden Fokus auf Status. Damit kennen Sie nun den Grund, warum Ihr überstrapazierter Vorgesetzter bei den Zahlen nie hinterherkommt, aber trotzdem immer sofort bemerkt, wenn jemand ein «Du» benutzt. Und warum die Frau, die zwei Hierarchieebenen unter Ihnen arbeitet, sich an ihrem Doktortitel festklammert wie an einer Schwimminsel.[141]

Alternativ können Sie die Unternehmenskultur auch einfach mal im Speziellen sowie das kapitalistisch-patriarchale System im Allgemeinen überdenken (das ist schließlich immer sehr produktiv). Denn den Mismatch-Effekt gibt es vor allem in Kombination mit Hierarchien und Putschversuchen.[140,142] Das heißt, wenn in unserer Unternehmenskultur Testosteron wichtig ist, um einen Status zu ergattern, dann herrscht darin wahrscheinlich eine ziemliche Hackordnung.

Dass es anders geht, zeigen uns selbst die Paviane. In der Not überfällt der Anubispavian Felder; dabei setzen sich vor allem die testosterongestärktesten Männchen durch. Aber wenn Stabilität und Wohlstand herrschen, ist der Status eines Pavians plötzlich ganz unabhängig von seinem Testosteron und selbst von der Produktivität seiner Hoden.[143,144] Warum schaffen wir Menschen das nicht?

Wo wir schon dabei sind, sollte man vielleicht erwähnen, dass die Frage, wie durchsetzungsfähig unsere Hormone sein müssen, um ein Land zu regieren, weit über Männer-Frauen-Trennlinien hinausgeht. Behandeln wir sie trotzdem so, fühlt Östrogen sich sehr missverstanden.

TEAMPLAYER: TESTOSTERON UND ÖSTROGEN
Was heißt hier Gegenteil?

Wenn wir von Macht und Dominanz reden, fällt uns Testosteron immer zuerst ein. Östrogen kommt nur als absolutes Gegenteil ins Spiel. Dabei würden sich beide wirklich wünschen, auch mal etwas anderes zu spielen als die immer gleichen Klischeerollen.

Im Backstage-Bereich knetet Testosteron mit angespannten Muskeln die Hände im Schoß. «Ich darf immer nur Actionfilme spielen! Dabei hab ich eine viel größere Bandbreite ... Haben Sie gesehen, was ich in den Sozialfonds eingezahlt habe?» Östrogen schnaubt von seinem Platz vor dem Garderobenspiegel aus, während es sich mit einem dicken Wattepad den Kajal wegwischt. «Wenigstens kommst *du* dabei aus dem Haus. Ich darf immer nur in irgendwelchen Seifenopern mitspielen.» Anklagend hält es sein Kostüm in die Luft: Schürze mit dazugehöriger Lockenwicklerperücke. «*Dafür* habe ich Sprachwissenschaften studiert?!» Das Wattepad gleitet über das zweite Auge und hinterlässt dunkle Panda-Schlieren: «Wenn's wenigstens mal 'ne Rolle mit ein *bisschen* lässigem Sexappeal gäbe!» Ein Highheel fliegt in die Ecke. «... Drama liegt mir überhaupt nicht!» Testosteron nickt betroffen: «Bei mir interessiert sich auch niemand für meine Rolle in der Kindererziehung.»

Das Thema, wie wir mit Herausforderung umgehen, ist ein prima Ausgangspunkt, um einen Blick auf die Beziehung zwischen Testosteron und Östrogen zu werfen: Die hält einige Überraschungen bereit. Östrogen ist z. B. gar nicht so, wie man sich in Büchern oft von ihm erzählt à la: «macht eine Frau reizbar und dann wieder ganz zauberhaft». Wobei man da sowieso gerne mal wüsste, wann der Autor das letzte Mal einen Mann «ganz zauberhaft» genannt hat.

Stattdessen ist Östrogen *so* viel cooler. Und unsere Vorstellung, es sei das Gegenteil von Männern und Macht, führt gleich auf mehrere Holzwege.

Östrogen macht den Mann

Tatsächlich ist der Östrogenspiegel bei Frauen im Durchschnitt höher als bei Männern – und deswegen ist er weitaus schlechter erforscht. Das Standardgeschlecht ist schließlich männlich. Weiß man.

Außerdem kümmert sich Östrogen um Pubertät, Eisprünge, Bauch-Beine-Po sowie um die Begeisterung, mit der Sie diese Körperteile in Ihr Sexualleben einbringen. Das *könnte* man als Mann natürlich uninteressant finden (obwohl einen das definitiv nicht zu einem besseren Sexualpartner macht).

Von Testosteron dagegen wissen wir, dass es dicke Eier macht (buchstäblich und metaphorisch), und das klingt ja schon nach dem Gegenteil dessen, was Östrogen tut. Mehr muss man doch nicht darüber wissen, oder? Wenn, ja wenn Östrogen nicht auch bei Männern Herz-Kreislauf und Knochendichte beeinflussen würde – und das ist längst nicht alles.

Im Grunde sind sich die beiden Hormone sehr ähnlich: Androgene bestehen aus 19 Kohlenstoffen, Östrogene aus 18. Um die einen in die anderen umzuwandeln, braucht es nur ein Enzym namens Aromatase. Das heißt, völlig egal, wie Sie Geschlechtsumwandlungen gegenüberstehen: Geschlechts*hormon*umwandlungen betreibt Ihr Körper den ganzen Tag.

Trotzdem können die beiden natürlich ganz unterschiedliche Dinge tun: Umwandeln heißt ja entweder-oder. Mais oder Popcorn, Freddy oder Faruk, Wolf oder Chihuahua – man kann nicht alles haben (aber warum wollten Sie noch mal einen Chihuahua?).

Im männlichen Gehirn ist diese Umwandlung allerdings *so* an der Tagesordnung, dass Östrogen das dominierende Sexhormon ist. Dabei formt es im Hirn fast alles, was wir als «männlich» bezeichnen, einschließlich des Sexualverhaltens.[136] Weil der Körper wahrscheinlich häufig umwandelt, wenn es Überschuss gibt, können wir nicht ausschließen, dass viele Testosteroneffekte in Experimenten, eigentlich Östrogeneffekte sind. Das heißt, wenn Testosteron Synapsen im Hippocampus von Männern wachsen lässt und Östrogen bei Frauen,[145] dann ist das nur auf den ersten Blick ein eindeutiger Unterschied.

Testosteronüberschuss macht also Östrogen. Wenn Sie so wollen, braucht es viele männliche Hormone, um eine weibliche Seite zu entwickeln.

Da wir nun geklärt haben, dass Östrogen für alle interessant ist, können wir uns ja ein bisschen genauer der Frage widmen, was es eigentlich tut.

Sex ist ein Buddy Movie

Die Zusammenarbeit von Östrogen und Testosteron wird am deutlichsten auf der zwischenmenschliche Ebene. Wie heißt es so schön: «Geschlechtshormone senken die Hemmschwelle, Sexualakte zu initiieren, aufrechtzuerhalten und abzuschließen.»[146,147]

Dabei wurde Östrogens Rolle oft übersehen. «Was soll ein weibliches Hormon mit Lust zu tun haben?» Die meisten Versuche, weibliche Lust zu steigern, konzentrieren sich dementsprechend darauf, den Frauen Testosteron zu verabreichen. Nicht, dass Testosteron beim Sex für Frauen keine Rolle spielt: Allein der Gedanke an Sex steigert seine Konzentration mehr als jeder Gedanke an andere schöne Dinge, Kuscheln oder Stress.[148] Trotzdem versteckt sich der Anstieg bei Frauen ein bisschen mehr.[148] Und wo man bei Männern – ganz dem Klischee nach – bereits einen Testosteronanstieg messen kann, wenn man mit einem erotischen Bild nur vage in ihre Richtung wedelt, verlangt derselbe Effekt bei Frauen schon ein gewisses gedankliches Engagement. Östrogen hat den Cortex halt gern mit an Bord. Und weibliche Lust ist Teamwork. Dass Östrogen dabei nicht fehlen kann, ist eigentlich klar, wenn man bedenkt, dass es sich die Mühe gemacht hat, den Eisprung vorzubereiten. Wär doch schade drum.

Die Keimzellen müssen zusammengebracht werden, da sind sich Östrogen und Testosteron einig. Für ihr gemeinsames Ziel müssen sie sich trotz aller Unterschiede zusammenraufen. Und beide wissen: Zu Hause im Keller gibt's keine Paarungsgelegenheit. Dafür muss man raus und mit Leuten reden. Das Leben ist hart. Deswegen arbeiten Östrogen und Testosteron beide mit Dopamin zusammen und loben das Risiko.[122,149]

Oh, und wo wir schon dabei sind: Kennen Sie die humoristischen Erotik-für-Frauen-Kalender, in denen es von Männern wimmelt, die vollständig bekleidet staubsaugen? Östrogen hat da eine etwas andere Vorstellung von Erotik. Es mag bärtige Männer und Sex. Danke der Nachfrage.

Östrogen lässt sich von maskulinen Körpern, Gerüchen, Gesichtszügen und von einer tiefen Stimmlage hinreißen. Kreativität ist gut. Es darf auch ein bisschen Dominanz sein.[150,151] Damit kann es sich zwar nur an wenigen Tagen des Monats durchsetzen, aber dazu kommen wir noch. Jedenfalls kann man Östrogen seine Schwäche für Dominanz nicht übelnehmen, denn es hält sich selbst für ziemlich cool. Genau wie Testosteron steigt es an, wenn wir Erfolg haben[152], und genauso tendiert es zur Selbstüberschätzung – quasi die Grundvoraussetzung zum Flirten. Man misst das übrigens, indem man guckt, inwiefern die Probanden sich selbst für das Zentrum ihres Freundeskreises halten, und inwiefern der Freundeskreis darauf reagiert mit: «Was!?»[153]

Die Lust steigt besonders an den fruchtbaren Tagen, wenn Östrogen und Testosteron hoch sind. Fehlt eins von beiden, fehlt auch sie. Passenderweise sind bei Frauen Testosteron- *und* Östrogenlevel positive Vorzeichen für die Anzahl von Bettgästen[153] sowie die Kürze der Zeit, die man vorher hin- und herschreiben muss, bis man entweder gemeinsam im Bett landet oder den anderen ghostet.

Aber auch Kognition, Konzentration und Co werden stärker von der Testosteron-Östrogen-Kombi angesprochen als von Östrogen allein. Die Pille unterdrückt beide, aber ersetzt blöderweise nur eins davon, nämlich Östrogen. («Was soll ein männliches Hormon mit Frauen zu tun haben?»)

Bei Männern ist die Beziehung zwischen Testosteron und Lust bestens dokumentiert.[147] Vielleicht am schönsten in einem anonymen Report aus dem Jahre 1970, der es immerhin ins Topfachblatt *Nature* geschafft hat (wofür Wissenschaftler heutzutage fast buchstäblich töten würden), und der sich liest wie die Eröffnung zu einem Abenteuerroman:[154]

In den letzten zwei Jahren fand ich mich über längere Zeit hinweg in Isolation auf einer einsamen Insel. Unter diesen Konditionen merkte ich meinen Bartwuchs schwinden. Einen Tag vor meiner Rückreise allerdings kam er mit ungewöhnlicher Kraft zurück. Fasziniert von dieser Beobachtung, begann ich eine akribische Studie und komme hier zu dem Schluss: Der Stimulus für Bartwuchs ist die Wiederaufnahme der sexuellen Aktivität!

Das wirft so viele Fragen auf! Was für Studien? Warum fängt der Bartwuchs wieder an, *bevor* er die Insel verlassen hat?

Dass dagegen männliche Lust auch *Östrogen* braucht, mussten wir erst von Nagetieren lernen, die sich bei Östrogenmangel sexuell deutlich weniger einbringen. Inzwischen haben wir ähnliche Informationen über Männer. Bei ihnen ist Östrogen wichtig für die Produktion von Geschlechtshormonen, Spermien und dem dazu passenden Verhalten in der Gehirnentwicklung und könnte es vielleicht sogar nach der Kastration wiederherstellen. Das berichten uns jedenfalls ein Mann, eine Gruppe von Wallachen und mehrere Rothirsche.[147] Darüber hinaus findet sich Aromatase außerhalb des Gehirns an Stellen, die manche für den Gipfelpunkt der Maskulinität halten, unter anderem, weil die meisten Frauen sie so gar nicht haben, sprich Hoden und Penishaut. Kurzum: Östrogen fördert im Mann Sex mit sich und anderen und erotische Fantasien. Wer hätte das gedacht! Ein guter Anlass, einmal liebevoll über das Bauchfett zu streicheln, dessen Zellen so gerne Östrogen speichern, und gegebenenfalls anwesende PartnerInnen auf genau diesen Nutzen hinzuweisen.

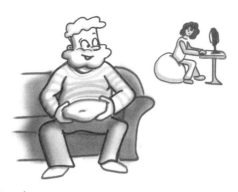

«Guck, für uns!»

Falls die dann so was sagen wie: «Gut, wenn du joggen gehst, setzt du vielleicht sogar was davon frei!», trennen Sie sich einfach. Diese Art von Negativität brauchen Sie nicht in Ihrem Leben. Obwohl die PartnerInnen damit natürlich absolut recht haben.

Bevor wir jetzt aber anfangen, mit rotem Stift alles durchzustreichen, was wir je über Sexualhormone gelernt haben, und hektisch nachzublättern, ob nicht irgendwo eine Box auftaucht mit der Überschrift «Was Sie essen müssen, um Ihr Östrogen unter die Decke zu bringen» (es ist Soja, aber halt!), sollten wir vielleicht noch mal einen Blick auf die Dosis werfen. Denn die Hormone wirken dann am besten, wenn sie in ihrem geschechtsspezifischen Verhältnis sind. Das heißt bei Männern einiges Testosteron, ein Schuss Östrogen. Bei Frauen genau anders herum. Alles andere wirkt gar nicht oder sehr kontraproduktiv. Auch auf die Spermien.[155] Ist ein bisschen wie das Salz in der Suppe: Nur weil es essenziell ist, sollten wir nicht den Streuer über dem Essen auskippen.

Wer ist hier sexuell dysfunktional?

Warum wurde Östrogens Beraterrolle in Lustfragen so oft übersehen? Man muss sich darüber vielleicht nicht wundern, wenn Reviews zum Thema Lust sinngemäß anfangen mit den Worten: «Wir konzentrieren uns hier auf den Mann, weil das Thema Frauen so wenig erforscht ist. Aber wenn es zu irgendwas Erkenntnisse gibt, sagen wir Bescheid.»[147]

Aber auch unsere grundsätzliche Haltung macht das Ganze nicht einfacher: Beim Thema Lust stößt man relativ schnell auf wissenschaftliche Artikel zum Thema «Wunderwerk Erektionen, wer sie sind und was sie tun». Dagegen fallen fast alle Überschriften auf der Frauenseite unter die Kategorie «Weibliche Sexualität und warum sie nicht funktioniert». Female Sexual Dysfunction heißt das Schlagwort. Und es ist ein ziemlicher Sammelbegriff von Unlust bis Unterleibsschmerzen, kurz alles, was Frau Stress bereitet, indem es sie davon abhält, das Sexleben so zu genießen, wie sie es sich wünscht. Ein ziemlich löbliches Forschungsthema an sich, wenn man bedenkt, dass in diesen Bereich auch Vaginalkrämpfe fallen. Allerdings fällt es schon auf, dass trotz des chronischen Männerüberschusses bei wissenschaftlichen Studien der Suchbegriff «Female Sexual Dysfunction» in der wissenschaftlichen Datenbank von *Google.Scholar* weitaus mehr Suchresultate zutage fördert als das männliche Gegenstück. Bei *Google* selbst ist es andersrum (sprich, mehr Menschen googeln nach Schwierigkeiten mit der männlichen Sexualität). Da fragt man sich schon, wie sehr Leben und Forschung noch zusammen passen.

Und auch die biologische Seite gestaltet sich schwierig: Vielleicht hat es damit zu tun, dass Erregung bei Frauen etwas mysteriöser abläuft («Also, du sagst, der Kopf spielt eine Rolle?»), während bei Männern zumindest die Symptomebene ein paar eindeutige Aussagen zulässt («Eben hat er es noch getan!»).

Die vage Definition von sexueller Dysfunktion lässt so viel Spielraum, dass manche Forscher 40 bis 50 Prozent der Frauen genau das bescheinigen. Der. Hälfte. Aller. Frauen! Evolutionär fragwürdig. Und auch wissenschaftlich: Die Studie, die den Ball ins Rollen brachte, beruht darauf, 1500 Frauen zu fragen, ob sie mal zwei Monate lang keine Lust auf Sex hatten (unabhängig von der logischen Folgefrage, ob sie das stört) oder Zweifel an ihrer *sexuellen Performance* («Wenn ich oben bin, wird mir immer schwindelig»).[156] Allen, die irgendwo ein «Ja» angekreuzt hatten (was übrigens auch 31 Prozent der Männer getan haben), wurde eine sexuelle Dysfunktion aufgestempelt. Das Wissenschaftlerteam musste später im Übrigen einen gewissen Pharma-Interessenkonflikt eingestehen.

Die Zahl taucht aber weiterhin überall auf, gerne auch in Lifestyle-Magazinen, zuletzt als Grundlage für ein noch fragwürdigeres weibliches Viagra, das eigentlich ein Antidepressivum ist (siehe Teil 3). Es gibt Konferenzen zum Thema und Mausmodelle («Wenn die Maus oben ist, wird ihr immer schwindelig») – aber wir wissen immer noch nicht genau, wie viel wir auf diesem Gebiet ganz ohne Biologie verbocken. Eines ist sicher: Letztlich sind Testosteron und Östrogen für die Erregungsfrage weniger entscheidend als unsere Begeisterung für das Gegenüber.

Selbst wenn man die Zahl mal so stehen lassen würde, sagt sie natürlich eine ganze Menge über uns: Wenn ca. 45 Prozent einer gesunden Bevölkerungsgruppe etwas unbefriedigend finden, dann sucht man üblicherweise das Problem nicht nur bei diesen 45 Prozent. Außerdem berichten über 80 Prozent der jungen Frauen (und ca. 50 Prozent der Männer), dass sie Beschäftigung mit ihren Brüsten durchaus erregend finden,[157] was das Ven-Diagramm mit den ca. 45 Prozent ein bisschen schwierig macht.

Dagegen erklären uns noch in den Fünfzigern Alfred Kinsey und drei weitere Männer in ihrer Abhandlung «Sexuality of the human female», dass Frauenbrüste völlig überbewertet sind (also in Sachen Lustgewinn, ist klar). Die müssen es ja wissen.

Fairerweise sollte man erwähnen, dass sich das Kinsey-Institut heute gegen Überdiagnostik von «Female Sexual Dysfunction» ausspricht und Alfred Kinsey immerhin einer der Ersten war, der sich überhaupt für weibliche Sexualität interessiert hat.* Außerdem erkennen die vier Männer immerhin Nippelstimulation bei *Männern* als zielführend an. Allerdings sind Frauenbrüste sogar noch vielversprechender in

---

* Und sagen Sie jetzt nicht Freud. Neben einigem anderen Unsinn fand der, dass Klitoris-Stimulation kindisch und Vaginal-Stimulation erwachsen ist, wobei unser heutiger Wissensstand mehr in die Richtung geht: «Vagina vielleicht doch involviert in Lust.» Selbst wenn man das Jahrhundert einbezieht, hätte Freud es besser wissen können, denn zur gleichen Zeit war eine von Napoleons Großnichten schon viel weiter in ihrer Forschung zum Thema «Warum sind Orgasmen ohne Penisse leichter», indem sie die Nähe von Klitoris und Vagina untersuchte und einige interessante Hinweise zu den optimalen Stellungen für Frauen gab.

Sachen Lust, weil durchschnittlich und an allen Stellen eine Nummer sensibler.[158] Kleine übrigens mehr als große.

Frauen bei diesem Thema außen vor zu lassen, ist außerdem mehrfach unfair, denn die Oxytocinausschüttung bei der Stimulation hat mehrere nützliche Funktionen, von Milcheinschuss bis Bindung und allgemeine Gesundheit. Sie schützt vielleicht sogar ein ganz kleines bisschen vor Brustkrebs (Nonnen haben z. B. etwas höhere Brustkrebsraten).[159,160,161] Mein Punkt ist: Forschung reflektiert immer auch die Gesellschaft, und beim Thema Frauen und Lust haben beide noch viel nachzuholen.

Was können wir uns also merken? Östrogen und Testosteron spielen sich in der männlichen und weiblichen Sexualität die Bälle zu. Das sollte unser Bild von den beiden ziemlich nachhaltig ändern. Und jetzt, wo wir den Blick schon mal derartig geweitet haben, können wir uns wieder dem Thema «Herausforderungen» zuwenden. Denn auch dabei spielt Östrogen eine ziemlich überraschende Rolle.

Eier, wer braucht hier Eier? – Östrogen gegen Trauma

Wenn jemand sehr mutig ist, sagt man im Englischen – und manchmal auch im Deutschen –, er habe Eier. Das ist, zumindest wissenschaftlich betrachtet, irreführend.

Denn nachdem wir gelernt haben, welchen Beitrag Testosteron zu unserem allgemeinen Attackepotenzial leistet, sollten wir Östrogen definitiv nicht außen vor lassen.[162] Es ist nicht weniger hartgesotten und bleibt dabei vor allem eine ganze Nummer cooler. Das sagt uns jedenfalls alles, was wir über das Lernen und Verlernen von Angst wissen.

Mark Twain hat gesagt: «Mut ist nicht das Fehlen von Furcht, sondern das Meistern und Überwinden» – und damit meint er *ein-*

deutig Östrogen. Denn Östrogen hilft uns, Männern und Frauen, bei der Auslöschung von Furcht: «Fear extinction». Wenn wir lernen, dass das, was uns beim ersten Mal einen grausamen Schock versetzt hat, beim nächsten Mal gar nicht so schlimm ist. (Blauschimmelkäse?) Wer viel Östrogen mitbringt oder bei wem die Forscher dem Östrogenlevel ein bisschen auf die Sprünge helfen, dem fällt es leichter, gelernte Furcht zu überwinden.

Im Gegensatz zu Testosteron verstärkt Östrogen die Verbindungen zwischen Cortex und emotionaleren Regionen und sorgt so dafür, dass sich Letztere wieder ein bisschen beruhigen, einschließlich des Hypothalamus', der die Stresshormone schickt. Außerdem wirkt es auf den Hippocampus, und wie wir wissen, kann auch das beruhigen.

Allerdings unterdrückt Östrogen emotionale Erfahrungen und Erinnerungen nicht.[163] Wo Testosteron es nicht so hat mit dem Empathischen, sorgt eine Dosis Östrogen bei Männern dafür, dass sie besonders *stark* auf anderer Leute Schmerzen reagieren. Es ist auch nicht so, dass wir keine negativen Lernerfahrungen mehr registrieren. Stattdessen sorgt Östrogen eher dafür, dass wir sie schnell auf- *und* abbauen. Es geht schließlich auch nicht darum, nicht zu lernen, was gefährlich ist, sondern eher darum, uns darin nicht hoffnungslos zu verstricken. Das heißt, wenn wir spontan von Stress überfallen werden, bleiben Frauen oft handlungsfähiger und kognitiv flexibler (aber bleiben Sie dran, wenn das im Gender-Kapitel plötzlich ein zweischneidiges Schwert wird).

Auch der Zeitpunkt ist entscheidend: Östrogen im falschen Moment ist weniger hilfreich, vor allem, wenn es zu spät kommt. Wir können keine Östrogenpille nehmen, um die achte Klasse zu vergessen. Aber vielleicht gestern Nacht. Das spannendste Ergebnis dazu kommt nicht aus dem Labor, sondern aus dem echten Leben: Es stammt aus einer Studie, die Überlebende von sexuellen Übergriffen fünf bis sieben Monate nach dem Trauma kontaktiert und zu ihren posttraumatischen Symptomen befragt hat.[164] Sie findet einen entscheidenden Unterschied je nach Notfallverhütung. Genauer gesagt: je nach Östrogenanteil darin. Notfallverhütung ist besser als keine, aber vor allem die Art ist entscheidend bei der Frage, wie sehr uns die traumatische Erinnerung verfolgt: Ogestrel (sprich eine Östrogencreme) half, die Plan-B-Pille nicht. Das passt, denn während Plan B aus Progesteron besteht, ist Ogestrel eine Kombination aus beidem: Progesteron und Östrogen.

Es gibt leider erst diese eine Studie zum Thema. Aber sie gesellt sich damit zu einer ganzen Menge sehr überzeugender Argumente, warum katholische Krankenhäuser und Konsorten Frauen schaden, wenn sie ihnen nach Übergriffen Notfallverhütung vorenthalten oder sie bei der bloßen Vermutung, dass sie sie wollen könnten, nicht behandeln. Zumal die meisten Studien davon ausgehen, dass die Pille danach vor allem eins tut: Sie verschiebt den Eisprung. Das heißt, es wird keine eingenistete Eizelle entfernt, sondern ein paar Spermien verschwendet, und wenn das so problematisch ist, wirft das ein paar sehr interessante Fragen an die Männer auf. Außerdem ist die Studie ein guter Grund, sich als Mann für Frauenmedizin zu interessieren. Schließlich kann man jetzt dazu weiter forschen. Es ist ja durchaus nicht unwahrscheinlich, dass Östrogen auf Männer einen ähnlichen Effekt hat. Von sich aus würde wohl aber niemand auf die Idee kommen, ihnen nach einem Trauma ein Östrogengel anzubieten.

Östrogen hilft uns also, Ängste zu überwinden. Aber auch sonst bringt es einiges an Qualifikationen mit, um uns durch harte Phasen zu bringen. Östrogen hat durchaus auch seine eigene Rolle in der Aggression.[165] Außerdem tendieren wir unter Östrogen *und* Testosteron dazu, weniger zu lächeln – was als Dominanzgeste durchgeht (noch ein Grund, Menschen, die sagen, wir sollen mehr lächeln, anderweitig die Zähne zu zeigen).[153] Trotzdem hat Östrogen wahrscheinlich meistens eine andere Vorstellung als Testosteron davon, wie wir mit Konflikten umgehen sollten. Aber das sehen wir erst im nächsten Kapitel.

TEND AND BEFRIEND
Plan C

Inzwischen haben wir viele Seiten unseres Salience-Systems kennengelernt. Angefangen mit dem Verlangen bis hin zu der Frage, was passiert, wenn wir auf dem Weg dahin in Gefahr geraten. Dabei haben Fight und Flight, so unterschiedlich sie auch sein mögen, vor allem eins gemeinsam: Sie sind ganz schön anstrengend. Aber dafür hat unser Körper auch gleich eine ganze Menge Rückkopplungs- und Auffangmechanismen miteingebaut. Entgegen unserer allgemeinen Vorstellung überschüttet uns unser Hormonsystem nicht einfach hinterrücks mit Stresshormonen, sondern bringt eine ganze Menge Balance mit: Verlangen wird mit Schmerz abgewogen, genauso wie mit Gefahr. Testosteron und Kortisol fechten aus, wie unsere Chancen stehen, und Östrogen kann Angst nicht nur lernen, sondern vor allem auch *ver*lernen. Und wir können diese Balance nutzen: Musik und Erwartungen helfen gegen Schmerz, genauso wie Orgasmen und leckeres Essen. Ob Mini-Stress oder Sport: Was eine Stunde vor der Mutprobe Kortisol ausschüttet, schützt die Stimmung. Was Testosteron ausschüttet, sowieso.

Die meisten dieser Dinge haben eines gemeinsam: Sie tun uns intuitiv ziemlich gut. Ganz im Gegensatz zu den meisten Dingen, die wir in Betracht ziehen, wenn wir uns etwas Gutes tun wollen: Unsere Gedanken zum Thema Stressbewältigung ähneln eher unseren Gedanken zum Thema Grippe – wenn's nicht brennt, ist es keine Medizin. Richtige Entspannung muss weh tun und erfordert jahrelanges Training: mit geschlossenen Augen regungslos im Schneidersitz («Meine Nase juckt!») den Körper hören («Hihi, mein Bauch gluckert!») und den Körper spüren («Meine Beine tun weh!»). Und das alles, bis endlich die versprochene Entspannung kommt, ein Prozess, von dem uns die Werbung versichert, er beschleunige sich deutlich, wenn wir einen Sitzball für unser Büro kaufen. Oder ein bisschen entengrützfarbenen Matcha-Tee. So dehnen wir uns und atmen und meditieren und laufen barfuß bewusst über Baumrinden. Alles zusammenfassbar mit: Dinge, die einem Schimpansen *so* nicht einfallen würden (außer vielleicht das mit den Baumrinden).

Verstehen Sie mich nicht falsch: Viele dieser Aktivitäten haben tolle positive Effekte! Aber wie immer, wenn es um unser Hormonsystem geht, sollten wir vielleicht nicht alle unsere Ressourcen dafür investieren, es anders und viel komplizierter zu machen, sondern auch dafür, uns die natürliche Palette an Lösungsmöglichkeiten anzugucken.

Für Fight or flight hab ich nicht die Kondition

Es ist eine von diesen Nächten, in denen sich das Leben aufregend und richtig anfühlt – und die, weil sie alle über 30 sind, fast unweigerlich in einen von diesen Tagen mündet, an denen das Leben anstrengend und zu laut ist. Gemeinsam haben sie, dass sie alte Freunde sind (Karli zuckt bei dem Wort alt. Wozu hat er denn noch den Iro?) und nur noch begrenzt das Gleichgewicht halten können. Leo, Tim und Karli sind schon auf dem Weg nach Hause, als Karli abrupt anhält. «Ey! Stopp!» Auf dem Weg steht ein Hund, der aussieht, als hieße er Cerberus oder Attila. Und er scharrt mit den Füßen. Leo fühlt sich plötzlich sehr nüchtern: «Lass lieber umdrehen ...» Attila quittiert das mit einem Knurren, das klingt, als käme es geradewegs aus

den Untiefen der Hölle. Karli schluckt. «Ich glaube, ich will *das* lieber nicht im Rücken haben.» Leo zögert. Seine Füße sind schon halb laufbereit, und ein Teil seines Gehirns, der ihm ein bisschen peinlich ist, rechnet aus, wer von ihnen dreien wohl der Schnellste ist. Nicht Tim, das steht fest. Der hängt über seinem Arm und ist ... eingeschlafen? Noch ein Grollen. Hat Attila da gerade die Zähne gefletscht? «Ich geh da jetzt hin.» Karli zieht mit einer erstaunlich fließenden Bewegung ein Pfefferspray aus dem Stiefel. Leo wirft ihm einen überraschten Blick zu. Karli zuckt mit den Schultern: «Was'n? Halle hat ein Naziproblem.» Er drückt die Brust raus, die Schultern zurück. Breitbeinig, aufgerichtet zu seiner vollen Größe von 1,72. Leo, der 1,82 groß ist, fühlt sich ein bisschen feige, aber auch nicht doll genug, um was dran zu ändern. «WAAH, wie süüüß!!!» Leos Blick wandert ungläubig zu seinem Arm, wo Tim plötzlich zum Leben erwacht ist, und ehe er sich's versieht, begeistert und mit ausgestreckten Armen dem Höllenhund entgegenläuft. Der Rest von Leos Körper gibt nach und rennt schweißgebadet in die andere Richtung.
Ein bisschen weiter die Straße runter steigt Straßenpolizist Jörg mit zwei Dönern in der Hand in den Polizeiwagen. «War irgendwas? Mir ist grad so 'n panischer Irrer entgegengerannt ...» Kollege Ekrem nimmt den zweiten Döner entgegen, hält die Augen aber weiter auf die zwei Männer gerichtet, den mit dem Iro und ... den anderen. Jörg folgt seinem Blick und kneift die Augen zusammen. «Schleckt sich dieser Mann da gerade mit einem Hund ab?»

Wo Leo und Karli nur «Fight or flight» sehen, sieht Tim einen Freund, den er noch nicht kennt. Auch das ist eine anerkannte Strategie im Angesicht der Gefahr; sie nennt sich «Tend and befriend».
Man kann das Prinzip «Tend and befriend» grob übersetzen mit

«kümmern und anfreunden», aber das machen wir nicht, weil es im Englischen viel griffiger klingt. Tend and befriend ist die ideale Stressantwort, wenn Ihnen zum Wegrennen die Puste fehlt. Eigentlich überraschend, dass es als Motto nicht halb so populär ist wie Fight or flight. Schließlich leben wir mittlerweile schon ziemlich lange in Gruppen, und da reagieren wir auf Konflikte häufig erst mal mit Beschwichtigung. Beziehungen wiederaufbauen. Wenn sich beim kleinsten Konflikt immer alle zusammenschlagen oder voreinander weglaufen, ist das auf Dauer nicht gut für die Gruppendynamik.

Besonders Frauen tendieren zu dieser dritten Option: Mal ein kurzes Lächeln rüberschicken und gucken, was der andere tut. Überhaupt ist ihre Stressantwort ziemlich häufig eine soziale. Sie wenden sich eher an ihr soziales Netzwerk, und das Umfeld spielt eine wichtigere Rolle bei ihrer Gesundheit.[166] Mit evolutionären Begründungen für bestimmte Verhaltensweisen ist es immer so eine Sache – vor allem, wenn es um Geschlechterrollen geht. Aber wenn man in diesem Fall eine suchen wollte, könnte man vielleicht sagen, dass Frauen sich schon länger als Männer nicht alleine durch die Evolution gekämpft haben, sondern ziemlich häufig mit einem Kind auf dem Rücken. Allein schon deswegen darf bei ihnen die soziale Perspektive selbst bei Gefahr nicht ganz verloren gehen («Ich soll mein Kind *mit* verteidigen?»): Wer für mehr als eine Person kämpft, für den ist es besonders sinnvoll, mehr als eine Person dabei auf seiner Seite zu haben.

Passenderweise werden Frauen gegen Ende der Schwangerschaft besser darin, Gesichter ihrer Ingroup zu erkennen. Und in der zweiten Zyklushälfte, wo der Körper von *eventuellen* Schwangerschaften träumt, mögen sie sie mehr.[167] Das könnte Teil der Tend-and-befriend-Strategie sein, weil wir in der gleichen Zeit auch *bedrohliche* Gesichter besser erkennen.[168] Vielleicht heißt es, dass das Ende der Schwangerschaft eine bedrohliche Zeit ist – versuchen Sie mal jemanden zu überwältigen, wenn Sie immer um den Babybauch rumgreifen müssen –, in der wir uns instinktiv auch nach unserem sozialen Netzwerk umgucken. («Die Knollnase? Der *muss* mit mir verwandt sein!»)

Doch das ist bei weitem nicht der einzige Grund, auf soziale Strategien zu setzen. Besonders aus hormoneller Perspektive gibt es noch jede Menge andere, und die beschränken sich keinesfalls nur auf *ein* Geschlecht. Aber um diese Effekte wirklich wertzuschätzen, müssen wir uns ein neues hormonelles Gelände erschließen: das Soziale. Die Liebe.

Liebe ganz konkret: Der harte Kern der Gefühle

Am Anfang war ... die Liebe. Das stimmt natürlich nicht. Anfangs war Hunger. Und außerdem Gefahr. Darum haben wir damit ja auch dieses Buch angefangen. Aber ein bisschen stimmt es doch. Denn wenn wir an all die Sachen denken, die wir für Zeichen der menschlichen Überlegenheit halten – Symphonien, Werkzeuge, Weltraumraketen, Dombauten mit nackten Leuten an der Decke – dann haben wir das, was man dafür braucht, alles ziemlich spät gelernt: Sprache, Zukunftsprognosen, Ursache-Wirkungs-Zusammenhänge, logisches Denken und Denken im Allgemeinen. Aber die großen Gefühle, Romantik, alles, was in Symphonien mündet: Das war viel früher da. Anders gesagt: Die neurochemischen Netzwerke der Liebe sind älter als unser ganzer schicker Neocortex, auf den wir immer so stolz sind. Und wie jedes Fundament formen sie auch das, was darauf fußt. Darum ist es eigentlich ein bisschen eng gesteckt, alles, was jetzt folgt, unter der Überschrift «Liebe» einzuordnen. Die Quelle, die hier entspringt, belebt nämlich so ziemlich alle sozialen Felder, und außerdem wird sie bald ein reißender Strom.

Obwohl sie so wichtig ist für das Leben, den Cortex und den

ganzen Rest, tun wir uns allerdings trotzdem schwer damit, über die Liebe zu reden – jedenfalls aus biologischer Perspektive. Wem es nicht chemisch genug gehen kann, der findet wahrscheinlich, dass die Liebe von den wirklich spannenden biologischen Themen ablenkt. Bakterien. Oder wenigstens Stress. Hauptsache, man muss nicht zwischendrin pausieren und sich irgendetwas über irgendjemandes romantische Wallungen anhören.

Die, die die romantischen Wallungen mögen, finden dagegen den Gedanken, dass Hormone an Beziehungen beteiligt sind, zutiefst unromantisch: «Liebe ist auch nur Chemie» und so. Doch in Wirklichkeit ist er sehr romantisch! Nicht nur, weil er uns zeigt, dass das Ganze real ist und uns bis in den letzten Winkel unseres Körpers beeinflusst – von den schwitzenden Handflächen über ein schnell klopfendes Herz bis zum Immunsystem. Sondern auch, weil die Konsequenzen daraus uns zwingen, die Liebe ernst zu nehmen. Als Grundbedürfnis.

Unsere Bindungshormone bieten uns so wunderbare alltagsrelevante bis überlebenswichtige Kniffe, dass in den kommenden Kapiteln einige der fundamentalsten Lehren stecken, die wir aus Hormonen ziehen können. Für Eltern und ÄrztInnen und jeden, der irgendwas mit Menschen macht.

Worin sich Romantiker und Rationalisten allerdings einig sind: dass Hormone bei der Liebe etwas mit unserem Hirn anstellen. Also was Irrationales. Kleine Wolken aus rosarotem Störfunk. Sollen manchmal sogar blind machen.

Wenn es um das Klischee «hormonelle Unzurechnungsfähigkeit» geht, dann gehört Liebe zu den schnellsten Assoziationen. Um den ersten Platz auf dem Podium kann es sich dann mit der Schwangerschaft kloppen. Zum Thema Schwangerschaft kommen wir noch, aber erst mal haben wir noch eine Lanze für die Liebe zu brechen. Die Idee von der Unzurechnungsfähigkeit stimmt nämlich ... na ja schon ... aber nur zum Teil!

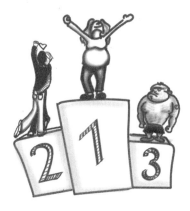

Wenn es einen Klischee-Wettbewerb um hormonelle Unzurechnungsfähigkeit gäbe, käme die Liebe mindestens auf Platz 2.

Hormone frisch verliebt: Bei Schmetterlingen im Bauch fragen Sie am besten Ihren Arzt oder Apotheker

Das Thema Liebe direkt nach dem Thema Stress zu erschließen ist deshalb sinnvoll, weil sich Stress und Liebe, besonders am Anfang, sehr ähneln. Denn Verliebtheit ist wahrscheinlich eine Weiterentwicklung des Balzrituals, und so führt sie sich auch auf. Voller Energie, hochmotiviert, die Augen nur auf das Objekt der Begierde gerichtet, ihm obsessiv hinterhertänzelnd.[169] Das Ergebnis ist ein schwindelig-schneller Anstieg an Leidenschaft, Intimität und Hingabe.

Der Ursprung dieser Verliebtheit steckt im Körper, was man schon daran erkennen kann, dass sie in wirklich allen Kulturen auftaucht. Selbst bei denen, die's sonst nicht so mit Gefühlen haben, wie Schwaben. Und sie wird auch fast immer gleich beschrieben: als veränderter mentaler Zustand mit aufdringlichen Gedanken an den anderen und mit Pläneschmieden über die nächste

Zusammenkunft (nach meiner Berechnung kreuzen sich unsere Bahnen in exakt 9,5 Jahren wieder. *Die* Gelegenheit, meine Liebe zu gestehen). Außerdem finden wir zur Umschreibung oft Wörter, die eine gewisse Geisteskrankheit ausdrücken: wahnsinnig verliebt, liebeskrank, von Sinnen, verrückt nach ihr. Madly in love, lovesick, amour fou.[170] Nichts davon klingt besonders angenehm. Ein verdrehter Kopf ist bestimmt nicht gut für den Nacken.

Liebe ist deshalb ein wunderschönes Beispiel dafür, warum wir hormonell nicht immer das kriegen, was wir uns wünschen, aber wenn wir Glück haben, das, was wir brauchen. Das Gegenteil von einem *Ikea*-Einkauf. (Teelichter, anyone?)

Was wir uns wünschen, ist im Grunde die permanente Verfassung der Anfangszeit: Wir brauchen die andere Person nur zu sehen, da geht schon die fröhliche Gehirnaktivierung los. Dopamin läuft zur Hochform auf. Die Belohnungsachse leuchtet lichterloh. Opioide werden ausgeschüttet bis zum Gehtnichtmehr. Der Hippocampus schreibt jedes Detail mit, und nachts können wir wach liegen und uns an den Erinnerungen wärmen. («... und dann hat er ‹Gesundheit!› gesagt. Seufz!») Verliebtsein ist wunderbar. Darum fragen wir uns in regelmäßigen Abständen: «Warum konnte dieses Gefühl nicht für immer halten!?» Spätestens, wenn der andere neben einem liegt und schnarcht. Also, warum? Weil das ungesund wäre. So einfach ist das.

Tatsächlich ist das Hormonprofil im ersten frischverliebten Stadium der pure Horror. Sie wissen schon, die Phase ganz am Anfang, in der noch nicht mal geklärt ist, ob Sie das jetzt «Daten» nennen oder wie sonst. Serotonin, Noradrenalin, Dopamin, die den Frischverliebten ständige Luftsprünge bescheren, drohen sofort in den Keller zu fallen, wenn die Auserkorenen mal eine SMS nicht beantworten (jedenfalls seit gestern Nacht um drei, als wir sie geschrieben haben, bis heute Morgen um fünf – was wir wissen, weil wir seitdem nicht geschlafen haben). Himmelhoch jauchzend, zu Tode betrübt: die zwei Daseinszustände der Schwerverliebten. Auf einmal befinden sich unsere Hormonwerte auf einem Level, das ernsthaft unser Immunsystem gefährdet, und wir bleiben buchstäblich verschnupft zurück. Wissen Sie, wer außerdem einen gefährlich schwankenden Serotoninspiegel hat? Menschen mit Zwangsstörungen.[169]

Das Einzige, worauf wir uns in dieser Zeit verlassen können, ist Kortisol. Das bleibt immer hoch. Einen Brief an Ihren Liebhaber zu schreiben, setzt weitaus mehr Stresshormone frei als an den Brieffreund in Kanada. (Zumal man Liebesbriefe üblicherweise nicht mit «Wie geht es Dir? Mir geht es gut. Das Wetter ist schön» beginnen kann.)[171] Und im Stress wollen wir erst recht, was uns glücklich macht – oder besser «wer».[170] Wenn Sie einem Wissenschaftler ohne weitere Erklärung ein paar dieser frischverliebten Hormonwerte zeigen würden, würde der Ihnen die Visitenkarte eines Therapeuten zustecken.

Wie ähnlich sich Liebe und Sucht am Anfang sind,[85] sieht man schon daran, dass es sehr viele wissenschaftliche Artikel zu der Frage gibt, wo eigentlich noch mal der Unterschied liegt.

Alles zusammengenommen heißt das einerseits was Romantisches: Andere Menschen können bei uns das gleiche Gefühl auslösen wie Opium. Und das mit einem einzigen Augenkontakt. Aber andererseits bedeutet das: Liebe ist *auch* ein Nach-mir-die-Sintflut-Prinzip. Sie strapaziert das Immunsystem und all die anderen Stellen im System, wo es im Stress auch immer knackt und knirscht.

Für unsere körperliche Gesundheit wäre Dauerverliebtheit demnach ziemlich anstrengend. Genau genommen wäre es nicht mal für unsere Beziehung ideal. Denn wenn wir Feuer und Flamme sind, halten sich die durchdachteren Gehirnregionen, genauso wie die Amygdala, merklich zurück.[169] Weniger Denken, blindes Vertrauen. Der Kern der frischen Liebe. Blöderweise brauchen wir genau diese Areale, um uns in den anderen reinzuversetzen und -zufühlen, ihn zu verstehen. Das heißt, de facto würden wir unsere Fähigkeit, uns dem anderen gedanklich zu nähern, aufgeben für ... permanente Unsicherheit. Wollen Sie sich ständig fragen, ob sich Ihre Ehefrau *wirklich* für Sie interessiert oder Sie ihre Signale falsch gelesen haben? («Ich meine, wir haben drei Kinder, aber vielleicht wollte sie einfach nicht unhöflich sein?») Wollen Sie wirklich einen Partner, der beim kleinsten Zeichen von Zurückweisung zusammenzuckt und dann erst mal eine Grippe kriegt? Wollen Sie zu Hause wirklich immer Hosen tragen?

Dagegen lässt sich wahre Liebe idealerweise irgendwann von einer Suchtkrankheit unterscheiden, vor allem durch ihre Wandelbarkeit: Man kann sich entlieben, und man kann sich umlieben, aber vor allem kann man Verliebtheit weiter entwickeln.

Das Ganze kann man mit einem Bund vergleichen, der unter großer Hitze geschmiedet wird: Am Anfang sprüht es Funken, und das Material wird gefährlich erhitzt und gedehnt, bis es droht zu zerfließen. Kortisol, Adrenalin, Serotonin. Das alles macht die Bindung möglich. Aber idealerweise legt sich das Feuer in der Schmiede irgendwann. Und das, was dabei entstanden ist, ist stabiler. Vielleicht sogar ein bisschen feuerresistenter. Auf lange Sicht werden die Liebenden nämlich – mit etwas Glück – mit einem niedrigen Stresshormonlevel belohnt.[169] Mit Testosteron läuft es ähnlich[169]: In den ersten ein bis zwei Jahren einer Beziehung ist es höher als bei Singles, danach sinkt es ab.

Fragt sich nur, auf welcher Ebene die eigentliche Reaktion stattgefunden hat. Dafür müssen wir auf ganz andere Hormone gucken: Oxytocin und Vasopressin. Wenn wir vorhersagen wollen, welches Paar in sechs Monaten noch glücklich sein wird, dann sind sie eindeutig der bessere Ansprechpartner.[43] Beide steigen am Anfang an, aber sie bleiben, wenn sich das Feuer zurückgezogen hat, und sorgen dafür, dass das, was rauskommt, stärker verbunden ist als das, was reingegangen ist. Diese Hormone sind der eigentliche Kern der Liebe. Höchste Zeit also, sie besser kennenzulernen.

Weil wir ja immer erst mal mit den Mythen aufräumen, fangen wir an mit Oxytocin. Schließlich wird es davon nahezu umrankt.

600 Millionen Jahre Oxytocin: Kuscheln für Blutegel

Oxytocin hat viele Namen: «Kuschelhormon», «Vertrauenshormon», «Romantikmolekül» oder gar «moralisches Molekül». Die meisten davon stammen aus seiner ersten Ruhmeswelle, als es gerade entdeckt worden war. Zu der Zeit waren alle Erkenntnisse noch so herzerwärmend, dass wir kurz davor waren, Oxytocin über Sprinkler zu verteilen.

Noch heute verticken findige Onlinefirmen Oxytocin in Sprühfläschchen für vierzig Euro fuffzig. Wahlweise unter der Überschrift «Treue aus der Flasche» oder «Die sentimentale und sexuelle Erfüllung wiederherstellen». Bleiben Sie dran, wenn wir über die nächsten Kapitel immer mehr aufregende Gründe entdecken, warum Online-Oxytocin für beides eine saublöde Idee ist. Wobei mich schon mal interessieren würde, was eigentlich «sentimentale Erfüllung» ist.

Auf die erste Hype-Welle folgte Ernüchterung: Es war wohl doch alles komplizierter oder gleich ganz wirkungslos. Und so hat sich Oxytocin eine neue Bezeichnung zugezogen: «Bullshit».

All diese Sichtweisen sind ein bisschen anmaßend in Anbetracht eines Moleküls, dessen Vorläufer mehr als 600 Millionen Jahre alt sind. Die Evolution schleppt keinen Bullshit 600 Millionen Jahre durch die Gegend.

Und «das moralische Vertrauensmolekül»? Was hat es denn die ersten paar hundert Millionen so gemacht? Rechtsprechung für Bandwürmer? Selbst wenn man bedenkt, dass sich die Rolle von

Hormonen über die Zeit ändert, wäre es ziemlich komisch, wenn wir für so etwas Modernes wie Moral auf den letzten Metern extra ein Hormon entwickelt hätten. Es gibt im Gehirn keinen Moralschalter, und darum kann Oxytocin ihn auch nicht umlegen. Aber nur, weil ein Hormon nicht das macht, was wir uns ausgedacht haben, ist seine Wirkung nicht eingebildet. Und es ist auch nicht unnütz. In Oxytocins Fall ist es sogar das genaue Gegenteil. Dafür reicht schon ein Blick auf seinen Lebenslauf:

Zu den Anfängen ihrer Karriere haben Oxytocin und seine Analogformen in ziemlich vielen Bereichen gejobbt und viele davon nie aufgegeben. In der Sinnesverarbeitung von Fadenwürmern zum Beispiel. Oxytocin und Co reisten schon früh an alle möglichen Orte im Körper, dockten mal hier und mal da an, vom Riechkolben bis zum Rückenmark. Später beginnt Oxytocin dann die Tonlage und das Langzeitgedächtnis von Fischen und Kröten mitzugestalten sowie die Bildung von Vogelschwärmen. Aber auch, etwas näher an uns Menschen dran: die Paarung von Echsen und Schlangen. Warum ist das wichtig? Weil wir damit verstehen, wo unser merkwürdiges Verhalten herkommt und wie tief es im Körper verankert ist. Muskelkontraktion zum Beispiel: Oxytocin ist in der Lage, Muskeln dazu zu bringen, sich zusammenzuziehen. Das klingt nicht allzu romantisch – es sorgt unter anderem dafür, dass Blutegel zucken. Aber auch dafür, dass Eier gelegt werden (es wird schon *deutlich* romantischer) und Kinder geboren. Außerdem ermöglicht Oxytocin mit seinem Effekt auf die Muskeln rhythmische Wackelbewegungen, und die findet man nicht nur in der Paarungsbewegung der Fadenwürmer, sondern auch im sanften Hin und Her, mit dem Eltern ihre Neugeborenen in den Schlaf wiegen. Das ist schon ziemlich liebevoll. Und es gipfelt im Höhepunkt: ohne Muskelkontraktion kein Orgasmus und ohne Oxytocin keine Erektion.[43]

Ein paar sehr unterschiedliche Formen von Liebe und ein ziemlich zuckender Blutsauger – aber dasselbe Hormon. Ist es nicht schön zu wissen, dass wir uns auf die Weisheit so vieler Jahre Evolution verlassen können in dem, was wir als Eltern oder als Partner so anrichten?

Auch wenn Oxytocin ein Tausendsassa ist, ist die Erfindung des Soziallebens mit ziemlicher Sicherheit das Werk, für das man es im Gedächtnis behalten wird. Sein Meisterstück.

Wer hat die Liebe erfunden?

Schon immer sucht der Mensch nach Orientierung, wenn es um die perfekte Beziehung geht. Also, zumindest seit sich Brangelina getrennt haben. Und dann fanden wir sie: eine monogame Präriemaus. Wer hätte das gedacht!

Dafür, dass Menschen seit Jahrhunderten die Liebe zu einem unendlichen Mysterium deklarieren, waren sie sich lange Zeit ziemlich sicher, dass andere Spezies damit nichts zu tun haben. Dabei halten Otter Händchen, damit sie beim Schlafen im Wasser nicht auseinanderdriften. Aber das nur am Rande, denn am Ende haben wir nicht von Ottern gelernt, sondern von Mäusen. Ausgerechnet. Eine Spezies, deren Mitglieder sich großenteils dadurch auszeichnen, in einer fröhlichen Jeder-mit-jedem-Dynamik den Moment zu feiern.

Aber genau da fanden wir plötzlich etwas ziemlich Einzigartiges. Man muss nur richtig gucken. In der Überfamilie Mäuseartige, Unterfamilie Wühlmäuse, saßen sie: Microtus Ochrogaster, die Präriewühlmäuse, alias Präriemäuse. Sie nennen sich Ma und Pa. Ihre

Bindung ist lebenslang. Vor allem ist sie so stark, dass sie in erheblichen Stress geraten, wenn sie mal eine Nacht alleine verbringen müssen, weil der Präriemauspartner zu einer Fortbildung muss. Ist Ma allein zu Hause, hat sie nicht mal einen Eisprung. Sex, der nicht der Fortpflanzung dient, halten unsere zwei Mäuse für überschätzt ... wie Katholiken. So sehr sind die zwei verbunden. Bis dass der Tod sie scheidet, und eigentlich auch darüber hinaus. Wenn Pa nicht mehr ist, wird Ma den Schwanz ziemlich lange hängen lassen.

Ungemein inspirierend! Menschheit und Forschung waren hellauf begeistert. Wenn's in der Natur Paare gibt, die ihr ganzes Leben lang gemeinsam in Richtung des Sonnenuntergangs fliegen, watscheln oder schwimmen, dann ist das ja quasi Ehe! Darum haben wir auch gleich versucht, ihre Treue zu testen. Die Natur hat darauf so was geantwortet wie: «Ha!»

Seit es DNA-Tests gibt, wissen wir über unsere Mäuse etwas Spannendes und weitaus weniger Katholisches: Ihre monogamen Beziehungen ergänzen sich mit einem bunten Durcheinander aus Patchworkfamilien und Ziehvätern. Selbst die Eisprünge brauchen zwar *einen* anwesenden Partner, aber nicht *den* einen. Und bei der Futtersuche kommt man eben doch ein bisschen rum. Eine erhellende Erkenntnis für die Forscher, die bis dahin schon ziemlich lange und ziemlich verzweifelt mit dem Notizblock vor dem Glas saßen in der Hoffnung, treue Mäusepaare zu identifizieren («Tag 798, die Maus möchte sich nicht festlegen»).[136]

Oh, und wo wir schon dabei sind: Präriemäuse sind – ebenfalls überraschend – sehr engagierte Väter.[172] Bei Monogamie im Tierreich geht es also ums Zusammen-alt-Werden, nicht unbedingt um Sex. Aber das ist ja auch schon spannend genug. Zumindest wirft es die Frage auf, was an diesen Mäusen anders ist. Äußerlich gleichen sie ihren nichtmonogamen Gesellen jedenfalls wie ein Ei dem anderen.

Der Unterschied dagegen ist denkbar unscheinbar und bleibt dem bloßen Auge verborgen: ein paar Oxytocin- und Vasopressin-Rezeptoren an den richtigen Stellen. Diese Rezeptoren sind für das Ganze so entscheidend, dass sich die komplette Paar-Begeisterung unserer Mäuse über diese Stellschraube ummodeln lässt. Wenn man an den Genen für die entsprechenden Rezeptoren dreht, kann man die lebenslange Liebe im Labor schaffen.[169] Jedenfalls die Mäusevariante – müssen Sie jetzt wissen, ob es das ist, wonach Sie suchen.

Darum sind Oxytocin-Rezeptoren auch der springende Punkt, wenn es um die individuellen Unterschiede geht: Denn nicht jede Präriemaus träumt von der großen Liebe. Der Unterschied zwischen denen, die wandern, und ihren Artgenossen besteht – Sie ahnen es – in der Oxytocin-Rezeptordichte. Wieder machen ein paar hormonelle Änderungen den ganzen Unterschied, und wir können uns statt «beziehungsunfähig» jetzt «Wandermaus» nennen.

Die Oxytocin-Rezeptoren sind die Grundlage, auf der unsere Mäuse ihr Sozialleben aufbauen. In der Amygdala bestimmen sie über ihr soziales Interesse und im Nucleus Accumbens über die Romantik.

Man kann das so zusammenfassen: Liebe zwischen erwachsenen Mäusen bedeutet, dass sie den andern belohnend finden, während Freundschaft erst mal darauf beruht, dass man andere Leute *nicht* anstrengend findet (wir kommen noch dazu, inwiefern das menschliche Sozialleben auf die gleichen Säulen baut). Aber das ist vielleicht nicht das Entscheidende. Wie wir schon aus der Abteilung Verlangen wissen: Der Nucleus Accumbens hat auch einen gewissen Hang zur Obsession.

Paarbindung hormonell gesehen: Hab dich angeleckt, jetzt darf ich dich behalten

Liebe aus Mäusesicht, das ist nicht völlig anders als das, was wir vom Essen kennen – oder von jedem anderen Verlangen. Noch eine Parallele zur Sucht: Den Anfang machen natürlich die Dopamin-D2-Rezeptoren. Wir erinnern uns: Das sind jene Rezeptoren, die uns darin unterstützen, Neues auszuprobieren, damit wir den Arbeitsaufwand bei der Partnersuche als belohnend empfinden – und jeder weiß, dass das Arbeit ist.[169] Wenn Oxytocin und Vasopressin mit Dopamins Hilfe diese Rezeptoren aktivieren, verlieben sich unsere Präriemäuse buchstäblich auf den ersten Blick. Auch ohne Begattung. Aber sie hilft natürlich. Oxytocin beim Weibchen und Vasopressin beim Männchen verkürzen die Trinkpause zwischen zwei Akten sowie die Zeitspanne zwischen den Höhepunkten. In dieser Zeit der Nähe passiert etwas, das wir schon vom Verlangen kennen: der Abbau von D2-Rezeptoren zugunsten von D1.[43] Vorher im Text hat Dopamin den anderen Hormonen ihren Einsatz gegeben. Diesmal sind es die Bindungshormone, die für die Liebe die Dopaminantwort umstellen und damit buchstäblich in unserem Gehirn herumsortieren. Mit ein paar entscheidenden Einflüssen auf die Bindung.

Wir erinnern uns: D1 will vor allem am Bewährten festhalten. Ansonsten kriegt es schlechte Laune. Auch bei unserer Präriemaus verschieben sich die Prioritäten jetzt vom Kennenlernen zur Furcht, den anderen zu verlieren, und Wege, die von der Partnermaus wegführen, werden plötzlich sehr unattraktiv.

Fragt sich nur, was wir von den Mäusen darüber lernen können, wenn Menschen miteinander verschmelzen?

Warm, wärmer, heiß: Was Hormone unter der Bettdecke machen

Auch wenn Menschen zueinander finden, arbeiten Dopamin und Oxytocin zusammen. Oxytocin wird freigesetzt, wenn man all jene Körperteile stimuliert, die man beim Sex so stimuliert, und zusammen mit Testosteron und Östrogen trägt es zur allgemeinen Erregung bei, einschließlich der dazu passenden Erektion.

Auch der Orgasmus ist Oxytocin-Territorium. In die Nase gesprühtes Oxytocin kurz vor dem Höhepunkt sorgt für mehr Opioide und Dopamin im Blut, intensiviert die Erregung und beschleunigt den Herzschlag.[173] Und das schon bei Masturbation. Beim Gemeinschaftssex erhöht es die orgastische Intensität und die Befriedigung danach, genauso wie die Entspannung.[174]

Bevor Sie jetzt doch ein Fläschchen im Internet bestellen («... und dann noch Acid»), sollten Sie sich vielleicht daran erinnern, dass Oxytocin sowieso ausgeschüttet wird, wenn man die passenden Körperteile stimuliert, allen voran Brüste. Das Oxytocinlevel beim Höhepunkt und damit die Frage, wie zufrieden wir letztlich mit dem Sex sind, ist oft schon beim Vorspiel geklärt. Später, während des Orgasmus, sorgen Dopamin und Opioide fürs Belohnungsgefühl und dafür, die Lernerfahrung festzuhalten à la: «Das machen wir wieder.» («Also denn, nächstes Jahr, gleiche Zeit!»)

Am Ende sorgt Prolaktin für die Sättigung, indem es genau dieses Dopamin hemmt (übrigens 400 Prozent stärker nach dem gemeinsamen Verkehr, verglichen mit dem Solo-Akt). Funktioniert so auch nach dem zweiten Bissen von jedem Cup Cake. Da es aber in regelmäßigen Abständen Gerüchte gibt, nach denen Menschen noch ein zweites Mal Sex haben, müssen wir davon ausgehen, dass es noch andere Aspekte der Lust gibt, die sich nicht ganz so leicht sättigen lassen.

In jedem Fall gibt Ihnen das hormonelle Zusammenspiel nach dem Sex ein Zeitfenster von 20 Minuten träger Sättigung, bis sie zum allgemeinen Einschlafen aufrufen. Besonders bei Männern sinken Adrenalin und Noradrenalin. Postkoitales Intervall, wie es so romantisch heißt. Zeit genug, um noch ein wenig engumschlungen dem Herzschlag des anderen zu lauschen, Ihre Partnerwahl sowie sämtliche anderen Lebensentscheidungen der letzten fünf Jahre zu überdenken oder einfach einzuschlafen.

Auch zur Ruhe nach dem Sex trägt Oxytocin bei, und es ist doch schön, dass die Natur dieses System erdacht hat, das es Ihnen ermöglicht, noch weiter Bindung zu schaffen, ganz ohne das Risiko, irgendetwas Blödes zu sagen.

Ist der Bund erst mal geschmiedet, sorgt Oxytocin möglicherweise auch im Menschen für das gewisse bisschen Obsession. Oder zumindest dafür, dass wir zu Alternativpartnern etwas mehr auf Distanz gehen.[175]

Ob sich auch bei der Menschenliebe die Zahl der D2-Rezeptoren ändert, hat sich leider noch niemand angeguckt. Aber wenn man bedenkt, dass es der D2-Abbau ja auch schafft, uns an Alkohol und Computerspiele binden, wäre es schon merkwürdig, wenn die Natur dabei die Bindung an andere Menschen vergessen hätte. Darum haben Menschen, die sich schwer von Drogen und Alkohol lösen können, auch größere Probleme, ihr Herz von anderen loszueisen.[44] Sex macht Liebessüchtige übrigens erst recht rückfällig. Noch ein guter Grund, mit Leuten, in die man sich absolut-partout-gar-nicht verlieben möchte, nicht zu schlafen.

Vielleicht hilft uns dieses Wissen auch, ein paar Beziehungsprobleme in unserem Bekanntenkreis besser zu verstehen. Die, die sich getrennt haben, weil der Funke fehlte, sich jetzt aber trotzdem vermissen (eindeutig der Wechsel von D2 zu D1), oder die schon lange Getrennten, die immer noch «Nothing compares to you» singen. D1 macht eben blind für Alternativen. Kein Wunder, dass es so viele Sprichworte gibt, die uns versichern, dass andere Mütter auch schöne Söhne haben und das Meer ziemlich viele Fische – weil wir sie brauchen.

Oxytocin und Vasopressin spielen also eine Rolle, wenn Mäuse und Menschen sich binden. Aber die Paarbindung als solche ist eigentlich nur ein ziemlich kleiner Teil unseres Soziallebens. Genau genommen ist sie selbst ein kleiner Teil unserer Beziehung.

Großprojekt Sozialleben

Dass Liebe nicht nur Paarbindung ist, sieht man schon allein daran, dass wir unsere Kosenamen von allerlei anderen Beziehungsmodellen klauen. Ältere Pärchen nennen sich «Mutti» und «Vati», jüngere «Daddy» und «Babe» (was beides auf seine eigene Art verstörend ist). Und Facebookfotos verkünden: «Ich heirate meinen besten Freund.»

Ob Liebe für neue Babys, zwischen alten Bekanntschaften, Mensch und Tier, den Singles, die sich alle 11 Minuten über *Parship* verlieben (wie zur Hölle rechnet man das?), zwischen den enthusiastischen Mormonen mit 23 Kindern (24 am Ende des Satzes), den besten platonischen Freunden (glaubt *er* vielleicht), Karli, Leo und Tim, den zwei Männern, die gerade auf dem Balkon gegenüber in Unterhose Kaffee trinken (einer gießt eine Hanfpflanze) – hormonell gesehen ist das alles fast das Gleiche. Vor allem aber: gar nicht selbstverständlich. Alles an der «Wunderwelt Soziales» mussten wir im Laufe der Evolution eigens ausbaldowern. Aber es hat sich gelohnt, denn heute nehmen Beziehungen in unserem Leben eine weitaus größere Stellung ein als die Angst vor Bären.

Das ist nicht selbstverständlich: Um sich zu überzeugen, dass Soziales nicht alternativlos ist, fragen Sie einfach jemand Introvertiertes. Andere Menschen? Überschätzt. Smalltalk? Sinnlos. Kennenlerntage mit lustigen Teamworkaufgaben? Wahrscheinlich das Schlimmste, was die Menschheit jemals hervorgebracht hat. Soziales versteht sich nicht von selbst, und Molche müssen *nie* zu Kennenlernabenden. Aber die standen natürlich auch nicht am Anfang unseres langen Wegs zur Gemeinschaft.

Noch bevor sich unser Gehirn der großen verantwortungsvollen Aufgabe gewidmet hat, uns an einen Partner zu binden (oder zumindest an einen Kegelclub), hat es sich erst mal im Kleinen ausgetobt – was als Aufgabe vielleicht sogar noch schwieriger ist. Denn Kinder sind hilflos und laut, und toll riechen tun sie nur in unregelmäßigen Abständen. Trotzdem muss die Eltern-Kind-Bindung funktionieren. Mit jeder Menge Pufferzone.

Immerhin geht es nicht um ein unwichtiges Pilotprojekt, sondern um das Konzept Säugetier an sich. Präsentiert von den Machern von Vogeleltern, Fischen und Seepferdchen. Wenn die Natur das erst mal geschafft hat, ist es eigentlich nur ein Katzensprung zu allem, was später in der Romantik folgt: ankuscheln, trösten, überhaupt die Bereitschaft, andere um sich herum in einem Umkreis von zehn Metern zuzulassen.

Das ist durchaus sinnvoll, denn unser soziales Netz wurde irgendwann unverzichtbar, um uns und dem Nachwuchs das Überleben zu sichern. (Haben Sie schon mal versucht, ein Mammut zu jagen? Neulich im Supermarkt haben Sie keinen Grillkäse gefunden.) Entsprechend haben sich unser Gehirn und unser Hormonsystem angepasst und das, was sie durch das Elternsein gelernt haben, auf den Rest der Welt übertragen.

Also einmal soziale Evolution im Schnelldurchlauf, und was sie für unsere gesammelten Beziehungen bedeutet.

Vier Säulen für das Sozialleben

Der erste Schritt im Projekt Soziales war einfach: Er bestand in der kompletten Umstrukturierung des Hirns an sich. Und wieder liegt der entscheidende Unterschied in den Oxytocin- und Vasopressin-Rezeptoren.

Die Orte, an denen Oxytocin bei den frisch gebackenen Eltern andockt, kennen wir nur zu gut: Amygdala und VTA, der Hippocampus und der präfrontale Cortex. Es sind Teile des Belohnungs- und Stresssystems, Gegenden, mit denen wir neue Informationen abspeichern und komplexe Zusammenhänge verarbeiten. Vier Säulen, auf denen unser Sozialleben steht. Machen wir's wie üblich und fangen an auf der Salience-Ebene.

Die erste Säule: Ruhe

Die erste Säule ist Ruhe. Die meisten Oxytocin-Rezeptoren gibt es an Insula und Amygdala, also den etwas aufgeregteren Regionen mit einem Hang zum Negativen. Das zeigt uns, dass große und kleine Menschen vor allem eins sind: beängstigend.

Damit wir uns trotzdem zusammenreißen und hin und wieder Menschen in unsere Wohnung lassen, legt Oxytocin die HPA-Achse lahm und besänftigt unsere fundamentale Unruhe angesichts der Gegenwart anderer Menschen.[43] Das schafft Vertrauen.

Auch gegenüber Kindern ist es anscheinend eine Hauptaufgabe von Oxytocin, großzügig alles zu drosseln, was uns an kontraproduktiven Reaktionen einfällt. Oxytocin unterdrückt bei Vätern Feindseligkeit[176], bei Müttern das Bedürfnis, Stressbälle zu drücken[177] – ein Vorbote für allgemeine Handgreiflichkeit.[178] Zusammen mit den Opioiden sorgt Oxytocin dafür, dass wir nach dem Sozialkontakt sogar *weniger* Stress haben als vorher, einschließlich der Arten von Stress, die uns unser Sozialleben erst eingebrockt hat (Trennungsangst!).[117,179]

Dabei haben negative Gefühle in unserem Sozialleben natürlich auch ihre Daseinsberechtigung. Nicht nur fürs **Schwarzbuch verdammt doofen Verhaltens**. Auch für die Empathie. Wenn Sie sich den großen Zeh anhauen und fluchend Zeter und Mordio schreien, wünschen Sie sich auch, dass Ihr Partner im Nebenzimmer zumindest mal ein bisschen alarmiert guckt. Darum unterstützt Oxytocin auch unsere Sensibilität für genau diese Gefühle.

Das Motto der Hormone ist also: Allgemeine Entspannung und dann schnelles Handeln, wenn es drauf ankommt.

Die zweite Säule: Begeisterung

Die nächste Säule ist Begeisterung. Denn natürlich reicht es nicht, vor unserem Nachwuchs nicht schreiend wegzurennen. Idealerweise sollten wir Lust haben, Zeit mit ihm zu verbringen. Auch dafür ist Oxytocin mitverantwortlich.

Oxytocin weckt die Begeisterung für Babys und Dinge, die wie Babys aussehen.[117] Aber sehr individuell und wie stark, wird vererbt. Wo die einen Kinderwagen enthusiastisch aus fünf Kilometern Entfernung erspähen, finden andere ihn nur interessant, wenn er ihnen in die Hacken fährt.

In einer Studie, an der ich in Utrecht mitgearbeitet habe, haben wir z. B. herausgefunden, dass die Ummantelung der Oxytocinrezeptorgene dabei eine Rolle spielt. Dafür misst man einfach das Strahlen der ProbandInnen angesichts eines Stapels Kinderbilder mit Photoshop-Niedlich-Filter (große Augen: check! Große Stirn: check! Kleiner Mund: check!) oder zum Vergleich das Gegenteil (kleine Augen, kleine ... Ah! Jetzt sieht es aus wie mein Steuerberater). Und dann messe man, wie sehr die ProbandInnen strahlen.

Das Ergebnis: Je weniger die Ummantelung (also wahrscheinlich je mehr Oxytocin-Rezeptoren) desto stärker das Adlerauge beim Erspähen von Kulleraugen und Kindchenschema.

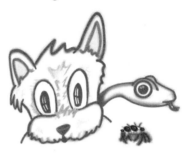

Große Augen machen per se alles niedlich. Auch Motten, Fledermäuse und Spinnen (besonders, wenn Ihr Oxytocinrezeptor-Gen schwach ummantelt ist). Gutschigutschigu!

Weniger Sensibilität, und alle oder gar keine Babys wurden angelacht. Je nach persönlicher Vorliebe und unabhängig davon, ob sie nach der *Photoshop*-Behandlung zum Umfallen niedlich aussahen oder im Gegenteil mehr wie ein kleiner Fisch. Wenn wir das mit der Information kombinieren, dass Menschen auf das Kindchenschema sogar bei Autos reagieren («Wie süüüß! Kulleraugenscheinwerfer!»), kann es sein, dass Ihre Oxytocingene mitentscheiden, was Sie von Mini-Coopern halten.*

Übrigens gilt auch: Je mehr Opioid-Rezeptoren wir haben (wie üblich eine Frage von Nature und Nurture), desto mehr schätzen wir soziale Kontakte, ganz egal, ob es um Nachwuchs oder romantische Beziehungen geht.[180,181]

---

* Moderne Autodesigns haben sich in ihrer Ausdrucksstärke übrigens bemerkenswert angeglichen und tendieren zu den Persönlichkeitsmerkmalen «kalt», «arrogant» und «aggressiv».

Damit hätten wir also schon zwei der wichtigsten Säulen unseres Soziallebens kennengelernt: keine Angst haben und sich freuen. Man könnte meinen, es sei offensichtlich, dass man beides für eine funktionierende Beziehung braucht, aber Menschen haben nun mal eine Tendenz, das Offensichtliche zu übersehen. Weil wir die Anfänge der Liebe so lange ausgeblendet haben, dachten wir ziemlich lange, dass sie a) ein viel zu vages Konzept ist, um darauf eine Ehe aufzubauen («... wenn ich heirate, dann nur, um unsere Allianz mit Frankreich zu verstärken») oder b) ihr Erfolg vor allem davon abhängt, wie Paare Probleme lösen. Jedenfalls ist es das, was am Anfang unermüdlich erforscht wurde. Das ist zwar schön und gut, aber auch ein bisschen am Thema vorbei. Denn will man vorhersagen, welche Paare sich in 13 Jahren noch lieben, dann ist die Anzahl der Streite dafür weniger informativ als die Frage, wie oft sie sich nett angucken. Langzeitliebe baut auf positiven Affekt: kuscheln, liebevoll gucken, nette Dinge über- und zueinander sagen – das sind die vielversprechendsten Vorboten. Ganz im Gegenteil zum Gegenstück: Nicht so nette Dinge übereinander sagen.[182] Beziehungen wackeln ohne positiven Affekt. Und das hätten wir schon alles früher rausfinden können, hätten wir uns nur mal wirklich aufmerksam mit dem Sexualleben der Mäuse beschäftigt.

Die dritte Säule: Erinnerung

Voraussetzung jeder Bindung ist natürlich, sich daran zu erinnern, mit wem man sie hat. Darum helfen Oxytocin und Vasopressin dem sozialen Gedächtnis auf die Sprünge. Und wenn man ihre Rezeptoren ausschaltet, wollen wir vielleicht noch Bindungen eingehen, wissen aber nicht mehr, mit wem. («Meine Helene und ich sind seit zehn Jahren zusammen.» «Mein Name ist Ute und ich habe den Mann noch nie gesehen.»)

Überhaupt ist das soziale Gedächtnis eigentlich nie irrelevant, ganz im Gegensatz zu Ihrem Wissen, dass um 333 bei Issus Keilerei war, obwohl Sie keine Ahnung haben, was ein Issus ist oder warum einen das interessieren sollte. Das soziale Gedächtnis ist höchstens manchmal nervig. («Was soll das heißen, ich soll endlich gehen lassen, was du 1987 gesagt hast?»)

An sich kann es nie schaden, sich an seine eigenen Kinder zu erinnern. Deshalb hat die Natur nach der Geburt vorsichtshalber ein Zeitfenster verschärfter Aufmerksamkeit eingerichtet, unter der Überschrift: «Leute die wir *jetzt* treffen, könnten wichtig sein.» («Ca. 52 Zentimeter groß, kahlköpfig, sagen Sie? Also, das sagt mir so *gar* nix.») Kortisol hilft ebenfalls mit, sich besser zu erinnern. Ehrensache, bei seinen guten Kontakten zum Hippocampus.[117]

Weil das Ganze evolutionär gesehen so alt ist, ist es auch noch ziemlich geruchsbasiert. Daher existieren Oxytocin-Rezeptoren am Riechkolben, und daher rührt die allgemeine Fixierung Verliebter auf Parfums oder, noch besser, frisch getragene Pullis, die nach ihm oder ihr riechen. Leider hat noch niemand untersucht, ob Oxytocins Gedächtnisstütze dafür sorgen kann, dass wir aufhören, Namen bereits in dem Moment zu vergessen, in dem wir sie hören. Wenn ja, wäre das wahrscheinlich die vierzig Euro fuffzig wert.

Selektivität

Selektivität ist kein Grundpfeiler der Liebe. Eher ein Merkmal. Aber wo wir gerade bei «sich erinnern, mit wem man die Bindung hat» waren, können wir darauf kurz eingehen. Denn wenn man über Oxytocin redet, kommt man eigentlich nicht umhin, anzumerken: Liebe ist nicht universell. Es gibt Dinge, die sind zu schön, um wahr zu sein. Und ein Kuschelhormon gehört eindeutig dazu. Darum folgt auch unser Rockstarmolekül dem Weg allen Ruhms: Auf den rasanten Aufstieg und Jubel folgen die ersten Enthüllungsgeschichten und ein Imageschaden, mit dem sein Marketingteam jetzt noch kämpft. («Der tiefe Fall eines Hormons») Im Schnelldurchlauf lässt sich unsere Einstellung zu Oxytocin zusammenfassen als: Ein Kuschelhormon! ... Gibt es nicht!! ... Und wenn doch, macht es vielleicht rassistisch!?

Die letzte Welle ist ein bisschen speziell. Und auch ein bisschen weit hergeholt, nicht nur, weil man mit Hormonen natürlich kein Rassismusproblem erklären kann. («Wenige Leute wissen, dass der AfD-Abgeordnete schon als Kind in den Topf mit dem Oxytocin gefallen ist.») Aber ein paar Erkenntnisse gibt es: Nämlich, dass wir unter dem betörenden Einfluss von Oxytocin-Nasenspray unseren eigenen Leuten mehr Vertrauen und Schutz schenken, ob in ökonomischen Entscheidungen oder in moralischen Dilemmata. («Würden Sie einen Trolley über einen Mann fahren lassen, um fünf zu retten? Was, wenn er Heinz heißt? Jacques? Carlos?») Die Wissenschaft war über diese Ergebnisse so aus dem Häuschen, das sie sich zu sehr unüblicher Dramatik hinreißen ließ und zu Aussagen wie: «Beschützerische Aggression wie von Mama Bär!» (Oxytocin knirscht mit den Zähnen). Allerdings kommt diese Welle schlechte Presse eigentlich mit ihrer eigenen ernüchternden Nachhut: Was nämlich niemand findet, ist, dass wir unter Oxytocin irgendjemanden *schlechter* behandeln. Die Ingroup behandeln wir besser,[183] aber die Menschen in der Outgroup behandeln wir ... genauso misstrauisch wie alle anderen unbekannten Leute auch. Und manchmal behandeln wir selbst die ein wenig besser. Dazu kommt, dass Gruppenzugehörigkeit auch wieder das ist, was wir daraus machen. Zum Beispiel beziehen sich viele von den Studien auf die Beziehung von Holländern zu Deutschen. Eine Unterscheidung, die 90 Prozent der Menschheit fundamental egal ist (warten Sie, bis die rausfinden, dass sich Holländer für Niederländer halten). Hormone arbeiten mit dem Gehirn, das da ist. Und je nachdem, wonach Sie unterscheiden, zieht auch Oxytocin seine Linie in den Sand. Und hin und wieder tritt es auch mal darüber. Die dunkle Seite des Kuschelhormons wird also längst nicht so heiß gegessen, wie sie gekocht wird.

Wieso sollte Oxytocin auch universell wirken? Liebe, Freundschaft und Elternsein sind ja sehr klar umrissene Phänome. Sie sind Eltern von X. Nicht von Y. Von Ihrem, nicht von jedem Kind. Nicht mal von allen, die Sie zum Kindergeburtstag eingeladen haben (und unter uns gesagt erst recht nicht von Lara-Marie, die ist unmöglich). Darum dreht Oxytocin die Begeisterung bei Ihrem *eigenen* Kind immer ein bisschen mehr auf.

Zusammengefasst: Oxytocin ist also ein Freund und Helfer mit klaren Vorstellungen, wer Ihre Freunde sind. Nicht mehr und nicht weniger. Eine gute Erinnerung, dass Hormone nie ganz und gar wunderbar oder abgrundtief schlecht sind, sondern flexibel angepasst darauf, was die Situation verlangt. Aber anstatt unseren ersten Eindruck etwas nuancierter zu gestalten, haben wir's erst in die eine, dann in die andere Richtung übertrieben, und das sah dann im Durchschnitt schon irgendwie überzeugender aus, irgendwie sachlich-kritischer (und das, obwohl plötzlich das Wort «Mama Bär» drin vorkommt). Es war aber eben genauso falsch. Oder zumindest genauso grob vereinfacht. Ein schönes Beispiel, dass die Dinge durch angestrengte Ausgeglichenheit und spontanes «Ich hab's ja gewusst!» gar nicht unbedingt wissenschaftlich akkurater werden. («Hier noch ein Experte, der findet, wir brauchen vielleicht *mehr* Klimawandel und Feinstaubbelastung.»)

Überhaupt ist Oxytocins Effekt ziemlich abhängig von den sozialen Signalen, die es bekommt. Soziale Signale lesen kann es nämlich gut. Oder besser gesagt: Wir können es sehr viel besser, wenn Oxytocin in unserem Gehirn den Platz dafür schafft.

Die vierte Säule: Das vernetzte Denken

Für die letzte Säule unseres Soziallebens docken unsere Bindungshormone an einen Teil des Gehirns, der bis jetzt immer eine Nebenrolle gespielt hat: der präfrontale Cortex.

Wo die Belohnungsachse und die Amygdala als Teil der Salience-Ebene die ganze Zeit sehr präsent waren (und hin und wieder auch der Hippocampus), hat sich der präfrontale Cortex in dem Ganzen Fight or flight eher dadurch ausgezeichnet, dass man ihn abgekoppelt hat. Wenn die Bindungshormone ihn jetzt aktiv einbeziehen, dann machen wir in unserer Erzählung einen Sprung nach vorne. Auch evolutionär gesehen:

Wenn man beim Menschen nach dem Schritt in der Evolution sucht, der aus Einzelgängern plötzlich Zweizelgänger macht, hat man die besten Chancen vor ca. 4,4 Millionen Jahren. Zu diesem Zeitpunkt hat sich der Homo erectus geeinigt, dass das Leben einfacher und weniger bedrohlich ist, wenn man weniger daten muss.[44] Wir haben also ungefähr die Hälfte unserer Hirnentwicklung im Team verbracht, besonders den Teil, wo wir so intensiv über den Aufbau unseres präfrontalen Cortex gebüffelt haben. Das ist mit ziemlicher Sicherheit kein Zufall. Im Gegenteil, wir gehen davon aus, dass es den ausgeprägten präfrontalen Cortex vor allem brauchte, damit wir mit der Herausforderung des Soziallebens klarkommen («Wir leben hier in einer Jagdgemeinschaft von 110 Leuten, und die Hälfte von ihnen find ich grundunsympathisch»). Darum ist es auch kein Wunder, dass es vor allem die sozialen Hormone sind, die diesen Bereich so gut mit dem Rest vernetzen.[133]

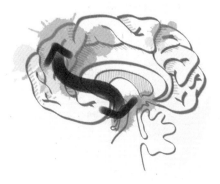

Oxytocin vernetzt Areale, die wir vom Executive- und Salience-Netzwerk kennen, und sorgt so quasi für Langstreckenkommunikation.[133]

Oxytocin bringt uns in den richtigen Geisteszustand fürs Soziale. Wir reagieren stärker auf soziale Signale, Bewegungen und Gesichter. Und das ausnahmsweise mal mehr auf glückliche als auf ängstliche. Das Salience-Netzwerk verliert einen Teil seiner üblichen Negativität. Alles wird vernetzter, und unser Cortex schafft es vielleicht sogar, ein paar sinngebende Gedanken über uns und unser Gegenüber dazwischenzuschieben.

Gegenüber unseren Kindern sorgt dieser Geisteszustand für Verständnis und innere Konfliktbewältigung, die wir hin und wieder durchaus brauchen. («Ich weiß, ich wollte ein Baby, aber im Nachhinein betrachtet wäre ein Dackel auch okay gewesen ...») Gegenüber unseren PartnerInnen ist er dafür verantwortlich, dass wir im Streit liebevoller und weniger feindselig diskutieren. (Pro-Tipp: vor wichtigen Beziehungsgesprächen erst die eigenen Brüste massieren.*)

---

* Sollten Sie sich als Mann jetzt fragen, ob das auch für Sie gilt, kann ich dazu leider nur den passenden Artikel zitieren: «The functions of male

Vielleicht ist das eine schöne Vorstellung: Wenn die frisch verliebte Hitze sich gelegt hat, bleibt ein Band aus schönen Gefühlen und angenehmer Entspannung. Der hektische Hintergrundbeat des Salience-Netzwerkes wird runtergedreht und gibt uns zum ersten Mal die Ruhe, den anderen wirklich wahrzunehmen. («Wah!»).

Zusammengefasst sorgen all diese Effekte dafür, dass wir Freiraum im Kopf haben für sozialen Kontakt und dabei im besten Fall auch ein Minimum an sozialer Kompetenz an den Tag legen. Sie geben uns die Ruhe, uns in den anderen hineinzuversetzen, und die Motivation, es auch zu tun. Das heißt, wir merken, wenn das Gegenüber dezent auf die Uhr guckt («Ob sie bald gehen muss? Dann muss ich mich wohl beeilen mit meiner detaillierten Ausführung darüber, warum Küchenmaschinen der Inbegriff von ‹spießig› sind») und ob unsere Bemerkung allgemeines Wohlwollen oder nur ein peinliches Schweigen auslöst (über das sie die Küchenmaschine im Nebenzimmer hexeln hören können).

Zu wissen, dass Soziales quasi ein eigener Geisteszustand ist, ist ziemlich wichtig. Allein schon als Erinnerung daran, dass wir den Sozial-Modus nicht einfach so aus dem Ärmel schütteln. Fragt sich nur, wie wir ihn dann erreichen?

In der Liebe sorgt die *Zeit* dafür, dass sich irgendwann die allgemeine Aufregung legt. Im Stress müssen wir das alles selbst hinkriegen. Und auf die Idee müssen wir erst mal kommen ... so mitten im Stress.

---

nipples are poorly understood.»[184] Und das, obwohl die Forschung doch sonst immer alles so gern nur bei Männern erforscht (siehe Teil 3). Immerhin lässt sich sagen, dass Oxytocin am Ersteifen der Nippel beteiligt ist. Wenn Sie erigierte Nippel haben, obwohl es draußen gar nicht kalt ist, dann ist das schon mal ein guter Hinweis für Oxytocinausschüttung.

Wann der Panik-Modus nicht mehr funktioniert – Und plötzlich müssen wir denken

Leo mag seinen Kumpel. Sie haben viel zusammen durchgemacht. Roadtrips und WGs. Leo mag seinen Kumpel also wirklich. Aber es ist wichtig, dass er sich das in regelmäßigen Abständen sagt. Denn gerade möchte er ihn umbringen. Die beiden sitzen in einem Neuköllner Café unter Kastanien und trinken Cappuccino. Das heißt, Leo trinkt Cappuccino. Der Kumpel hat seinen in drei nervösen Schlucken ausgetrunken. Leo seufzt innerlich. Klar, man muss da sein für einen Kumpel, der gerade seinen Mann und dessen Rauhaardackel und genau genommen auch seinen Job verloren hat. Aber jetzt würde er mit ihm einfach gern mal wieder über etwas anderes reden. Er selbst hat auch Deadlines. Und Probleme. Und eine Warnmeldung auf seinem Computer, die er seit drei Wochen ignoriert.

Das Gespräch verfällt in Cappuccino-Rühren und Schweigen. Vielleicht ist das ein guter Moment, in dem er mal selbst was anbringen kann. «Bei uns war's auch ein bisschen schwierig die letzte Zeit», setzt er an. Es funktioniert. Der Kumpel beißt an. Er hebt die Augenbrauen und hört mit dem Rühren auf. «Ach?» Leo macht etwas Ungewöhnliches und öffnet sich ein bisschen. Sonst nicht so seine Art, jetzt reine Notwehr. «Weißt du, Juliette und ich, wir versuchen es ja jetzt schon eine ganze Zeit.» «Mhmh.» Der Kumpel beugt sich vor. «Ich mein, ist wahrscheinlich ganz normal, dass das dauert. Aber ich weiß gar nicht, ab wann man anfangen sollte, sich Sorgen zu machen. Jedenfalls ist Juliette immer noch nicht schwanger und ...» Leo bricht ab, als er merkt, dass der Blick des Kumpels langsam nach unten links abwandert. «Schwanger ...», seufzt er, und seine Augen füllen sich mit Tränen. «Der Rauhaardackel war auch schwanger!» Und kurz darauf: «*Musstest* du mich daran erinnern?»

Im Stress sind wir unsensibel. Solange das Executive-Netzwerk noch in den Ferien ist, bietet sich unserem Gegenüber als Gesprächspartner entweder ein impulsives Salience-Netzwerk oder ein gedankenkreisendes Default-Mode-Netzwerk – und keins davon ist besonders gut in der Perspektivübernahme. («Ach, du wolltest auch was sagen?»)

Mehr als das: Im Stress sind wir manchmal regelrecht unsozial.[407] Dann stehen wir da und sind aggro und überfordert und schreien zu Hause den Goldhamster an. «Attacke» senkt das Kortisollevel und bringt gute Gefühle, und Testosteron denkt bekanntlich gar nicht dran, den Cortex zu Rate zu ziehen. Wir könnten diese Philosophie als «Whine and whale» zusammenfassen (heulen und hauen).

Dass es das Stresslevel senken kann, wenn man seinen Stress fachgerecht verpackt an die nächste Person weitergibt, wissen schon Mäuse. Blöderweise ist die nächste Person relativ häufig jemand, den wir eigentlich gerne haben (wenn die Person, die uns am nächsten sitzt, diejenige ist, die den Ärger verdient hat, ist das wahrscheinlich das erste Problem, das wir angehen sollten). Passend dazu korreliert der Stresshaushalt von Paaren, und das bereits beim Aufwachen.[185]

Interessanterweise verliert diese naturgegebene Verbindung zwischen den Stresshormonen zweier Partner einiges an Stärke, wenn wir mit der Beziehung zufrieden sind. In dem Fall scheint also irgendetwas anders zu laufen, was uns davon abhält, unsere Wut mit voller Wucht auf den Nahestehenden zu schleudern.

Ganz egal, ob es um Eltern oder Paare geht: Nach dem Streit müssen wir wieder Frieden finden. Darum ist es auch für jede Art von Beziehung ein gutes Vorzeichen, wenn es nach dem Streit gelingt, den übersprudelnden Stresshormonen, aber auch Testosteron in der Ankuschel- und Vertragensphase wieder einen Riegel vorzuschieben.[186,187]

Solange die Stresshormone noch wüten, fällt es uns nicht leicht, Verständnis für die andere Perspektive aufzubringen. («Ich sehe deinen Punkt. Wirklich! Aber er ist halt schon ... doof.») Geschweige denn, uns geborgen zu fühlen. Bevor wir's mit den Herausforderungen des Sozialllebens aufnehmen können, müssen wir also umschalten. Vom aufgeregten Hormonklima zu den beruhigenden Bindungshormonen. (Wenn dann eine Mail dazwischenkommt, schalten wir auch gern wieder auf Fight or flight zurück. Kein Ding.)

Zum Glück greifen uns die Hormone dabei unter die Arme: Damit wir auf die schlaue Idee kommen, uns nach Hilfe umzusehen, und diese Hilfe dann im Idealfall nicht auch noch vor den Kopf zu stoßen, werden im und nach dem Stress nicht nur alle möglichen aufgeregten Hormone freigesetzt, sondern immer wieder auch Oxytocin und Vasopressin. Selbst wenn Sie joggen gehen, ruft Ihr Körper schockiert nach Trost!

Das heißt zum einen, dass Bindungshormone freigesetzt werden in Situationen, die Sie so *gar* nicht mit Bindung verbinden. Und das eröffnet uns zum anderen einen ziemlich guten Ausweg aus dem Stress: Denn wenn die Bindungshormone da sind, beruhigen sie nicht nur die Angst vor anderen Menschen, sondern auch vor der Welt im Allgemeinen. Und damit sind wir angekommen bei der Verbindung von Fight or flight mit Tend and befriend.

WANN UNS DAS SOZIALE NETZ HÄLT
Zählen Serien als Social-Support-System?

«Raaaaah! Ich krieg heute so gar nichts gebacken!», flucht Juliette, direkt als Leo nach Hause kommt. «Was'n los?» «Ich hab einfach so verdammt viel zu tun, und dann versuch ich gleichzeitig drei Unterhaltungen auf *WhatsApp* zu führen – wusstest du, dass sich Gitti und Marcel getrennt haben? Jedenfalls krieg ich darum erst recht nichts gebacken, und das stresst mich noch mehr!» «Echt jetzt, Gitti und Marcel?» «Ja, echt tragisch. Irgendwas mit *Fortnite*.» Leo denkt eine Weile über Juliettes Problem nach: «Du könntest vielleicht die Unterhaltungen beenden?» Dafür wird er mit einem Blick bedacht, wie man ihn immer bekommt, wenn man um Verständnis gebeten wird und stattdessen mit Lösungsvorschlägen kommt. «Neee. Ich hab nie rausgefunden, wie man das macht, ‹Unterhaltungen auf *WhatsApp* beenden›. Was soll ich denn sagen? Tschüs, ich wasch mir jetzt die Haare?» «Na ja, sag halt einfach, du hast gerade keine Zeit zum Schreiben.» «Hmm ... das geht auch nicht ... ich hab ja zuerst geschrieben!» «Häh? Warum schreibst du denn Leuten, wenn du so im Stress bist!?» «Na *weil* ich so im Stress bin.»

Trösten – der Fels in der Brandung

Sobald die Bindungshormone reinkicken (und bei manchen Menschen tun sie das ziemlich schnell), suchen wir auch im Stress nach Nähe. Nach Freunden, nach Partnern. Stresshormone fördern Bindung. Deswegen wären Horrorfilme bei Dates eine tolle Idee, wenn unser Date dann nicht denken würde, wir würden Horrorfilme mögen.

Die Strategie ist klar: Wenn es keinen Fels in der Brandung gibt, an den wir uns festhalten können, halten wir uns eben aneinander fest. Wenn es nach Oxytocin geht, wählen wir in Gefahrensituationen selten Fight or flight, sondern schicken unsere PartnerInnen, damit die die Spinne wegmachen. Und nicht nur Oxytocin ist dieser Meinung. Auch von Kortisol wissen wir bereits, dass es uns im Stress an Menschen bindet.[188] Progesteron ist gleichzeitig ein Stresshormon und steigert Nähe.[189] Das heißt, wenn wir gestresst sind, halten wir seit Urzeiten nach Trost Ausschau. Und seit Urzeiten werden wir getröstet.[190] Wir haben das immer für eine unserer herausragenden Leistungen gehalten, aber auch Mäuse trösten,[191] und da muss man sich schon fragen: Was können wir eigentlich? Also, besonders gut?

Wie dem auch sei: Die Fähigkeit, trösten zu können, ist (natürlich) abhängig von den Oxytocin-Rezeptoren im Salience-Netzwerk.[190]

Wenn Sie die TrösterInnen Ihrer Wahl gefunden haben, steigt Oxytocin weiter an und macht dabei vor allem eins: es beruhigt.[179] Es verdrängt die Angst, besänftigt die Amygdala und schlägt ihr vor, das Ganze doch einfach noch mal mit dem frontalen Cortex durchzusprechen.

Und das ist nicht nur gut für unseren Gesprächspartner, sondern eindeutig auch für uns selbst.

Oxytocin im Körper – Liebe geht durch Mark und Bein

Oxytocin hat nicht nur Effekte auf unser Verhalten, sondern auch auf unseren Körper. Es beeinflusst das Gewebe, das wir für Osmose brauchen, für Energieregulation und Verdauung[192]; es steigert Insulin,[193] senkt Kortisol und das Blutdrucklevel. Diese Effekte können eine bis mehrere Wochen anhalten. Wunden heilen schneller, und weil Oxytocin mit den Opioiden zusammenarbeitet, können

Sie jetzt heiße Teetassen etwas länger anfassen (yay?). Und weil die Welt durch Oxytocin so gemütlich wirkt, nehmen wir auch schnell noch ein paar Pfund zu. Merken Sie sich einfach den Satz: «Mein Oberschenkelumfang ist ein Zeichen meiner tiefen Hingabe für dich.»

Wenn wir all diese körperlichen Effekte von Oxytocin kennen, fällt uns idealerweise auf, was für eine merkwürdige Idee es ist, sich Oxytocin zu bestellen, um damit willkürlich Leute zu überfallen («... und das ist die Geschichte, wie ich bei Barbara die Wehen ausgelöst habe»). Uns wird außerdem klar, warum elterliches Auf-das-Kind-Einsingen und Kindermassieren Stresshormone dämpft (übrigens besser als manch andere Eltern-Kind-Interaktion).[194,195] Alternativ können Sie auch die Mutter massieren, denn das ist gut fürs Oxytocin und die Mutter-Kind-Interaktion.[196] Zwei Fliegen, eine Klappe. Dabei geht es allerdings um weit mehr als um wohlig warme Kuscheligkeit. Es geht ums nackte Überleben.

Frühchenkuscheln. Rettet. Leben. – Warum die wichtigste Botschaft der Hormonforschung vom Känguru kommt

Liebe ist überlebenswichtig. Dass diese Erkenntnis heute weit verbreitet ist, verdanken wir ein paar kreativen Ärzten in Bogotá, Kolumbien, die mit der Gesamtsituation überfordert waren: zu viele Frühgeborene, zu wenige Brutkästen. In einem heldenhaften Moment von «... weiß ich jetzt auch nicht!» legten sie die übrigen Babys ihren Müttern in die Arme. Halb zum Warmhalten, halb zum Abschiednehmen. Und dann passierte etwas, womit sie nicht gerechnet hatten: Die Kinder erholten sich.

Auf dem Brustkorb ihrer Mutter kamen die Kleinen teilweise besser zu Kräften als in den isolierten Brutkästen. Der Durchbruch des Prinzips *Kangaroo Care*. Kängurukuscheln rettet buchstäblich

Leben. Und das alles ohne zusätzliche Medikamente und hohe Kosten.[197] Das ist ein ziemliches Wunder.

Heute kennen wir immer noch nicht alle Wege des Kängurus, aber die Meta-Analysen zum Thema sind sich so einig wie sonst nur bei der Frage, dass Dauerstress dem Hirn nicht gefällt. Sie bescheinigen dem Känguru-Prinzip eine lange Liste von allerlei Schönem und Gutem – besonders in seiner Oben-ohne-Variante mit Hautkontakt pur. Es sorgt für verbesserte Gesundheitswerte in Sachen Kopfwachstum, Atmung, Herz und Glucose auf der einen Seite, und auf der anderen für eine deutliche Abnahme an Krankenhaustagen und allerlei bedenklich und sehr griechisch klingenden Risikofaktoren wie Sepsis oder Hypoglykämie.[198] Allgemein weinen Känguru-Kinder auch weniger, selbst wenn schmerzhafte Tests anstehen – ein Hoch auf die Opioide! Und das Gleiche gilt für allen anderen Stress, der noch kommt (waaah! Baden!). Je dramatischer die Umstände bei der Geburt, desto größer unser Spielraum, mit dem Kuscheln nachzuhelfen: Bei Frühgeborenen halten sich die Känguru-Effekte oft über Jahre und machen einen großen Unterschied für Denken, Hirn, Schlaf und Stress.[199,200,201,202]

Zuwendung macht deshalb so einen Wahnsinnsunterschied, weil sie in dieser Zeit fast unsere einzige Möglichkeit ist, zur Ruhe zu kommen. Von Natur aus können wir uns vor allem aufregen. Uns zu beruhigen müssen wir erst noch lernen. Wir wissen das, und die Natur weiß es auch. Darum hat sie mit Oxytocin dafür gesorgt, dass unsere Kindheit in dieser Hinsicht ein Sorglospaket ist und die Leute um uns herum uns tatkräftig unter die Arme greifen. Dauerhaftes Mutterseelenalleinsein bringt uns dagegen eine hyperaktive Stressachse, Wachstumshormon- und Proteinmangel und ein reichlich verwirrtes Serotoninsystem. Eins, das Schwierigkeiten hat mit Aufmerksamkeit, Emotion und Stress, aber dafür eine Tendenz, alle drei davon in Alkohol zu ertränken.[124] Das klingt ziemlich düster, aber es gibt uns auch tonnenweise Möglichkeiten an die Hand, genau das aufzufangen. Das haben uns mal wieder die Tierstudien beigebracht: Selbst hoch stresssensible Nager-Babys finden dauerhaft zur Ruhe, wenn sich eine liebevolle Adoptivmutter um sie kümmert und sie beruhigt. («Doch gar nicht so stressig hier. Sehr flauschige Strampler!»)[203]

Andere Stresseffekte ließen sich kontern, wenn man einfach direkt nach der Geburt etwas Oxytocin durch die Leitung schickt. Sprich, wir haben vielleicht gerade eine sehr stressige Erfahrung mitgemacht, aber wir beschließen, unserem Hormonsystem das nicht so genau zu erzählen.

> Es ist kurz nach der Geburt, und Oxytocin läuft mit einer schallenden Glocke durch die Blutbahn. «Es ist vier Uhr morgens, und alles ist gut!» Körper: «Ah, echt jetzt? Weil, es kam mir alles ziemlich stressig vor. Und dann war da plötzlich dieses gleißende Licht!» *energisches Glockenläuten* «ALLES IST GUT! Wenn ich sage, es ist gut, dann isses auch gut!» «Ich bin mir fast sicher, dass mich gerade irgendwas gepikst hat. Es ist kalt hier!» «GUUUUT HAB ICH GESAGT!» «Jemand hat mir was in die Nase gesteckt ...» *dongdongdongdong* «GUUUU-UUT!» «Okay, okay. Ist ja gut. Ich schätze, ich fang dann mal mit dem Wartungs- und Wachstumsbetrieb an?» «*Das* wollte ich hören!»

Dass Oxytocin sogar noch mehr tut, als den Stress zu drosseln, sieht man daran, dass Stressblocker längst nicht ausreichen, um mutterseelenallein gelassene Mäuse wirklich zu beruhigen.[204] Was dagegen viel besser auf die Stressachse und den Wachstumshormonmangel wirkt: die einsamen Mäuse mit Borsten zu streicheln.[205] Eine verrückte Vorstellung, oder? («Sie wirken gestresst, ich könnte Ihnen ein Beruhigungsmittel anbieten oder

Sie mit dieser Zahnbürste tätscheln.» «Zahnbürste, ganz eindeutig.»)

Bindung ist also nicht nur gut, um in akut anstrengenden Situationen mit Stress umzugehen, sondern unser Leben lang.

Die Menscheneltern profitieren übrigens ebenfalls vom Känguru. Kortisol sinkt, Oxytocin steigt noch weiter an. Beim Vater sinkt das Testosteron. Bei allen spielen sich die hormonellen Abläufe besser ein – schließlich sind die Eltern am Anfang genauso verwirrt wie das Kind und können jede hormonelle Hilfestellung gut gebrauchen.

Wenn man die Mütter zum Beispiel nach dem Kaiserschnitt erst mal mit den Babys anstupst, können die Babys nicht nur gleich ihr natürliches Programm abspielen (wach werden, Augen öffnen, Mutter und Brust lokalisieren, Nuckelgeräusche, erst mal wieder ausruhen, wach werden, Augen öffnen, Brüste!). Sondern diese Kontaktaufnahme erleichtert beiden auf lange Sicht auch das Stillen genauso wie das sonstige Zusammenspiel.[117,198,206,207] Besonders nach dramatischen Geburten hilft Kängurukuscheln den Eltern bei der Stressbewältigung (Oxytocin wedelt energisch eine Glocke: «Alles ist GUUT, hab ich gesagt»). Mit den netten Nebeneffekten «angenehmere Erinnerungen» und «weniger Beziehungsstress».[201,208,209]

Es gibt natürlich die üblichen individuellen Unterschiede, versteht sich: Trösten ist auch eine Typ-Frage. Eine Genotyp-Frage, genauer gesagt. Also dessen, was wir vererbt bekommen. Je nachdem, wie sehr unser Oxytocin auf Zweisamkeit gepolt ist, reagieren wir im Stress auf eine Massage mit fallendem Kortisol oder eben mit «Nee, lass mal jetzt».[192] Überhaupt gilt der Mut zum Unterschied, auch bei der frühen Erfahrung: Ideale Geburten gibt's ja nur in Hollywood. («Nach anstrengenden 45 Minuten kam dann endlich das Baby. Aber dafür war es bereits drei Monate alt und wurde frisch gebadet geboren.»)

Darum hilft es, im Kopf zu behalten, dass die Zeit viele Unterschiede schluckt,[197] und selbst wenn Sie Ihr Kind erst mal auf keine Brust, sondern auf ein Schaffell gelegt haben, müssen Sie jetzt nicht gleich ein neues machen. Es geht ja weiter. Aber wir wissen jetzt, dass Kuscheln nicht nur hilft, sondern buchstäblich Leben retten kann, und können überlegen, wie man es Eltern auch nach dramatischen Geburten ermöglicht.

Das Prinzip Känguru funktioniert übrigens auch – und das kann man gar nicht oft genug betonen – bei Vätern!! Und wirkt dabei sogar extra gut auf alle möglichen Vater-Kind-Parameter.[210] Ist ja auch nicht sonderlich überraschend: Was erwarten wir denn auch, was das Baby sagt? «Da sind Haare dran, so kann ich nicht arbeiten?» Bei Frühchen darf es mit dem Kuscheln nämlich auch gerne mal ein bisschen mehr sein: 19,6 Stunden sind für Kinder und Eltern besser als sieben[208] – und wie soll man das als Mutter denn alleine machen?

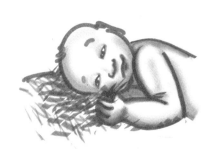

Haare. Seit ziemlich vielen Millionen Jahren genau unser Ding.

Da hätten wir auch ein paar ganz tolle praktische Handlungsanweisungen für alle: Herz-Haut-Kontakt mit Babys ist prima, am besten in entspannter Umgebung. Krankenhäuser, die Müttern und Vätern beides ermöglichen, sind ergo auch prima. Länder, die beiden Elternteilen genug Elternzeit ermöglichen: noch prima-er (niedrigere Stresslevel, synchronere Hormone und vielleicht jemand, der einem die Fernbedienung reicht).

Und da wird's natürlich wieder politisch: Obwohl *Kangaroo*

Care so sinnvoll ist, wird es längst nicht in allen Ländern ermöglicht. In Deutschland unterscheiden sich die Krankenhausregulierungen.[211] Die Niederlande, Schweden, Belgien und Dänemark machen's richtig. Frankreich, Spanien und Italien sind allgemein nicht besonders gut auf den Einbezug der Eltern zu sprechen und beschränken sogar die Besuchszeit.[212] Vielleicht könnte die katholische Kirche *da* mal ihren Einfluss wirken lassen.

In den USA hat sich vor kurzem das Foto einer Krankenhausrechnung viral verbreitet, als Eltern für das Babyhalten nach dem Kaiserschnitt 40 Dollar zahlen mussten!

Andere Krankenhäuser haben dagegen Familienräume eingerichtet – was eine gute Idee wäre, wenn die Eltern Elternschutz hätten, aber weil dem nicht so ist, liegen die Kinder jetzt de facto allein in einem Zimmer rum – das Worst-case-Szenario. Dafür gibt es in anderen Krankenhäusern Freiwillige, die die Babys kuscheln, wenn die übermüdeten Frühchen-Eltern nicht mehr können. Eine super Idee, schließlich haben wir nach der Geburt noch keinen Tag-Nacht-Rhythmus und sind in der Lage, alle rund um die Uhr in den Wahnsinn zu treiben. Wenn Sie nach einem langen Tag etwas Herzerwärmendes sehen wollen (Oxytocin und so), googeln Sie «NICU Grandpa».

Es hat etwas sehr Menschliches, dass wir das alles erst aktiv entdecken mussten. Kinder retten können wir dank medizinischem Fortschritt viel besser als alle anderen Spezies. Aber dass die Natur sich mit dem Hormonsystem durchaus auch ein paar hilfreiche Tricks überlegt hat, die wir mitnutzen können, kam für uns völlig überraschend.

In die gleiche Kategorie von «ruhig mal ein bisschen mehr Vertrauen in die elterlichen Reflexe haben» fällt auch das «Schreien-Lassen»: Also nicht im üblichen Maß von: «Du gehst!» «Nein, du gehst!» «Ich war schon letztes Mal!» «Ich hab keine Brüste!» *seufz*. Das ist ja quasi unvermeidbar.

Sondern es geht ums Schreienlassen als Prinzip. Ein Konzept, das immer mal wieder durch die Buchwelt geistert (*Jedes Kind kann schlafen lernen*) wie ein entrückter und vor allem nicht tot zu kriegender Charakter aus The Shining. In den Niederlanden war noch bis vor kurzem das offizielle Credo: Kinder müssen schreien, das ist gut für die Lungenentwicklung. Gaben die Eltern dem Kind dagegen zu wenig Zeit zum Schreien, äußerte man sich als Kinderarzt besorgt.

In Wirklichkeit reift beim Schreienlassen allerdings weniger die Lunge, sondern eher die Amygdala, und das zu früh. Allgemein scheinen die Netzwerke, die wir zum Umgang mit Emotionen brauchen, bei Kindern zu früh heranzureifen, die sich zu früh und selbst beruhigen mussten.[213,214,215] Am Ende sind die Kinder vielleicht ruhig, aber wenn der Grund dafür eine frühreife Emotionsverarbeitung ist, ist das das Gegenteil von einem guten Ende. Zum Beispiel, weil es auf Kosten der kindlichen Flexibilität gehen könnte, Emotionen zu verarbeiten. Und Kinder brauchen diese Flexibilität, denn ihre Eltern machen mit ihnen immer wieder so gemeine Dinge wie ... sie zum Kinderarzt zu bringen. Zu dem mit den Spritzen. Und danach sollten sie sie im Idealfall immer noch liebhaben.

Eine andere mögliche Konsequenz der Frühreife sind übrigens Albträume, wenn die Kinder größer werden.[214] Von wegen «Problem mit dem Schlafen gelöst».

Es ist schon seltsam, dass wir überhaupt so lange Zeit lieber an so etwas Zweifelhaftes wie Schreienlassen geglaubt haben als an das, was den Eltern durch Mark und Bein geht. Wofür hat die Natur denn zweitausend faszinierende Techniken vorgesehen, die Eltern und Kind zusammenhalten? Nur, damit wir ihnen sagen, die Eltern sollen stattdessen hinter der Tür stehen und leiden? Und wenn wir wissen, dass wir Kuscheln und Oxytocin brauchen, um zu lernen, uns selbst zu beruhigen, nach welcher

Logik glauben wir dann, der beste Weg dazu ist allein und im Dunkeln?

Falls Sie keine Kinder planen und auch nie eins waren, müssen Sie sich von den Oxytocin-Effekten allerdings nicht benachteiligt fühlen.

Auch Erwachsene brauchen ein Sozialleben – Zu Hause ist, wo sich das WLAN automatisch verbindet

Hochzeit liegt im Interesse des Mannes. Statistisch gesehen jedenfalls. Während sie bei Frauen das Sterberisiko nur um 50 Prozent senkt, sind es bei Männern ganze 250 Prozent.[216] Und das, obwohl wir in Beziehungen zunehmen. Wer einsam ist, wälzt sich mehr im Bett rum, bis er Schlaf findet[217,218], und tendiert am Morgen zu freundschaftsabweisenden Bürotassen. («Erst Kaffee, dann sprechen.») Ein Teufelskreis. Schon wer jung, erwachsen und einsam ist, hat viel zu viele Stresshormone und außerdem die ersten Vorboten von hohem Blutdruck. «Zu Hause» sollte es also idealerweise jemanden geben – ob PartnerInnen, FreundInnen oder MitbewohnerInnen, bleibt Ihnen überlassen.

Allerdings sind Beziehungen kein Selbstzweck. Schließlich kann man auch unter Leuten einsam sein: Unglückliche Beziehungen sind schlechter für Schlaf und Gesundheit als gar keine – egal, ob Sie frisch verheiratetet sind oder gerade Ihre goldene Hochzeitstorte anschneiden mit dem Gedanken «Och nöö.»

Zusammenfassend können wir aber festhalten: Anschluss ist ein lebenswichtiges Grundbedürfnis – auf das wir leider noch zu wenig Rücksicht nehmen. Aber die Bindungshormone sind längst nicht die einzigen, die uns ein Leben lang begleiten. Für den Rest brauchen wir nur einen Sprung ins nächste Kapitel.

HORMONE AM BAU

Über unser Leben hinweg formen Hormone unser Trost-System und unsere Bindungsangst. Sie gestalten unsere Stressreaktion und die Art, wie wir mit unseren Emotionen umgehen. Aber keiner ihrer Effekte wird wohl so viel debattiert wie der kleine Schubs, den sie unserem Gehirn zu Beginn unseres Lebens geben. Direkt in die rosa oder die hellblaue Ecke des Spielzeugregals. Sprich der Moment, in dem die Hormone im Mutterleib das Geschlecht formen. Und wo sie schon dabei sind, gleich mitbestimmen, wie zufrieden wir mit dieser Einteilung sein werden.

AUF ZU DEN SEXHORMONEN!
Gibt's die auch in Rosa und Hellblau?

Gäbe es so etwas wie ein Eintrittstor ins Land der Sexhormone (mit freundlichem Sponsoring durch die Hormonliteratur), würde es wahrscheinlich einem Basar ähneln. Aus einem Holzhäuschen würden die Eintrittskarten von einer Fünfzigerjahre-Hausfrau verkauft, mit einer platinblonden Föhnwelle, die einer Atomkatastrophe standhält. Auf der Rückseite wäre ein Coupon für «Frauengold». Ein paar Ringer auf Steroiden strotzen vor Manneskraft und Brustbehaarung und heben irgendwas Männliches. Wildschweine. Es gibt einen Schokoladeneiscremestand mit Schuss, nur für die «speziellen» Tage *suggestives Zwinkern*. Ein Mann auf einer Seifenkiste hält ein Schild hoch mit der Aufschrift «Grundschulen wollen unsere Kinder schwul machen», hinter ihm steht schon eine Schlange an Untergangspropheten, die darauf warten, ihrerseits den Untergang der Männlichkeit und/oder der Kernfamilie zu verkünden – und das alles noch, bevor es zur Mittelalterecke mit ihren Potenzwässerchen und dem Kastelruther Kastratenchor geht. Irgendwo gäbe es auch einen Handleser, der von Ihrer Fingerlänge auf Ihr Hormonprofil schließen kann. Ironischerweise wäre er der Einzige, der ein bisschen recht hat.

Da wären wir also: im Wunderland der Sexualhormone. Ein Ort, an dem man immer sehr genau aufpassen muss, woran man sich festhält: Nicht, dass man sich an ein Vorurteil krallt, das enorm biologisch wirkt, nur um dann ins Fallen zu geraten, sobald man daran zieht, und die kulturellen Wurzeln hervorkommen. Und manchmal entpuppen sich selbst diese kulturellen Wurzeln doch noch als bio. Denn die Epigenetik macht uns jede schöne Nature-Nurture-Trennung kaputt. Klare Trennungen gibt es in der Hormonforschung eh fast nie. Und hier auf dem Gelände der Sexhormone schon gar nicht. Wie denn auch, wenn sich Testosteron buchstäblich in Östrogen umwandeln lässt? Überhaupt ist das wahrscheinlich die größte und wichtigste Erkenntnis, bei der unter Wissenschaftlern eitel Einigkeit herrscht: Das Gender-Gelände ist keine Schlucht, kein Canyon, an dem sich die Menschheit in zwei unvereinbare Hälften teilt, als kämen die einen vom Mars, die anderen von der Venus. Das Gender-Gelände ist eine fließende Hügellandschaft. Und vielleicht sollten wir damit anfangen.

Mit der Selbstverortung im Raum. Denn wenn wir gleich mehr darüber erfahren, was wir über Männer, Frauen und ihre Hormone wissen, dann bleibt es ja nicht aus zu fragen, was davon uns etwas angeht («Muss ich als Mann eigentlich das Kapitel ‹Frauenprobleme› lesen?») und worin wir uns wiedererkennen («Hier steht, ich soll verbale Fähigkeiten haben? Das glaub ich *so* nicht!»). Darum sollten wir uns klarmachen, dass unsere kleine Reisegruppe hier jetzt nicht nach zwei Polen durchsortiert stehen würde, sondern eher verteilt. Manchmal an zwei Stellen gleichzeitig. Denken

Sie an *Twister*. Das ist wahrscheinlich sowieso die ideale Körperhaltung, um sich mit dem Thema Gender auseinanderzusetzen: Im *Twister* steht die Welt von Zeit zu Zeit Kopf, und wir regen uns nicht so auf, wenn sich irgendwas ändert. Also, was sagt die Drehscheibe?

DER LANGE WEG ZUM GENDER
Ein mehrdimensionaler Schubladenschrank reist durch die Zeit

Zugegeben: Die Welt ist einfacher, wenn man Dinge in Schubladen steckt. Aber dann sollten sie wenigstens passen.

Also, wie sieht ein biologisch sinnvoller Schubladenschrank aus? Und warum genau müssen wir darüber reden? Ich muss ja auch nicht wissen, wie meine Leber funktioniert. (Hoffe ich. Oder ist das klausurrelevant?)

«Geschlecht», und wie es funktioniert, ist wichtig. Erstens, weil wir es wichtig nehmen. Die Debatten zum Thema hören nicht auf. Angefangen damit, was Männer sind, was Frauen sind und wer von beiden den Müll rausbringen sollte und warum. Mit Gastauftritten von beliebten Fragen wie «Es kann doch keiner abstreiten, dass es da Unterschiede gibt?!» (stimmt), «Haben Frauen nicht einfach mehr Hormone?» (stimmt schon *deutlich* weniger), «Was sagt eigentlich die Evolution dazu?» (spekulativ) oder «Wenn Männer und Frauen doch gleich sind, müsste es dann nicht okay sein, wenn nur Männer in einer Chefetage sitzen?» (*Was!?*)

Zweitens gibt's bei der Beschäftigung mit Genderfragen einiges über uns selbst zu lernen. Im besten Fall schafft das ein bisschen Freiheit vor anderer Leute Schubladen. Ansonsten hilft uns das Grundverständnis, um noch viel wissenschaftlicher die Augen verdrehen zu können, wenn jemand Geschlechterunterschiede vereinfacht, sodass sie am Ende rein zufällig seinem Fünfziger-Jahre-Weltbild entsprechen. («Ich sage ja nur, dass Föhnfrisuren in der menschlichen Natur liegen.»)

Drittens ist die Erkenntnis, dass der hormonelle Lebenslauf generell kompliziert ist, spätestens dann relevant, wenn wir ihn medizinisch behandeln wollen. Er macht nämlich Unterschiede bei allem Möglichen von Schlafmitteln über L-Dopa bis Ritalin (siehe Teil 3). Außerdem gibt es natürlich noch den Teil der Debatte, bei dem es dann einer Menge Leute zu anstrengend wird, auch bekannt als «Also jetzt auch noch dieses Transgender oder wie?» Zugegebenermaßen dreht sich diese Diskussion vorzugsweise um so unglaublich weltbewegende Fragen wie Badezimmertüren. Warum müssen wir darüber überhaupt reden? Können wir nicht einfach so was antworten wie: «Das wirkt auf mich wie ein ausgedachtes Problem»? Oder: «Ist euch mal aufgefallen, dass in der Bahn *alle* die gleiche Toilette benutzen?»? Oder: «Was ist das mit dieser verdAMMTEN TOILETTENOBSESSION!?»?

Leider würde das auch nichts daran ändern, dass die Debatte auf ein sehr viel tieferes Problem hindeutet, nämlich das Gefühl, dass Gender unlogisch ist. Zumindest ein bisschen ausgedacht. Viele würden dem wahrscheinlich zustimmen. Zumindest Frau Kramp-Karrenbauer. Transgender kann ja eigentlich nur etwas sein, was sich Prenzlauer-Berg-Hausmänner über veganem Rotwein ausgedacht haben.

Und es ist ja auch schwierig mit dem Ganzen. Jahrelang hat alles gut funktioniert. Es gab Mutter, Vater, Kind, und wenn ein Baby auf die Welt kam, musste man nur gucken, ob es ein Zipfelchen hat, und konnte ihm dann so einen schön eindeutigen Namen geben wie Dicki Hoppenstedt. Logisch und gerade heraus. Logischer jedenfalls, als ihn in 15 Jahren mal zu fragen, wie er oder sie sich so fühlt. Da könnte schließlich jeder alles sagen, oder?

Natürlich hat diese «logische» Vorgehensweise nicht für alle funktioniert. Aber die, die das gestört hat, sind jetzt eh alle in Berlin. Warum also das eigene Weltbild überdenken?

Manchmal könnte man wirklich den Eindruck gewinnen, als gäbe es so etwas wie einen «vernünftigen» Geschlechterbegriff fürs Land und eine schraubenlockere Variante für die Stadt. («Wenn's nach denen geht, müssen wir ja eh bald Bürger*Innenmeister*Innen sagen.»)

Darum ist AKK längst nicht die einzige Politikerin, die sich aufs Gendergelände verirrt hat. Nein, der Hormonbasar wimmelt von Stimmen: Das AfD-Wahlprogramm spricht ohne Unterlass von der «normalen» Familie, und Trump möchte das Geschlecht gesetzlich-unabänderlich festlegen qua «Geschlechtsorgan bei der Geburt». Eine Menge Leute verkünden: «Es gibt nur zwei Geschlechter ... Wissenschaft!» und wähnen sich dabei auf dem Boden der Tatsachen, der aber aus wissenschaftlicher Perspektive eher aussieht wie der Nährboden der Ignoranz. Neben dem Wort «hysterisch» fällt außerdem oft das Wort «Gender-Gaga», und es ist schon ein bisschen schwierig, auf dem Wort «Gaga» seine argumentative Überlegenheit aufzubauen.

Die Gegenseite macht es nicht unbedingt besser, wenn sie immer wieder sagt, es gibt ein biologisches Geschlecht und ein psychologisches Gender, als würde unsere Psyche völlig losgelöst von Körper und Hirn über uns schweben wie die grünen Diamanten über dem Kopf der *Sims* (und selbst die waren von körperlichen Bedürfnissen abhängig). In gutgemeinten Arztserien muss dann ein Mediziner über seinen wissenschaftlichen Schatten springen und einsehen, dass man «manche Dinge eben nicht mit Messwerten fassen» kann. Woraufhin dann die andere Seite sagt: «Aber wenn es nur im Kopf ist, heißt das nicht, ihr könntet einfach aufhören, schwirig zu sein?»

Aber das ist weder nett, noch funktioniert es. Überhaupt spiegelt das Genderthema hier die Art, wie wir über jedes Hormonthema diskutieren: Wir verstehen sie nicht zu 100 Prozent, gleichen das aber geschickt aus, indem wir sie kurzerhand als ausgedacht und hysterisch abtun. Leider müssen wir dann immer ein bisschen peinlich berührt gucken, wenn die Erkenntnisse reinrollen. Denn natürlich gibt es da etwas zu messen. Gender, auch das, mit dem wir uns identifizieren, ist von unserem Körper ungefähr genauso losgelöst wie unsere Stimmung.

Aber dass sich diese Erkenntnis so schleichend durchsetzt, liegt natürlich auch an der Wissenschaft, die bei all diese Fragen nur so mittel hilfreich ist, denn sie drückt sich um eine klare Antwort (es gibt exakt 2,7 Geschlechter, signifikant). Sie sagt stattdessen lieber so etwas wie: «Es ist kompliziert.» Und das sagt sie ja immer. Nur dieses eine Mal ist es vielleicht die einzig richtige Antwort. Es *ist* kompliziert. Für manche mehr als für andere. Und wer das unsinnig findet, der hat ... na ja ... nicht aufgepasst.

Wie sich rausstellt, ist die Überlegung, dass nicht alle Menschen in eine der beiden Schubladen namens Männer und Frauen passen, gar keine Glaubensfrage. Und das ist wirklich schön, denn es heißt, wir müssen uns überhaupt nicht streiten! Nicht mal zwischen Biologie und Soziologie, und die streiten sich sonst *immer*. Und wir müssen uns auch nicht ständig den Kopf zerbrechen, um alles zu verstehen oder um nichts Falsches zusagen. Für den Anfang reicht es schon mal, wenn Sie an DNA glauben, besonders an X- und Y-Chromosomen, und an Geschlechtsteile («Also, ich hab noch nie eins gesehen»). Von da an ist es ganz einfach.

Das Erste, was man wissen muss, ist nämlich, dass es Menschen gibt, die haben ein XY-Chromosom und ganz andere Geschlechtsteile, als man erwartet, sprich weder Penis noch Hoden, sondern eher eine Vagina. Wenn Sie die jetzt zwingen, sich in eine der beiden Schubladen einzuordnen, dann haben die am Ende entweder Geschlechtsorgane, die nicht in ihrem Pass stehen, oder ein Geschlecht, dem jede. Einzelne. Zelle. In ihrem Körper. Widerspricht.

Für die Idee, dass unsere zwei Schubladen nicht reichen, müssen wir also streng genommen nicht mal mit Menschen reden – das freut den Naturwissenschaftler immer. Die reduzierte Bioperspektive (schalldichte Kopfhörer – check, Scheuklappen – check) hat den Vorteil, dass man ihr viel seltener «Irrational!» an den Kopf wirft. Bakterien haben etwas sehr Nüchternes.

Aber jetzt, wo wir wissen, dass wir mit diesen zwei Kategorien nicht hinkommen und wir eh neue Ideen brauchen, können wir den Leuten ja auch zuhören, was sie uns über ihr Gender erzählen. Davon, dass Zuhören sich allgemein anbietet, können die Neurowissenschaften schließlich ein Lied singen, weil sie sich so oft damit blamiert haben, Leute für verrückt zu erklären, nur um dann murmelnd festzustellen, dass sie schlichtweg deren Problem nicht verstanden haben. («Schmerzen in einem Arm, der nicht mehr da ist, ts!»)

Also. Was brauchen wir für unseren neumodischen, garantiert wissenschaftlich geprüften Schubladenschrank?

Auf den ersten Blick gibt es nur drei Dinge, die Geschlechterunterschiede in unserem Gehirn festlegen können: Gene und Hormone und der Rattenschwanz an indirekten Einflüssen, der da dranhängt. Einschließlich der kulturellen.

Aber immer der Reihe nach: Fangen wir mit den zwei Schubladen im entscheidenden Moment an: XX- oder XY-Chromosom. Kennt man. Und tatsächlich heißen die nicht nur so, sondern sie sehen auch so aus.

XX ist eher weiblich, XY eher männlich. Und weil Mann und Frau je eins ans Kind weitergeben, bekommt das Kind im Endergebnis von der Mutter im Allgemeinen ein X und vom Vater ein X

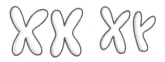

oder ein Y. Damit hat der Vater einen ziemlich deutlichen Einfluss auf das werdende Geschlecht. Aber auch den einzigen?

Ist Gender Vatersache? – Wer ist schuld am Geschlecht?

Weil wir so auf diese Chromosomen fokussiert sind, stellt sich immer wieder die wichtige Frage, wer sie ausgesucht hat und ob man sie umtauschen kann. Mit fundamentalen Konsequenzen!

Die Idee, dass die Mutter verantwortlich für das kindliche Geschlecht ist, brachte den sechs Frauen von Heinrich VIII. nichts Gutes. Die Idee, dass es der Vater ist, brachte dagegen im 18. Jahrhundert eine Menge Franzosen dazu, sich vor dem Sex ihr linkes Ei einzuschnüren. («Rechts sind die männlichen Spermien drin. Oder? Oder?») Das wiederum brachte vor allem blaue Hoden. Allez les bleus!

Widmen wir uns der Frage «Wer ist schuld an den Chromosomen?» wenigstens in einem kleinen Exkurs.

Da der Vater das entscheidende Chromosom beiträgt, gibt ihm das bei der Geschlechtsauswahl eine ziemlich kräftige Stimme. Obwohl es in den Klatschmagazinen dann trotzdem heißt: «Alles richtig gemacht, Kate, ein männlicher Thronfolger!» Heinrich VIII. gefällt das.

Fragt sich nur, woran es liegt, welches Chromosomenpaar der Vater beisteuert. Oder schießt er einfach völlig willkürlich drauf los? Unklar. Es gibt ein paar Studien, die sagen, der väterliche Testosteronspiegel begünstigt männliche Spermien, ein paar andere, die dazu rein gar nichts finden, und wieder andere, die meinen, hormonelle Wirkstoffe in der Umwelt und die Häufigkeit der Versuche würden das Ergebnis beeinflussen.[219,220]

Und damit sind wir bei der Mutter angekommen. Wir wissen, dass der mütterliche Hormonhaushalt beim Geschlecht mit reinspielt, weil sich jemand die Mühe gemacht hat, den Hormonhaushalt bei der Zeugung zu messen. Und der Unterschied ist immerhin so stark, dass selbst die Hormone, die die akut werdende Mutter vor ihrer eigenen Geburt abbekommen hat, eine kleine Rolle spielen (mehr Testosteron im Vergleich zu Östrogen = mehr Söhne).[219,221] Am Ende des Kapitels verstehen wir vielleicht sogar, warum.

Die mütterliche Diät spielt ebenfalls eine Rolle: Calcium und Magnesium könnten das Geschlecht der Kinder eher in eine Richtung schubsen, Natrium und Kalium in die andere (und ich sag natürlich nicht, in welche, denn es will doch wirklich niemand in einer Welt leben, in der Klatschblätter jetzt auch noch Kates Essen fotografieren und sie fragen, ob sie auch wirklich genug Brokkoli isst bzw. Brühwürfel. «Ach, was wird denn Ihr Kind?» «Maggi». Aber Sie können natürlich trotzdem hier nachschauen.[222,223])

Zuletzt entscheidet auch noch der Zeitpunkt des Zeugungsakts im Verhältnis zum Eisprung. In dem Fall kann man sich dann streiten, ob es der Vater oder die Mutter war, die *Netflix* zuerst den Ton abgedreht hat. Der Zeitpunkt spielt wahrscheinlich deshalb ein Rolle, weil männliche Spermien leichter und schneller sind (ein Y hat einen Arm weniger als ein X). Dieses Wissen wiederum führt in diversen Internetforen zu Spekulationen über die beste Position. («Wenn er also oben ist, besagt ja schon die Schwerkraft, dass die Weibchen die Nase vorne haben. Alles Mathematik!») Bis jetzt haben sich allerdings keine ForscherInnen bereit erklärt, sich das genauer anzugucken – versuchen Sie dafür mal einen Antrag zu schreiben!

Aber die Zeit ist aus einem anderen Grund relevant, und der hat mit der Lebensdauer der Spermien zu tun. Die männlichen sind wie gesagt schneller, aber die weiblichen Spermien sind langlebiger. Das heißt, ist die Eizelle schon da, kommen die männlichen Spermien mit einem lauten «Erster!» an und haben eine größere

Chance, selbst wenn es üblicherweise nicht immer gleich das allererste ist, was sich durchsetzt. Wenn dagegen die Eizelle noch einen Moment braucht oder auch ein paar Tage, können die männlichen «Erster!» rufen, so viel sie wollen: Es bringt ihnen nichts, denn da ist ja nix zum Befruchten, und deshalb gehen sie ziemlich bald vor Langeweile ein. In der Zwischenzeit bauen die weiblichen Spermien die Campingstühle auf und bilden eine kleine Wartegemeinschaft wie an der Kinokasse vor dem neuen *Star Wars*-Film. Wenn dann die Eizelle kommt, werden sie wieder munter.

Aus der Tierwelt wissen wir, dass auch die Lebensumstände ziemlich relevant sind fürs Geschlecht – besonders die Frage, ob sie stressig sind. Und daraus ergeben sich ein paar weitaus interessantere Konsequenzen für das menschliche Geschlecht als durch die Thronfolge im englischen Königshaus.

Die erste Info dazu haben wir aus der Vogelwelt bekommen: Dort unterscheiden sich die Vogel-Geschlechter deutlich, vor allem im Energieaufwand. Stellen Sie sich vor, Sie sind eine Vogelmutter in einem evolutionär gerade anstrengenden Gebiet. Überall sind Fressfeinde. Es gibt nix zu essen. Gestern haben Sie eine halbe Stunde bis aufs Blut um einen Wurm gekämpft. Und jetzt hätten Sie zwei Eier zur Auswahl, in die sie Energie investieren können: Das eine präsentiert Ihnen einen hübschen standardmausgrauen Wachstumsplan. Das andere signalisiert: «Ich wär dann gern eine Nummer größer. Oh, und ich plane dieses schicke Federgewand. Meinst du, man kriegt hier in der Gegend Lila? Und dann dachte ich noch an einen großen, unnützen Schwanz zum Ausklappen. Du weißt schon, für die Ladys.» Und Sie sollen das jetzt alles durchfüttern. Allein der Gedanke daran stresst Sie total. Aber nicht mehr lange, denn die Stresshormone sorgen dafür, dass sich vor allem die weiblichen Eier entwickeln. Ich bitte Sie: ein Pfauenschwanz! In diesen Zeiten![224,225]

Beim Menschen ist der Einfluss der Lebensumstände wie immer eine Nummer verwirrender. Es gibt Forscher, die meinen, die Natur passe sich den Bedürfnissen an, sodass das Pendel nach einer Zeit des Männermangels wieder in die andere Richtung ausschlägt (basierend auf Geburtenregistern aus Finnland vor 200 Jahren und Europa nach zwei Weltkriegen).[226] Andere bescheinigen mehr Söhne bei zusammenlebenden Paaren (basierend vielleicht auch auf weniger Stress),[227] und wieder jemand anders fügt an, dass man eher Söhne bekommt, wenn man sich vorher von seiner Hauskatze einen Parasiten einfängt – wie übrigens ein großer Teil der Europäer (basierend darauf, dass der die Testosteronlevel beeinflusst).[228] Am Ende hat noch jemand herausgefunden, dass es mehr Söhne gibt, wenn ein Elternteil Anästhesist ist – aber da weiß nun wirklich niemand, worauf das basiert.[229]

Sehr viel relevanter ist da schon die Information über den Stress: Mangelernährung trifft männliche Föten möglicherweise härter, sodass in Hungerszeiten mehr Mädchen auf die Welt kommen.[230] Überhaupt lässt sich festhalten, dass männliche Föten eine ganze Nummer anfälliger sind als weibliche, wenn es um das Risiko geht, zu früh, zu leicht und unter etwas dramatischeren Umständen auf die Welt zu kommen.[231,232,233] Möglicherweise, weil Testosteron Wachstum an sich zwar beschleunigt, aber das Lungenwachstum eher hemmt. Mädchen gehen es dagegen viel ruhiger an. Zwillinge werden später geboren, wenn ein Mädchen mit von der Partie ist, und noch später, wenn beide Mädchen sind. Das heißt, wenn Sie als Fötus die Wahl haben, mit wem Sie sich den Uterus teilen wollen, sollten Sie immer auf ein Mädchen setzen. Ganz egal, welches Geschlecht Sie selbst beisteuern.

Und auf einmal wird die Geschlechterwahl auch außerhalb der Klatschspalten sehr interessant – nämlich beim Thema künstliche Befruchtung, wo das genetische Geschlecht ohnehin manchmal schon vorher im Laufe der Präimplantationsdiagnostik mitbestimmt wird. Dabei kommen Mehrlingsschwangerschaften häufiger vor. Bis jetzt wird das Geschlecht in die Wahl aber kaum mit einbezogen, weil die Menschheit eben historisch, grenzübergreifend und sehr eindrucksvoll bewiesen hat, dass man ihr Vernunft bei der Geschlechterwahl nicht zutrauen kann. Sozial akzeptiert ist sie höchstens im Bereich Familienbalance à la: «Wir haben schon drei Jungen und würden jetzt gerne auch mal Kinderklamotten kaufen, die nicht oliv- oder matschfarben sind.»

Blöd nur, wenn wir uns durch die unsinnige Diskussion zu Geschlechterfragen die Chance auf eine sinnvolle Diskussion verbauen: zum Beispiel über die Frage, ob man bei manchen Risikoschwangerschaften nicht sichergehen sollte, dass wenigstens ein Mädchen im Mehrlingsmix ist. Zumal Zwillinge ohnehin ein größeres Risiko mitbringen, zu früh das Licht der Welt zu erblicken.

Aber bis wir uns mit solchen Fragen beschäftigen, muss wahrscheinlich noch eine Menge Zeit vergehen. Üblicherweise dauert es ewig, bis die Theorie den Weg in die Praxis findet, und bei Gendermedizin dauert es wahrscheinlich noch länger (in Teil 3 gibt's ein ganzes Kapitel darüber).

Für den Moment wenden wir uns erst mal wieder den zwei Keimzellen zu und beobachten sie beim Verschmelzen. Die Gene sind da, aber noch macht das keinen großen Unterschied. Noch sind unsere Geschlechtszellen erfrischend indifferent. Genderneutral. Werde ich eine Frau oder ein Mann? Mir egal, aber hier steht noch ein Campingstuhl rum!?

Pränatale Entwicklung – Wenn Hoden das Hirn formen

Der entscheidende Moment kommt, wenn die Zellen, die die Geschlechtsteile formen, in ihrem genetischen Bauplan nachschlagen, was von ihnen erwartet wird, und dort das XX- oder XY-Chromosom finden, sprich die Bauanleitung für Eierstöcke oder Hoden. («Verdammt, wir sind *außen* am Körper? Aber da zieht's!») Im Gegensatz zu unserer beliebten Vorstellung, dass Hormone vor allem Frauen beschäftigt, sind für unseren Fötus die Hoden hormonell gesehen sehr viel interessanter als weibliche Geschlechtsorgane, denn diese machen im Moment noch nicht viel. Um zur Frau zu werden, braucht es im Mutterleib wenig hormonelle Mitwirkung, denn im Default-Modus sind wir sowieso eher weiblich – eine Tatsache, der Männer ihre Brustwarzen verdanken. Der Östrogenschub kommt dann in der Pubertät. Für alles Männliche brauchen wir eine besondere hormonelle Mitwirkung, und da kommen die Hoden ins Spiel, denn die haben es in sich. Gleich nach ihrer Schöpfung produzieren sie so einiges, vor allem aber Testosteron. Damit kommt der Stein ins Rollen, denn von hier an stürzen wir uns in die Welt der Hormone, und damit ins Chaos.

Testosteron, von dem Föten mit Hoden im Schnitt zehnmal mehr abbekommen als Föten ohne, schafft die männlichen Genitalien. Außerdem legt es die Bahnen für ein Hormonsystem, das auch später als Erwachsener stärker auf Testosteron reagiert. Das heißt, die erste Delegation Hormone in unserem Mutterleib bastelt an den Genen und dem Gehirn, und die zweite aktivirt dann das, was ihre Vorgänger vorbereitet haben. Abhängig davon, aus welchem Hause wir hormonell gesehen stammen, kann dadurch dasselbe Hormon unterschiedlich wirken, je nachdem, ob es einen Mann, eine Frau oder einen Hans-Uwe getroffen hat.

Wie immer, wenn es um unsere Hormone geht, lässt die allgemeine Maskulinisierung das Gehirn natürlich nicht kalt. Allerdings wird das neuronale Bauprojekt weniger von Testosteron geleitet als von seiner Weiterentwicklung, dem Östrogen. Das ist es, was das männliche Gehirn formt. Das klingt verwirrend, weil wir doch von Östrogen eher Feminines erwarten würden, aber für ein feminines Gehirn braucht es viel, viel weniger Östrogen, als man es erwarten würde. Wie gesagt, «weiblich» ist die Standardeinstellung. Wenn hier jemand aus jemandes Rippe geformt wird, dann ist es nicht Eva.

Unter Testosteron bzw. Östrogen wird die rechte Gehirnhälfte etwas größer, die linke gerät etwas ins Hintertreffen. Ohne diesen Testosteroneinfluss (also bei den hodenlosen Föten) werden beide Gehirnhälften gleich schnell wachsen, es werden mehr Verbindungen zwischen ihnen gebildet, und auch die Abteilungen Emotionen, Empathie und Soziales werden etwas stärker ausgebaut.

Der Schubs, den unser Gehirn in dieser Zeit auf diese Art erhält, bestimmt ebenso wie unser Umfeld mit, ob unser Fötus später sein Taschengeld für etwas namens *Hotwheels* spart oder im Spielzeugladen heimlich zum Puppenregal rüberschielt (wo gerade ein kleines Mädchen steht, das mehr Testosteron abbekommen hat und sich fragt, warum es bei *Barbie* nur *eine* Art von Auto gibt. Später heiraten die beiden und nehmen sich fest vor, ihrer Tochter alle Möglichkeiten offen zu halten. Aber sie mag nur Prinzessinnenkleider, was beide sehr verwirrt).[234]

Sprich, unsere Vorliebe für Wettkampfspiele mit ordentlichen Trophäen, *Babyborns* oder Dinge mit Rädern ist ein hormonell geprägtes Merkmal, das unser Umfeld in die eine oder andere Richtung drückt, aber auch eines, das man selbst bei anderen Primaten findet.[235]

Kinder, die jetzt schon eher zur Puppe greifen, tendieren mit einer gewissen Wahrscheinlichkeit später im Leben vielleicht ebenfalls dazu, Nachwuchs für eine klasse Sache zu halten im Gegensatz zu ihren Freundinnen an der Autokiste, die Puppenspiele eher kaltlassen. Passenderweise interagiert der pränatale Hormoneinfluss nämlich noch mit dem Oxytocinsystem und seinen Genen.[117] Eine Vorliebe für Rosa und Hellblau gibt uns übrigens niemand mit. Das hat uns die Elterngeneration eingebrockt.

Mehr fötales Testosteron bedeutet später auch, dass Bas ein

bisschen lauter argumentiert. Erinnern Sie sich? Das war der Teil unseres Temperaments, der immer auf der Suche nach Aufregung und Abenteuer und allgemein nach Orten ohne Kneipensperrstunde ist. Passend dazu wird die Belohnungsachse stärker auf positive Gesichter reagieren als auf negative. («Hat da jemand kritisch geguckt? Ich fand mich toll.») Belohnungen werden wichtiger als Strafen. Auf die Stimme von Bis, den zurückhaltenden Teil unseres Temperaments, das vor allem die Gefahren sieht, hat pränatales Testosteron dagegen, soweit wir wissen, keinen Einfluss.

Zusammengefasst bildet sich hier also die zweite Dimension unseres Schubladenschrankes: Gene und Hormone. Das klingt noch ziemlich übersichtlich. Zumal die Gene und Hormone meistens gut zusammenpassen, wenn man ein bisschen quetscht und ruckelt. Wie zwei übervolle Sockenschubladen, in denen immer mal eine Socke ins andere Fach rutscht oder über den Trockner in eine andere Dimension abwandert, um sich selbst zu finden.

Kompliziert wird es, wenn die Hormone sich *ganz* anders verhalten als erwartet. Wir wissen ja schon, was die alles brauchen! Sie müssen irgendwo hergestellt werden, dann müssen sie irgendwohin, und da wartet am besten ein Rezeptor, in den sie sich einhaken können. Aber was, wenn da keiner ist? Dann stehen sie peinlich berührt vor der Zellwand rum, klingeln, spähen noch mal kurz durch die Gardinen und ziehen unverrichteter Dinge wieder ab.

In der Praxis sieht man das an den Menschen, die zwar ein XY-Chromosomenpaar besitzen, aber keine Androgenrezeptoren und damit keinen Andockpunkt für Testosteron. Das heißt, die Geschlechtshormone sind da, können aber ihre Arbeit nicht machen, inklusive all ihrer Einflüsse auf Körper und Gehirn. Trotz XY-Genen und Testosteron identifizieren sich diese Menschen eher als weiblich. Und die Zipfelchenfraktion würde ihnen recht geben, sprich, die Genitalien sehen bei der Geburt eher weiblich aus – Testosteron kann so wirklich nicht arbeiten. Für diese Leute brauchen wir eindeutig eine eigene Schublade, denn im Moment verwirren sie alle Beteiligten. Genauso wie ihr Gegenstück: Menschen mit XY-Chromosom und Testosteron, bei denen aus völlig anderen, nichthormonellen Gründen die Geschlechtsorgane nicht so aussehen, wie man es erwartet. Diese Gruppe wird oft von Eltern und Ärzten zum Mädchen erklärt, so aufgezogen und oft sogar dazu operiert («Man muss das Kind ja auch nicht verwirren»). Allerdings widerspricht das nicht nur den Genen in jeder einzelnen Zelle ihres Körpers, sondern auch der Art, wie Testosteron das Gehirn beeinflusst hat! Das heißt, die Beteiligten fühlen sich mehrheitlich eher als Männer. Und dank der Operation und einer Erziehung, die ihnen nie gesagt hat, warum sie sich vielleicht anders fühlen, fühlen sie sich jetzt vor allem sehr unglücklich. Deswegen ist es dringend nötig, dass wir uns über diese Praxis mehr und bessere Gedanken machen.

Damit hätten wir Schubladenschrank Dimension Nummer drei erreicht: der Körper. Aka Geschlechtsorgane. Aka das Zipfelchen. Oder auch die Gebärmutter und Scheide. Das ist zwar eine etwas merkwürdige Dekoration für einen Schubladenschrank, aber vielleicht kommen wir damit durch, wenn wir es als Schnörkel tarnen.

Bemerkenswerterweise ist das die einzige Dimension, die die konservative Fraktion innerhalb der Geschlechterdebatte relevant findet, was ein bisschen lustig ist, wenn man bedenkt, dass die gleiche Fraktion sonst immer findet, dass die Welt schöner wäre, wenn alle ihre Geschlechtsorgane da ließen, wo sie hingehören: im Dunkeln. Aber sie wollten's ja wissen.

Zum Wissen fehlt uns allerdings noch ein letzter Punkt, und spätestens hier braucht unser Schubladenschrank jetzt eine Zeitreisefunktion bzw. eine gewisse Beweglichkeit entlang der Zeitachse: Geschlechtshormone heute sind nicht unbedingt dasselbe wie Geschlechtshormone später ... oder morgen.

Etwas sieben bis acht Wochen nach der Befruchtung der Eizelle beginnen Gene und Testosteron, gemeinsam ein Geschlechtsorgan zu töpfern. Sie haben vielleicht gerade erst gemerkt, dass Sie schwanger sind, da legt Ihr Baby schon mal fest, in welchem Verzeichnis des Vornamenbuchs Sie demnächst blättern werden und ob es zukünftig für dieselbe Arbeit lieber einen Euro oder 94 Cent bekommen möchte. Was es interessanterweise noch nicht festlegt, ist, welchem Geschlecht es sich später zugehöriger *fühlen* wird.

Der Moment, in dem unser Gehirn am sensibelsten für Geschlechtshormone ist, liegt zwischen dem zweiten und sechsten Schwangerschaftsmonat und später noch mal in den ersten drei Monaten nach der Geburt. Es liegt nahe, dass die hormonellen Einflüsse zu beiden Zeiten recht ähnlich sind – schließlich sind die Hoden ja noch da. Und die Gene auch. Aber wie bei jedem Gemeinschaftsprojekt kann eben auch eine Menge dazwischenkommen:[236] Wir wissen ja bereits, wie Stress, Ernährung oder die Immunreaktionen unser Hormonsystem beeinflussen können.

Das Hormonklima im Mutterleib unterscheidet sich von Frau zu Frau, von Zeit zu Zeit. Die Stresshormone der Mutter können einen Einfluss haben. Und auch Östrogen und Progesteron reisen unkontrolliert durch die Plazenta. Dabei beeinflussen sie wiederum nicht nur das Gehirn, sondern hinterlassen auch epigenetische Effekte, die dann wiederum mitentscheiden, in welchem Maße wir eigentlich auf welche Gene hören. Ein bisschen dieses ganzen Wirrwarrs können wir übrigens jetzt noch sehen. An unserem Körper. Das Verhältnis Ihrer Schultern zu Ihrer Hüfte z. B. lässt auf die Menge Testosteron schließen, der Sie ausgesetzt waren (Testosteron tendiert zum Breitschultrigen). Das Verhältnis von Taille zu Hüfte auf Östrogen. Auch das Länge-Breite-Verhältnis in Ihrem Gesicht bietet Anhaltspunkte für Ihr pränatales Hormonklima (Testosteron tendiert zum Breitgesichtigen).

Aber vielleicht am einfachsten: Schauen Sie auf Ihre Finger.[237] Der Ringfinger wird länger durch pränatales Testosteron. Das Verhältnis von Testosteron zu Östrogen können Sie deshalb wahrscheinlich am Verhältnis Ihres Ring- zu Ihrem Zeigefinger ablesen, denn es gilt als – zugegebenermaßen sehr indirekter – Indikator für das hormonelle Klima, das während unseres ganz persönlichen Baus im Mutterleib herrschte (ah, ein rauer Wind). Der Zeigefinger sagt uns etwas über Östrogen, der Ringfinger über Testosteron.

Das Verhältnis ist im späteren Leben nicht ganz unwichtig dafür, wie sehr wir uns mit Geschlechterklischees identifizieren. Wenn Sie die Länge des Zeigefingers durch die des Ringfingers teilen und auf eine niedrige Zahl kommen (weil Ihr Ringfinger größer ist), spricht das durchschnittlich für Durchsetzungskraft in sportlichen Wettkämpfen und manchmal auch musikalischen, aber auch für Ihre Schwierigkeiten mit Sozialem, Sprache und Kommunikation. Vielleicht ist das Leben doch ein bisschen gerecht. Der Zeigefinger dagegen kündet von Fruchtbarkeit und Lesekompetenz, aber auch einem Risiko für Essstörungen.[237]

Vielleicht kann man sich unsere Entwicklung wie einen Bauplan vorstellen, der ein kohärentes Muster vorsieht für Gene, Hirne und Hormone. Aber weil er über so lange Zeiträume hinweg umgesetzt wird, kann es auch mal zu Änderungen kommen. Etwa, wenn zwischendrin ein anderes Team übernimmt («pränatale Hormone, jetzt in neuer Besetzung») oder die Materiallieferung anders ausfällt als erwartet («Ich bin mir sicher, wir hatten Östrogen dazugeschrieben»).

Wenn Sie sich von der Spannbreite überzeugen wollen, empfiehlt sich der Blick auf die Fingerverhältnisse in Ihrem Bekanntenkreis. Oder das Schulter-Hüfte-Verhältnis der Menschen, die gerade im Café vorbeilaufen. Die Welt ist bunt.

Die Selbstfindung endet nicht mit der Geburt

Selbst nachdem wir auf die Welt gekommen sind, geht die hormonelle Reise weiter. Die Geschlechterfindung ist mit der Grußkarte «Es ist ein Junge!» längst nicht vollständig abgeschlossen. («Aber ich kann die doch nicht mehr umtauschen!»)

Die Pubertät bringt bekanntlich alles wieder durcheinander, als ob das Leben nicht bereits verwirrend genug wäre. Das lernen wir z. B. von den Guevedoces, die wir in der Einleitung kennengelernt haben. Sie erinnern sich? Es sind Jungen in der Dominikanischen Republik, die Testosteron nicht so umwandeln können wie im Bauplan vorgesehen. Darum kommen sie auf den ersten Blick als Mädchen zur Welt, aber mit den Hormonschüben der Teenagerjahre entwickeln sie männliche Genitalien (und vorher oft eine männliche Identität). Es gibt spannende und sehr bewegende Aufzeichnungen über die Lebenswelt dieser Menschen. Aber da das anscheinend im Moment unsere dringendste Frage ist: Welches Badezimmer, finden Sie, sollten die benutzen? Ab wann? Und ist es wirklich so verrückt, wenn manche Leute anmerken, dass «gender by birth» für sie nicht funktioniert?

Etwas weniger dramatisch als bei den Guevedoces entwickelt sich das Geschlecht in der Pubertät bei allen Menschen. (Argh!

Diese Erinnerungen!) Viele Unterschiede zwischen Männern und Frauen tauchen erst in der Pubertät auf.

Am auffälligsten sind natürlich die körperlichen Veränderungen («Mir wachsen Brüste!», «Mir wächst Brusthaar!»): Jungs bringt die Hormonfee breitere Schultern und breitere Kiefer, schmalere Lippen und eine schicke Michael-Ballack-Stirn. Mädchen den Brustansatz – das Zeichen, dass Östrogen in ihnen zum Leben erwacht. Das Becken wächst, die Taille bleibt schmal (in der Theorie), denn das Gewicht verlagert sich vom Bauch zum Po. Eigentlich nett vom Östrogen, diese Birnenfigur, denn das, wovor uns die Ärzteblätter warnen, ist ja immer eher das Bauchfett. Es gilt die Grundregel, Fett möglichst von den Organen fernzuhalten, und da ist der Hintern doch ein prima Ort. Blöderweise wird genau das nach der Menopause schwerer. Der allgemeine Kurvenreichtum der Figur sagt uns als Erwachsenen etwas über ihr Östrogenlevel: Ist die Taille schmal und die Hüfte breit, hatte wahrscheinlich Östrogen seine Finger im Spiel. Im Gesicht sorgt Östrogen dagegen für schmale Züge auch bei Nase und Kinn. Die Augen und Lippen werden größer. Östrogenlastige Gesichtszüge werden nicht nur bei Angelina Jolie als attraktiv wahrgenommen, sondern allgemein als etwas hübscher bewertet.

Aber auch die Gehirne entwickeln sich noch ein Stückchen weiter auseinander, auch hinsichtlich einiger wichtiger Fragen, die wir uns in den nächsten Kapitel noch genauer anschauen werden: die Tendenz zu psychiatrischen Krankheiten oder die Dichte von Östrogenrezeptoren in diesem oder jenem Gehirnareal.

Manche diese Veränderungen schlummern schon immer in unseren Genen und warten nur darauf, in der Pubertät zu erwachen. Die Entscheidung über andere hat die Natur sich wiederum bewusst offengelassen, sodass sie erst mal die Umgebung sondieren kann, bevor sie sich im Detail festlegt. Darum hängt unsere *Gender Identity* auch davon ab, wie viele Kämpfe wir ausfechten, wie liebevoll die Umgebung ist, in der wir aufwachsen, und nicht zuletzt davon, ob wir im Bauchfett noch ein bisschen Östrogen zur Seite gelegt haben. Sexhormone werden schließlich nicht nur in den Geschlechtszellen produziert. Weil Östrogene sich so gerne in Fett einlagern oder es aufbauen, kommen z.B. kleine dicke Mädchen früher in die Pubertät, und kleine dicke Jungen kriegen kleine Männerbrüste.

Selbst nach der Pubertät, wenn Ihr Gehirn sich nicht mehr zu allzu gewagten Veränderungen hinreißen lässt und sich wahrscheinlich einige der epigenetischen Fenster geschlossen haben, ist Ihr Hormonsystem immer noch für jeden Spaß zu haben. Sie springen jetzt vielleicht nicht mehr zwischen allen Schubladen hin und her, aber letztlich landen Sie wahrscheinlich trotzdem woanders, als Sie gestartet sind. Am Ende besteht ein Gehirn aus Milliarden Teilchen. Manche davon sind eher «männlich», andere eher «weiblich», und wieder andere rufen immerzu: «Geschlecht ist ein gesellschaftliches Konstrukt!»

Darum können wir nicht mal mit Sicherheit sagen, dass Männer mehr Testosteron hätten und Frauen mehr Östrogen. Durchschnittlich liegen die Testosteronwerte bei Frauen zwar etwas tiefer als die bei Männern, haben aber genau wie bei ihnen eine ziemlich große Spannbreite. Und das Hormonlevel aller Menschen ändert sich über das Leben. Ein paar Unterschiede zwischen Männlein und Weiblein findet man nur in Stresssituationen. Oder in der Schwangerschaft. Das könnte man haarspalterisch nennen, aber spätestens bei den Medikamentenfragen, die wir uns in Teil 3 näher anschauen, wird es wieder relevant.

Zusammengefasst können wir festhalten: Den Kern des biologischen Geschlechts bestimmen die Gene und Hormone und das, was sie tun. Genitalien sind vor allem ein Ausdruck dessen. Genauso gut könnten wir also unsere Definition von Mensch an der Anzahl der Arme und Beine festmachen. Nicht völlig falsch, aber ... es geht doch besser! Wenn wir uns schon an einem einzelnen Kriterium festhalten wollen, sind eigentlich alle anderen Dimensionen unseres Kleiderschranks besser geeignet. Das Fingerverhältnis (sprich, die pränatalen Hormone) sagen Geschlechterunterschiede zum Teil besser vorher als jede Frage nach «Mann oder Frau». Zumindest sollten wir nicht alle anderen Dimensionen von Geschlecht ignorieren, als wären Genitalien das Nonplusultra an Information. («Ich mag meine Geschäftspartner lieber mit Hoden!»)

Es ist ein bisschen wie mit dem Alter: Das hormonelle Alter ist bei Teenagern fast immer informativer als die reinen Lebensjahre. Aber weil nicht jeder die Forschungsgelder hat, den Hormonstatus mitzumessen, treffen die Wissenschaftler ihre Annahmen je nachdem, ob sie es mit einer Horde 14- oder 18-Jähriger zu tun haben. Das ist besser, als einfach von «unter 25-Jährigen» zu reden. Eine gewisse Bandbreite muss man sich eben dazudenken. Das heißt, wenn ich hier Studien zitiere, erwähne ich auch das Geschlecht (oder das Alter), das darin steht. Nicht ganz vollständige Informationen sind besser als keine. Und seien wir ehrlich: Wir sind ja schon froh, wenn sich überhaupt jemand die Mühe macht, bestimmte Phänomene in Frauen zu erforschen.

Aber es hilft eben, sich die Varianz immer dazuzudenken. Allein schon, weil zu allem jetzt noch die Kultur dazukommt.

Was andere Menschen mit unserem Geschlecht zu tun haben

Neben der Schublade, in die die Natur uns eingeordnet hat oder in die wir selbst uns einordnen, spielt natürlich auch die Schublade eine Rolle, in die wir gesteckt werden. (Auch wenn die sich meist in einem sehr viel uncooleren, höchstens zweidimensionalen Kleiderschrank befindet.)

Kultur schafft Verhalten, Verhalten beeinflusst bekanntlich die Hormone, die beeinflussen bekanntlich das Gehirn und wiederum die Gene (bzw. die Methylketten, die daran baumeln). Außerdem bestimmen sie mit, wie sehr wir uns mit dem Geschlecht identifizieren. Sich heute als Frau zu fühlen ist eine Sache. Sich in der Frauenwelt Jane Austens wiederzufinden eine ganz andere. («Ich sage ja nur, dass auch *diese* Bücher spannender wären mit Zombies.») Der Hosenanzug, der heute im langweiligen Teil Ihres Kleiderschrankes hängt, hätte Sie als Frau vor 200 Jahren wahrscheinlich als sensationelle Crossdresserin ausgezeichnet. Dafür nimmt man es Ihnen als Mann heute weniger übel, wenn Sie zu doof zum Holzhacken sind (selbst wenn Sie sich ein Holzfällerhemd gekauft haben, damit es nicht so auffällt).

Dafür gibt es andere Zwänge. Schon im Mutterleib reden unsere Eltern anders mit und über uns, je nachdem, welches Geschlecht sie von uns später mal erwarten. Nach der Geburt bestimmt die Farbe unseres Stramplers mit, welches Spielzeug wir bekommen und damit wahrscheinlich auch, welches Hormon wir beim Spielen ausschütten.

Und weil Schüler klein und gemein sind, spielt die Frage, wie sehr unser Körper ins Genderklischee passt, ebenso eine Rolle dabei, welche Clique uns akzeptiert – und ob wir unsere Zeit unter Mädchen verbringen oder Jungs oder Leuten im Internet, die uns viel, viel besser verstehen. Äußere Merkmale wie Muskeln oder Körperbehaarung oder zierliche Schultern sind eben doch wichtig dafür, wie unsere Umwelt uns behandelt und damit auch, welchem Geschlecht wir uns zugehörig fühlen.

Für solche Nature-Nurture-Wechselwirkungen sind nicht mal unbedingt gesellschaftliche Zwänge nötig. Wer von Natur aus mehr Muskeln hat, geht auch als Mädchen eher in den Sportverein, trainiert, gewinnt und produziert deshalb mehr Testosteron (oder verliert und gewinnt lebenslange Zweifel an den eigenen

Fähigkeiten, zusammen mit einer Abneigung gegen Bälle). Wer mehr Östrogen mitbringt, entwickelt mehr Kurven, fühlt sich im sportlichen Kokain-Model-Chic unwohl und entwickelt eine lebenslange Leidenschaft für Petticoat-Kleider, Milchshakes und die fünfziger Jahre.

Wo bin ich im Schubladenschrank?

Wir merken: Geschlecht ist kompliziert. Darum sehen die meisten Wissenschaftler es nicht als ein «Ja/Nein/Vielleicht», sondern als Kontinuum mit viel Spielraum zum Verorten – und das ist eine Information, die uns in den nächsten Kapiteln zu den Geschlechterunterschieden noch weiterhelfen wird. Außerdem zeigt uns der Trip: Am besten ist es eigentlich, auf das zu hören, was uns unser Gegenüber erzählt. Denn bei so vielen verschiedenen Dimensionen kann man von außen wirklich nur einen Bruchteil erkennen. («Okay, jetzt weiß ich, was in deinem Pass steht, aber wie ist das mit deiner Rezeptorstruktur?») Das sollte uns eigentlich beruhigen.

Jetzt könnte man einwenden: «Dafür hätte ich jetzt aber echt nicht 20 Seiten über Embryonalentwicklung lesen müssen! Ich mag nicht mal Embryonen!» Aber es gibt ein paar sehr wichtige Dinge, die wir davon mitnehmen können: Erstens, dass das Geschlecht, mit dem wir uns identifizieren, ziemlich häufig dem entspricht, was die Hormone unserem Hirn vor der Geburt vermittelt haben. Zweitens, dass sich viele Geschlechterunterschiede über die Zeit ändern. Das heißt, natürlich ist es trotzdem ein besonderer Moment, wenn die Ärztin mit Blick auf den Ultraschall verkündet: «Es ist ein Junge und/oder Mädchen!» («Sind Sie sicher? Für mich sieht es wie ein *Chicken Wing* aus.») Aber vielleicht sollten wir diese Information eher als Arbeitshypothese sehen, die man später noch hinterfragen kann.

Drittens ist es eine gute Erinnerung daran, dass wir den Menschen sehr viel früher Glauben hätten schenken sollen, die immer wieder versucht haben, uns ihre Identität zu erklären. Immerhin haben die schon längst gelebt und gefühlt, was Sexhormone können, lange bevor Wissenschaft und Medizin dahintergekommen sind. Die glauben schließlich zum Teil immer noch, man könne ein Geschlecht einfach durch eine Operation entscheiden, weil das Gehirn dann ja da reinwächst, wie wir in die Winterjacke der großen Geschwister. Oder? Oder? Besonders merkwürdig ist es, uns auf dem Boden kritisch denkender Sachlichkeit zu verorten, während wir solches Leid anrichten. Wenn wir doch merken, dass das nicht stimmt, und uns die Biologie zeigt, dass unsere Kategorien inakkurat sind, warum halten wir so verzweifelt daran fest? Und pochen gleichzeitig darauf, auf Seiten der Logik und Vernunft zu stehen?

Ein vernünftiger Schubladenschrank lässt uns die Freiheit, uns mit dem Leben und unseren Hormonen weiterzuentwickeln und vielleicht auch mal woanders zu verorten.

Nur weil etwas hier oder dort als logisch angesehen wird, ist es eben noch lange nicht akkurat. Es ist Kultur. Und die kann sich wandeln. Wussten Sie, dass Indien, Pakistan, Nepal *und* Bangladesch von drei Geschlechtern ausgehen? Es ist ja nicht so, dass wir uns nicht hin und wieder mal an neue Ideen gewöhnen könnten. Die Wissenschaft wartet schließlich ständig mit irrsinnig klingenden Behauptungen auf. («Was für Bakterientiere? Kocht er da gerade ein Skalpell?») Haben wir Glück, räumt sie dabei hin und wieder auch ihre eigenen Fehlkonzeptionen auf. («Sie haben aber auch den Schädel eines Verbrechers!»)

Aber jedes Mal, wenn sich eine weltbewegende Erkenntnis durchsetzt, hören wir uns die Geschichte an, nörgeln ein bisschen daran herum und finden dann einen Kompromiss, indem wir uns zwar bereit erklären, an Bakterien zu glauben, aber auch an die Drei-Sekunden-Regel, nach der sie unserem Essen nichts anhaben können, wenn wir es voll schnell wieder vom Boden aufheben. So oder so: Die Menschheit ist lernfähig. Dopamin glaubt an uns.

Vielleicht gewinnt am Ende einfach unsere Bequemlichkeit: Es könnte schließlich alles so einfach sein, wenn wir anerkennen würden, dass es kompliziert ist. Alle würden gewinnen.

Wie viele Landcafés haben jetzt schon eine avantgardistisch genderneutrale Toilette für alle, weil es eben nur *eine* Toilette gibt? Oder haben diese unsägliche Wer-wohin-Toilettenfrage so geklärt wie die nächste Kiezkneipe in Berlin? Nämlich mit einem Schild: WC links, Pissoir rechts. Halten Sie vom Prenzlauer Berg, was Sie wollen, aber: Das ist Logik.

Dermaßen gestärkt, können wir uns jetzt aufmachen, den Rest der Geschlechterunterschiede zu entdecken.

Sexuelle Orientierung

Sexuelle Orientierung ist anders als Identität weniger die Frage, wer wir sein wollen, sondern *mit wem* wir sein wollen. Und natürlich haben die Hormone da ein Wörtchen mitzureden.[238]

Bei Männern ist die sexuelle Orientierung eine Nummer rigider als bei Frauen. Sie tendieren eher zum «Entweder-oder», wo Frauen «bi» ankreuzen. Allgemein sagen Frauen öfter Sätze wie: «Bis jetzt hab ich mich eher in Männer verliebt, aber *sie* war halt umwerfend ...» Außerdem ist Homosexualität bei Männern immerhin zu 40 Prozent genetisch veranlagt (es gibt einige Forscher, die vermuten, dass dabei das X-Chromosom entscheidet, also die mütterliche Seite), bei Frauen nur zu 20 Prozent.

Fragt sich nur, was den Rest erklärt – die 80 Prozent bei den Frauen und 60 Prozent bei den Männern, über die uns die Gene nichts erzählen. Was nicht in den Genen liegt, hat mit ziemlicher Sicherheit auch mit den Hormonen zu tun. Zum Beispiel macht pränatales Testosteron Frauen Lust auf Frauen.

Bei schwulen Männern ist es dagegen ein bisschen komplizierter, denn es fehlen uns in diesem Puzzle noch ein paar Eckteile. Zum Beispiel eins, das uns erklärt, warum der Blick auf die großen Brüder so informativ ist. In einer Studie wurde gezeigt, dass mit jedem großen Bruder die Chance, selbst schwul zu sein, um 33 Prozent steigt. Wenn Zauberer wirklich die siebten Söhne von siebten Söhnen sind, sind die alle schwul!

Eine mögliche Erklärung ist die, dass Mütter vieler Söhne im Allgemeinen und von schwulen Söhnen im Besonderen mehr Antikörper im Blut haben, die sie wahrscheinlich mal als Reaktion auf die ganzen merkwürdigen Y-Chromosomen in ihrem System gebildet haben. Die Antikörper machen es dem Y-Chromosom schwerer, das Gehirn in irgendeine Richtung zu formen. Bleiben Sie dran, bis wir wissen, ob das stimmt.

Was man bei all der Suche übrigens nicht gefunden hat, ist irgendein umweltbiografischer Faktor, der homo, bi oder hetero beeinflussen würde, wie z.B. Männerfreundschaften, die Beziehung zu den Eltern oder die Anzahl von *Queen*-Schallplatten im Elternhaus. Damit ist jeder Versuch, sexuelle Orientierung durch Therapien o.Ä. zu beeinflussen, für die Katz (und außerdem eine wirklich schreckliche Idee).

WAS HAT GESCHLECHT MIT GEHIRN ZU TUN?
Sexhormone antworten auf Fragen, die Sie nicht mehr hören können

Jetzt, da wir wissen, dass die allerwenigsten Menschen beim Thema Geschlecht zu einer hundertprozentigen Ausprägung tendieren, können wir uns topgebrieft auf das Gebiet der Geschlechterunterschiede wagen. Schließlich muss uns jetzt nichts mehr wundern, z. B., dass die Geschlechter fließend ineinander übergehen, mit ein bisschen Ausfransung an den jeweiligen Rändern. Absolute Gegenpole sind genauso schwer zu finden wie Verhalten, das man ausschließlich bei einem der Geschlechter sieht. Regel und Schwangerschaft, Stillen und Milchproduktion gehören zu den ganz wenigen Merkmalen, auf die das zutrifft – und es sollte eigentlich schwerfallen, allein darauf eine Gesellschaftsordnung aufzubauen, aber wir versuchen es natürlich ziemlich tapfer. Für die Unterschiede, die wir zwischen Männern und Frauen finden, muss «Tendenz» als Begriff reichen. Trotzdem begegnen wir hier einem ganzen Wust aus Vorurteilen – über Männer, Frauen und die potenziell gemeingefährlichen Effekte monatlicher Blutungen auf die Funktionsweise des Gehirns. Ein Dickicht aus Binsenweisheiten, Mythen, und Truisms (Dinge, die sich wahr an*fühlen*), das um uns herum wie Unkraut in den Himmel wächst. Also bleibt uns nichts anderes übrig, als das Ganze erst mal sorgfältig durchzuharken und die blödesten Ideen rauszurupfen, damit wir zu irgendeiner Erkenntnis gelangen. Aber die Aussicht danach ist eine sehr schöne.

Man kann nicht alles haben: Die Sache mit den verschiedenen Formen von Intelligenz

Sexhormone können auf zwei Arten aufs Gehirn wirken: kognitiv und emotional.

Fangen wir bei den kognitiven an, damit auch mal wieder ein bisschen Forschung zu den Männern dabei ist. Hehe. Zusammengefasst lautet unsere Vorstellung von Hormonen und Männern ja für gewöhnlich: Männer haben keine. Und sie wirken nicht auf das Gehirn. Aber wenn doch, dann helfen sie beim Einparken und machen das Denken *besser*! So.

Dass Testosteron nicht unbedingt das reflektierteste aller Hormone ist, wissen wir schon. Aber ist denn gar nichts dran an dem besseren räumlichen Denken bei Männern? Ein bisschen schon.

Hohes Testosteron heißt auf den ersten Blick tatsächlich: höhere Performance, wenn's ums Räumliche geht. Bei Männern *und* Frauen. Durchschnittlich können viele Männer viele Frauen in vielen räumlichen Aufgaben übertrumpfen. Was jetzt den ein oder anderen sicherlich dazu bringt, «Aha!» zu rufen und suggestiv mit den Augenbrauen wackeln. Bevor Sie sie jedoch allzu hoch nach oben ziehen, sollte man vielleicht betonen, dass es mindestens genauso oft auch bedeutet: schlechtere Performance in sprachlichen Aufgaben. Nicht nur Testosteron kann kognitive Leistungen boosten, sondern auch Östrogen – nur eben andere. Merkwürdigerweise übersehen wir in unserer Gleichung den Teil «weibliche Hormone und Kognition» ziemlich häufig.

Frauenvorteile in verbaler Flüssigkeit und verbalem Gedächtnis sind prima dokumentiert:[162] Grammatik, Rechtschreibung, Wortgewandtheit und Vokabular (und was davon lässt sich bis jetzt besser durch Computer ersetzen? Wege finden oder Texte schreiben? Aha! *Augenbrauenwackel*). Was ironisch ist, wenn man bedenkt, wie viele Cartoons es zum Thema gibt: «Nie sagt sie, wenn sie ein Problem hat.» Statistisch gesehen, hat er's einfach nur nicht verstanden.

Und das ist längst nicht der einzige Vorteil: Frauen haben dank Östrogen die Nase vorn, was Kurzzeitgedächtnis und Schnelligkeit der Wahrnehmung angeht. Selbst langfristig hat Östrogen die Angewohnheit, unser Arbeitsgedächtnis auszubauen, indem es die passenden Verbindungen im Cortex wachsen lässt, einschließlich der dopaminergen Neuronen, die zum Lernen den richtigen Ansporn liefern. Von allen positiven Effekten, die Östrogenbehandlung in der Menopause so nachgesagt wurden, ist der auf das Arbeitsgedächtnis momentan der einzig verlässliche (für das «Aber» siehe Teil 3).

Auf den ersten Blick könnte man also meinen, Östrogen und Testosteron seien quasi verantwortlich für die Entscheidung zwischen räumlicher und sprachlicher Intelligenz: Hohes Östrogen hilft uns, Leute an die Wand zu quatschen, und niedriges, nicht gegen selbige Wand zu fahren. Allerdings ist der erste dokumentierte Fall von Testosteronmangel wahrscheinlich der Architekt der Pyramiden von Gizeh (jedenfalls hat seine Statue alle passenden Merkmale und er keine Nachkommen), und dafür, dass es ihm an räumlichem Denken gemangelt haben müsste, stehen die Dinger bis heute ganz schön stabil.

Überhaupt verkompliziert die Kultur hier mal wieder alles: Erst findet man Unterschiede zwischen den Geschlechtern, dann werden sie wieder zunichtegemacht, wenn wir einem Mädchen verrückterweise einen Schaufelbagger kaufen. Aber das erklärt natürlich nicht die Unterschiede zwischen den Frauen mit verschiedenen Testosteronwerten[162,239] – außer vielleicht, wenn die in der Sandkiste lieber mit den Schaufelbagger-Kindern gespielt haben als mit der Puppenfraktion.

Allerdings müssen wir uns dann fragen, warum die Unterschiede in der Pubertät größer werden, in der die meisten Jugendlichen ja nicht mit Schaufelbaggern spielen, sondern mit sich selbst. Und dann zerknüllen wir unsere Notizen und gehen ohne Abendbrot ins Bett. Es ist zum Verrücktwerden. Oder auch nicht. Wir wissen ja, dass Gender kompliziert ist.

Darum gucken wir uns am besten die Mäuse an, denn die können sich damit brüsten, frei von den Genderzwängen des Spielzeugregals zu sein. («Ein blaues Laufrad für ein Mäusemädchen?») Und tatsächlich, die Männchen finden sich besser im Labyrinth zurecht. Auch beim Schwimminselfinden im Pool. Diejenigen Mäuse, die hohes Östrogen und weniger Testosteron mitbringen, sind darin eher schlechter. Aha!

Aber das Ganze wird weitaus spannender, wenn wir's kompliziert machen[162]: Schauen wir uns das tatsächliche Verhalten an, sehen wir, dass sich die Weibchen im Pool anders verhalten. Sie scannen die gesamte Umgebung und machen sich ein Bild von allen Gegenständen im Raum. Darum brauchen sie länger beim Wegefinden, aber wenn sie damit fertig sind, sind Männchen und Weibchen gleich schnell am Ziel. Die Männer gehen zielorientierter vor. Das macht sie schneller und akkurater. Wenn wir dagegen einen der Gegenstände austauschen, haben die Weibchen die Nase vorn. Ihre Taktik ist flexibler. In einem Labyrinth-Task tendieren die Weibchen dazu, sich von einem Platz aus den Weg zu erschließen. Die Männchen biegen einfach immer in eine Richtung ab. Zwei Wege, ein Ziel. Welcher besser ist? Kommt darauf an. Aber zu welchem Weg wir tendieren, hängt eben auch von den Hormonen ab: Weniger Testosteron und mehr Östrogen lassen ein Männchen eher auf die weibliche Entdeckerstrategie zurückgreifen. Mehr pränatales Testosteron bedeutet eine männlichere Struktur des Hippocampus, und unser Weibchen dreht im Labyrinth links.[162]

Überhaupt ist das eine Erkenntnis, die uns beim Blick auf die Geschlechter und ihre Gehirne ziemlich häufig begegnet: Am

Anfang steht eine unterschiedliches Muster, am Ende allerdings der gleiche Erfolg.[101,162] Ein weiterer guter Grund, warum es sich lohnt, beide Fraktionen im Team zu haben. Diverse Teams treffen sowieso bessere Entscheidungen als homogene, weil sie weniger zu Gruppendenkfehlern tendieren.

Außerdem widmen wir uns in diesem Zusammenhang gleich dem Thema «weiblicher Zyklus und Kognition». Dazu kommen wir später noch mal genauer, aber es grenzt schön an das Gebiet, durch das wir uns gerade geackert haben – also können wir hier auch gleich Ordnung schaffen. Gleiches Thema, gleiches Unkraut.

Niemand hat die Absicht, das Denken zu behindern

Die ohnehin schon ziemlich wackelige Vorstellung, dass Testosteron für räumliche Intelligenz und Östrogen für gegenteilige Effekte zuständig ist, wird beim Thema weiblicher Zyklus auf die Spitze getrieben. Aus der Gleichung wird nämlich immer mal wieder der Grundsatz abgeleitet, dass die räumlichen Fähigkeiten abnehmen, wenn das Östrogen während des Zyklus hoch ist.

So funktioniert zwar weder die Regel noch funktionieren so Gleichungen, aber gucken wir's uns trotzdem mal an. Denn wenn wir nicht drüber reden, tun's wie immer die Verrückten. Also: Was machen die räumlichen Fähigkeiten während der «Tage»?

Im Hinblick auf Östrogenschwankungen und räumliche Fähigkeiten gibt es mittlerweile schon einige Meta-Analysen, und die tendieren zu: nix.[239] Natürlich nicht. Es wäre schon ein bisschen komisch, wenn weibliche Hormone im Gehirn eine spezifische kognitive Fähigkeit einfach unterdrücken würden. (Räumliche Fähigkeiten: Aus. Hier wird jetzt nicht an Ästen gehangelt! Hier werden Kinder gemacht.) Im Gegenteil: Die positiven Effekte von Östrogen auf das Arbeitsgedächtnis helfen eben auch ... na? ... beim mentalen Rotieren. Außerdem dem Gedächtnis, z. B. in Fällen von «Das hab ich doch schon mal irgendwo gesehen». Sie wissen schon: der Moment, in dem Sie als Mann ganz sicher sind, dass Ihre Brille nicht im Regal liegt, aber wenn die Partnerin ihre Hand ausstreckt, materialisiert sie sich plötzlich aus dem Nichts dorthin, und dann sehen *Sie* doof aus. Unfair ist das.

Nein, wenn wir einen hormonellen Effekt auf räumliche Fähigkeiten sehen wollen, müssen wir schon Testosteron fragen. Das schwankt nämlich auch über Tag und Jahr – und vielleicht sogar Monat – und das hat tatsächlich einen Einfluss auf unsere räumlichen Fähigkeiten, auch bei Männern.[240,241,242]

Genauso findet man Östrogeneffekte besser, wenn man schaut, welche Fähigkeiten es boostet. Dafür muss man nur in *seinem* Spezialgebiet suchen: dem verbalen und dem Arbeitsgedächtnis. Letzteres variiert während des Zyklus und verbessert sich (s. o.), wenn Östrogen hoch ist. Das Gleiche gilt für die sprachlichen Fähigkeiten. Wenn man liest, dass Frauen während der Niedrig-Östrogen-Phasen ihres Zyklus in ihren sprachlichen Fähigkeiten etwas absacken, klingt das erst mal suboptimal. Dabei kam eine entscheidende Ergänzung in der Studie gar nicht vor: Männer schneiden in sprachlichen Tasks an *jedem* Monatstag schlechter ab als Frauen. Die richtige Formulierung wäre also: «Frauen sind in dieser Aufgabe durchschnittlich (!) besser als Männer und an manchen Tagen des Monats noch besser.»

Wenn man darauf aufbauend argumentiert, die Arbeitsleistung von Frauen würde durch ihren Zyklus zu sehr schwanken, könnten die Männer ja gleich zu Hause bleiben. Oder zumindest nicht mehr mit Menschen arbeiten.

Für uns alle gilt: Oft sind nicht die Hormone das Problem, sondern das Gefühl, ohne ihre Unterstützung auskommen zu müssen. Hormone sorgen für eine Palette an Dingen: an einem Tag für ein gutes Arbeitsgedächtnis, an einem anderen für ein gutes emotionales Gedächtnis und ab und an für einfach wirklich schöne Haare. Und das ist doch besser als nichts? Männer müssen sich in dieser Hinsicht übrigens nicht ausgeschlossen fühlen. Studienergebnisse von männlichen Tieren schwanken über die Zeit genauso wie die von weiblichen.[243]

Wissen Sie, was unser Arbeitsgedächtnis *erwiesenermaßen* einschränkt? Wenn wir gegen negative Vorurteile ankämpfen müssen.[244] Und damit sind wir bei den Emotionen angekommen und der Frage, wie sie auf unser Denken wirken.

Die Sache mit der emotionalen Aufregungsbereitschaft – Wer braucht hier Frauengold?

Wenn wir bei Kognition vorschnell an männliche Hormone à la Testosteron denken, denken wir bei Emotionen zu schnell an die weiblichen. Ich weiß. Das kommt jetzt für uns alle sehr überraschend.

Allerdings sieht die Welt, besonders in stressigen Situationen, ganz anders aus: Männer reagieren mit weitaus mehr Kortisol auf Stress als Frauen. Und das nicht nur in einer einzelnen Studie, sondern über Meta-Analysen hinweg[245] (gemessen an der stressreichsten Aufgabe, die die Wissenschaft zu bieten hat: vor einem desinteressierten Publikum erst den eigenen Lebenslauf runterzubeten und dann in Siebzehner-Schritten rückwärts zu rechnen). Und dieses Kortisollevel geht bei ihnen viel eher als bei Frauen mit schlechterer Performance in kognitiven Aufgaben einher.[246] Das heißt allerdings nicht, dass Männer das schwache Geschlecht sind. Wenn es darum geht, von dieser Welt überfordert zu sein, müssen sich Männer und Frauen nicht um die Vorherrschaft streiten, denn die gute Nachricht ist: Niemand kommt hier klar.

Männer und Frauen haben z. B. gleich häufig mit psychischen Problemen zu kämpfen. Sie brechen sich nur anders Bahn. Frauen tendieren im Extremen zu Angst und Depression, Männer zu Aggression und Sucht. Frauen entwickeln eher einen Reizdarm, Männer eher Schizophrenie. Frauen begehen mehr Selbstmordversuche, Männer häufiger Selbstmord.

Die Hormone gestalten dieses düstere Bild mit – das sieht man nicht nur an den Gender-Unterschieden, sondern auch daran, dass jedes dieser Probleme sich bei Stress verschlimmert.

Gender ist kompliziert, und natürlich kann jedes Geschlecht am Ende jedes psychiatrische Problem entwickeln (yay?). Trotzdem lässt sich ein gewisses Muster erkennen:[247] Psychische Probleme von Männern zeichnen sich durch kognitive Schwierigkeiten und einen Mangel an Emotions- und Impulskontrolle aus – egal, ob es um Sucht geht oder ADHS. Das heißt, oft ist eher ihr Executive-Netzwerk betroffen.

Frauen haben dagegen weniger Schwierigkeiten mit der Kognition, sind aber im Extremfall den ganzen Tag mit dem Versuch beschäftigt, aufgeregten emotionalen Input zu bewältigen. Also ist bei ihnen eher das Salience-Netzwerk betroffen, und zwar häufig stärker auf der negativen Seite – im Gegensatz zu Drogen macht eine Angststörung nicht mal am Anfang Spaß.

Selbst bei Männern und Frauen, die die gleichen Probleme entwickeln, findet sich auf der Symptomebene diese Unterscheidung: Bei Männern überwiegen die kognitiven Schwierigkeiten, bei Frauen die emotional aufgeregteren. Frauen mit Depression leiden zum Beispiel häufiger an Schlafstörungen und Männer mit Schizophrenie eher an kognitiven Defiziten.

So kommt es z. B. auch, dass Frauen eher ein posttraumatisches Stresssyndrom (PTSS) entwickeln. Das ist gleich auf mehreren Ebenen überraschend: Erst mal ist es nicht unbedingt das, was unsere Hollywood-Wahrnehmung sagt: Im Kino kennen wir PTSS vor allem als etwas, das Vietnam-Veteranen heimsucht, die dann passenderweise auch nicht darüber reden, sondern mit geladener

Waffe auf der Veranda vor ihrem Haus sitzen und Bourbon trinkend in den Sonnenuntergang starren.

Aber statistisch gesehen trifft PTSS viel häufiger Frauen zwischen 50 und 60, die ihre Emotionen gar nicht im Keller einschließen, sondern im Gegenteil sie immer wieder neu durchleben und sich dabei vorzugsweise selbst die Schuld an dem Erlebten geben. Mit dem Ergebnis, dass sie sich als inkompetenter und hilfloser wahrnehmen und die Welt um sich herum als deutlich finsterer.

Wenn unser knurriger Vietnam-Veteran dagegen nicht zum Bourbon greift, versucht er es eher mit dem simplen Lösungsstrategie-Suchansatz der Emotionsbewältigung (der Ort macht mich nervös, da geh ich nicht mehr hin), und der scheint zumindest bei PTSS etwas besser zu helfen. Obwohl wir dazu neigen, Menschen zum ausführlichen Besprechen ihres Traumas einschließlich detaillierten Nacherlebens aufzufordern, ist das also gar nicht immer hilfreich.

Die Frage, wer eher traumatisiert wird, hat natürlich auch etwas mit Kultur zu tun. Allein schon, wenn sie bei Frauen zu Selbstbeschuldigung beiträgt. («Die entscheidende Frage ist ja: Was hatten Sie an?») Aber auch, was die Häufigkeit angeht. Männer haben eine höhere Chance, traumatische Erfahrungen zu machen, die in PTSS münden können (Stichwort Krieg), aber Frauen haben eine höhere Chance, *die* Art von Trauma mitzumachen, die mit ziemlicher Sicherheit zum PTSS führt (Stichwort Kontrollverlust und sexuelle oder häusliche Gewalt).

Aber selbst wenn man das alles mit einbezieht, findet man bei Frauen ein höheres Risiko für PTSS. Und das, obwohl Östrogen doch diese ganzen wunderbaren Effekte auf den Umgang mit dem Stress und auf das Vergessen von Trauma und Co hatte. Wie kann das sein?

Die einfache Antwort sind natürlich wieder die Schwankungen: Frauen können die meiste Zeit auf die positiven Effekte von Östrogen bauen und sind deswegen vielleicht stärker davon mitgenommen, wenn der Stress sie im falschen Moment erwischt.

Außerdem ist Östrogen ja nicht allein. Progesteron steigt in der zweiten Zyklushälfte an und tendiert zum Negativen. (Progesteron: «Wir haben ein *Kind* zu beschützen!» Östrogen: «Das hast du letzten Monat auch gesagt, und bis jetzt waren wir noch nie schwanger.» Progesteron: «Man wird ja wohl noch träumen dürfen!» Östrogen verdreht die Augen.) Das heißt, der Cortex darf jetzt nicht nur Probleme durchdenken, die welche sind, sondern auch Dinge, die Progesteron für Probleme hält ...

Allerdings sind die Studienergebnisse zum Thema «In welcher Zyklusphase sollten Sie Traumata lieber meiden?» bis jetzt nicht allzu überzeugend. Die Schwankungen innerhalb des Zyklus an sich sind auch nicht das Problem – sie könnten sogar hilfreich sein.[248] Wenn wir uns ein Problem bauen wollen, dann eher, weil eine Schwankung verquer läuft. Oder wir Stress in den Mix geben.

Hier liegt wahrscheinlich auch der Kern der langen Antwort auf die Frage, wie wir mit Traumata umgehen: der Stress. Gehirne von Männern und Frauen haben unterschiedliche Ideen, wie man auf Stress reagieren sollte. Beide Antworten funktionieren gut – so lange, bis man sie auf die Spitze treibt: Auf der Frauenseite deutet einiges darauf hin, dass die Natur auf einige rückkoppelnd-beruhigende Effekte verzichtet, die sie eigentlich in petto hätte (siehe Männer). Das klingt auf den ersten Blick etwas gemein.

«Ja, wenn man es soooo sagt ...» Östrogen zündet sich eine Zigarette an und verdreht die Augen. «Ich sag doch, wir haben ein Imageproblem!» «Wie? *Mir* geht's prima!» Testosterons Stimme kommt vom Boden – es macht Liegestütze. Östrogen wirft ihm einen abschätzigen Blick zu: «Du *solltest* aber ein Imageproblem haben!» Testosteron stemmt sich ungerührt auf und ab, also redet Östrogen einfach weiter in den Raum hinein: «Ja gut, dann sorge ich halt für Aufregung! Aber haben die auch mal geguckt, was ich mache, um die Kognition vor der Aufregung zu schützen?» Testosteron ist immer noch in der Horizontalen. «21, 22, 23 ... Kognition?» Östrogen schnalzt mit der Zunge: «Genau! Hippocampus und alles! Könntest du dir mal 'ne Scheibe von abschneiden! Aber wenn du's genau wissen willst: Ich beschütz auch die Verdauungsorgane. Was meinst du, warum Frauen im Stress so viel seltener Magengeschwüre bekommen?»[249,247]

Östrogen sorgt für Aufregungsbereitschaft, aber es legt sich auch ganz schön ins Zeug, damit die Aufregung das Denken nicht gefährdet (oder unseren Magen-Darm-Trakt).

Testosteron hat sich mittlerweile schwungvoll vom Boden erhoben. «Und was bringt dir die ganze *voll funktionsfähige Kognition*?» Dabei ahmt es Östrogens Tonfall nach und wischt sich den Schweiß von der Stirn. «Sag, was du willst, aber ich bevorzuge meine Methode. Nicht viel drüber nachdenken. Wir klären das Problem hier und jetzt durch einen Frontalangriff.» Östrogen zieht unbeeindruckt einen Mundwinkel nach oben. «Hast du Leo *gesehen*?»

Testosteron findet, es gibt im Stress andere Dinge zu schützen als Kognition. Unser Image z. B. Was dabei schiefgehen kann, wissen wir schon: Probleme mit Aggression und manchmal dem Gesetz. Jetzt lernen wir allerdings noch, wie sehr das Ganze die Kognition durcheinanderbringt. Gestressten Männern fällt es z. B. schwerer, soziale oder persönliche Informationen abzurufen. Vielleicht würden die im Streit auch gerne mal alte Geschichten aufs Tapet bringen, aber sie können sich im Moment an keine erinnern.

Zusammengefasst ergeben sich also zwei unterschiedliche Stress-Strategien. Auf der einen Seite steht Typ A: Eine größere Tendenz zum Stress und negativen Gefühlen, die den frontalen Cortex mit reinzieht. Im Idealfall fällt dem ein konstruktiver Lösungsansatz ein. Alternativ kann er jetzt nachts im Bett 23 000 Worst-Case-Szenarien durchdenken.

Typ B dagegen opfert im Stress die Kognition und konzentriert sich auf positive, vorwärtsgewandte Lösungsstrategien ... Kokain. Wutanfälle.

Frauen tendieren durchschnittlich eher zu Typ A und Männer zu Typ B. Aber weil beides Hormonsache ist und Hormone individuell, hängt die Reaktion vom persönlichen Hormonhaushalt ab. Darum grübelt Leo die Nacht durch und Juliette nimmt die Zitronen, die ihr das Leben gibt, und tut sie in ihren Gin Tonic.

Beide Strategien funktionieren, beide kollabieren, wenn man es damit übertreibt. Fragt sich nur, warum es überhaupt zwei unterschiedliche Lösungsansätze gibt? Können wir nicht einfach alle unsere Probleme auf die gleiche Art gleich lösen? («Mehr Gin!»)

Der Antwort auf diese Frage sind wir wahrscheinlich schon ein Stück früher begegnet, als wir uns durch die unterschiedlichen Stress-Strategien gearbeitet haben: Flight or fight und Tend and befriend. Erinnern Sie sich, dass Frauen eine deutliche Vorliebe für Tend and befriend haben, also dem Griff zum sozialen Netz? Und erinnern Sie sich, dass man für Tend and befriend erst mal aus dem Panikmodus herausbrechen muss? Hin zur sozialen Kompetenz. Vernetztem Denken. Top regulierten Emotionen. Das alles ist nötig, damit wir unser soziales Netz nicht postwendend vor den Kopf stoßen. Und genau das sind die Muster, auf die sich Typ A verlässt, die aber bei nicht regulierbaren Emotionen zum ängstlichen Dauergrübeln führen.

Zu unserer Erkenntnis, dass Tend and befriend gesundheitlich die schonendere Variante ist, müssen wir uns jetzt also eine Randnotiz machen, dass die entsprechenden Denkmuster ihre ganz eigenen Fallstricke mitbringen.

Man könnte es zuspitzen auf: Männer vertrauen im Stress auf die Prä-Neocortex-Antwort, und deswegen entwickeln sie Prä-Neocortex-Probleme. Suchtprobleme und Aggression kann jedes Mausmodell. Im Vergleich suchen Frauen ihr Heil im Neocortex und dem Wunder der Zivilisation und kriegen dabei Zivilisationskrankheiten. (Okay, das ist ziemlich grob vereinfacht.)

Außerdem ist die Frage, wie wir mit unserem Stress umgehen, ja immer noch eine ziemlich erfahrungsbedingte. Ich würde ja Nature and Nurture sagen, aber in diesem Fall ist Nurture eigentlich auch Nature. Fragen Sie die Kinder und Ihr Känguru-Care.

FRÜHKINDLICHE ENTWICKLUNG

Aus meiner Kindheit hab ich noch diesen Teddybären und meine Angewohnheit, in Konfliktsituationen zu weinen

Wie schnell wir unter Stress geraten, wie gut wir dann damit umgehen, und wie lange es braucht, bis wir aufhören, darüber zu grummeln und auf jede Zwischenfrage mit «WAS!?» zu antworten, ist eine ziemlich individuelle Angelegenheit. Die zwischenmenschlichen Unterschiede übertrumpfen üblicherweise die zwischen den Geschlechtern.

Um den wahren Charakter eines Menschen zu bewerten, gebe man ihm darum am besten einen wirklich langsamen Laptop. Wie schnell der Sie dazu bringt, die Genfer Konvention in Frage zu stellen, hängt längst nicht nur von den Genen ab. Entscheidender als das Notenbuch, mit dem wir geboren wurden, ist das, was die Dirigenten in uns seit Jahrzehnten reinkritzeln. Welche Seiten sie öfter benutzen und welche seltener und welche immer zusammenkleben. Sprich: die epigenetischen Veränderungen. Der dritte und langsamste Weg, über den uns Hormone beeinflussen können. Aber er spielt eine große Rolle, schließlich ist die Frage «Wie stressig ist die Welt?» eine, die sich ständig ändert. Darum sieht Ihr Hormonsystem Ihren Genotyp mehr so als Richtlinie. Man muss auch nicht alles annehmen, was die letzte Generation einem so mit auf den Weg gibt. («Also, Ihre Stressantwort ist so was von letzte Generation. Damit kommen Sie doch im heutigen Nachrichtenzyklus gar nicht mehr hinterher!») «Flexibilität und Anpassung» heißt das Motto der Hormone. Und dafür passen sie das vererbte Stresssystem den aktuellen Umständen an – alles mittels Ummantelung. («Wenn man hier und da Neonstreifen anklebt, wirkt das gleich viel moderner.») Im Ergebnis beeinflussen plötzlich unser Kindheitsstress oder die Frage, ob wir gestillt wurden, 40 Jahre später den Zeitpunkt der Menopause,[250] und als ForscherIn sitzt man dann davor und ist hinreichend verwirrt.

Das Ziel dahinter ist ein ziemlich hehres: nämlich, die Welt in unserem Inneren und die Welt um uns herum irgendwann mal in Einklang zu bringen. Und manchmal klappt das sogar.

Frühkindlicher Stress: Meine Stressachse ist da ziemlich abgebrüht

Wenn wir in einer gefährlichen Umgebung aufwachsen, ist es sinnvoll, sensibel auf Gefahren und Provokationen zu reagieren. In einer entspannten Umgebung kann man sich das sparen und hat dadurch Ressourcen frei für Soziales. So, wie Sie zu Hause in Ihrem Wohnzimmer entspannt am Laptop daddeln, während der Nachbar nebenan eine Wand zerlegt, aber draußen auf dem dunklen Heimweg zusammenzucken, weil Sie ein Blatt rascheln hören.

Wenn Ihr Stresshormonsystem schon vor der Geburt den Eindruck bekommt, dass Sie quasi auf dem dunklen Heimweg geboren werden und ziemlich häufig Unterstützung brauchen, dann sorgt es über die Epigenetik dafür, dass es von Anfang an schnell an Ihrer Seite ist. Sprich, es ummantelt das Gen, das normalerweise Ihre Kortisolrezeptoren am Hippocampus einbaut und sorgt damit für weniger negative Feedback-Loops, über die sich die Stressachse normalerweise selbst beruhigt. Und wir wissen: Wenn Kortisol die Stressachse nicht beruhigt, dann macht es keiner.[251,252,253,254] Das heißt, die Stresshormone echauffieren sich schneller und über alles. Babys, die im Mutterleib viel Kortisol abbekommen haben, fällt es später schwerer, sich abzuregen. Sie gewöhnen sich auch langsamer an die Idee, dass Mütter hin und wieder das Zimmer verlassen, und schütten, wenn es doch dazu kommt, dabei weitaus mehr Kortisol aus als andere Babys.

Wenn bei den ganzen Stresshormonen auch noch unsere Darmbakterien aus dem Takt kommen, tragen die ihren Teil dazu bei, dass weniger Kortisolrezeptoren eingebaut werden, ergo noch weniger Feedback-Loops, und damit ist auch das Serotoninsystem betroffen. Am Ende stehen unsere üblichen zwei Stressreaktionen: unbändige Impulsivität oder nervöse Grübeligkeit. Der Cortex würde sie gerne beruhigen, aber dafür fehlen ihm die Leitungen zum Salience-Netzwerk. Darum ist Zuneigung nicht nur wichtig, um uns zu beruhigen, sondern auch langfristig, um uns unsere eigenen Beruhigungsmechanismen zu bauen. Wann immer wir als Kind getröstet werden, schreibt unser Hormonsystem fleißig mit und lernt, wie eine proaktive Stressantwort inklusive Beruhigung aussehen kann.[251] Aber manchmal können unsere Eltern die eben nicht geben, weil sie selbst mitten im Stress stecken. Und besonders vor der Geburt spüren wir diesen Stress ziemlich direkt.

Pränatale Stresshormone wirken wahrscheinlich extra langfristig, weil sie in dieser Zeit nicht nur das Hormonsystem formen, sondern auch besonders stark das Hirn selbst, seine Verbindungen und Organisation, die Zahl der Neuronen, Amygdala und Hippocampus.[255] Zeiten der Hirnentwicklung sind immer Risikozeiten, und Stress und Hirnentwicklung sind eine gefährliche Kombination.

Da Familien, die vor der Geburt Stress haben, auch danach nicht unbedingt tiefenentspannt sind, sucht die Forschung für solche Studien meist mehr oder weniger willkürlich hereinbrechende Katastrophen, mit denen die werdenden Mütter konfrontiert werden: Unwetter, Erdbeben. Das ist immer gut bei allem Folgenden im Hinterkopf zu behalten: Es geht um traumatische Erlebnisse oder Dauerstress, nicht um das kurze Rauschen in den Ohren, wenn man eine SMS abgeschickt hat und erst danach sieht, was die Autokorrektur daraus gemacht hat.

Die Angst vor pränatalem Stress ist also kein Grund für Mütter, neun Monate garantiert ungestresst mit Kopfhörern in einer Hängematte am Strand aus der *Raffaello*-Reklame zu liegen. Im Gegenteil. Ein *bisschen* Stress wirkt Wunder (siehe Kapitel Resilienz). Dagegen sind Erdbeben während der Schwangerschaft nicht empfehlenswert, denn die steigern auf lange Sicht z. B. das Risiko für Depressionen. Tropenstürme werden mit Autismus in Verbindung gebracht und familiäre Todesfälle mit ADHS.[256] Dabei macht natürlich weniger das spezifische Ereignis den Unterschied als die Frage, in welchem Monat der Schwangerschaft die Erde bebt: Besonders am Anfang formiert sich die Plazenta. Das heißt, was auch immer uns in dieser Zeit trifft, beeinflusst uns wahrscheinlich weniger durch die neuronalen Effekte in dem Moment (das Gehirn steht am Anfang nicht so im Vordergrund) und mehr durch die Plazenta-Langzeitorganisation, Durchlässigkeit und Co. Es begleitet uns also eine Weile, und tatsächlich liegt in dieser Zeit ein Zeitfenster für spezifische Probleme. Frühe Geburten[257] oder Schizophrenie zum Beispiel. Dabei schlägt das kritische Zeitfenster auch gleich noch einen Bogen zum vorherigen Gender-Kapitel:

Mädchen und Jungen werden nämlich unterschiedlich betroffen: Wo Jungs eher kognitive Schwierigkeiten und impulsive Verhaltensauffälligkeit entwickeln, bleiben die Mädchen oft verschont, zeigen dafür später im Leben aber subtilere emotionale Probleme und Angststörungen.[256,258]

Nach diesen riskanten Phasen ändern sich die Effekte, denn da hat der Körper sogar selbst ein Zeitfenster für Stresshormone vorgesehen, damit die uns bei der Hirnentwicklung helfen. Das heißt, wenn der Stress vorher niedrig war, dann nimmt uns das, was jetzt kommt, hoffentlich nicht so mit. Im Gegenteil. Vielleicht können wir es sogar für die Entwicklung nutzen.

Die Folgen von frühem Stress sind weitreichend, zeigen sich aber am offensichtlichsten durch unser Geburtsgewicht. Das ist nämlich ein weitaus interessanteres Vorzeichen für unsere spätere Gesundheit als jedes Sternzeichen. Auch wenn wahrscheinlich mehr Menschen wissen, ob sie Steinbock sind, als ob ihr Geburtsgewicht im nationalen Durchschnitt liegt. (Zum Vergleich: Deutschland liegt mit 3,48 kg auf Platz 2 hinter Norwegen – die leichtesten Babys in der Studie gab es in Indien mit 2,97 kg.[259]) Noch ein schönes Gesprächsthema für die nächste Familienfeier!

Im Körper zeigt sich der frühe Stress z. B., weil sich auch die Kortisolrezeptoren im Gewebe ändern, was wiederum Verdauung und Herz-Kreislauf beeinflusst.[260] Typ-2-Diabetes, Übergewicht, Haut-, Atem- und Verdauungsprobleme oder Anfälligkeit für Infektionen können die Folge sein. In der Grundschule fällt das Lernen und Erinnern schwerer, genauso wie Temperamentzügeln und Schlafen oder das Balancieren auf geraden Linien. Aus irgendeinem Grund schenkt uns die Natur im Ausgleich eine Veranlagung für Beidhändigkeit, die aber auch nicht wirklich als Vorbote für gute Dinge durchgeht (vielleicht eher als Teil einer etwas unstrukturierten Hirnentwicklung).

Von einigen dieser Vor-Geburt-Geschichten kann unser Hormonsystem noch lange Zeit erzählen: Den Kortisol-Rezeptormangel am Hippocampus findet man bis ins Erwachsenenleben hinein. Vieles davon sind Vorboten für PTSS (merke: aus Krisenregionen fernhalten) und dafür, die Elternrolle echt anstrengend zu finden.

Abgesehen davon gibt es natürlich tausendundein andere Gründe, warum ein Baby früh und leichtgewichtig zur Welt kommen kann, und mindestens genauso viele Unterschiede in allem, was danach kommt. Aber runterspielen sollten wir die Stressfrage deshalb nicht.

In gewisser Weise ist es doch auch schön zu wissen, dass es ein paar Dinge gibt, die wir als Gesellschaft positiv beeinflussen können. Mutmacher gibt's z. B. unter der Überschrift «Stressmanagement-Therapie verringert Stressreaktionen während der Schwangerschaft[261] und im Jahr danach»[262] oder «Schwangeren-Paarinterventionen inklusive Konflikt-Kommunikations- und Selbstmanagement-Schulung puffert Kortisoleffekte auf Geburtsgewicht (mehr) und Krankenhausaufenthalt (weniger).»[263]

Präventionsmaßnahmen helfen also vor allem den Familien, deren Mitglieder per se einen hohen Kortisolspiegel haben. Generell finden sich die größten positiven Effekte bei Programmen, die Risikogruppen ansprechen und sonst manchmal sogar keine.[264,265] Kortisol steigt schließlich bei jeder Schwangeren an, und im Normalfall ist das kein Problem. Das heißt, es ergibt weniger Sinn, sich an *alle* Eltern zu wenden und dem Schwangerschaftstest gleich eine pauschale Einladung zum «Konfliktmanagementkurs» beizulegen, damit sie sich mit dem Thema «pränataler Stress» schon mal schön verrückt machen können.

Diese Erkenntnis passt wieder zu dem, was wir im Zusammenhang mit den Hormonen bereits kennen: Sie sind ein Risiko im Einzelfall, haben aber keine flächendeckenden negativen Effekte.

Und meistens geben sie uns Möglichkeiten gegenzusteuern. Denn ein großer Teil der Probleme ergibt sich auch langfristig aus einem mehr oder weniger koordinierten Anpassungsversuch unseres Hormonsystems:

Wie wir wissen, tendieren unsere Hormone zum Rückkoppeln. Auf ein dauerhaftes Zuviel reagieren wir irgendwann mit «dann halt nicht.» Leider birgt das seine ganz eigenen Probleme: Wir werden irgendwann weniger sensibel. Immer in Habachtstellung, nie ganz aufgeregt. Je stressiger, langanhaltender und furchtbarer ein Trauma, desto eher dämpfen die neurotoxischen Effekte von zu viel Kortisol unsere Fähigkeit, auf Stress zu reagieren. An sich verständlich: Damit Sie das überleben können, was Ihr Hormonsystem für das stressigste Umfeld aller Zeiten hält, macht es einen Deal und tauscht eine gewisse Ruhe im Sturm gegen eine ganze Menge von Kortisols beschützenden Funktionen, die es normalerweise für uns in petto hat: der Fokus, die Beruhigung, das Vergessen, wenn's drauf ankommt. Auch die Tageskurve von Kortisol kann flacher werden, sodass es uns schwerer fällt, aus dem Bett zu kommen.

Es ist vertrackt: Wir haben Schweißausbrüche, Angst und Panik unserer Kindheit hinter uns gelassen und glauben, nun endlich Ruhe zu haben, aber dafür haben wir jetzt ein neues Problem: Wir entwickeln Toleranzen. Nicht nur für den Nachmittagskaffee, sondern auch für Stresshormone, einschließlich Adrenalin und Co. Klingt auf den ersten Blick gut und nach tiefenentspannt, aber von unserem langen Weg durch die Hormonwelt sollten wir eins mittlerweile mitgenommen haben: Ohne die aufgeregten Hormone fehlt uns etwas. Kribbeln, Lebendigkeit und Antriebskraft zum Beispiel – ein hartgesottenes Stresssystem kann Schreibtischjobs einfach keine Motivation abgewinnen. Das heißt, wenn der Stress nicht zu uns kommt, dann suchen wir (bewusst oder unbewusst) den Stress und schaffen unser eigenes Chaos.

Was an sich also ein schlaues Konzept für Stressbewältigung ist, ist kontraproduktiv, wenn Sie im Friedensgebiet aufwachsen. Ihr Leben müsste eigentlich kein Dauerstress sein. Sie leben nicht in einem Krisengebiet, Sie leben in Darmstadt.

Allerdings liegt darin eigentlich schon die gute Nachricht: Unser Hormonhaushalt stellt sich auf Stress ein, weil er nicht wissen kann, dass es mal besser wird, aber andere können es ihm zeigen. Schließlich sind die eigenen vier Wände ja nur ein Teil der Kinderwelt, und damit können alle, die drumherum stehen, ziemlich gut helfen.

Immerhin wissen wir jetzt, dass Kinder in gefühlten Krisengebieten gleich zwei Probleme mit auf den Weg bekommen: chronischen Stress *und* einen Mangel an Trost, der ihrem Hormonhaushalt beibringen könnte, damit umzugehen.

Als Lehrerinnen, Erzieher und Co können wir an dem Stress, der auf Kinder zu Hause einprasselt, vielleicht nicht allzu viel ändern. Wir könnten versuchen, nicht noch dazu beizutragen. Man bewirft Leute in Hagelstürmen ja auch nicht noch zusätzlich mit Schneebällen. Aber das ist als LehrerIn natürlich auch nicht leicht. («Jedenfalls ... – Mathe.»)

Eine viel stärkere Handhabe haben wir in Hinblick auf Bindung und Trost. Schließlich schafft das die Verbindungen, die den Stress bändigen, und geht damit eindeutig als Hilfe zur Selbsthilfe durch. Wenn sich Kleinkinder sicher und geborgen fühlen, beruhigt sich z. B. ihre HPA-Achse schnell wieder, egal aus welchem ökonomischen Hause sie kommen.[266] Und es ist doch eine schöne Vorstellung, dass Trost, den man einmal investiert hat, so lange vorhält, dass er ein Kind auch unterstützt, wenn man mal nicht da sein kann. Basierend auf solchen Erkenntnissen hat der Wirtschafts-Nobelpreisträger James Heckman vorgeschlagen, sich soziale Forderungen über das Leben vorzustellen auf einer Kurve von «Geld, das der Staat ausgibt» und «Geld, das der Staat spart».

Besonders das Geld, das wir für Frühförderung ausgeben, gehe eigentlich als Investment durch, weil es so viel zurückgibt. Merke: Mehr Geld für ErzieherInnen und GrundschullehrerInnen.

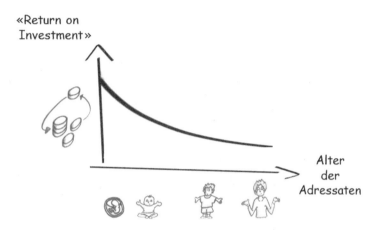

Die Heckman-Kurve: Frühförderung begründen in Wirtschaftssprech.

Die Umsetzung in der Wirklichkeit ist wie immer ein bisschen schwieriger (flächendeckende Kindergärten sind teurer als Volkshochschulkurse für ein paar Erwachsene), und trotzdem würde die Epigenetik ihm wohl recht geben. Mehr noch: In gewisser Weise ist es zurückhaltend gerechnet, wenn wir das, was soziale Unterstützung bringt, nur auf eine Generation rechnen.

Denn eine ganze neue Erkenntnis fehlt in dieser Diskussion noch: Die Aufzeichnungen aus Katastrophengebieten und Hungerwintern zeigen, dass extremer Stress nicht nur das Geburtsgewicht der Kinder verändert, sondern tatsächlich auch das der Enkel. Genauso wie ihre Chancen auf sämtliche andere Probleme, die der Stress so mit sich bringt. Der eine Grund dafür ist natürlich der, dass der frühe Stress unserer Großeltern das Hormonsystem prägt, in dem unsere Eltern herumgeschwommen sind. Und wahrscheinlich der, dass die Anlagen für einen großen Teil der Eier einer Frau, aus denen später ihre Kinder wachsen, im Körper schon angelegt ist, bevor sie selbst geboren wird. Manchmal werden wir also auch von dem beeinflusst, was unsere Ursprungszellen im Bauch unserer Mutter mitgemacht haben, als sie selbst noch im Bauch unserer Großmutter schwamm. Stellen Sie sich einfach eine Matrjoschka-Puppe vor.

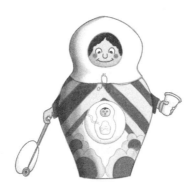

Besonders dramatisch ist uns das vor kurzem bewusst geworden, als ein Medikament während der Schwangerschaft als ungefährlich eingestuft wurde, sich aber 25 Jahre später zeigte, dass es die Fruchtbarkeit der Kinder beeinflusst – und 50 Jahre später die der Enkel.

Der andere Grund, warum wir manchmal Teile der Kindheitserfahrung unserer Großeltern mit auf den Weg bekommen haben, ist der, dass diese Erfahrungen nicht nur das Stresssystem unserer Großeltern geformt haben, sondern auch ihr Tröstesystem und damit auch die Art, wie sie mit ihren Beziehungen umgehen. Einschließlich der zu ihren Kindern. Also unseren Eltern.

Und dir vererb ich meine Bindungsangst: Was unsere Großeltern mit unseren Beziehungsproblemen zu tun haben

Am Anfang unseres Lebens skizziert unser Körper nicht nur unser Stresssystem, sondern auch unsere Vorstellung von Beziehung. Ob sie uns beruhigt, stresst und ob wir sie genießen. Ob wir uns nach einem aufmunternden Schulterklopfen besser fühlen oder mit einem «Jetzt nicht auch noch Menschen!» aus dem Café rennen. Beziehungsweise, ob das Kind sensibler auf gewuschelte Haare reagiert oder auf jemanden, der seine Mutter beleidigt hat.

Unsere Grundbedürfnisse als Kind lassen sich zusammenfassen mit a) die Möglichkeit haben, Dinge zu entdecken und b) einen sicheren Hafen zu besitzen, zu dem wir heulend zurückrennen können, wenn wir einen Käfer gesehen haben. An diesen zwei Punkten richten wir unsere Stressantwort aus. Wenn unsere Eltern viel Stress haben, beschließen wir ebenfalls, dass diese Welt groß und gefährlich ist. Wenn weinen schlecht ankommt, lernen wir, nicht zu weinen, sondern alles runterzuschlucken. Wenn ein Wink mit dem Zaunpfahl nötig ist, um getröstet zu werden, dann winken wir eher mit dem Zaunpfahl. Immer schön klammern, was das Zeug hält. Das Ergebnis sind unsere Beziehungsgewohnheiten, die wir wie einen Sack hinter uns herziehen. («Schau, Schatz, ich hab uns was mitgebracht.») Das betrifft z. B. auch die Frage, inwiefern wir Gefühle internalisieren (Schokolade essen) oder externalisieren (Schokolade werfen), aber vor allem, wie sehr wir uns anstrengen müssen, sie zu regulieren.[267] Dass wir uns eine Menge unserer Komplexe in der Kindheit einfangen, hat die Entwicklungs- und Attachmentpsychologie schon ziemlich oft erklärt. Jetzt entdecken wir, wie viel davon man in unserer Biologie wiederfindet. Wenn Eltern und Kind gut und liebevoll eingespielt sind, bedeutet das oft mehr Oxytocinausschüttung.[268]

Wer sich sicher gebunden fühlt, steuert als Erwachsener mehr Oxytocin bei und auch deutlich mehr Begeisterung für Babyfotos.[269] Dagegen bedeutet Vernachlässigung oft niedrige Oxytocinlevel, manchmal selbst bei Erwachsenen.[270] Und je länger das so ist, desto schwerer fällt uns die Umstellung. So wie Zusammenziehen auch nicht leichter wird, wenn man davor zehn Jahre lang machen konnte, was man wollte. Kinder, die am Anfang lange vernachlässigt wurden, schütten z. B. auch dann noch weniger Oxytocin aus, wenn sie bereits eine Weile mit ihren Adoptiveltern zusammen sind.[271]

Allerdings kann der Effekt wahrscheinlich in beiden Richtungen gehen – manche Studien finden mehr Oxytocin nach frühem Stress.[272] Dass es zwei Möglichkeiten gibt, auf Schwierigkeiten zu reagieren, kennen wir schon vom letzten Kapitel und Kortisol. Und auch hier ist die Begründung vielleicht ähnlich: Coping und anders ummantelte Oxytocingene nach stressigen Frühphasen könnten dafür verantwortlich sein: Zu viel Ummantelung auf der einen Seite («Oxytocin-Rezeptoren einbauen? Hier kommt doch eh nie ein Oxytocin vorbei!») und, vielleicht als Ausgleichsmechanismus, zu wenig auf der anderen. («Aber *wenn* eins vorbeikommt, sind wir vorbereitet. Bau *noch* einen ein!»)

Beides sind wahrscheinlich Coping-Strategien. Wir wissen nicht, wie unser Körper zwischen ihnen auswählt. Vielleicht hängt es mit der Intensität zusammen, damit, wann wir gestresst wurden und wie lange. Es wird also wieder alles sehr kompliziert (*schwermütiges Seufzen*). Oder auch interessant. Denn die Konsequenzen sind gut sichtbar, und wir können so oder so eine Menge davon lernen:

Eindeutig ist: Bindungshormone früher bestimmen mit, wie wir auf Bindungshormone später reagieren – und damit auf unser Kind.[43,273] Wenn unsere Oxytocin-Rezeptorgene fachgerecht verpackt in der Ecke liegen, werden wir ein Stück weit immun gegen Oxytocins üblichen Sozialboost. Nicht nur, was unsere Sensibilität gegenüber Kulleraugen angeht. Wer als Kind mehr mitgemacht hat, bei dem können manchmal weder Oxytocin-Nasenspray noch wirklich gute Massagen den Stress beruhigen.[196,274] Im Ausgleich werden wir eine Nummer schneller ausfällig. Auch gegenüber kreischenden Kindern. Außerdem kann Oxytocin das Autopiloten-Netzwerk schlechter darin unterstützen, die ganzen Emotionen nach dem Stress aufzuräumen.

Zusammengefasst kann man sagen: Wenn wir als Kind vernachlässigt werden, sind wir blöderweise oft doppelt gestraft, weil wir zum einen noch bis ins Erwachsenenalter mit unserer Stressachse kämpfen müssen und uns dafür zum anderen nicht mal gut soziale Unterstützung holen können. Wir kommen weder mit uns selbst noch mit den anderen besonders gut zurecht.

Darum hätten wir jetzt noch eine generationsübergreifende Begründung, warum man mit Babys kuscheln sollte. Falls Sie auf einem fachlichen Argument bestehen.

Die Tatsache, dass Stress uns mal mehr und mal weniger Ummantelung einbringt, erinnert uns wieder daran: Auch das tollste Hormon neigt bisweilen zum Übertreiben. Aufmerksamkeit für Soziales an sich ist ja schön und gut, aber Hyperaufmerksamkeit ist wieder fragwürdig. Schließlich grenzt alles, was ständige Aufmerksamkeit bedeutet, auch immer an Angst und Panik. Wenn die Oxytocingene fast unheimlich frei liegen (also viel weniger Ummantelung mitbringen als beim Rest der Bevölkerung), ist das auch ein Vorbote für Angststörungen.[275]

Die Beobachtung, dass zu viel Oxytocin uns sozial *zu* aufmerksam machen kann, passt auch zu dem, was wir im Gender-Kapitel schon gehört haben: Wenn die vernetzte Tend-and-befriend-Strategie überstrapaziert wird, ist unser Cortex irgendwann emotional überfordert, und wir sind ängstlich oder depressiv. (Wenn Sie das nächste Mal ein Helikopterelternteil in den Wahnsinn treibt, geben Sie einfach den Genen die Schuld. Vielleicht wirkt das zumindest auf Sie beruhigend.) Außerdem haben wir damit noch eine weitere tolle Begründung, warum es eine doofe Idee ist, Oxytocinspray aus dem Onlineshop zu bestellen – selbst wenn wir damit den Babyblues oder sonstige soziale Ängste bekämpfen wollen. Je nachdem, wie unsere Oxytocinsensibilität ausgeprägt ist, besteht eine reale Chance, dass wir damit alles schlimmer machen.

Individuelle Unterschiede sind immer anstrengend und kompliziert. Aber manchmal liegen dort die spannendsten Erkenntnisse und eine ganze Menge Chancen. Gerade wenn es um Stress geht. Zu schade, dass wir sie immer nur aus der negativen Perspektive betrachten.

STRESS UND RESILIENZ
Von anfällig zu flexibel: Das sind keine Schwachstellen, das sind Individualisierungsoptionen

Im Falle von Stress ist die Frage «Warum immer ich?» ziemlich verständlich. Darum hat auch die Wissenschaft sich ziemlich viel damit beschäftigt: «Warum immer du?» Warum werden einige Leute vom Stress aus der Bahn geworfen und andere legen sich dabei erst richtig in die Kurve?

Die Biologie-Fraktion hat ihre Hauptverdächtigen natürlich schnell identifiziert: die Gene. Sie hat auch eine ganze Reihe Gene identifiziert, die unter dringendem Tatverdacht stehen, uns eher in die Aus-der-Bahn-Fraktion zu stecken. Und viele davon haben mit Hormonen und ihren Rezeptoren zu tun, z. B. denen für Serotonin, Dopamin und Oxytocin.[276] Diese Gene machen uns «susceptible», sagt die Wissenschaft, «anfällig». Wie die Freundin mit der schwachen Kondition, die man nicht umarmen darf, wenn man geniest hat.

Eine wichtige Frage, die wir uns bei der Betrachtung dieser Zusammenhänge zunächst nicht genug gestellt haben, ist: «Aber warum?» (Eine Frage, die wir uns sowieso öfter stellen sollten.) Warum sollten sich solche Störenfried-Gene in der Natur überhaupt durchsetzen?

Wir hatten noch nicht verstanden, dass ein Teil der Gleichung fehlte. Der Teil, wie uns das, was uns runterzieht, auch hochziehen kann – was uns nicht umbringt, gibt uns ein Werkzeug in die Hand. In diesem Fall ist das der Entwicklungspsychologie zuerst aufgefallen.[277,278] Zusammen mit einer sehr schönen Metapher, um drüber nachzudenken: Löwenzahn- und Orchideenkinder: Löwenzahn wächst egal wo, sogar aus dem Beton. Löwenzahn braucht weder Aufmerksamkeit noch Dünger, und wenn Sie ihn ausrupfen, ist er morgen wieder da. Löwenzahn ist resilient. Manche würden sagen nervtötend.

Aber nehmen wir an, Sie mögen Löwenzahn. Sie pflanzen ihn in Ihr bestes Beet, überschütten ihn mit Nährstoffen, spielen ihm Heavy Metal vor (irgendwo stand, das sei gut) und hin und wieder einen Podcast (das war Ihre eigene Idee). Dann haben Sie am Ende ... einen etwas größeren Löwenzahn. Auch schön. Es gibt Leute, die sich Pusteblumen freiwillig tätowieren (das passt dann auch toll zum Traumfänger). Aber Ihre ganzen Pflegemaßnahmen waren halt ein bisschen Pustekuchen: ein Löwenzahn ist ein Löwenzahn ist ein Löwenzahn. Für Löwenzahn-Kinder bedeutet das: Sie können klug sein oder dumm, energiegeladen oder sofaorientiert, aber das legen vor allem ihre Gene fest, weniger ihre Umwelt.

Im Vergleich dazu haben Orchideen eine viel größere Bandbreite. Es gibt sie in wild auswuchernd, kraftvoll, spießig, dekorativ und welk. Was daraus wird, bestimmt vor allem ihre Umwelt. Und deswegen stecken wir einen Haltestab in den Orchideenblumentopf, um ihnen beim Stehen zu helfen. Beim Stehen! Die Orchidee weiß das zu schätzen, aber machen Sie das mal bei einem

Löwenzahn: Ihre Nachbarn gucken Sie gleich schräg an. Auch die Orchideenkinder können klug oder dumm sein, aufmerksam oder unkonzentriert, aber bei ihnen ist das sehr viel mehr eine Frage der Umgebung, in der sie aufgewachsen sind.

Die Hormonforschung kann diese Metapher nur bestätigen:[276] Die verdächtig aussehenden Genvarianten für Dopamin, Serotonin, Oxytocin und Co machen unser Hormonsystem in vielen Fällen weniger anfällig, sondern eher flexibel. Wo das Hormonsystem des einen mit Desinteresse auf fliegende Kanonenkugeln reagiert, schaltet das andere bereits auf «gefährliche Umgebung», weil es ein lautes Geräusch gehört hat. Wer letztere Genvariante mitbringt, dessen Hormonsystem passt sich jedenfalls eher der Umwelt an. Wenn die Umwelt aus Schicksalsschlägen besteht, werden sie am härtesten getroffen, bei eitel Sonnenschein blühen sie dafür umso mehr auf.

Es lohnt sich, das im Hinterkopf zu behalten. Vor allem für die Orchideenkinder. Denn schließlich hält es eine Botschaft bereit für uns als Eltern/SozialarbeiterInnen/KindergärtneInnen oder für genervte Bahnfahrer, die zu den Kindern am Nebentisch rüberschielen. Also für alle, die sich fragen, wie viel Hopfen und Malz bei den lauten Kindern wohl schon verloren ist (und was sich da zusammenbraut). Nämlich, weil wir dabei oft verkehrt herum denken. Das Kind, das am sensibelsten auf die Familienschwierigkeiten reagiert, ist nicht automatisch auch das Kind, das bei einer Intervention die größten Schwierigkeiten macht. Im Gegenteil. Das Kind, das vom Schicksal am meisten gebeutelt ist, hat vielleicht die größten Chancen auf Entbeutelung. Mehr Mut zur Verhaltensauffälligkeit. Wofür gibt es denn Orchideenhalterungen?

Überhaupt ist das ein guter Moment, nach all den apokalyptischen Stressprognosen noch mal eine wichtige Sache anzumerken: Kein Stress ist auch keine Lösung.

> Wie viel Stress ist eigentlich zu viel Stress? – Ich?
> Überreagieren? Na ja, wahrscheinlich, aber ...

Jetzt haben wir eine Menge darüber gehört, warum unsere Kindheit die Art, wie wir später mit Stress und Beziehung umgehen, entscheidend beeinflusst. Genau wie die unserer Eltern und Großeltern. Na toll. Da fragt man sich ja schon, wie man als Erwachsener mit diesem Gepäck umgehen soll. («Hätten Sie vielleicht eine Orchideenhalterung von zwei Meter zehn?») Können wir jetzt einfach alles auf unsere Vorfahren schieben und einpacken? Müssen wir Stress für immer großzügig umschiffen, und wenn ja, wie? Oder noch besser: Gibt es Resilienz auch in Erwachsenengrößen?

> **Als Juliette nach Hause kommt, steht Leos Gummibaum auf dem Gehweg, mit einem Schild «Abzugeben an Liebhaber». Mit der Wohnungstür schlägt sie gegen zwei große Umzugskisten, auf denen das Wort WEG steht. Daneben zwei große, graue Müllsäcke, die gefährlich an der Grenze ihres Fassungsvermögens kratzen. Juliette klettert drüber hinweg und an dem Papierstapel vorbei, zu Leos Arbeitszimmer. «Äh, was 'n hier los?», fragt sie Leo. Der guckt von seinem Laptop auf. «Ich hab diese neue Aufräumtechnik probiert, wo man alles rausschmeißt, was einem keine Freude bereitet.»
> «Äh, und warum ist jetzt *alles* weg?» «Wenn ich gestresst bin, macht mir anscheinend nichts Freude.» «Verstehe. Der Gummibaum?» «Zu viel Verantwortung.» «Deine Klamotten?» «Klamotten und Freude?» «Das heißt, wir müssen jetzt neue kaufen gehen?» Leo zeigt auf seinen Laptop: «Bin gleich bei dir.» Der Computer macht ein kleines *Bing!*. Leo zuckt merklich zusammen. «WAAAh!» Mit einem Schlag klappt er den Deckel zu. «Meinst du, ich kann die Mails von meinem Chef auch löschen?» Juliette seufzt. «Das muss doch irgendwie anders gehen ...»**

Manchmal muss man eben einfach sein Zimmer aufräumen, Post-Its und eine Haarmaske kaufen und so tun, als würde man so sein Leben in Ordnung bringen. Weg mit allem, was keine guten Gefühle bringt, weg mit Schaden, weg mit Stress. Wenn du nur noch einen Tag zu leben hättest, würdest du ihn mit dieser Couch verbringen?

Ein guter Anlass, um mal über unser Ausmistverhalten nachzudenken. Im Leben. Nicht im Zimmer.

Der Positivity-Effect besagt, dass wir uns mit fortschreitendem Erwachsenwerden – also ungefähr ab der Rente – von allem trennen, was uns unnötig aufregt. Sprich, der Arbeit, dem großen Garten und der Freundin, die uns wahnsinnig macht, mit der wir aber in Kontakt bleiben, weil wir wissen wollen, wie ihre Geschichte ausgeht (quasi wie die letzte Staffel *Game of Thrones*. Oder *Grey's Anatomy*. Passendes hier einsetzen). Das ergibt Sinn. Vor allem, weil unser Stresssystem im Alter ein paar seiner netten Rückkopplungsmechanismen verliert, sodass wir dem Stress nicht mehr so gut gegensteuern können.[279,280] Und davon gibt es eine Menge, wenn man bedenkt, was wir uns in der ersten Lebenshälfte alles an stressigem Kram angeschafft haben (Kinder!). Wir schwärmen ein Leben lang von der WG, dem Zelt und den Reisen in Nachtbussen und dem Kuss um vier Uhr auf einer Couch in Paris. Aber wir trennen uns anscheinend auch fröhlich von jedem einzelnen davon, sobald es das Budget erlaubt. Der Kreislauf des Lebens.

Stress zu reduzieren passt zu Zeitgeist und Bedürfnissen. Amazon schlägt zum Wort «stressfrei» 45 Seiten Bücher vor und Google 3 060 000 Ergebnisse. Alle davon sehr einladend. Im Schneidersitz oder im Schaumbad Waldesrauschen mit Walgesang hören. Da lohnt es sich, noch mal zu erwähnen, dass komplette Stressfreiheit vor allem eins ist: bedenklich.

Während Leo in einem seiner Säcke guckt, ob er etwas Brauchbares zum Anziehen findet, damit sie in die Stadt fahren können, gucken die Hormone vorwurfsvoll in Richtung Kortisol: «Du hast ihn übersensibilisiert!» Kortisol wirft die Hände in die Luft: «Guckt mich nicht so an. Ich reagier eigentlich nur auf die E-Mails vom Chef. Aber die kommen so häufig, da hab ich dann Angst vor *allen* E-Mails bekommen. Und seit drei Wochen jetzt auch vor der Welt im Allgemeinen.»

«Was du nicht sagst!», brummt Testosteron mit seinen paar Mann, die noch übrig sind. «Ich würd dir ja persönlich das Wasser abdrehen, aber er schafft jetzt nicht gerade Momente, die mich anregen – ihr versteht?» Noradrenalin nickt. «Ich versuch ja schon immer seine Aufmerksamkeit für alles Mögliche zu wecken und ihn zu begeistern.» In ironischem Tonfall schiebt es hinterher: «Aber der Herr findet ja, das sei ‹den Vormittag verdaddeln› oder ‹Konzentrationsschwäche›.» Es sieht sich im Raum um: «Na, jetzt hab ich jedenfalls nix mehr zu tun. Alles, was mich anregt, hat er rausgeschmissen. Oder machen wir jetzt was Nettes?» Die anderen schütteln den Kopf. «Anscheinend müssen wir einkaufen.» Noradrenalin wird aschfahl im Gesicht. «Wisst ihr, wie viel Stress ihm das macht?»

Wenn wir erst mal chronisch gestresst sind, sehen wir vor allem das Negative, wir wissen das. Dann reagiert unser Gehirn selbst auf das, was uns sonst anregt, sehr verschnupft – und auf den Alltag sowieso. («Du, ich hab jetzt einfach nicht so die emotionalen und mentalen Ressourcen für den Abwasch») Darum besteht beim Ausmisten die Gefahr, das Kind mit dem Bade und über das Tor hinaus auszuschütten, bis um uns herum nur noch Tapeten in Lachsfarben übrig sind. Lachsfarben sind das Gegenteil einer bereichernden Umgebung.

Aber wie sortiert man dann? Also, angenommen unser Budget

lässt das zu? Aussortieren ist ja fast per Definition ein Luxusproblem.

Gibt es nicht einen objektiveren Weg, herauszufinden, welche Teile unseres Lebens uns konkret in den Wahnsinn treiben? Was stresst uns? Und ab wann ist das wirklich zu viel? («Du siehst fertig aus ...» «Das ist mein Gesicht!»)

Keine einfache Frage. Schließlich finden manche Leute Smalltalk stressig und andere leben quasi für Vernissagen. Manche hassen Zeitdruck (eine unserer geläufigsten Definitionen von Stress), andere kriegen ohne nicht mal den Fuß aus dem Bett.

Was uns Stress macht – Wenn es Sinn ergeben würde, wäre es ja keine irrationale Angst

Herauszufinden, was uns stresst, ist gar nicht so einfach. Vor allem, wenn man auch die relativen Stressoren bedenkt, also nicht mehr einfach nur fragen kann, was uns umbringt, und davon ausgehen, dass der Rest uns bestimmt stärker macht. Bei den relativen Stressoren gilt: Was mich nicht umbringt, gibt mir Schlafstörung und eine merkwürdige Zuckung im rechten Augenlid. Wir müssen also anders rangehen. Wenn man die Ingenieursdefinition von Stress auf den Menschen anwendet – Stress ist alles, was Druck auf uns ausübt und uns möglicherweise brechen kann –, dann gibt es natürlich eine Menge, was uns stresst. Hitze, Kälte, übertriebene Feuchtigkeit, Frühling («Argh! Pollen!»), Sommer («Wah! Wespen!»), Herbst und Winter («Was soll das heißen, du hast die Weihnachtsgans noch nicht reingeschoben!??»), Bakterien, Hunger, Schuhe, die man noch nicht eingelaufen hat und jede Art von Volksmusik. Wenn man sich das alles anguckt, könnte man meinen, Stress habe keinen gemeinsamen Nenner, er sei einfach die Zusammenfassung von allem, was unangenehm ist. Das personifizierte Suboptimal. Aber dann müssten wir ja alles davon vermeiden! Frühling, Sommer, Herbst, Winter, neue Schuhe, Weihnachten und das Öffentlich-Rechtliche am Vormittag. Das ist zum Glück nicht der Fall. Stattdessen gibt es ein paar Merkmale, die eine Situation stressig für jeden machen, ganz unabhängig davon, ob die eigene Horrorvorstellung nun Gespräche über das Wetter sind, Rückwärtseinparken oder der *Fernsehgarten.*

Aber was genau stresst uns daran? Und *wann* stresst uns etwas überhaupt?

Bedingungen dafür sind (mit und oder oder verknüpft): dass eine Situation neu ist, unvorhersehbar, außerhalb unserer Kontrolle und eine gewisse soziale Evaluation stattfindet. Also, dass unsere soziale Akzeptanz auf dem Spiel steht, weil uns irgendjemand abschätzig bewertet und uns potenziell böse Blicke zuwirft ... oder, noch schlimmer, *verächtliche.* («Oh Gott, um zu meinem Auto zu kommen, muss ich an Teenagern vorbei!»)

Alles mehr oder weniger verständlich. Neue, unvorhersehbare oder sogar unkontrollierbare Dinge *sind* beängstigend. Außerhalb unserer Komfortzone gibt es mit Sicherheit Spinnen.

Die soziale Evaluation ist in diesem Zusammenhang vielleicht das komplexeste Kriterium (wenn wir allein im Wald was Doofes machen, ist es dann überhaupt passiert?). Vor allem lässt es sich viel schwieriger über «Da sind Fressfeinde!» rechtfertigen (obwohl, bei Teenagern weiß man nie!). Aber sie ist ein realistischer Stressor, z. B. geht das Kortisol durch die Decke, wenn im sportlichen Wettkampf Standardtänzer auf eine Jury treffen.[281] Von wegen, Nervenkitzel braucht Bergsteigen.

Außerdem hat soziale Evaluation durchaus was mit Leib und Leben zu tun. Menschen brauchen schließlich Menschen, um in dieser Welt zu bestehen. Von der Gruppe ausgeschlossen sind wir Tigerfutter. Darum ist die Frage, was andere von uns denken, durchaus relevant, und wenn ein sozialer Fauxpas unseren Puls in die Höhe treibt, ist das schon okay. (Ob es unbedingt nötig wäre, uns mit genau dieser Erinnerung noch die kommenden 20 Jahre schweißgebadet aufzuwecken, ließe sich diskutieren.)

In jedem Fall hätten wir damit schon mal eine ziemlich komplette Liste von Dingen, die wir für ein stressfreies Leben meiden müssen. Neues, Unvorhersehbares, Unkontrollierbares und Teenager. Das sind die Dinge, die ein rotes Fähnchen bekommen. Ist das dringend oder kann das weg? Aber Obacht beim Aussortieren! Denn blöderweise schmeißen wir, wenn wir allzu rabiat vorgehen (und Ausmisten ohne rabiat, wo kämen wir denn da hin?), eine ganze Menge von den Dingen mit raus, für die es sich zu leben lohnt. Selbst die Teenager.

Stressfreiheit lernt auch nichts – Mein Dopamin fühlt sich hier unterfordert

> Dopamin guckt den anderen interessiert über die Schulter. «Was machen die beiden da?» «Sie sortieren aus, was neu und unvorhersehbar ist.» Dopamin drängelt sich nach vorne an den Bildschirm. «Aber so kann ich nicht arbeiten!»

Der Grund, warum wir nicht einfach alles rausschmeißen sollten, was uns stresst, um dann auf einen stressfreien Horizont zuzureiten, ist der, dass wir an diesem Ort mit ziemlicher Sicherheit nichts lernen.

Die Liste «Neu und unvorhersehbar» deckt sich zu 100 Prozent mit dem, was wir zum Lernen brauchen. Das Motto «Bloß nix Neues im Leben» kann man zwar haben, aber dann bleibt man halt doof.

Das Gleiche gilt für soziale Evaluation: Von der lernen wir sogar am besten. Schließlich müssen wir in den meisten Fällen gar nicht wissen, wie etwas theoretisch funktioniert, sondern vor allem, wie es die anderen machen. («Und dann ist mir aufgefallen, dass man an der Supermarktkasse viel schneller ist, wenn man die anderen Kunden umschubst.») Das heißt, wir können Neuigkeiten und alles, was nach Kritik aussieht, nicht einfach verbannen wie die Spindel im Königreich von Dornröschen.

Stress und Lernen gehören zusammen. Also, ein bisschen Stress, versteht sich. Der Teil der U-Kurve, wo die Stresshormone noch unsere Aufmerksamkeit steigern und nicht unseren mentalen Totalausfall. Wenn eine Ratte im Swimmingpool lernen muss, ein Inselchen zu finden, funktioniert das schlechter bei der Wassertemperatur «Bahamas» und besser bei «Skagerrak».

Ein Zusammenhang, über den die Stressforschung schon 1908 gestolpert ist und den sie gleich nach ihren Entdeckern genannt hat: die Yerkes-Dodson-Kurve (wir merken uns den Namen, weil wir ihn gleich noch brauchen). Sie basiert auf einem Experiment, bei dem diverse Mäuse diverse Aufgaben lösen mussten, wobei ihre Motivation durch diverse Stromstöße angefeuert wurde. An-

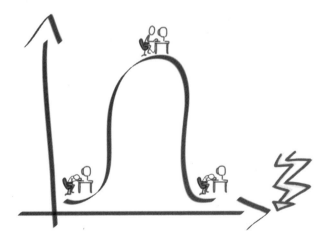

Die Yerkes-Dodson-Kurve erzählt uns, dass das Verhältnis vom idealen Aufregungslevel zur Leistung eine umgekehrte U-Kurve ist.

fangs nahm die Leistungssteigerung mit jeder Intensitätsstufe zu, bis ein Optimum erreicht wurde. Mittlerweile hat man den gleichen Zusammenhang auch bei Menschen gefunden und in allen möglichen Situationen, von Arbeit bis Sport und Videospielen.[282,283]

Langfristig ist der Lerneffekt, der dabei entsteht, sogar doppelt hilfreich, denn wie wir wissen, ist ein gestärkter Hippocampus eine Form von Stressprophylaxe. Zusammen mit dem Cortex gehört er zu den wenigen Gehirnregionen, die der Amygdala auch mal sagen können, dass es *so* nicht geht. Aber vor allem hilft uns das Lernen, wenn wir uns der letzten Stellschraube zuwenden, die uns jetzt noch übrigbleibt: dem Kontrollverlust.

Alles, nur kein Kontrollverlust – Mein Hormonsystem hat alles im Griff

Kontrollverlust hat es in sich. Denn er ist der entscheidende Link zwischen Alltagsstress und Gesundheitsschäden.

Wo wir Neues und Unbekanntes beim Lernen *brauchen*, ist Kontrollverlust vor allem hinderlich, denn er vermittelt uns, egal wie sehr wir uns anstrengen: Das Ergebnis liegt nicht in unserer Hand. Das hilft niemandem, außer vielleicht, Sie machen eine Ausbildung zum Zyniker. Stattdessen bringt das Gefühl des Ausgeliefertseins viele negative Effekte von Stress erst hervor: von niedergeschlagener Passivität über aktive Selbstsabotage bis zur ausgewachsenen Depression. Am Anfang steht ziemlich oft die erlernte Hilflosigkeit. Sie ist mit Abstand die frustrierendste Reaktion, die wir auf Stress zeigen können.[284]

Erlernte Hilflosigkeit ist speziesübergreifend, aber wie immer haben wir sie erst durch Tierstudien entdeckt: Wenn Hunde oder Nager lange genug in einem stressigen Kontext rumhängen, gegen den sie nichts ausrichten können («Oh, das laute Geräusch mal wieder ... Na ja, muss ja»), verlieren sie irgendwann auch in anderen Zusammenhängen die Fähigkeit, nach einem Ausweg zu suchen. Selbst wenn der Stressor im anderen Kontext sehr bewältigbar ist. («Hm, ich frage mich, ob das nervige Geräusch irgendetwas mit diesem total unauffällig rot leuchtenden Ausschaltknopf zu tun hat!») Die Tiere, die vorher die «Hilft nix»-Erfahrung gemacht haben, sitzen in jedem Kontext einfach nur da, leiden still vor sich hin und tun nichts. Wenn Ihnen das Gefühl bekannt vorkommt, ist es kein Wunder: Das funktioniert auch bei Menschen.

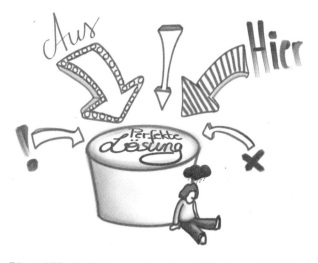

Erlernte Hilflosigkeit ist, wenn wir so lange nichts gegen ein Problem tun konnten, dass wir jetzt davon ausgehen, dass wir gegen alle Probleme nichts tun können.

Wenn man die Ergebnisse von Mäusen und Menschen zusammennimmt, lässt sich durch Hilflosigkeitsgefühle eine ziemlich anständige Zahl depressiver Symptome wachrufen: schlechte Laune, Desinteresse, Gewichtsverlust, Schlafstörungen, psychomotorische Probleme, Erschöpfung, gefühlte Wertlosigkeit und Konzentrationsschwierigkeiten.

Mit dem Kontrollverlust bekommt Stress eine neue Dimension, die anders ist als alles, was wir bis jetzt von der Flight-Response kennen. Weder Kortisol noch die Stressachse scheinen deutlich zu unterscheiden, welcher Stress kontrollierbar ist und welcher nicht. Aber beim Kontrollverlust kommt ein neuer Faktor ins Spiel: das Serotoninsystem.[285]

Wenn der Stress ausweglos ist, aktiviert er eine kleine Hirnstruktur (der dorsale Raphe Nucleus, wenn Sie's genau wissen wollen), die mittels Serotonin alle «Fight or flight»-Instinkte in unserem Kopf unterdrückt (kognitive Kontrolle kann Serotonin ja), und damit umschaltet auf *Freeze*. Der Kaninchen-vor-der-Schlange-Modus. Alle Maschinen auf Angst («alle Maschinen» – auch bekannt als «die Amygdala»). «Nicht bewegen! Schnell, auf den Boden legen und totstellen.»

Das ist ... äh ... total hilfreich, wenn das, was Sie stresst, zu 90 Prozent aus Bären besteht. Wenn es nichts gibt, was wir tun können, ist totstellen manchmal nicht der schlechteste Rat. Blöderweise haben wir länger was davon. Der Freeze-Schalter bleibt nach dem ausweglosen Stress für ein paar Tage übersensibel und reagiert beim kleinsten Anlass mit: «Haben wir's schon mit Totstellen versucht?» Und genau darum gefrieren Sie auch im nächsten Kontext und ein paar Tage später. Obwohl der rot leuchtende Aus-Knopf direkt vor Ihnen ist. Es ist das Äquivalent des *Simpsons*-Spruches «Wir haben *nichts* probiert, und uns gehen langsam die Ideen aus!» Langfristig verfallen wir in Resignation und sitzen am Ende vielleicht doch neben einem schwarz gestrichenen *Billy*-Regal.

Das ist der Grund, warum es für den Übergang von der alltäglichen zur dauerhaften Störung Kortisol- *und* Serotonin-Schwierigkeiten braucht.[285,286] Außerdem ist es eine gute Erinnerung daran, dass wir manchmal denken, wir sind aus dem Gröbsten raus, während in unserem Inneren noch alles brachliegt. Wir sollten uns die Tage nach einem schockierenden Kontrollverlust also vor allem auf Dinge besinnen, von denen wir wissen, dass wir sie bewältigen können (Pro-Tipp: Armdrücken mit kleinen Kindern).

Den Faktor «Kontrollverlust» übersehen wir in der Stressgleichung oft, z. B. wenn wir nicht verstehen, warum jemand, der nicht arbeitet, oft mehr leidet als der, der zu viel arbeitet. Oder wenn wir Personen mit zu *viel* Arbeitsstress immer eher zu weniger Arbeit raten und selten empfehlen, über das Was nachzudenken. Wir empfehlen, in den Urlaub zu fahren oder die Stunden zu reduzieren, oder schenken ein Schaumbad. Aber Entspannung und Reizarmut helfen nicht gegen das Gefühl des Kontrollverlusts, wenn man wieder zurück bei der Arbeit ist. Neues und Fremdes zu reduzieren hilft nicht für eine bessere Welt.

Fragt sich nur, woher so ein kleiner unbedeutender Teil im Hirn wie der Raphe Nucleus, unser Freeze-Schalter, weiß, wann eine Situation ausweglos ist? Ist er da sicher? Hat er das mal mit einem Coach durchgesprochen? Die Antwort ist natürlich: Er hat keine Ahnung! Er ist ja nur ein kleiner Kern, und genau genommen reagiert er auf jede Art von Stress theoretisch mit «Ähm ... totstellen!?».

Der Grund, warum er *praktisch* nur in ausweglosen Situationen tätig wird (oder solchen, von denen wir es denken), liegt darin, dass ihm sonst der Cortex sagt, er soll die Klappe halten. Analyse kann er ja, der Cortex. Vor allem sammelt er Lernerfahrungen zu der Frage, wie wir aus dem Stress rauskommen. Wenn ihm nichts einfällt, lässt er den Freeze-Schalter gewähren, sonst zieht er ihm dezent eins über. («Ruhe jetzt!»)

Dieser Mechanismus ist wahnsinnig spannend, denn er bedeutet: Ob wir in erlernte Hilflosigkeit verfallen, liegt auch an der Lernerfahrung – und ausnahmsweise mal nicht nur an der aus der Kindheit!

Wenn Sie die erlernte Hilflosigkeit aus dem Mausmodell bei Menschen erzeugen wollen, dann reicht es nicht, sie mit ausweglosem Stress zu konfrontieren. Die zweite Zutat müssen die Probanden selbst beisteuern: die Erwartung, dass «einmal ausweglos» auch «immer ausweglos» bedeutet. Die Freeze-Reaktion hält länger an, wenn wir auf Rückschläge reagieren mit «Alles doof» anstatt mit «*Das* ist doof». Oder mit «Probleme sind unlösbar» anstatt mit «*Dieses* Problem kann ich nicht lösen».

Insofern können wir an der Stellschraube «Kontrollverlust» manchmal mehr drehen, als wir glauben: Das Vertrauen in die Selbstwirksamkeit variiert sehr individuell. Es lässt sich trainieren und ist einer der wichtigsten Einflussfaktoren für Resilienz. Und das ist ein Unterschied, der uns alle angeht, denn Selbstwirksamkeit macht u.a. den Unterschied zwischen «sich um die Umwelt sorgen» und «aktiv etwas dafür tun».[287]

Haben wir dagegen ein geringes Gefühl von Selbstwirksamkeit, beeinflusst das die Verbindung zwischen Ärger und der Tendenz, sein Heil in zweifelhaften politischen Parteien zu suchen – niedrige Selbstwirksamkeit und Ärger wendet sich eher an Populismus; hohe Selbstwirksamkeit verwandelt sich in Partizipation.[288]

Wir können daraus sogar noch mehr lernen, wenn wir den Bogen zum Thema Kindheit und Stress schlagen: Denn da erfahren wir auch ziemlich früh, was ausweglos ist. Wenn unsere Eltern ständig Geldsorgen haben, kommen wir uns von Anfang an ziemlich chancenlos vor.[289] Aber wir können uns von den Kindern auch ein Werkzeug abschauen. Kinder haben nämlich ihre eigenen Mittel und Wege, sich auf den Ernstfall vorzubereiten – bessere als manch Erwachsener. Das Wichtigste: Spielen! Wenn Kinder spielen und raufen, lernen sie Kontrollverlust im sicheren Rahmen – mit der Vorbedingung, dass man jederzeit «Stopp!» rufen kann oder «Ihhhh, Inne!» oder «Bin im Aus!» oder «Mamaaaaaaaa!!!». Was hilft, hilft.

Spielen ist prima und sorgt sogar dafür, dass sich der Cortex so entwickeln kann, wie er soll: flexibel vernetzt. Aber eben ohne Bedrohung. Im Spiel wissen alle Beteiligten, dass sie sich nicht verletzen werden. Oder jedenfalls erzählen sie das nachher den Eltern, wenn das kleine Geschwisterkind weint.

Vor allem trainiert die Lernerfahrung den Teil des präfrontalen Cortex, der später den Freeze-Schalter zum Schweigen bringt.[290] Erwachsene raufen viel seltener. Aber das Spielprinzip dahinter können sie genauso nutzen. Denn auch für die Erwachsenenerfahrungen gilt: Herausforderungen im sicheren Rahmen sind eine prima Sache.

Jedes Mal, wenn wir eine Lösung austüfteln für ein Problem, das wir bewältigen können, stärken wir unser Repertoire und damit die Stimme in unserem Kopf, die auf den Freeze-Reflex reagiert mit: «Ruhe auf den billigen Plätzen!» Und das Tollste ist: Wenn der Cortex lernt, dass er Probleme lösen kann, dann merkt er sich das länger, als der Freeze-Schalter sich die Hilflosigkeit merkt! Ist das nicht großartig? Wir können uns gegen Stress immunisieren. So, wie eine Impfung unser Immunsystem trainiert, trainiert Stress in bewältigbaren Dosen unsere Stressreaktion. (Pro-Tipp: Am Abend vor den Mitarbeitergesprächen immer erst eine Ausbildung zum Entfesselungskünstler machen. Oder alternativ in den Escape Room gehen.)

Vielleicht gilt deshalb auch: Ein bisschen Schwierigkeit und Drama sind ein gutes Vorzeichen für die geistige Gesundheit und schützen vor Stress und manchmal sogar posttraumatischem Stresssyndrom. Außerdem vor «Rücken».[291,292]

Das Bild von der Immunisierung passt gut zu dem, was wir sonst aus der Toxikologie kennen (und wenn zu viel Stress auf die Dauer toxisch ist, ergibt es ja Sinn, dass uns die Toxikologie etwas darüber erzählen kann): Was in größeren Mengen Gift für uns ist, kann in geringen Dosen stimulierend wirken. Wie Absinth. Es kommt auf die Dosis an. Hormesis nennt sich dieses Prinzip, das auch einer umgedrehten U-Kurve folgt: von stimulierend über ideal bis zu überfordernd und – Tod.

Das Bild von der «Stressimmunisierung» passt außerdem gut auf unsere raufenden Kinder: Genauso, wie man als Kind hin und wieder Schmutzkontakt braucht, um das Immunsystem zu trainieren, braucht man eben auch ein bisschen (!) Stress, um die mentalen Abwehrkräfte zu stärken. Moderater Stress als Kind macht es uns als Erwachsenen leichter, auf Schwierigkeiten zu reagieren[117] und selbst bei manchem pränatalen Stress gibt es diese umgedrehte U-Kurve.[293] Klingt logisch: Wenn wir lernen sollen, uns zu beruhigen, müssen wir uns allein zu Übungszwecken vorher ein wenig aufdrehen. Außerdem passt sich unser Hormonsystem flexibel an, damit wir vorbereitet sind auf die Welt, in der wir leben. Darum ist es unpraktisch, wenn es uns unnötigerweise auf ein Krisengebiet einstellt, aber wenn es uns nur auf eine Watteschublade vorbereitet, ist das auch nicht gerade ideal.

Alternativ können wir bei unserer Suche nach der Resilienz natürlich versuchen, am Kortisolfaktor der Gleichung anzusetzen und die Kontrolle über die eigene Stressachse zurückzuerobern. (Wenn niemand die Mails des Chefs liest, hat er dann welche geschrieben?) Das könnte vor allem hilfreich sein, wenn wir zu den Leuten gehören, bei denen diese Achse eher zum Übertreiben neigt. Das Leben ist nicht leicht, wenn der Körper auf den kleinsten Stressor reagiert mit: «Sicher, dass wir uns Speichelproduktion noch leisten können?» Meditationstraining kann da helfen[294], die Aufmerksamkeit aktiv nach innen zu richten und damit weg von den bedrohlich wirkenden Büschen am Horizont. Als Bonus gibt's dann auch weniger entzündungsfördernde Proteine. Sport hilft sowieso immer. Aber eine der dauerhaftesten Erkenntnisse im Alter ist: soziale Unterstützung (mal wieder).[295,296]

Auch bei der Kortisolantwort gilt die U-Kurve: Menschen, die schon mal eine schlimme Erfahrung *überwunden* haben, sind danach besser gefeit, aber wer vorher schon PTSS hatte, den nimmt die nächste Erfahrung noch mehr mit.[112,297,298]

Die Dosis macht's

Zusammengefasst: Stress folgt einer umgedrehten U-Kurve. Die erste Stufe bedeutet: Milde Euphorie, Wachheit, Konzentration und gehobene Stimmung. Das ist der angenehme Stress, auch Eustress genannt. Er wird unterstützt von Dopamin, Noradrenalin, Kortisol, und manchmal kommt's zum viel beschworenen Flow. Selbst in Stufe zwei finden wir noch Euphorie und Ideenschübe, aber jetzt halt auch Schlafstörungen (Distress). Balance ist alles.

Im Prinzip ist es also mit geistiger Bewegung genauso wie mit körperlicher – nicht nur in der Hinsicht, dass die WHO beide empfiehlt, um Demenz vorzubeugen. Auch im Sport kann man sich verheben und überlasten, aber keine Bewegung ist eben auch keine Lösung (verdammt!). Und wenn die Bewegung einen Effekt haben soll, muss man schon ein bisschen ins Schwitzen kommen.

Auf die geistige Ebene übertragen bedeutet das: Ziel ist nicht, am tiefsten Punkt der U-Kurve anzukommen – egal auf welcher Seite. Ziel ist es, darauf zu surfen. Wenn wir mit Ausmisten fertig sind, stehen wir im Idealfall nicht in einem leeren Raum mit ereignisarmem – aber sehr hippem – Betonfußboden. Eher in einem Raum, der unsere persönlichen Mischung an sinnvollem Stress widerspiegelt. Mit einem Garten vielleicht. Und das, was wir da pflanzen, hilft uns dann, das Unkraut fernzuhalten.

Aber das Wissen um die U-Kurve hilft uns nicht nur am Rande des Nervenzusammenbruchs, es hilft uns auch bei unserer To-do-Liste über den Tag.

Das richtige Stresslevel hängt von der Aufgabe ab – First I drink the coffee, then I do the thing

«BÄÄHM!» Juliette knallt das Buch zu, das sie die letzten zwei Monate mahnend von ihrem Schreibtisch angestarrt hat. «Zwei Kapitel!» «Wahnsinn», lobt Leo pflichtschuldig, «da willst du dich schon seit Ewigkeiten reinlesen.» «Jap», kommentiert Juliette. «Das System funktioniert.» «System?» Juliette guckt stolz. «Du weißt doch, dass ich immer ein Motivationsproblem habe, bis ich ein Zeitproblem bekomme?» Leo zögert: «Ähm? Jaa?» «Ich habe mein Motivationsproblem gelöst, indem ich ein Zeitproblem geschaffen habe!» Leo zieht – immer noch verwirrt, aber sehr motivierend – die Augenbrauen nach oben: «Äh.» Juliette holt aus. «Ich hatte so viel zu tun, und nie hat was geklappt, aber jetzt habe ich einfach noch drei weitere Projekte angenommen, mir ein Cello gekauft (auch das Cello starrt mahnend aus seiner Ecke) und mich in den Betriebsrat wählen lassen. Jetzt ist der Druck so hoch, dass ich überhaupt nicht mehr prokrastiniere.» Sie guckt wie ein Kind, das gerade dahintergekommen ist, wo die Weihnachtsgeschenke versteckt werden. Leo nickt langsam und fragt: «Das heißt, du hast dir so viel zu tun aufgeladen, dass du jetzt tatsächlich was tust?» Juliette wippt glücklich auf der Stelle. «Also», fährt er fort, «wenn du ohnehin noch was zu tun suchst ... Die Spülmaschine müsste dringend ausgeräumt werden.» Ungläubige Blicke. «Du hast ja keine Ahnung! Was denkst du, wie zerbrechlich das ganze Kartenhaus ist! *Eine* Zusatzaufgabe, und ich krieg einen Nervenzusammenbruch.»

Das Experiment um die Yerkes-Dodson-Kurve wird heute noch viel in Managerkreisen zitiert; gerne unter der Überschrift «Warum unterforderte Mitarbeiter Stress und manchmal Stromstöße brauchen». (Nebenbei bemerkt, lieber nicht so viele, dass sie deswegen aus dem Fenster springen, weil: Das ist auch wieder unproduktiv.)

Aber bei dieser Interpretation werden mehrere wichtige Punkte übersehen: Der eigentliche Clou bestand nämlich darin, dass Yerkes und Dodson nicht nur die Stromstöße variiert haben, sondern auch die Aufgabenschwierigkeit. Bei der leichtesten wurde der Umschlagpunkt der U-Kurve nie erreicht. Mehr Strom = mehr Leistung.

Doch je schwerer die Aufgabe, desto weiter verlagerte sich dieser Punkt nach links, sprich: Je schwieriger die Aufgabe, desto schneller wird Druck kontraproduktiv. Eine schwierige Aufgabe bringt ihre eigenen anregenden Stresshormone mit, also sind wir schneller über den Punkt hinaus, an dem der Stress kontraproduktiv wird. Das heißt, bei sowieso schon herausfordernden Tasks brauchen wir keine Anspannung. Ein Manager, der seine Mitarbeiter bei komplexen Aufgaben zusätzlich stresst, behindert sie de facto bei der Arbeit. Wenn Sie sich dagegen ohne Deadline nicht konzentrieren können, dann liegt das vielleicht daran, dass das Level der Aufgabe für sie auf der linken Seite der U-Kurve liegt.

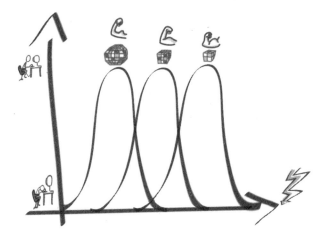

Wahrscheinlich hätte es auch bei der leichten Aufgaben irgendwann einen Punkt gegeben, an dem die Stromstöße kontraproduktiv gewesen wären – spätestens, wenn bei den Mäusen die Füße nach oben zeigen. Aber dankenswerterweise muss man auch nicht alles wissen.

Dabei bringt natürlich auch jeder Mitarbeiter seinen eigenen Umschlagpunkt mit. Schwierigkeitslevel werden in der Toxikologie mit dem Anfälligkeitslevel verglichen. Ein Allergiker wird auch von einer kleinen Portion Erdnüsse nicht angeregt, sondern stirbt im Zweifelsfall gleich. Genauso ist es mit Stress. Wenn Sie sich fragen, wo Sie Ihre Kurve verorten sollen: *Ein* Anhaltspukt für den persönlichen Umschlagpunkt ist übrigens das Level an Impulsivität und die Sensibilität für Koffein.

Die Botschaft sollte also nicht sein «viel hilft viel». Vielmehr sollten sich die ChefInnen die Mühe machen, genau zu identifizieren, wer bei welchem Schwierigkeitslevel wie viel Stress vertragen kann, sodass er davon noch profitiert. Aber dafür müsste man ja seine Mitarbeiter kennen. Alternativ kann man's natürlich auch ihnen selbst überlassen, diesen Punkt zu finden. Ganz nach dem Motto: Ein guter Chef findet tolle Leute und geht ihnen dann aus dem Weg.

Wenn man dieses Wissen mit unserem Wissen über die Kortisolkurve im Tagesverlauf zusammenpuzzelt (siehe Kapitel «Ein Tag bei den Hormonen»), kommt sogar ein Selfhelp-Tipp dabei rum: Kortisol ist am Morgen hoch und fällt dann über den Tag ab, mit einem Tiefpunkt am Nachmittag

Beim Aufstehen, wenn Sie Ihren Kortisolpeak haben, sind alle hilfreichen Kortisol-Typ-1-Rezeptoren rappelvoll. Das hilft beim Lernen und Arbeiten, ist also ein guter Zeitpunkt, damit anzufangen. Wofür es kein guter Zeitpunkt ist, ist dagegen *mehr* Stress und furchterregende Aufgaben. Denn wenn wir jetzt zu einem Textbuch oder einer Herausforderung greifen, die uns besonders nervös machen («Gibt es ein Buch, dass dich wirklich bewegt hat?» «Also, über Mikrobiologie 3 hab ich mehrfach geweint»), dann dockt das zusätzliche Kortisol todsicher an den Vergessen fördernden Typ-2-Rezeptoren an. Und das war's dann mit Arbeitsgedächtnis und Lernfähigkeit. Zumal, wenn wir noch begeistert mit der Kaffeetasse nachhelfen (schrieb sie und trank noch einen Schluck). Tatsächlich sinkt auch das ideale Level Koffein mit der Schwierigkeit der Aufgabe.[299] Und auch daraus ergeben sich ein paar hilfreiche Berechnungen für unseren Tagesplan: Kaffeeeffekte vernünftig auszutarieren wird auch nicht unbedingt erleichtert dadurch, dass sich die Effekte per se verspätet einstellen. («Vor zwei Minuten drei Tassen Kaffee ge-ext. Warum ist meine Präsentation noch nicht fertig?») Aber idealerweise plant man die Kaffeepause trotzdem so, dass der Kaffee-Peak nicht mit einem Kortisolpeak (immer 20 bis 30 Minuten nach dem Stress) zusammenfällt. Es sei denn natürlich, Sie *möchten* alles vergessen, was in dieser Zeitspanne gesagt wurde. Kaffee erreicht seine höchste Konzentration im Plasma ca. 30–75 Minuten nach dem Trinken. Bei Rauchern geht es schneller, bei Schwangeren oder Frauen, die die Pille nehmen, langsamer. Bei nervösen und impulsiven Menschen geht er höher. Alles gut zu wissen, weil uns Kaffee beim Einschlafen besonders stört, wenn der Peak und die Licht-aus-Zeit zusammenfallen. Das heißt, der letzte Cappuccino beim Italiener verwirrt uns unter Umständen mehr, als wenn wir uns vor dem Schlafengehen erst mal 'ne Tasse Filterkaffee aufsetzen.

Morgens ist also eine supergute Zeit zum Arbeiten, aber am besten nicht an dem Projekt, das uns eh schon in den Wahnsinn treibt, und wenn, dann lieber mit koffeinfreiem Kaffee. Morgens ist eigentlich prima für alles, was Sie zu Tode langweilt. Oder zumindest nicht stresst. Kortisol hält Ihnen den Rücken frei und steuert die Konzentration bei, die Sie selbst zu Hause vergessen haben. Nachmittags dagegen, wenn Kortisol eh schon dippt und wir ins Suppenkoma fallen, kann man sich eher mal ein bisschen Aufregung gönnen: sprich, einen Kaffee und eine Steuererklärung.

Das ist wahrscheinlich nicht das Erste, was den meisten von uns einfällt. Nachmittags liegen Energie und Konzentration flach, also nimmt man sich etwas Tumbes, was wenig Konzentration und Energie benötigt. Das klingt passend und fühlt sich passend an. Garantiert uns aber auch ein paar quälend zähe Stunden bis zum erlösenden Feierabend.

Warum nicht einfach mal auf die Flexibilität unseres Hormonsystems vertrauen, uns Energie zu geben, wenn wir sie brauchen? Schreiben Sie nachmittags einfach mal E-Mails an jemanden, der Ihnen Angst macht! Zack! Die Stresshormone sind zur Stelle, spätestens, wenn Sie «Send» drücken.

Es gibt andere Anregungen als Stress? – Meine Hauptinspirationsquelle war die Deadline

Zusammengefasst haben wir seit 1908 einiges gelernt (hoffentlich): Es gibt andere Inspirationsquellen als Stromstöße («Nein! Echt?»), und daraus ergeben sich noch mehr Selfhelp-Tipps! (Das hört hier ja gar nicht mehr auf!) Wie wir oben gelernt haben, ist Kortisol mit seiner Wirkung nicht so selektiv wie Adrenalin und Co. Es läuft auch mit, wenn wir joggen. Und das ist nicht der einzige Weg: Eine bereichernde Umgebung z. B. lässt Kortisol zwar ansteigen, ist aber *gut* für den Hippocampus. Vielleicht, weil dabei die Amygdala nicht so mit reingezogen wird.

Passenderweise ist positive Motivation, wie wir sie von der Belohnungsachse kennen, für Lernen auch förderlicher als Angst und Panik («Irre!»). Mit all diesen Infos können wir uns unser ganz persönliches Anregungslevel basteln. Für alle Fälle und jede Aufgabe.

Das heißt auch: Hält sich unser Eigeninteresse an einer Aufgabe in Grenzen («Ich meine einfach, im Großen und Ganzen wird das Weltgeschehen nicht anhand dieser *Excel*-Tabelle entschieden»), hilft es uns, Druck von außen zu suchen («Memo an mich: langweilige Tasks nie im Home-Office machen»). Wenn's den nicht gibt, können wir nachhelfen mit dem morgendlichen Kortisolpeak und Kaffee. Aufgedrehter Musik. Zumindest bis zu einem gewissen Punkt. Eine Schwierigkeit mit der Aufregung ist die, dass sie irgendwohin will. Sie braucht ein Ziel. Wenn Sie im Stress jede Menge Adrenalin ausschütten, und Ihr Herz schlägt schnell, und Ihre Blutgefäße pumpen das Blut zu den Muskeln, und Ihre Hände schwitzen ... – und Sie sitzen gerade nur an einer *Excel*-Tabelle, dann weiß Ihr Körper nicht, was er mit der ganzen Aufregung anfangen soll. Dann fühlen wir uns schwindelig bis duselig im Kopf. Selbst das, was wir sehen, kann uns verzerrt vorkommen. Und weil niemand dieses Gefühl mag, sind wir jetzt auch noch genervt und leicht irritierbar. U-Kurven.

Damit das seltener passiert, sollten wir uns klarmachen, dass der Kortisolpeak mit Verspätung eintrifft – nach 20 bis 30 Minuten ist er hektisch, nach einer Stunde schützt er die Stimmung und dämpft sogar Angst (siehe Stresskapitel).

In jedem Fall ist das Bedürfnis nach Stimulation besonders deshalb wichtig zu erwähnen, weil der Trend im Zeitschriftenregal und Co momentan doch eher in Richtung Verlangsamung geht und man ja fast schon ein schlechtes Gewissen hat, wenn man sein Wochenende lieber in der Weltmetropole Essen als auf dem landlustigen Landgasthof im Tannenwald verbringen möchte. Ein Bedürfnis haben wir nach beidem. Auch nach einer stressigen Woche. Denn kognitive Anregung ist nicht das Gleiche wie ein Vorgesetzter, der sich von hinten an einen anschleicht und kreischt: «Wir werden alle entlassen!»

Kurzum: Erst mal weg mit Stress, der lange anhält und/oder uns die Kontrolle raubt. Danach können wir dann vielleicht auch wieder spüren, was uns intrinsisch motiviert – ohne Kontrolle von außen. Was uns anregt, euphorisiert, fokussiert. Nicht unbedingt, was stressfrei ist. Sie müssen nicht meditieren. Sie können, wenn Sie wollen. Oder was Forderndes lesen. Gitarre lernen?

Wir sind schnell dabei, allen möglichen Leuten Selbstoptimierung vorzuwerfen. Aber uns selbst zu fordern ist keine Eitelkeit, sondern Selbsterhalt. Zumal, wenn unser Stressor in erster Linie der Kontrollverlust ist: Dann brauchen wir vor allem eine Auszeit von der Fremdbestimmung. Das heißt, Erholung steht nicht unbedingt im Widerspruch zu einem Ausflug nach Paris, mit drei Museumsbesuchen, vier (noch) leeren Einkaufstaschen und einer Französisch-App auf dem Handy. Wenn uns das hilft, uns wieder mit anderen verbunden zu fühlen und damit Stress abzubauen, müssen wir auch kein schlechtes Gewissen haben, uns nach dem Arbeitsstress auch noch Freizeitstress zu machen. Niemand sagt, Entspannung entsteht nur, indem man im Schneidersitz auf einem Fels sitzt und in den Sonnenuntergang blickt.

HORMONE ÜBER DIE ZEIT

HIER SCHWANKT JA ALLES

Abgesehen von den spontanen Schwankungen im Alltag und in unserem individuellen Hormonhaushalt, gibt es noch die ständigen Hormonverschiebungen in uns: das, was unabhängig davon passiert, ob wir uns stressen oder was unsere Eltern uns mal an Hormonen oder auch an Chromosomen mitgegeben haben. Für Männer und Frauen gilt gleichermaßen: Die Hormone schwanken. Gemächlich wie tektonische Platten verschiebt sich die Hormonlandschaft über den Tag, die Wochen, die Monate und Jahre. So wird ein Hormon, das gerade noch eine Nebenrolle spielte, plötzlich zum Hauptprotagonisten.

In der Hinsicht kann man Hormone mit Klamotten vergleichen: Jedes Hormon hat seine Zeit. Was zum einen Anlass passt, ist für den nächsten unbrauchbar. Spätestens bei Minusgraden. Oder es muss zumindest mit einem anderen Kleidungsstück kombiniert werden. Wenn's nicht mehr passt, sortieren wir's auch nicht einfach aus. Nein, wir lagern es zusammen mit einem Stapel anderer Klamotten in einer Tüte auf dem Dachboden, vergessen, dass es da ist, bis wir es wieder brauchen, wobei wir in der Zwischenzeit drei identische Teile gekauft haben, weil: «So was hab ich noch nicht!» Aber irgendwann kommen die Maiglöckchen raus, wir gehen auf den Dachboden, und dann ist es wieder so weit: Serotonin.

EIN TAG BEI DEN HORMONEN
Für weniger als 'ne Panikattacke komm ich morgens nicht mal aus dem Bett

Der Tagesablauf ist eine ganz besondere hormonelle Herausforderung, weil dabei alles zusammenkommt: Es geht um ständigen Wechsel von Stunde zu Stunde, die Zusammenarbeit zwischen dem, was in uns und um uns herum passiert und außerdem zwischen allerlei Prozessen in Kopf und Körper. Vor allem geht es um sehr dringende Bedürfnisse: Drei Tage fasten geht vielleicht sogar als gesund durch, aber wenn Sie das Gleiche mit Schlaf versuchen, reagiert Ihr Körper schon nach *einer* durchgemachten Nacht sehr ungehalten. Mehr als drei, und er reagiert vielleicht gar nicht mehr.

Der hormonelle Versuch, uns über den Tagesablauf in der Spur zu halten, wird zusätzlich dadurch erschwert, dass wir genau genommen gar nicht *einen* Rhythmus haben, sondern mehrere. Sie vertreten die verschiedenen Perspektiven in uns wie kleine Anwälte: Es gibt den Tag-Nacht-Rhythmus, der vor allem auf Sonnenstrahlen reagiert und auf den 24-Stunden-Ablauf, und der findet, wir sollten uns entsprechend benehmen. («Ein Sonnenstrahl! Raus aus den Federn! Was macht der noch im Bett?») Das darf er dann ausdiskutieren mit dem Schlaf-Wach-Rhythmus, der die Frage verhandelt, wann Sie das letzte Mal geschlafen haben und wie sehr Ihnen das fehlt. («Zu unserer Verteidigung, wir *waren* wach, als es dunkel war.»)

Das Gleiche gilt fürs Essen: Ein Teil des Systems behauptet, es sei 11 Uhr, ein anderer hat aber schon wieder Hunger. («Aber was ist mit dem *zweiten* Frühstück?»)

All diese Rhythmen müssen irgendwie unter einen Hut gebracht werden. Als ob das nicht genug wäre, trifft dieser filigrane Koordinationsakt jetzt mit Wucht auf die Zwänge unseres Alltags und damit ziemlich schnell auf die allgemeine menschliche Sturheit.

Im Vergleich zu anderen Spezies verfügen Menschen z.B. über die einzigartige Fähigkeit, ihre Schlafsignale ziemlich lange zu ignorieren (was man auch lesen kann als: Wir sind die Einzigen, die so doof sind, das zu tun). Sicher, wir bemerken den Punkt, an dem alles nach unten sackt: Kortisol, die Körpertemperatur, unsere Leistung und unsere Laune. Aber wenn wir den toten Punkt gemeistert haben, sind wir danach erst mal wieder hellwach. («Ha! Ich hab's doch gesagt, der Körper simuliert nur.»)

Und natürlich tun wir so was ständig. Wir haben doch keine Zeit! Das Leben ist zu kurz, um es vernünftig zu organisieren. Wir verschieben unseren Rhythmus, knipsen zu Unzeiten das Licht an, essen, wann es uns passt, bekommen ständig zu wenig Schlaf und hoffen trotzdem das Beste.

Von allen hormonellen Zeitplänen, die wir in den nächsten Kapiteln kennenlernen, arbeiten wir gegen unseren Tagesrhythmus vielleicht am aktivsten an (na ja, wenn wir nicht gerade den Monatsrhythmus mit der Pille ausgeschaltet). Dem Jahresrhythmus ordnen wir uns schon mehr unter. Kaum jemand kommt auf die Idee, im Winter die Signale der Körpertemperatur zu ignorieren oder im Sommer die Jalousien auf winterliche Dunkelheit zu halten. Und selbst wenn Sie beschließen, Weihnachten unter mauritischen Palmen zu verbringen, ist es da auch schon um sechs dunkel. Da merkt man doch fast keinen Unterschied.

Geht es um den Rhythmus des gesamten Lebens, sind uns die hormonellen Veränderungen so bewusst, dass wir sie uns gleich von einer bedrohlich tickenden Uhr verkörpern lassen (oder uns zur Beruhigung erst mal ein zu schnelles Auto kaufen). Aber wenn es um den Tagesablauf geht, ist uns plötzlich alles egal.

Wie mächtig der Rhythmus ist, mit dem wir uns da anlegen, kann man vielleicht am besten sehen, wenn man mal einen natürlichen Baustein aus unserem Tagesablauf rauskickt und eine Horde Studenten bittet, ein paar Wochen lang in einem sonnenlichtfreien Bunker unter der Erde zu leben. Was im Grunde genommen nichts anderes ist, als Menschen zu bitten, im Winter den Tag über in einem fensterlosen Lagerhaus zu arbeiten.

Ohne Sonne und Uhren läuft in unserem Körper fast alles weiter wie gehabt. Wir denken, unser Tagesablauf wird vor allem von unserem Handywecker und dem Blick auf die Uhr gesteuert, aber es sind hormonelle Abläufe in unserem Inneren, die permanent die Stellung halten. Der 24-Stunden-Tagesablauf ist nichts, was wir uns ausdenken mussten (dann wären 25 auch echt logischer), sondern etwas, das tief in unserem Inneren gesteuert wird. Nicht unbedingt exakt so lange, aber bemerkenswert eindeutig in diesem Bereich. Also: Was macht den Tag aus hormoneller Sicht?

Was Ihren Tag ausmacht, bestimmt eine Gehirnstruktur namens Suprachiasmatic Nucleus. Aber weil das nicht sehr griffig klingt, nennen ihn die meisten Artikel *Master Brain Clock*. Des Ge-

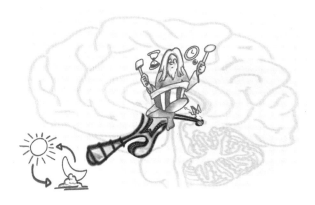

hirns Taktgeber. Er steuert mit seinen laufenden Boten, allen voran Melatonin, den Tag-Nacht-Rhythmus.

Man kann sich das so vorstellen, als säße der Taktgeber im Gehirn wie in einem kleinen U-Boot vor dem Periskop und machte sich Notizen, denn er hat einen direkten Kontakt zur Netzhaut in unserem Auge.

Trotz seines ehrenwerten Titels können die meisten Zellen eigentlich auch ohne den Haupttaktgeber. Ein *bisschen* Zeitgefühl haben sie alle. Der Grund dafür sind die sogenannten Uhrzeit-Gene, die durch eine kompliziert getaktete Choreographie dafür sorgen, dass alles zur richtigen Zeit abgespielt wird. Man kann es sich ein bisschen so vorstellen, als hätten Sie im Kinderzimmer eine Kettenreaktionsmaschine aus Dominosteinen, Hebeln, kullernden Bällen, Wippen und mindestens einem platzenden Ballon gebaut, die exakt 24 Stunden läuft, bevor das finale Spielzeugauto gegen eine Glocke fährt. Und diesen Mechanismus würden Sie jetzt jeden Morgen in Gang setzen, um zu wissen, wie spät es jeweils ist. («Wir treffen uns, wenn die Rakete auf das Trampolin trifft.»)

Das funktioniert sogar erstaunlich gut, für den Moment. Aber es muss besser als gut funktionieren, denn wenn ein Teil Ihres Körpers von einem 23,5-Stunden-Tag ausgeht und ein anderer rechnet mit 24,5 Stunden, dann dauert es nicht lange, bis die beiden nicht mehr miteinander reden. Und aus diesem Grund holt der Taktgeber seine Trommel raus und gibt den Ton an, bis alle Uhren wieder nach demselben Rhythmus ticken. Auch im Dunkeln. Selbst wenn es nur ihn allein in der Petrischale gäbe. Einer muss es ja machen. Die Hormone, die der Taktgeber schickt, sagen dann den anderen Zellen Bescheid, wie spät es ist, indem sie die passenden Gene anspielen. («Lass mal was für den frühen Morgen hören!» «Okay, ich spiel ein Schlaflied?»)

Unsere Hormone haben eine sehr unterschiedliche Beziehung zu unserem Taktgeber. Manche orientieren sich an ihm, manche stehen mehr auf unserer Bedürfnisseite, manche beeinflussen ihn und andere werden zu seinem verlängerten Arm. Sie unterscheiden sich vor allem in ihrer Rigidität.

Es gibt z. B. eine Menge Hormone, die einem eigenen Tagesverlauf folgen, aber so lose, dass sich daran kein Organ orientieren würde. Die Sexhormone gehören dazu – Testosteron, Östrogen und Progesteron sind immer bereit, sich Ihrem Lebenswandel anzupassen[300], alles andere wäre für Ihr Sexualleben wahrscheinlich auch kontraproduktiv. («Ich kann nicht mit Licht aus.»)

Dagegen ist Melatonin das stoischste von allen Tagesform-Hormonen (es bevorzugt natürlich den Ausdruck «Nachtform») und zieht sein Ding durch, komme, was da wolle. Darum ist es für viele *der* Zeitgeber schlechthin. Wenn Melatonin sagt es ist Nacht, dann ist das so. Darauf verlassen sich Sehende genauso wie Blinde.[301]

Darum fangen wir mal in seinem Reich an: der Dunkelheit.

Die Hormone und ihr Tag der offenen Tür

Nacht

Die Nacht ist nicht allein zum Schlafen da, das weiß auch Melatonin. Auch wenn es bevorzugt, dass das, was darin geschieht, *im* Schlaf passiert. Es gibt so viele Prozesse, die während der Nachtstunden ablaufen. So viel zu warten und wachsen. Tatsächlich gibt es Teile Ihres Gehirns, die während der Tiefschlafphasen so wach sind wie sonst nie. Wichtige Erinnerungen werden konsolidiert, unwichtige vergessen. (Sie *haben* sich doch eine mentale Notiz gemacht, dass der Termin morgen wichtig war, oder?) Emotionale Erlebnisse, die wir in der Tiefschlafphase abrufen, jagen uns am nächsten Tag weniger Furcht ein.

Gleich zum Beginn des Einschlafens schickt Ihr Hormonsystem außerdem einen Schub Wachstumshormone ins System, die Muskelwachstum, Proteinsynthese und das Immunsystem fördern und damit gefühlt alles regenerieren und verjüngen, was sich ihnen in den Weg stellt. Darum schützt Drüberschlafen vor (psychischen) Erkrankungen, Grippe und doofen Entscheidungen. Es ist wieder ein bisschen wie mit dem «Wundenlecken» nach einem Kampf: Das, was wir für Rückzug halten, ist ein ziemlich aktiver Prozess.

Melatonin ist so zuverlässig, dass sich sogar der Taktgeber ein bisschen an seinen Signalen orientiert und bestimmt, wann es Zeit zum Schlafen ist. Im Allgemeinen unterstützt er eher Wachheit (große Trommeln haben das so an sich): Die Signale, die er an den Rest des Gehirns schickt, verbreiten Aufregung und allgemeine Produktivität (quasi ein *Wach*posten, hihi). Aber wenn Melatonin abends ansteigt, dann versteht der Taktgeber den Wink, fährt seine Aktivität in dieser Richtung herunter und erlaubt uns das Loslassen vor dem Einschlafen.[301]

Im Hormonsystem macht sich der Switch von allgemeiner Wachheit in den Schlafmodus auch dadurch bemerkbar, dass Kortisol spontan unterdrückt wird. («Wie jetzt?! Es ist endlich Ruhe draußen! Wir könnten noch so viel joggen gehen!») Auch die Neuronen, die Noradrenalin produzieren, feuern immer weniger, wenn wir müde werden, nur noch langsam während der ersten Schlafphasen und im Tiefschlaf schließlich gar nicht mehr. Wir lernen: Wachheit ist etwas, das wir unserem Körper aktiv abringen müssen. Sie steht immer bereit. Jedes kleine nächtliche Erwachen bringt uns einen 10- bis 20-minütigen Kortisolschub («Situps!?») inklusive Wachsamkeit. Und je nachdem, wie oft Ihnen das passiert, variiert Ihre Kortisolantwort am Morgen. («Früüüühsport!») Plötzliche Helligkeit hat den gleichen Effekt, weshalb Sie nachts auf dem Weg zur Toilette auch nicht das Licht anschalten sollten.

Man kann den Schlafmodus übrigens auch ohne Melatonin erreichen. Allerdings langsamer und weniger gut (so wie wir auch ohne Dopamin und Noradrenalin arbeiten können – nur langsamer und weniger gut). Denn Melatonin hilft uns nicht nur, Ruhe zu finden, sondern senkt auch die Körpertemperatur und sorgt für die richtige Entspannung. Blöderweise denken wir beim Schlaf häufiger an Quantität («Hauptsache acht Stunden») und weniger an Qualität.

Melatonin ist also kein Schlafhormon in dem Sinne, dass es müde macht, sondern es gibt unserem Körper das Okay, den Griff der Wachheit zu lockern, der uns sonst festhält. So können wir überhaupt den Weg zum Schlaf antreten. Diese Information ist ziemlich wichtig für unseren Alltag, wenn man bedenkt, dass man Melatonin heutzutage ohne Probleme kaufen kann und die entsprechenden Werbeanzeigen oft nach «Schlafmittel» klingen. Wenn Sie stressbedingt um vier Uhr morgens schweißgebadet aufwachen und erst mal eine Melatoninpille einwerfen, um wieder einzuschlafen, dann reagiert Ihr Haupttaktgeber mit: «Bitte was?»

Anders gesagt, geht er davon aus, dass gerade die Nacht anbricht. Und dann stellt er hektisch die Uhr zurück für die nächste Nacht, und Sie fragen sich am nächsten Tag, wo Ihr Rhythmus geblieben ist und warum Sie nicht einschlafen können. («Besser noch eine Melatoninpille einwerfen!») Wenn Sie dagegen eine Melatoninpille in den frühen Abendstunden nehmen (18 bis 19 Uhr), stellt er seine Uhr vor, und Sie kommen morgen früh ausgeschlafen aus den Federn. («Angeber!»)

Das Hormon, das unserer Vorstellung vom Schlafhormon schon etwas näher kommt, ist Adenosin. Adenosin ist eins von den Hormonen, die weniger auf die Tageszeit hören als auf unser Bedürfnis. Je länger wir wach sind, desto mehr sammelt es sich in den Zellzwischenräumen an wie des Sandmanns Sandkörner und sorgt für das Gefühl der Erschöpfung, das sich jetzt in uns breitmacht.

Adenosins Hauptgeschäft ist es, aufgeregte Neuronen zu informieren, dass auch mal Schluss ist. Im Belohnungsbereich, im Hippocampus und in den inneren Organen, wo wir schon dabei sind. Überall, wo Neuronen noch allgemeine Regsamkeit verbreiten, klopft besonders abends Adenosin an die Rezeptoren und verkündet, es sei jetzt Zeit zum Schlafen, und es will keinen Mucks mehr hören. Und dann geht das Licht aus. Auch in unserem Inneren.

Zuletzt gibt auch Thyrotropin (das Hormon, das die Schilddrüsenhormone ruft) ein paar Organen den Takt vor, wenn es gegen 23 Uhr 30 ansteigt und durchs Schlafzimmer schlurft – dem Herz zum Beispiel, das sich jetzt verlangsamt. Vor allem ist Thyrotropin eine gute Erinnerung an zwei Dinge: Erstens, dass der Schlafrhythmus auch mit Gewicht und Verdauung zusammenhängt und zu viel Chaos uns am Ende nicht nur auf die Kognition schlägt, sondern auch auf die Schilddrüse und die Hüften.[302] Zweitens, dass man leider nicht schlafen kann, wann man will. Üblicherweise liefern sich die Schlafphasen und Thyrotropin einen Tanz, in dem Letzteres immer mal unterdrückt wird. Aber das tun sie nur über

Nacht. Tagsüber können sie es nicht unterdrücken, und wir können uns nicht wieder einpendeln. Das heißt, wenn wir uns nach unserem Flug in die USA gejetlagged in ein dunkles Zimmer legen und es sogar schaffen einzuschlafen, ist das nur die halbe Miete. Wir denken, wir holen Schlaf nach, aber in unserem Kopf läuft bestenfalls ein halbherziges Mittagsschlafprogramm. Unsere Schilddrüsenhormone sind noch genauso aus dem Takt wie vorher. Und je länger dieser Zustand anhält, desto schwerer fällt es ihnen, sich wieder einzupendeln.

Wenn uns Schlaf fehlt, ändert sich der übliche Tanz von Schlafphasen und Thyrotropin-Unterdrückung mit jeder verpassten Nacht ein Stück mehr: Mal wird Thyrotropin nicht so unterdrückt wie sonst, dann bleibt es über den Tag. Später steigt es dann nicht so an, wie es soll, und damit bringt es wahrscheinlich nicht nur unsere Schilddrüsenhormonlevel aus dem Takt, sondern auch unseren Metabolismus. Das geht zum Glück mit der Zeit vorbei. Man sagt, jede Stunde, die sich unser Tagesrhythmus auf einem Flug verschiebt, kostet uns einen Tag zum Wiedereinpendeln.[301] Ein Langstreckenflug bringt ihren Kortisolrhythmus also für gut drei Wochen durcheinander.[303] («So, endlich wieder eingependelt ... Auf zum Rückflug!»)

Wieder mal eine gute Erinnerung daran, dass wir oft denken, wir hätten uns vollständig erholt, während unser Hormonsystem noch vollständig aus den Fugen ist.

Wenn Sie wissen wollen, ob Sie selbst zu den 15 bis 20 Prozent der Bevölkerung zählen, die heute insgesamt ein bisschen übermüdet sind, gibt's die richtige Antwort natürlich im Schlaflabor. Aber Sie können den Test ja zum Vorfühlen mal zu Hause ausprobieren: eine Nacht vernünftigen Schlaf, im Anschluss ein leichtes Frühstück und nach anderthalb bis drei Stunden wieder ein Nickerchen unter idealen, ruhigen Bedingungen. Wenn Sie dann in weniger als fünf Minuten schon weg sind, haben Sie ein

Schläfrigkeitsproblem. Bis zehn Minuten ist bedenklich und alles drüber ziemlich normal (Sie können dann natürlich immer noch ein allgemeines Aufregungs- und Wachheitsproblem haben, weil Kortisol Sie von jeder Art von Einschlafen abhält, aber das ist dann wieder ein anderes Problem).

Überhaupt ist diese Information ein guter Denkzettel dafür, dass wir es relativ leicht haben, unser Hormonsystem durcheinanderzubringen, aber oft nicht genau wissen, wie wir es wieder zurücksetzen. Man spricht auch von «Schlafschulden»,[301] die sich über die Zeit ansammeln. Aber wie echte Schulden können wir auch unsere Schlafschulden nur abbezahlen, wenn die Bank uns lässt. Sprich, wenn der Taktgeber Zeit für uns hat.

Das Licht auszuschalten war immerhin schon mal ein guter Anfang. Und wenn Sie's mit dem Einschlafen geschafft haben, ist das auch schon mal was. Selbst halbherziger Schlaf ist schließlich besser als keiner.

Aber blöderweise ist ja selbst das Minimum, nämlich überhaupt einzuschlafen, manchmal nicht zu haben. Denn da hat der Taktgeber auch noch ein Wörtchen mitzureden, und wenn Sie den fragen, ist nachts in New York Aufstehzeit. Er ist sicher, er hat irgendwo ein Vogelzwitschern gehört. (Oder waren das doch Polizeisirenen?)

Bevor Sie also völlig frustriert im Bett liegen und die Wand anstarren, lohnt es sich vielleicht, noch eine Runde draußen spazieren zu gehen und sich auf eine Kompromisslösung mit Ihrem Körper einzulassen. Der Taktgeber ist grundsätzlich flexibler nach der Mittagszeit oder dem, was er dafür hält. Dann lässt er sich auch hin und wieder von Adenosin dazu breitschlagen, etwas nachzugeben und in Müdigkeit zu verfallen (kennt man). Vor allem, wenn Adenosin seine Lieblingsüberredungskunst einsetzt und einfach die Lichtempfindlichkeit des Taktgebers herunterdreht (der Moment, in dem Sie auf dem Sofa einschlafen). Etwas, das ihm übrigens nur gelingt, wenn Sie vorher keinen Kaffee getrunken haben.

Zusammengefasst: Unser Hirn möchte vor allem nachts schlafen, und es hat eine ziemlich klare Vorstellung davon, wann Nacht ist. Selbst wenn es diese Vorstellung hin und wieder lockert, gilt: In der Rushhour der frühen Morgenstunden lässt sich der Taktgeber nicht erweichen. Da können Sie noch so müde sein. Erholsamen Schlaf gibt's jetzt nicht mehr. Was ist das denn auch für eine Idee? Haben Sie die Körpertemperatur gesehen? Die haben wir gerade morgendlich hochgefahren! Wenn Sie sich müde fühlen wollen, müssten wir die ja runterfahren! Also *Ideen* haben die Leute.

Nix da. Jetzt ist ...

Morgeeen!

Aus dem Bett kommen ist purer Stress. Findet jedenfalls Ihr Körper. Deswegen treibt er Sie erst mal mit einer ordentlichen Dosis Kortisol aus den Federn. So gesehen wäre ein stress(hormon)freies Leben vor allem eins, bei dem wir im Bett bleiben. Immer. Und zwar im Dunkeln.

Denn Kortisol richtet sich auch nach den Sonnenstrahlen. Seinen aufwachbedingt stärksten Einfluss hat es im Allgemeinen so zwischen sieben und neun, aber es ist eine Nummer flexibler als Melatonin. Der Höhepunkt hängt auch davon ab, wann Sie aus den Federn kommen, ob gerade Wochenende ist oder Sie blöderweise einem Brunch zugestimmt haben. Aber wenn wir aufwachen, dann bringt Kortisol Schwung in uns und unsere Organe und weckt die passenden Uhrzeit-Gene in allem möglichen Gewebe, einschließlich Leber und Nieren. («Oh Gott, habt ihr gesehen, was er gestern getrunken hat? Ich geh wieder schlafen!»)

Kortisol ist in gewisser Weise das Gegenstück zu den Schlaf- und Nachthormonen. Ein *Tages*form-Hormon, das die Organe wieder einpendelt, wenn wir sie mit Mitternachtssnacks verwirrt haben.[302] Das bedeutet z. B. auch, dass unsere Verdauung besser funktioniert, wenn sie im Takt mit diesem Wachrhythmus läuft. Bei Lichte isst es sich besser.

Zu wissen, dass Melatonin und Kortisol sich in ihrer Funktion als Zeitgeber quasi abwechseln und Kortisol dabei einigermaßen flexibel ist, ermöglicht uns einen weiteren Alltagskniff: Denn jetzt können wir unseren Rhythmus nicht nur verändern, indem wir die Schlafphasen mit Melatoninpillen verschieben, sondern auch, indem wir die Wachphasen passend einläuten. Dafür braucht es allerdings keine Pillen, sondern einfach einen ordentlichen Lichtimpuls. Gerne in Form von kurzwelligem grünem oder blauem Licht, das wir von den Bildschirmen kennen. Frühmorgens ruft das Kortisol in die Startlöcher, lässt Melatonin verstummen und wir sind ziemlich schnell wach (und wenn wir uns solchem Licht spätabends aussetzen und die ganze Nacht auf unser Handy gucken ... dann *liegen* wir wach).

Der Lichtkick funktioniert aber auch mit einer richtigen Lampe. Das hat den Vorteil, dass Sie beim Aufwachen keine Nachrichten lesen müssen. («Einen wunderschönen guten Morgen, die politische Lage ist schlecht, Sie haben 33 ungelesene E-Mails, und alle Menschen auf Instagram sind glücklicher als Sie!»)

Und dann gibt es auch noch die Außenwelt. Da soll es ja ebenfalls Licht geben. Wichtig ist also, dass wir in den frühen Morgenstunden überhaupt ein paar ordentliche Lichtimpulse abbekommen. Das regt die Serotoninproduktion an und hilft damit sogar bei der nächsten Schlafphase, wenn wir das Serotonin wieder für die Melatoninproduktion brauchen. Merke: Um zur Ruhe zu kommen, brauchen wir nicht nur ereignislose Dunkelheit, sondern dazwischen auch Abwechslung und strahlenden Sonnenschein (kennen wir ja schon aus dem Stresskapitel: Keine Anregung ist auch keine Lösung). Ganz ohne Lichtimpuls war's das mit unserem Rhythmus, Melatonin hängt noch ewig an unserem Frühstückstisch rum, und was das für Folgen hat, hören wir noch im Winter-Kapitel.

Überhaupt sollten wir Kortisols Flexibilität nicht allzu sehr strapazieren. Besser ist es, wenn sich die verschiedenen Rhythmen überlappen, also wenn die Helligkeit Tag verkündet und der Schlafrhythmus gleichzeitig signalisiert, dass wir genug Schlaf bekommen haben. Denn dann ist der Kortisolpeak gut doppelt so hoch – und nichts bringt uns so gut aus dem Bett wie Kortisol.

Wie wir uns mit dem Kortisolpeak am Morgen fühlen, hängt wahrscheinlich von unserem allgemeinen Stresslevel ab, das dafür sorgt, dass wir ihn je nach Position auf der U-Kurve entweder als anregend erleben oder schon seit fünf Uhr morgens wach liegen und uns Sorgen machen über die Welt im Allgemeinen und die Höhe unseres Wäschebergs im Besonderen. («Werde ich jemals ein richtig erwachsener Mensch ohne einen Wäscheberg sein?»)

Was der Aufwachstimmung wahrscheinlich auch nicht gerade zuträglich ist, ist die Tatsache, dass ein Großteil des Serotonins in der Nacht aufgebraucht wurde, um daraus Melatonin herzustellen, sodass wir jetzt wahlweise zur *Grumpy-Cat*-Kaffeetasse greifen oder zur Late-Show-Millennial-Version «Sprecht mich an, wenn ich bezahlt werde». Wenn wir Serotonins kognitive Rolle bedenken, sind wir jetzt mitunter auch einen Tick impulsiver und haben's nicht so mit der kognitiven Flexibilität. («In der Morgenzeitung lese ich *nur*, was meine Meinung bestätigt!») Noch ein Grund, sich schnell Sonnenlicht zu gönnen.

Trotz der allgemeinen Übereinkunft, dass «morgens» eine Zumutung ist, hellt sich unsere Stimmung ziemlich bald auf. Das spiegelt sich als Trend auch in den globalen Twitternachrichten wider: Immer der Sonne nach starten wir um den Planeten mit einer gutgelaunten La-Ola-Tweet-Welle in den Tag ... und von da an geht es eigentlich nur noch bergab.

Am Wochenende das Gleiche, aber zwei Stunden später. Schön, wie gut sich unsere Hormone unserem verrückten Wochenrhythmus anpassen, auch wenn wir uns immer noch fragen, wie man bei fünf Arbeits- und zwei freien Tagen eigentlich eine Balance basteln soll.[304]

Den im Großen und Ganzen guten Start in den Tag haben wir wahrscheinlich noch ein paar anderen Hormonen zu verdanken, die sich morgens bemerkbar machen: z. B. Noradrenalin, das unseren Körper und vor allem unser Herz auf Aktivität einstellt (und im Stress manchmal auf Hyperaktivität). Die Noradrenalin produzierenden Neuronen feuern beim Aufwachen rapider als jemals sonst während des Tages und bringen uns dazu, unsere Aufmerksamkeit auf die Welt zu richten, die offen vor uns liegt.

Auch die Sexhormone sind mit dabei. Progesteron steht morgens zusammen mit Kortisol früh auf. Das Gleiche gilt für Testosteron: Es ist morgens am höchsten und nimmt zum Abend hin leicht ab, wenn auch nicht halb so dramatisch wie Kortisol.

Wenn man sich das alles vor Augen führt, ist es eigentlich erst recht übertrieben, dass wir die Hormone ausgerechnet in ihrer morgendlichen Aktivphase gleich noch mit Kaffee bewerfen (noch dazu auf leeren Magen). Sinnvoller wäre es, sich beim Frühstück erst mal ein anderes Heißgetränk zu gönnen und erst zwischen 11 und zwölf Uhr, wenn das Kortisol auf sein übliches Tageslevel abgesackt ist, mit Kaffee nachzufüllen. Aber Kaffeegeruch am Morgen hat natürlich auch etwas Tröstliches. Müssen Sie wissen.

Kurzum: Der Morgen begrüßt uns mit einem Hormonfeuerwerk. Warum Sie darauf bestehen, nachmittags auch noch zu arbeiten, kann keins von ihnen so richtig nachvollziehen.

Tag

... außer vielleicht die Sexhormone. Die sind da flexibler und sorgen dafür, dass Sie auch über den Tag verteilt hin immer wieder mal aktiv werden. (Was meinen Sie denn, was Sie den ganzen Tag über machen würden, wenn es keine Meetings gäbe?)[303]

Wenn Östrogen einen Eisprung einzuleiten hat, dann macht es das auch eher nachmittags, am Ende der täglichen Ruheperiode (wenn Sie dann Lust haben, wissen Sie jetzt, warum). Überhaupt ist Östrogen wichtig für den Tagesrhythmus und gibt hin und wieder eine Rückmeldung an den Taktgeber. Dagegen wissen die Hoden nicht mal, dass es einen Tagesrhythmus gibt (obwohl Testosteron ihm folgt). Dafür fehlt ihnen die innere Uhr.

In jedem Fall passt es zu dem, was wir in unserem Alltags-Teil schon über die beiden Sexhormone gehört haben: Sie schicken uns neugierig raus in die Welt. Um Leute kennenzulernen, muss man sich eben hin und wieder bewegen.

Kortisol dagegen nimmt den Tag über ab, besonders ab nachmittags, und macht damit irgendwann der Müdigkeit Platz. Idealerweise. Es kann auch noch ein bisschen bei Ihnen bleiben und Ihnen runterbeten, was Sie morgen zu tun haben. Nur so als Angebot.

Abend

Schließlich ist es am Ende des Tages Zeit, zur Ruhe zu kommen. Idealerweise kommt dann jetzt alles zusammen: beginnende Dunkelheit, niedriges Kortisol, allgemeine Beruhigung (durch Melatonin), Erschöpfung (durch Adenosin) und eine niedrige Körpertemperatur (hilft beim Einschlafen).

Und hier schließt sich der Kreis.

Geboren werden wir übrigens ohne diesen fundamentalen Rhythmus. Wär ja auch doof, wenn wir uns auf durchtanzte Mittsommernächte einstellen, und dann werden wir am Äquator geboren, und es ist um sechs stockduster. So erklärt sich auch, warum wir als Baby überhaupt nicht verstehen, dass die anderen um vier Uhr morgens immer so unmotiviert wirken, wenn wir sie auf den Fütterungsplan aufmerksam machen.

Wir lernen, dass in unserem Leben eigentlich jeder Tag ein ständiges Wechselspiel zwischen den Fraktionen Müdigkeit und Wachheit ist, Wartung und Aktivität.

Zu diesem Hin und Her gesellen sich außerdem noch andere Bedürfnisse, wie die nach Sicherheit oder Reproduktion, von denen immer eins das andere aussticht: Kortisol schlägt Testosteron und Melatonin schlägt beide. Morgen früh ist es andersrum. Was wir brauchen, ist eben nicht eins davon, sondern ein fließender Wechsel. Insofern ist es gut, dass unsere Hormone so viel schwanken.

Und wie schön koordiniert es abläuft, wenn wir sie machen lassen! Doch leider, leider – mit Idealzuständen ist das ja so eine Sache. Um zu sehen, was passiert, wenn die Rhythmen aus dem Takt geraten, müssen wir wieder zurück zu unserem Studentenbunker. Nach ein paar Tagen brechen bei ungefähr 25 Prozent der Probanden die weniger stabilen Abläufe aus dem üblichen Rhythmus heraus.

Ohne Licht und ohne Uhren halten einige Teile ihres Körpers tapfer der allgemeinen Verwirrung stand, andere schlagen unterdessen munter Alternativrhythmen vor. Der Schlaf-Wach-Rhythmus (Adenosin und Co) stellt sich spontan auf ein 30-Stunden-Intervall ein, die Körpertemperatur folgt aber weiterhin dem 24-Stunden-Ablauf, was den Schlafrhythmus noch weiter verwirrt, denn wenn wir mit höherer Körpertemperatur schlafen gehen, brauchen wir länger zum Einschlafen und wachen nach 12 bis 14 Stunden auf anstatt nach sieben bis acht.

Kortisol und Melatonin denken unterdessen gar nicht daran, hier irgendwas umzustellen. Nur der Mensch achtet bei all dem Chaos auf das Wesentliche und isst weiterhin dreimal am 30-Stunden-Tag. Weil: Wo kämen wir denn sonst hin?

So viel innere Unruhe, die sich auf die Dauer natürlich auf die Leistungsfähigkeit von Kopf und Körper schlägt. Und wir merken davon ... nix. Oft merken wir mit Schlafmangel nicht mal, wie unsere Leistungsfähigkeit – für alle anderen offensichtlich – nachlässt. Zu den wichtigsten Lektionen aus diesem Kapitel zählt, seiner eigenen Wachheit nie allzu sehr zu vertrauen Wenn man unsere Bunkerbewohner fragt, sind sie sich ziemlich sicher, dass sie noch nach einem 24-Stunden-Rhythmus leben.

Merke: Wenn wir wissen wollen, unter welchen Bedingungen Menschen leben und arbeiten können, dann reicht es oft nicht, einfach den Kopf durch die Tür zu stecken und zu fragen, wie's so läuft. Dann müssen wir tiefer gucken, auf unseren Rhythmus und dessen Wurzeln.

Wenn der Tagesablauf verwirrt ist – Jetlag ist, wenn die Hormone auch nicht mehr wissen, in welchem Land Sie gerade sind

Jetzt, wo wir wissen, dass unser Innerstes seinen Rhythmus zur Not auch ohne uns durchzieht, können wir uns gut vorstellen, was in uns passiert, wenn wir versuchen, ihn zu ignorieren.

Wer nach der Schichtarbeit nach Hause kommt, der kann oft nicht ordentlich einschlafen. Schon gar nicht, wenn der Zeitpunkt mit der eigentlichen Rushhour des Taktgebers zusammenfällt (der Taktgeber schüttelt entrüstet den Kopf). Auch Kortisol wird – bei aller Flexibilität – die Nacht niemals zum Tag machen. (Es merkt an: Sie sind auch keine zwanzig mehr. Und wenn doch, ist es ihm egal. Helden müssen morgen topfit sein.)

Der Kortisolrhythmus hängt stärker am Sonnenlicht als an uns. Das heißt: Sie können ihn so lange mit Nachtschichten durcheinanderbringen, wie Sie wollen, er wird sich nie ganz davon überzeugen lassen, dass «vier Uhr morgens» das neue «nachmittags» ist.[305] Wenn Sie versuchen, Ihren Rhythmus um acht Stunden nach hinten zu verschieben, haben Sie jetzt halt nachts höheres Kortisol und können nicht mehr einschlafen. Pöh! Es zieht stoisch sein Ding durch. Und wenn wir nicht mitziehen, ist das blöderweise unser Problem.

Schlafstörungen und ein verwirrter Kortisol-Rhythmus treten mal wieder gemeinsam mit den üblichen Verdächtigen auf: Übergewicht, Diabetes, Herzkrankheiten und Depression.[306] Schließlich hängt alles mit allem zusammen, und darum sollte es uns nicht überraschen, dass Schlafmangel, wo er schon dabei ist, auch noch den Kreislauf und das Immunsystem durcheinander bringt. Unser Körper braucht die Niedrigenergiephasen und den Blutdruckabfall in der Nacht, der bei Schlafmangel fehlt. Ohne entwickelt er Herzprobleme, chronische Entzündungen und vorzeitige Alterung. Und weil Melatonin mit Melanin zusammenhängt, sehen wir dazu auch noch blass aus.

Störungen im Tagesablauf bringen außerdem den Tagesrhythmus sämtlicher Sexhormone gehörig durcheinander und damit auch die Fortpflanzungschancen aller Beteiligten.[302] Von Frauen wissen wir das schon länger – sie reagieren auch eine Nummer sensibler darauf, genauso wie Ältere und Morgenmenschen. Schichtarbeit kann in Zusammenhang mit Schwangerschaft zum Problem werden und vielleicht auch die Menopause verfrühen.[307,308] Aber auch bei Männern unterscheiden sich Spermienqualität und -quantität im Verlauf des Tages (vor halb acht ist top),[309] und beide Geschlechter leiden unter unregelmäßiger Schichtarbeit.[310]

Wenn uns Schlaf fehlt, schlägt uns das nicht nur aufs Denken, sondern auch auf die Fähigkeit, Emotionen zu regulieren (übernächtigte Weinerlichkeit, kennt man) und mit anderen mitzufühlen. Vielleicht werden wir im Endeffekt nicht nur unkonzentriert, müde und traurig, sondern auch eine Nummer aggressiver.[311] Im Ausgleich macht uns zu viel tägliche Aggression auch den Schlafrhythmus kaputt.

Kurzum: Niemand sollte unnötigerweise nachts arbeiten, und die, die nötigerweise nachts arbeiten, sollten wir für ihr Opfer wenigstens *verdammt* gut bezahlen. Und dazwischen viel ruhen lassen (am besten im passenden Rhythmus).

Letzteres würde dabei helfen, das andere Problem mit der Müdigkeit zu bewältigen: Flüchtigkeitsfehler, Arbeitsunfälle und Verkehrschaos. («Das reinste Verbotistan: Erst soll man am Steuer keine Maß mehr trinken, jetzt soll man auch noch wach sein?»)

Die gute Nachricht ist, dass uns das Wissen um diese Prozesse wieder Werkzeuge zum Gegensteuern mit auf den Weg gibt: Mittagsschlaf geht definitiv als Selfcare durch:[312] Es normalisiert die Noradrenalin- und Entzündungswerte nach Schlafentzug.[312]

Siestas sind außerdem gut für die Herzgesundheit,[313] sagt eine Studie mit mehr als 23 000 Menschen, und helfen vor allem der jungen Bevölkerung, denn die reagiert sensibler auf Schlafmangel. Wenn man bedenkt, dass Mittagsschläfchen auch der Kognition wieder auf die Sprünge helfen, sollte man das beim Thema «Recht auf Home-Office» definitiv auf die Pro-Liste schreiben: Arbeitnehmer haben dadurch die Möglichkeit, sich nachmittags kurz hinzulegen und fallen weniger häufig tot um. Die Gesundheitseffekte sind übrigens stärker bei der arbeitenden Bevölkerung – das sollte dann auch die wirtschaftsliberale Fraktion freuen.

Auch beim Mittagsschlaf gilt natürlich das übliche hormonelle «Ja, aber». Wenn das Problem vor allem ein *verwirrter* Schlafrhythmus ist, wie bei Depression, kann manchmal auch eine schlaflose Nacht helfen, um ihn wieder ins Lot zu bringen.[314] Vielleicht funktioniert das auch, weil der Körper bei richtigem Schlafmangel gegensteuert und der Stressachse einen Riegel vorschiebt.[312] Sport ist übrigens ein mächtiges Mittel, um den Tagesrhythmus wieder einzupendeln.[315] Dreitägiges Campen bei Sternenlicht stellt den Schlafrhythmus wieder her.[316] Wenn das nicht drin ist, hilft es, erst bei sehr hellem Licht zu arbeiten und es in der zweiten Hälfte der Schicht immer weiter zu dimmen. Am besten in Orange. Wie ein privater Sonnenuntergang. Aus dem gleichen Grund werden übrigens Farblichtlampen in der Demenzfürsorge genutzt.

Andersherum können sich natürlich auch andere Hormonschwierigkeiten zu Tagesablaufschwierigkeiten auswachsen. Immerhin ist Kortisol ja nicht nur ein Tagesablaufhormon, sondern in erster Linie ein Stresshormon. Alles hängt wie immer mit allem zusammen, und Dauerstress kann jeden Teil der Kortisolkurve beeinflussen. Das allgemeine Kortisollevel, genauso wie den Höhepunkt beim Aufwachen.[317,318,319]

Wer an einem stressigen Tag aufwacht, der wird wahrscheinlich von einem Kortisol-Sonderkommando begrüßt. («Guten Tag, wir müssten da mal an Ihren Hippocampus.»)

Wer dagegen starken und chronischen Stress hat, bei dem tendiert Kortisol dazu, jeglichen Koordinationsversuch aufzugeben. In dem Fall hängt dann einfach immer ein Kortisolmolekül am Küchentisch rum («Kaffee ist alle!»). Bei depressiven Menschen findet sich z. B. oft ein um drei Stunden verschobener Rhythmus,[302] der dazu auch noch dick macht. Und was produzieren Fettzellen? Kortisol!

Morgen-Kortisol hält sich dagegen auffällig zurück bei Zehnjährigen, die am Tag davor mehr als drei Stunden Medienkonsum hinter sich haben.[320] Überhaupt gibt es ein paar Anhaltspunkte, dass Medienkonsum (besonders bei Teenagern) und nächtliches E-Mail-Checken sich nicht nur im Kortisol, sondern auch in den Entzündungswerten finden: Beide sind erhöht.[321]

Jetzt müssen wir nur noch rausfinden, ob uns die Technologie durcheinanderbringt oder das Leben, sodass wir uns mit Technologie trösten – und was von beidem wir schlimmer finden.

Jedem sein Tagesablauf: chronisch zerrupfter Spatz

Bis jetzt haben wir beim Thema verwirrter Tagesrhythmus vor allem von Extremsituationen gesprochen: Jetlags, durchgefeierte Nächte und Schichtarbeit. Aber für einen ziemlich großen Teil der Menschheit reicht schon der Alltag, um ordentlich Verwirrung ins System zu bringen: Ihr individueller Rhythmus passt nicht zu dem, was unsere Gesellschaft vorgibt. Das betrifft vor allem Abendmenschen.

Wenn man die Welt nach Morgen- und Abendmenschen aufteilt, findet man eine Gruppe, die früh zu Bett geht und früh aufwacht und ihre beste Leistung in den Morgenstunden erbringt, und eine Gruppe, die spät zu Bett geht und sich eigentlich erst nach der *Tagesschau* richtig konzentrieren kann. 40 Prozent aller Menschen würden sich hingegen gar keiner der beiden Gruppen zuordnen.

Die Antwort auf die Frage, ob man Morgen- oder Abendmensch ist (oder einfach permanent genervt), hängt von allen möglichen Faktoren ab: Frauen sind eher Morgenmenschen, genauso wie Herbst- und Wintergeborene (mehr dazu im Jahreszeiten-Kapitel). Kleine Kinder lieben den Morgen, und Teenager würden am liebsten gar nicht aufstehen. Dafür wachen alte Leute früh auf und sind darauf merkwürdig stolz.

Bei alldem haben natürlich wieder die Hormone ihre Finger im Spiel[322]: Dass Frauen z. B. eher Morgenmenschen sind und insgesamt einen kürzeren inneren Tagesrhythmus mitbringen (also etwas unter 24 Stunden), ist wahrscheinlich eine Östrogenfrage – jedenfalls verschwindet dieser Unterschied nach der Menopause.

Außerdem spielen bei der Typfrage genau diejenigen Gene eine Rolle, die mitbestimmen, wie sehr unser Hormonhaushalt auf den Lichteinfall reagiert. Auch ein paar Serotoningene sind dabei, was erklären könnte, warum Abendmenschen einen etwas größeren Hang zum Aggressiv-Impulsiven mitbringen.[311]

Aber vielleicht liegt es auch einfach daran, dass die Welt nicht für sie gemacht ist: Wenn wir Aufgaben außerhalb unseres präferierten Zeitfensters erledigen sollen, passt uns das gar nicht. Das Gedächtnis jammert, die Reaktionszeit lahmt, und wir treffen häufiger falsche Entscheidungen. Vielleicht leidet sogar unsere Moral, denn wenn aus den Entscheidungen ein schlechtes Ergebnis resultiert, behaupten wir trotzdem, es sei toll.[311] Sogar unsere Prüfungsnoten werden schlechter.[323,324] Und das liegt nicht nur am Prüfungszeitpunkt, sondern auch am Zeitpunkt des Unterrichts. Das heißt, wenn wir den Fehler im System beheben wollen, müssen wir nicht die Tests in die zweite Stunde legen, sondern Schülern erlauben, in der Zeit zu lernen, in der sie es können. Kein Wunder, dass sich jetzt schon so viele Jugendliche ihre Lektionen auf *YouTube* holen. Da kann man sich den Zeitpunkt aussuchen. Würden wir ihnen dafür anbieten, die erste oder letzte Stunde zu schlafen, könnten auch die Abendeltern davon profitieren und länger im Bett bleiben.

Der Tag-Nacht-Rhythmus ist ein gutes Beispiel dafür, wie wir hormonelle Unterschiede moralisch aufladen: Lange schlafen gilt als faul, aber früh ins Bett gehen nicht, dabei ist es das Gleiche, nur andersrum. Gleichzeitig fragen wir nach der Work-Life-Balance, wenn jemand abends noch seine E-Mails checkt, dabei hat er vielleicht einfach den Morgen über nichts geregelt gekriegt. Wäre Gleitzeit Standard, hätte er die frühen Stunden prima zum Schlafen nutzen können.

Stattdessen versuchen wir, alle in den gleichen Rhythmus zu pressen, anstatt die Diversität unseres Teams auszunutzen und möglichst viel Variationen abzudecken: Der frühe Vogel fängt den Wurm, und die zweite Maus kriegt den Käse.

Und als ob das alles nicht genug ist, soll man dann auch noch im *Winter* arbeiten! Kortisol schielt unter der Bettdecke hervor: stockduster! Es dreht sich noch mal um.

MIT HORMONEN DURCH DAS JAHR
Jetzt ist es dunkel, **und** *ich bin auf Diät*

Für den nächsten Abschnitt der Reise lohnt es sich, die Fäustlinge und Wollsocken auszupacken: Wir sind bei den Jahreszeiten angekommen, und es wird kalt und dunkel. Nur für den Moment natürlich. Schon bald kommen die ersten Schneeglöckchen aus dem Boden geschossen. Die Natur erwacht aus dem Winterschlaf und mit ihr das Hormonsystem.

Dass unser Gemüt über die Jahreszeiten schwankt, wird kaum jemand anzweifeln. Wir reden über Frühlingsgefühle oder Frühjahrsmüdigkeit, wir wissen, dass uns die Sommerhitze zu Kopf steigen und die Winterschwere in die Glieder fahren kann. Und wir wissen inzwischen auch: Keine von diesen Gemütsveränderungen kommt ohne hormonelle Unterstützung aus.

Winter

Egal, was die Aufbruchsstimmungs-Zeitungscover mit ihrer Alles-wird-anders-oder-mindestens-schlanker-Aufmachung vermitteln wollen: Das Jahr beginnt schlecht.

Zumindest in den nördlicheren Gefilden des Äquators. Das muss man immer dazu sagen, denn wenn wir an Jahreszeiten denken, denken wir immer gerne an die vier Bilder vom Grundschulbaum mit seinem Blätterkleid: blühend, grün, rot-gelb und nackig (beziehungsweise weiß). Aber das ist natürlich nicht global gedacht. Andere Länder haben da eine Palme, und die steht einfach so rum. Das ganze Jahr über.

Wenn die Natur an Jahreszeiten denkt, dann denkt sie darum meistens an Temperatur und Licht, Regen und die Länge der Tage (mit Kalendern kann sie weniger anfangen, obwohl sie sich den «Earthday» rot eingetragen hat).

Winter im Norden, das heißt für unser Hormonsystem vor allem wenig Wärme und wenig Licht. In diesen langen dunklen Stunden steht die Serotonin-Reserveanzeige schon mal auf Rot. Die Stimmung lahmt, und weil Serotonin ja eine Rolle in Sachen Impulsivität spielt, auch unsere Selbstkontrolle (falls Sie noch eine Entschuldigung brauchen, warum Sie gerade Türchen eins bis 24 Ihres Adventskalenders gegessen haben).

Zum Glück sind auch Dopamin und Testosteron im Tiefstand, sodass das Impulsivste, zu dem wir uns hinreißen lassen, wahrscheinlich ein sehr hemmungsloser Nachmittagsschlaf ist. Oder Weihnachtsfilme-Bingewatching. Trotzdem gieren wir nach allem, was uns Serotonin verschafft – oder wenigstens Kohlehydrate.

Auch das Immunsystem braucht all seine Kraft, um uns durch die harte Zeit zu bringen, und schleppt uns zum Frühling wie Sam Frodo zum Vulkan. Die Interleukine, sprich Entzündungswerte, sind hoch und tragen wahrscheinlich dazu bei, die Stresshormone aufzuwecken. Viele kardiovaskuläre, Autoimmun- und psychiatrische Erkrankungen erreichen ihren Höhepunkt im Winter. Schizophrenie gehört dazu und saisonale Depression natürlich sowieso – selbst wenn es davon auch eine Sommervariante gibt.[325]

Bei den meisten Menschen liegt Traurigkeit im Sommer dagegen vor allem daran, dass sie bei der Arbeit sind und nicht im Freibad, und dafür müssen Sie schon das kapitalistische System verantwortlich machen.

Was allerdings immer gutgeht, ist Melatonin. Dunkelheit ist schließlich sein Reich, und wenn es morgens durch die Fensterläden schielt, dann sieht es so aus als würde sich dieses Reich noch ein paar Stündchen halten. Wie sehr sich unser Hormonsystem an diese ungewöhnlichen Umstände anpasst, sieht man allein daran, dass sich die Größe der Zirbeldrüse über die Spezies und den Planeten hinweg verändert.[326] Wir erinnern uns, die Zirbeldrüse, das ist der magische Ort im Gehirn, wo das Melatonin produziert wird. Sie wird größer von Norden nach Süden und vom Äquator zu den Polen. Bei Walrossen und Robben sind sie gigantisch. Wenn Melatonin sich allerdings gar nicht mehr verzieht, weil bis spät in den nächsten Tag hinein immer noch kein Licht kommt, um es vom Gegenteil zu überzeugen, wird das problematisch.

Wer den Winter in arktischen Gefilden verbringt, der hat deutlich höhere Melatoninlevel und eine große Chance, seine Stimmung und Kognition in einer Schneewehe zu verlieren.[327] Beides wird auch nicht besser dadurch, dass es im arktischen Winter an T3 und T4 fehlt, unseren beliebten Schilddrüsenhormonen, die uns u. a. beim Denken und Fühlen helfen, beim Kurzzeit- und Arbeitsgedächtnis. Also, falls sie denn überhaupt da sind. Also nicht im Winter, in der Arktis. Wenn Sie als Kind zu Weihnachten nie das bekommen haben, was Sie sich gewünscht haben, lag das daran, dass die Weihnachtselfen sich einfach nichts merken können!

In den nördlichen Ländern mündet die Dunkelheit bei zehn bis

15 Prozent der Bevölkerung in Depression.[328,329] Nur, falls Sie noch nie einen Schwedenkrimi gesehen haben. Auch die Zahl der winterlichen Selbstmorde steigt mit dem Abstand zum Äquator,[330] und selbst der Aktienmarkt wird pessimistischer in der kalten Zeit.[331]

Auch wenn die Jahreszeiten mit ziemlicher Regelmäßigkeit über uns reinbrechen, haben wir anscheinend trotzdem Schwierigkeiten, uns darauf einzustellen.

Statt uns in diesen Zeiten auch noch mit guten Vorsätzen und mangels Umsetzung (seien wir ehrlich) automatisch mit schlechtem Gewissen zu überfrachten, sollten wir vielleicht eher betonen, wie schwierig diese Monate sind. Wir könnten über die Schwere sprechen und die Müdigkeit, über die große Herausforderung, morgens das Bett zu verlassen, den schwierigen Moment zwischen Schlafanzug, kalten Fliesen und heißer Dusche und das blöde Gefühl, wenn man wirklich dringend rauswill, aber es ist arschkalt. Darüber reden lohnt sich. Damit wir etwas dagegen unternehmen, das uns guttut.

Der beste gute Vorsatz ist: Sonnenlicht. Niemand sollte im Dunkeln zur Arbeit fahren und im Dunkeln zurückkommen. Warum ist es so leicht, seinen Kollegen eine Zigarettenpause zu verklickern und notfalls auch eine Kaffeepause, aber wenn man sagt, man müsse mal kurz Licht schnappen, gucken alle komisch? («Ich geh mal an die frische Luft.» «Ganz ohne Rauch?»)

Vielleicht ist das Winterferienmodell nicht schlecht, das es uns erlaubt, auch im Februar noch mal irgendwohin zu fahren, wo die Sonne im Schnee reflektiert wird und wir umgeben von Berg und Eis plötzlich Frühlingsluft schnuppern (wobei Skihüttenmusik und Liftkosten ein ganz eigenes Depressionsrisiko bereithalten).

Solarien können auch helfen, aber seit die wegen dieser Hautkrebsbagatelle uncool sind, kann man vielleicht doch lieber nach Italien fahren: Südländer werden von dem Sonnenmangel-Weltschmerz weniger mitgenommen.

Oder wir könnten noch einen kleinen Feiertag in diese ersten Monate des Jahres legen? Oder gleich Weihnachten verschieben? Dann fallen auch Kassensturz und Advent nicht mehr zusammen, und es gibt wieder eine Chance auf Schnee! Ansonsten halt ein Alternativ-Lichterfest. Am besten draußen. Aber Achtung, falls Sie im Garten gerade ein Lichtermeer und einen kleinen Heizpilz-Wald anlegen: Wenn sich Melatonin zurückzieht, sorgt der gleiche Mechanismus auch dafür, dass das Immunsystem in den Sommer-Sparbetrieb schaltet. Und dann sitzen Sie da mit einer Frühlingsgrippe am zweiten Advent.

Dank der üblichen Wechselwirkungen bestimmt unser Körper mit, was die Winterstunden mit unserem Hormonhaushalt machen. In Form der Augenfarbe z. B.: dunkelbraune und hellblaue Augen unterscheiden sich in ihrer Melanin-Pigmentierung und damit auch darin, wie viel Sonnenlicht absorbiert wird, bevor es die Netzhautzellen erreicht. Diese Zellen sind es wiederum, die den Haupttaktgeber über Jahres- und Tageszeiten informieren. Menschen mit helleren Augen kommen im Winter möglicherweise mit weniger Licht aus, ohne gleich in eine saisonale Depression zu verfallen wie ihre braunäugigen Nachbarn.[332,333] Der dazu passende helle Teint, der den Bullerbü-Look vervollständigt, ist ebenfalls winteroptimiert, denn er hilft dabei, trotz empörend geringer Lichteinstrahlung immer noch das Beste aus der Restsonne rauszuholen (sprich Vitamin D).

Falls Sie braunäugig sind (und mittlerweile schon etwas aufgebracht), freut es Sie vielleicht zu lesen, dass die Genmutation, die blaue Augen hervorbringt, wahrscheinlich auch ein nachbarschaftliches Gen verändert hat, wodurch bei den Blauäugigen eine Alkoholtoleranz und damit auch eine Tendenz zum Alkohol*missbrauch* entstanden ist[334,335] (nur, falls Sie noch nie einen Finnen gesehen haben). Es hat halt alles seine Vor- und Nachteile.

Überhaupt folgt der helle Teint einer schwerwiegenden Kosten-Nutzen-Abwägung. Auf der einen Seite birgt er die Chance auf bessere winterliche Laune, auf der anderen ein höheres Risiko für Hautkrebs und die Gefahr, bei der geringsten Sonneneinstrahlung in die Farbtönung Hummer oder Ledercouch umzuschwenken. (Der wohl unrealistischste Aspekt von *Game of Thrones* ist ja, dass ausgerechnet die weißblonde Thronerbin feuerresistent ist.)

Es ist schon ein verrückter Gedanke, dass Menschen sich einbilden, anderen in irgendeiner Form überlegen zu sein, weil ihr körperliches Design wie gemacht ist für das Wetter von – Plymouth. Können Sie sich etwas Unglamouröseres vorstellen? Schlamm, Regen und grauer Himmel. Blond und blauäugig ist die Farbkombination, wenn Sie im Sumpf nicht depressiv werden wollen. Neun von zehn nassen Vorfahren empfehlen das.

Aber man tut halt, was man kann, um es durch den Winter zu schaffen.

Frühling

Nach der dunklen Zeit bietet der Frühling buchstäblich Licht am Ende des Tunnels. Für unsere Frühlingsgefühle sind vor allem Serotonin und Dopamin verantwortlich. Aber dafür müssen wir den Wechsel der Jahreszeiten natürlich erst mal mitbekommen, also hin und wieder mal aus dem Fenster schauen. Die erhöhte Serotoninproduktion verdanken wir schließlich vor allem den Sonnenstrahlen; im Dunkeln läuft sie im wahrsten Sinne des Wortes auf Sparflamme. Ab einer Kerzenflamme von 250 Lux generieren wir zwar ein bisschen Serotonin, ein Sommertag mit 10 000 Lux ist dagegen eine ganz andere Nummer.

Zum Vergleich: Die Lampen, die in der Behandlung von Depression eingesetzt werden, strahlen gerade mal 2500 Lux ab. Selbst die gleiche Menge Sonne fühlt sich im Frühjahr im Rahmen des allgemeinen Hormonerwachens einfach besser an[336] – jedenfalls haben die Sonnenstunden ab da den größten Einfluss auf unsere Stimmung und unser Gedächtnis. Auch das Denken breitet seine Schwingen aus. Wir sind eher bereit, Neues zu lernen, und kognitiv ein Stück flexibler. Kein Wunder, dass wir den Anblick von kaffeetrinkenden Menschen im Sonnenschein mit Lebensfreude verbinden und das ganze Jahr über versuchen, ihn lebendig zu halten: Selbst wenn das bedeutet, sich zu dritt zitternd unter Decken und einem Heizpilz zu versammeln und so lange mit bibbernden Lippen zu behaupten: «Es wird schon wieder wärmer!», bis aus purer Verlegenheit irgendwo ein paar Schneeglöckchen auftauchen.

Immerhin bereitet uns das schon mal ein bisschen auf den Frühling vor. Wenn wir uns allzu sehr auf den Winter einlassen und unter drei Decken im Pinguin-Einteiler versuchen herauszufinden, wie lange es dauert, alle Serien auf *Netflix* zu gucken (ziemlich genau 34 000 Stunden) oder zumindest jede Serie, von der einem irgendjemand auf irgendeiner Party gesagt hat, man *müsse* sie gesehen haben (auch ziemlich genau 34 000 Stunden), kann uns der plötzliche Serotoninanstieg etwas in Schock versetzen. Er weitet nämlich die Blutbahnen, und das kann zu niedrigem Blutdruck und ausgewachsener Frühjahrsmüdigkeit führen (falls Sie noch eine Entschuldigung brauchten, warum Sie noch nicht mit dem Frühjahrsputz angefangen haben. Seit 1997).

Ein sanfter Übergang zu den Sonnenstunden empfiehlt sich auch aus Sicht der Psyche: Hormonumstellungen sind, wie wir inzwischen wissen, immer auch Zeiten großer Irrungen und Wirrungen: Wenn im Frühjahr Bas rauskommt, schlagen wir gerne über die Stränge. Grund dafür ist wahrscheinlich eine Umstellung des Serotoninsystems: Wenn das Serotonin im Frühjahr wieder sprudelt, baut das Hirn ein paar seiner Sparsamkeits-Rücktransporter wieder ab.[337] Allerdings kann es dabei zu Serotonin-Engpässen und plötzlicher Impulsivität kommen. Zusammen mit den Krokussen erwacht auch das organisierte Verbrechen, und wenn man sich durch die Historie blättert, fallen auffällig viele Schlachten im Frühjahr an.[311,338]

Der traurigste Tag des Jahres

Man spricht oft vom dritten Montag im Januar als dem traurigsten Tag des Jahres und nennt ihn deswegen auch «Blue Monday». Es ist angeblich der Tag, an dem sich die meisten Menschen das Leben nehmen, weil alles dunkel ist und Weihnachten weit weg (oder alternativ der Valentinstag schon verdammt nah dran, und uns ist gerade aufgefallen, dass wir da *auch* alleine sind). Das Datum hat ein so großes Eigenleben bekommen, dass es lohnt, darüber zu reden. Immerhin geschehen auf dieser Welt jährlich ca. eine Million Selbstmorde,[286] und da lohnt es sich doch zu wissen, wann wir wirklich für unseren schwermütigeren Bekanntenkreis da sein sollten (oder für uns). Auch, weil der Blue Monday es mittlerweile fast zu einem poetischen Ansporn zum Aufgeben geschafft hat. Dahingerafft vom traurigsten Tag des Jahres. Wer könnte da widerstehen?

Dabei ist es gar nicht poetisch, denn die Gleichung wurde von einem Reiseveranstalter in Auftrag gegeben, mit einem gewissen Interessenkonflikt. («Also Sie können sich umbringen, oder mit uns auf die Bahamas fliegen, Ihre Entscheidung.») Passenderweise ist eines von *Googles* ersten Suchergebnissen zum Thema «Blue Monday, der traurigste Tag des Jahres» von *Opodo*.

Dabei ist die Gleichung, mit der der Tag berechnet wurde, vor allem eins: folgefalsch. Das Einzige, was daran stimmt, ist vielleicht der Montag (Samstage sind die besten Tage).[339,340] Aber jahreszeitentechnisch kommt der gefährlichste Moment eben erst im Frühling, sobald die Tage wieder länger werden.[341,342] Denn die Impulsivität, die zur Serotoninumstellung passt, ergibt eine gefährliche Kombination mit der davor vorhandenen langen Niedergeschlagenheit.[343] Und möglicherweise tragen wir dazu bei: Vielleicht erinnern Sie sich noch an das, was wir im Hormonschwierigkeiten-Kapitel schon mal angesprochen hatten: dass es Menschen gibt, die ohnehin eher weniger Serotonin-Rücktransporter mitbringen, und dass Antidepressiva, die den Rücktransport behindern, für diese Leute vielleicht kontraproduktiv sind (auch wenn sie vielen anderen helfen). Und nun stellen Sie sich vor, zu dem ganzen Mix kommt noch der Frühling dazu und baut seinerseits die paar tapferen Rücktransporter ab, die noch arbeiten.

Bis jetzt gibt es zur Frage, was das bedeutet, nur Korrelationen, aber wir sollten uns mit der Forschung beeilen: Inzwischen hat eine große schwedische Studie 12 448 Selbstmorde untersucht und findet einen stärkeren Einfluss von Sonnenstunden bei den Opfern, die diese Antidepressiva genommen haben.[344]

Das heißt allerdings nicht, dass Menschen mit Winterdepression die Sonne meiden sollten. Im Gegenteil! Das Problem ist die *plötzliche* Umstellung. Darum sieht der Zusammenhang genau genommen auch viel eher so aus (ein Hoch auf die Komplexität!): Sonnenschein der letzten zehn Tage erhöht das Selbstmordrisiko. Aber Sonnenschein in den letzten 14 bis 60 Tagen senkt es.[345] Es ist «nur» der Übergang, den wir richtig hinbekommen müssen.

Trotzdem: Das Grundgefühl zum Frühling ist positiv. Auch Kortisol entspannt sich mit jeder Sonnenstunde. Von Februar bis April steht es noch jeden Morgen dynamisch an unserer Seite, um uns durch die kalten dunklen Tage und aus dem Bett zu wuchten. Aber mit jeder Stunde, die die Sonne früher scheint, kann es sich ein bisschen mehr entspannen. Der Peak am Morgen flacht langsam ab,[305] denn bald ist ...

Sommer

Im Sommer kommen wir sogar freiwillig aus dem Bett – der Kortisolpeak ist selten so tief wie an den warmen Tagen,[305] und auch die Gesamtmenge Kortisol hat ihren Tiefpunkt im Juli und August.[346] Der Sommer bringt dank Vitamin D auch medizinisch einige Vorteile, z. B. ein verringertes Brustkrebsrisiko. Im Frühjahr und Herbst ist es auf der ganzen Welt höher – mit stärkeren Unterschieden, je weiter man sich vom Äquator entfernt.[347] Das spricht dafür, dass es um Sonnenlicht geht und nicht um hormonelle Stoffe in Düngemitteln, Plastik und Co (siehe in Teil 3 «Hormone im Wasserglas»). Es könnte daran liegen – sagt *eine* Theorie –, dass Progesteron und Östrogen eine Rolle im Tumorwachstum spielen; die Anzahl der Rezeptoren für beide Hormone im Gewebe ändert sich über das Jahr ebenfalls. Dagegen wirken Melatonin und Vitamin D wahrscheinlich beschützend.[347] Im Frühjahr sind beide Sexhormone verfügbar und beide Schutzfaktoren fehlen. Dagegen bleibt es um den Äquator dunkler und Melatonin an

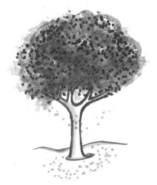

unserer Seite. Die Info, dass Vitamin D unser Gewebe beschützt, stößt unsere Nase ganz nebenbei auf eine wunderbare Information: Sonnenlicht ist etwas Gutes. Nicht zu viel natürlich. Der Effekt folgt einer U-Kurve, wie immer.

Wenn Sie allerdings vor der Frage stehen, ob Sie sich überhaupt dem großen glühenden Ball am Himmel aussetzen oder den Tag brav behütet im Schatten verbringen wollen, gilt: Die Vorteile überwiegen die Nachteile.[348,349] Sonnenlicht hat sehr viele positive Effekte, nicht nur auf die Stimmung, sondern auch auf die Prognosen für diverse Arten von Problemen – wie Krebs, Multiple Sklerose und Stoffwechselerkrankungen. Dabei geht es nicht nur ums Vitamin D. Sonnenlicht schlägt auch einen Bogen zum letzten Kapitel über den Tagesablauf: Wir brauchen es, um unsere inneren Uhren zu synchronisieren, den Zeitplan unserer Verdauung zu regeln, um Serotonin aufzubauen und es abends in eine ordentliche Portion Melatonin umzuwandeln. Mehr als das: Der Bogen zieht sich sogar bis zum ersten Kapitel über Verlangen, denn Sonnenlicht wirkt auch auf unsere Endorphine. So sehr, dass ein Mittel, das die Wirkung von Opioiden stoppt, uns auch die Freude an der Sonne nimmt – und in Solariumgängern Entzugserscheinungen auslöst. Wer Sonnenlicht verteufelt, verteufelt damit auch ein Grundbedürfnis.

Einen Teil davon hätten wir uns natürlich denken können. Jedenfalls alle Menschen, deren Teint sich dadurch auszeichnet, dass sie im Sommer aussehen wie das blühende Leben und im Winter wie etwas, das in einem Tim-Burton-Film mitspielt. Oder wahlweise ein unterkühlter Charles-Dickens-Charakter, der bei der nächsten Schneeflocke an Schwindsucht eingeht.

Anfang des 20. Jahrhunderts galt Sonnenbaden auch noch als gute Idee gegen Tuberkulose (Schwindsucht!). Dann ist uns das mit dem Hautkrebs aufgefallen, und statt einfach noch mal über die richtige Menge an Sonnenlicht nachzudenken, haben wir natürlich wieder das Kind mit dem Bade ausgeschüttet. Dass uns das aber auch jedes Mal passieren muss! Ironischerweise müssen wir uns jetzt Vitamin-D-Präparate kaufen, um den Mangel auszugleichen. Dabei bringen diese Präparate ihre ganz eigenen Nebenwirkungen mit, sodass die Kosten-Nutzen-Rechnung ziemlich eindeutig ausfällt: Dann lieber in die Sonne.[348]

Herbst

Insgesamt gilt mal wieder: Das, was sich gut anfühlt, ist auch einigermaßen gut für uns. Schlafen, wie es unserem Rhythmus passt, tagsüber aus dem Büro stürmen, bis man die Sonne sieht, winterliches Einkuscheln und unser frühlingshaftes In-der-Sonne-Sitzen. Wenn wir all diese schönen Dinge auf die Reihe kriegen würden, wäre schon viel gewonnen.

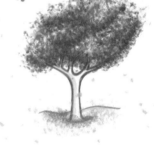

Aber falls uns die gesundheitlichen Effekte nicht reichen, um auf unseren Rhythmus zu hören – er spielt auch für unser Sexualleben eine Rolle ... Dabei rückt auch noch mal eine Jahreszeit in den Vordergrund, die wir bis jetzt etwas vernachlässigt haben: der Herbst.

ZEIT FÜR PAARUNG?
Warum sich Lust nicht festnageln lässt

Leo wirft einen Blick auf den Kalender. «Okay, perfekt getimt.» Ein guter Tag für einen Eisprung. Es ist sogar Samstag! Und winterlich kalt draußen. Perfekt. Und sie haben sich extra nichts vorgenommen. Juliette steht vor dem Kleiderschrank und kramt in «der» Schublade rechts unten. Satin und etwas mit Schleifen liegen auf dem Boden. Leo freut sich. Das müssen sie ja später dem Kind nicht alles so genau erzählen. Er lässt sich aufs Bett fallen und wartet verträumt. «Och nö!» Juliette steht im Zimmer, ohne irgendetwas aus «der» Schublade mitgebracht zu haben. Sie guckt aus dem Fenster. «Was'n?» «Guck doch! Die ersten Sonnenstrahlen!» Leo runzelt die Stirn. «Na und?» «Na, jetzt müssen wir raus!»

Wenn die Hormone über Tages- und Jahreszeiten schwanken, lässt das unsere Sexualität natürlich nicht völlig kalt. Allerdings mit ungeahnten Folgen.

Wenn Sie sich z. B. fragen, warum wir uns bei all der Melatonin-Schwere überhaupt den Winter antun und ihn nicht einfach auf einem Kreuzfahrtschiff verbringen, dann sollten Sie ein paar Artikel über die dortigen Arbeitsbedingungen und/oder die CO_2-Bilanz von Kreuzfahrtschiffen lesen. Außerdem sollten Sie Ihre Spermien fragen. Oder wahlweise Ihre Eibläschen.

Es gehört zu den weniger bekannten Effekten von Melatonin, dass es außerordentlich gut für die Spermienqualität ist.[350] Auf dem Höhepunkt der U-Kurve schützt es gegen freie Radikale und oxidativen Stress und vielleicht sogar vor Bleischäden! Und wer möchte so was schon in der Nähe seiner Spermien haben?

Dabei ist die Fortpflanzung wie üblich Teamwork: Der Mann bringt die geschützten Spermien mit ins Bett, aber es könnte am Melatonin der Frau hängen, sie dann an Ort und Stelle zu hyperaktivieren, damit sie sich fix auf den Weg machen (*zoooom!*). Außerdem beschützt das weibliche Melatonin auch die Eizelle vor Oxidation und Co.[300] Wie gut, dass Melatonin mit dem weiblichen Zyklus wandert. Genau genommen hilft es sogar mit, ihn zu dirigieren, baut Östrogen-Rezeptoren ab und Progesteron-Rezeptoren ein.[351] Und das alles könnte sogar hilfreich sein für eine Wunschkindbehandlung, unter anderem weil mit Melatoninzusatz mehr Eizellen produziert werden könnten.[352,353,354] Und das nicht mal unbedingt nur mit Präparat: Eine (kleine) Pilotstudie zu künstlicher Befruchtung findet mit jeder Stunde mehr Schlafenszeit, die die Frauen angeben, anderthalb mal mehr Eier, die produziert werden.[355]

Nun erscheint es vielleicht ein bisschen merkwürdig, dass das Hormon, das uns eine top Keimzellenproduktion schenkt, uns ausgerechnet schlapp und müde macht. Eigentlich ist es ja eher so, dass die Natur abwägt zwischen Reproduktion und «Wartung und Wachstum». Außerdem dreht zu viel Melatonin der Fortpflanzung ebenfalls das Wasser ab und uns im Winter das Östrogen.[356]

Aber die Verbindung zwischen Keimzellen und Melatonin ist durchaus sinnvoll. Erstens sind Sie ja schließlich schon mal im Bett. Das ist doch praktisch. Zweitens sind Herbst und Winter weitaus vielversprechendere Jahreszeiten zum Kinderzeugen, als uns das Wort «Frühlingsgefühle» so glauben lässt: Tatsächlich war die Suche nach einem verlässlichen Testosteronpeak zum Frühlingsfest bis jetzt vergeblich[357], und was die Spermienqualität über das Jahr angeht, scheiden sich ebenfalls die Geister, mit einer Tendenz zu «in der warmen Jahreszeit eher mau».[309] «Veronika, der Spargel wächst» ist insofern als Aussage irreführend. Stattdessen stellen die meisten Studien einen Testosteronpeak im Spätherbst fest – bei Männern *und* Frauen.[358]

Einen anderen Hinweis auf die Lieblingsjahreszeiten der Sexualhormone gibt uns die äußere Erscheinung, denn auch unser Körper fluktuiert mit den Jahreszeiten, was eine sehr schöne Umschreibung für Winterspeck ist. Wenn sich im Oktober das weibliche Testosteron verdoppelt,[358] tendieren Frauen zum größeren Taille-Hüfte-Verhältnis, sprich weniger Wespentaille, mehr Hummel.[359] Ansonsten wissen wir über Östrogen wie immer weniger, außer vielleicht, dass es Sonne mag. Darum traut es sich erst im Mai und Juni heraus, übrigens auch bei Männern. Und bei Frauen nach der Menopause.[360] Auf der anderen Seite kriegen viele Mädchen ihre ersten Tage in den warmen Monaten.[357] Aber das heißt auch, dass sich Östrogen und Testosteron gar nicht besonders gut abgesprochen haben, was ihre Höhepunkte angeht. («Du bist schon gekommen?»)

Überhaupt ist die Frage, ob und wann es sich zu paaren lohnt oder auch nicht, beim Menschen eine Nummer rätselhafter und nicht klar mit einem Blick in den Kalender zu beantworten. («Unsere Verhütungsmethode heißt: keinen Sex in Monaten mit einem ‹R›.») Schließlich gehören wir zu den Spezies, denen außer Fortpflanzung auch ein paar andere Verwendungszwecke für Sex eingefallen sind, die wir mindestens genauso relevant finden. Das heißt, wir müssen unser Sexleben nicht auf ein paar Monate beschränken, die exakt zehn Monate vor ein paar anderen Monaten liegen, die zur Kinderaufzucht gut geeignet sind (wobei ein paar verzweifelte Berliner Eltern wahrscheinlich jederzeit dazu bereit wären, wenn es in dieser Zeit dann eine höhere Chance gäbe, einen Kindergartenplatz zu ergattern). Falls Sie also jemanden sagen hören: «Der Mann will halt seine Samen verteilen», fragen Sie ihn, auf welche Jahreszeit er sich dabei festlegen möchte.

Allerdings gibt es wahrscheinlich trotzdem ein paar Monate, die der Natur besonders gut gefallen, sodass sie zehn Monate davor Sex für eine besonders gute Idee hält. Das jedenfalls zeichnet sich ab, wenn man sich die Geburtenraten über das Jahr verteilt anguckt, z. B. in den USA in den letzten fast 100 Jahren. Da gibt es jedes Mal einen deutlichen Huckel in der zweiten Jahreshälfte.[338] Der Trend ist schwächer geworden, aber geblieben: Mit einem Höhepunkt im September. Erntezeit. Und wann wurden diese Kinder gezeugt? Eben, im Herbst bis Winter. Oder drumherum – an einem schönen Punkt der U-Kurve, an dem Melatonin die Keimzellen schützt und dabei nicht gleich die Sexualhormone drosselt.[301]

Interessanterweise liegt das Risiko für eine ganze Menge hormonverwandter Krankheiten auch niedriger bei den Spätsommer- bis Winter-Kindern – einschließlich Angststörungen, Suchterkrankungen oder Kindheits-Diabetes Typ 2.

Auch die typischen Menopausen-Symptome – in Körper *und* Kopf – erleben Frauen, die im Herbst geboren sind, weniger als Frauen, die im Frühjahr geboren sind.[361]

Jetzt, da wir wissen, dass sich unsere Hormone über das Jahr wandeln und viele davon fröhlich durch die Plazenta reisen, wundert uns das vielleicht ein bisschen weniger. Überhaupt ist die Idee, dass unser Geburtsmonat unser Hormonprofil mitbestimmt, neu und aufregend. Es könnte z. B. sein, dass die Hormonkurven über das Jahr und die zu den Geburtsmonaten sich ähneln. Nehmen wir Serotonin mit seinem Anstieg im Frühjahr und Abfall im Herbst – wenn wir uns die Serotoninlevel im Gehirn angucken, (dafür brauchen wir nur ein paar Leute, die sich eh gerade am Hirn operieren lassen, simpel), dann finden wir eine ganz ähnliche Sommerkurve passend zu den Geburtsmonaten. Sprich: höchstes Serotonin bei den Maigeborenen und ein Tiefpunkt im November.[362,363] Und weil Hormone unseren Charakter färben, findet sich unser Geburtsmonat vielleicht nicht nur in unserem Hormonspiegel, sondern manchmal auch in unserer Persönlichkeit wieder: Bei Wintergeborenen (im Gegensatz zu Mai- oder Juni-Kindern) gibt es nicht nur mehr Anzeichen für ein aktives Dopaminsystem, sondern auch für die Charaktereigenschaften, die man im Allgemeinen mit einem aktiven Dopaminsystem verbindet (alias Bas mit seiner Lust auf Abenteuer und Neuigkeiten).[364]

Fragt sich nur, ob der Effekt von der Zeit vor oder nach unserer Geburt stammt, also ob's an der Zeugung im Herbst lag, daran, wie ausgiebig unser Babybauch sonnengebadet wurde oder daran, dass wir nach unserer Geburt ohne Schneeschuhe und Taschenlampe draußen rumkrabbeln konnten. Die Mäuse sagen, es liegt an beidem. Viel Licht vor der Geburt lässt die Serotonin-Rezeptoren sensibler werden, viel Licht nach der Geburt programmiert das eigentliche Serotoninsystem und seinen Einfluss auf den Umgang mit Gefühlen.[365]

Aber bevor wir voreilige Schlüsse daraus ziehen, sollten wir vielleicht noch ein bisschen warten, bis wir das Ganze auf Menschenebene nachvollzogen haben.

In jedem Fall können wir festhalten, dass es zwar ziemlich grobe Zeiträume gibt, in denen der Mensch zur Fortpflanzung neigt, aber auch eine ziemlich große Spannbreite und nicht mal eine besonders überzeugende Absprache zwischen den Sexhormonen. Aber da müssen wir uns keine Sorgen machen: «Nicht absprechen» hat bei unseren Sexhormonen Tradition. Auch auf zwischenmenschlicher Ebene.

Lust im Monatsabo?

Einen Monat später freut sich vor allem Juliette auf «gleich». An «der» Schublade war sie schon, jetzt hat sie den Handylautsprecher mit ins Schlafzimmer genommen, sitzt auf dem Bett und sucht auf *Spotify* nach einer «Sexy»-Playlist, die nicht klingt, als würde sie im Hintergrund eines 80er-Jahre-Erotikfilms spielen, der nachts auf Tele 5 läuft. Dann dreht sie die Musik auf. Leo läuft am Schlafzimmer vorbei, hält inne und läuft ein paar Schritte rückwärts, bis er wieder im Türrahmen steht: «Moment ... Ach! War das heute?» Juliette verdreht die Augen. «Echt jetzt!?» Leo hat eine Jacke an. «Aber ich wollte noch mit Karli was trinken gehen!» Als er Juliettes Gesichtsausdruck sieht, schiebt er schuldbewusst hinterher: «Sorry, hatte ich nicht im Kopf ... Du hättest ja auch mal was sagen können!» «Ugh!» Juliette lässt sich nach hinten auf das Bett fallen: «Ich muss den Eisprung schon *haben*, dann könntest du wenigstens dran *denken*!»

Wenn wir fragen, wie Menschen ihre Lust koordinieren, dann ist die naheliegende Frage natürlich nicht, ob sie Sex bei Schneefall haben oder nicht, sondern ob sie ihn beim Eisprung haben. Und da stellen sich Menschen erstaunlich unkoordiniert an – aber wahrscheinlich nicht ganz ohne Grund.

Über hormonelle Monatsrhythmen wird so viel geschrieben, aber zwei wichtige Punkte kommen dabei viel zu selten vor: Der weibliche Zyklus ist spontan und geheim. Das mag jetzt für viele überraschend kommen, ist aber zumindest fachlich akkurat.

«Geheim» ist noch ganz gut nachvollziehbar. Geheim, weil fast niemand etwas davon mitkriegt. Wo viele Tierarten ihre Fruchtbarkeit mit der Dezenz amerikanischer Weihnachtsbeleuchtung verkünden («Meinst du, der rote Hintern reicht aus? Ich mach lieber noch das Gesicht rot! Und die Brustwarzen»), haben es Menschenmänner jahrhundertelang geschafft, nicht mal zu wissen, dass es Eisprünge gibt (vielleicht besser so, wenn man bedenkt, was ihnen zur Periode eingefallen ist).

Diesen geheimen Aspekt des Eisprungs sehen manche Menschen als eine Art «sexuelle Befreiung in Biologieform», denn so wissen selbst besitzergreifende Menschenmänner nicht, wann sie besonders eifersüchtig wachsam vor der Hütte sitzen sollen. Also müssten sie das eigentlich die ganze Zeit tun, und irgendwann müssen sie auch mal aufs Klo. Wollte jemand ein dominantes Monopol aufbauen, müsste er schon alle Frauen gleichzeitig im Auge behalten. Und dafür sind Männer im Allgemeinen zu klein.*

---

* Wenn die Natur auf Haremsbildung wie bei den Gorillas ausgerichtet ist, dann sorgt sie üblicherweise auch für eine Gorillastatur. Sprich,

Im gleichen Argumentationsstrang wird gerne erwähnt, dass Frauen ihre Zyklen synchronisieren, sodass eine Gemeinschaft quasi einmal im Monat von einer Welle allumfassender unkontrollierbarer Sexualität ergriffen wird, die jede Haremsbildung verhindert. Das gehört allerdings laut Studienstand eher ins Reich der Mythen. Falls Sie das sehr enttäuscht («Dann also *keine* Welle allumfassender unkontrollierbarer Sexualität?»), tröstet es Sie vielleicht, dass Frauen Testosteron ausschütten, wenn sie die Eisprung-Pheromone anderer Frauen wahrnehmen: Die natürliche Reaktion auf Wettkampf, und wie wir wissen, auch ein gutes Vorzeichen für die Lust auf Sex.[366] Vielleicht synchronisieren sie also nicht ihre Eisprünge, sondern einfach den Sex an sich – auch eine evolutionäre Strategie.[367] Vielleicht läuft unser Sexleben also doch koordinierter ab, als man denkt – Eisprünge hin oder her.

Irritierend ist eher die Aussage, der Eisprung sei spontan: Schließlich folgt der weibliche Zyklus durchaus einer gewissen kalendarischen Vorhersehbarkeit, und die Reaktion auf das Eintreffen der Regel ist auch weniger «Cool, Spontanität!» und mehr «Och nö!». Aber in der Wissenschaftswelt bedeutet «spontan», dass der Zyklus so vonstattengeht, wie er Lust hat, und keinen männlichen Stimulus in der Nähe braucht. Das wäre zwar auch ein interessantes Konzept («Ja, Singlesein ist schon anstrengend, aber wenigstens hab ich seit Jahren kein Geld mehr für Tampons ausgegeben»), aber trotzdem geht der spontane Zyklus viel eher als Empowering durch. Denken Sie dagegen an die armen Präriemäuse, die die Nähe eines Männchens für die passende sexuelle

Spezies mit Haremsbildung bauen meistens auf einen ziemlich ausgeprägten Größenunterschied zwischen Männlein und Weibchen. Dagegen müssten bei den Menschenmännern viele um ihre körperliche Dominanz fürchten, sobald die Partnerin die Fünf-Zentimeter-Absätze rausholt.

Erregung brauchen. Selbstbefriedigung wäre organisatorisch *so* viel schwieriger!

Wenn Frauen ihren Zyklus also weder an andere Frauen noch an Männer anpassen, stellt sich eigentlich nur noch eine ziemlich naheliegende Frage: Wie stellen sich dann die Männer darauf ein?

Ob männliche Hormone einen Monatsplaner besitzen, ist Teil einer laufenden Debatte, in der ausnahmsweise mal nicht alle durcheinander rufen, im Gegenteil: Es gibt nur ganz wenige Studien dazu. Ein paar finden den männlichen Zyklus, aber die meisten davon stammen aus dem gleichen Labor.[240,242,368] Eine Studie findet keinen, aber auch keinen über das Jahr.[360] Eine andere, wirklich groß angelegte Studie findet keinen Zyklus bei Männern über 50, aber versuchen Sie den mal bei Frauen in dem Alter zu finden.[369]

Dass der männliche Zyklus ein solches Mysterium ist, liegt vor allem daran, dass die Betrachtung der Hormon-Hirn-Achse noch relativ neu ist: Wir haben lange nur nach den körperlichen Aspekten geguckt. Und bei den Männern stand da bei «körperlicher Zweck eines Zyklus» ein Fragezeichen. Dagegen ist uns der Zweck für den *weiblichen* Zyklus schon vor mehr als 100 Jahren aufgefallen (also kurz nachdem wir die Theorie von der «Strafe Gottes» verworfen hatten).

Bedenken wir allerdings die Hirneffekte mit und die Tatsache, dass Fortpflanzung Teamwork ist, wäre es schon sehr seltsam, wenn die Partnerin in einer Zeit des Monats besonders viel Lust auf Sex hat und der Partner würde davon rein gar nichts merken: Wer ist dann hier irrational?

Tatsächlich erzählt uns die Natur, dass parallel verlaufende Testosteronlevel gut für die Bindung sind.[370] Wenn eine Gans immer früh anfängt mit dem Nestbau und ein Ganter ebenso früh mit dem Paarungstanz, dann passen die beiden sehr gut zusammen, findet die Partnervermittlung. Jedenfalls besser als ein Team, bei dem *sie* schon auf dem gemachten Nest sitzt und *er* noch seine *Moves* übt.

Und bei uns Menschen? So ganz haben die Menschenhormone den Jahresrhythmus ja nie hinter sich gelassen, wie wir wissen. Und tatsächlich: Auch bei den Männern interagieren die Testosteronlevel durchaus mit der Umgebung und steigen an mit den entsprechenden Eisprung-Pheromonen der Nachbarin, selbst wenn alle Beteiligten die Hose anlassen. Der T-Shirt-Geruch der Frau reicht schon.[150,371] Außerdem fühlen sich Männer hingezogen zu allem, was mit dem Eisprung einhergeht, z. B. der höheren Stimmlage.[372,373] Sie nehmen sogar auf Fotos den Eisprung wahr. Nicht bewusst natürlich – aber sie bescheinigen den entsprechenden Frauen eine höhere Attraktivität.[374] Auf welches Merkmal sie dabei genau achten, ist allerdings unklar. Ob es die schönen Haare sind und das gut durchblutete Gesicht, die Östrogen uns gibt?[375] Unsere Urgroßmütter haben's ja gewusst: Rouge ist aller Laster Anfang.

Ob die grundsätzliche Begeisterung für den Eisprung allerdings ausreicht, in einer Beziehung einen männlichen Zyklus zu entwickeln? Oder ist es nicht doch praktischer, einfach hin und wieder mal an der Partnerin zu schnüffeln? (Oder mal in den Kalender zu gucken, Leo! Sie hatte sich schon so gefreut.) Auf die Antwort müssen wir wohl noch eine Weile warten.

Zum Glück gibt es zum Zeitvertreib jede Menge Infos über den weiblichen Monatszyklus.

UND STÄNDIG GRÜSST DER EISPRUNG: HORMONE IM ZYKLUS

Mit dem Thema «Tage» verhält es sich ein bisschen wie mit dem Thema Gender: Es wird so viel darüber geredet, dass man sich fragt, ob man eigentlich überhaupt noch darüber reden muss (oder wahlweise, ob man diesem Thema in einem Unterkapitel gerecht werden kann). Als Mann kann man sich berechtigterweise fragen, warum man sich für die Körperfunktionen des anderen Geschlechts interessieren sollte («Frauen interessieren sich auch nie für meine Hoden!») und als Frau kann man hinzufügen, dass hier so lange keiner über die schwankenden Hormone redet, bevor die Männer nicht zugeben, dass sie auch welche haben. So.

Aber wie beim Thema Gender gilt: Es ist wichtig, allein schon, weil wir's so wichtig nehmen. Wir haben jetzt schon von so vielen hormonellen Schwankungen gehört – über den Tag und über Jahreszeiten hinweg, in Abhängigkeit von bestimmten Situationen – aber aus irgendeinem Grund (völlig unklar, welcher), hat die Menschheit beschlossen, sich auf *diese eine* monatliche Schwankung zu fixieren. Um sie haben sie sich jede Menge Mythen und Märchen, Befürchtungen und ganze Weltbilder aufgebaut. Und genau die wollten wir ja aus der Welt räumen. Darum müssen wir da jetzt durch. Es hilft nix. Als Bonus können Sie am Ende sich selbst und/oder die Menschen in Ihrer Umgebung besser verstehen, bzw. dieses Buch nach ihnen werfen, wenn sie unwissenschaftlichen Quatsch von sich geben. Dafür ist es ja so dick.

So merkwürdig die weltweite Obsession mit dem weiblichen Zyklus auch ist – aus Frauenperspektive ist es schon verständlich, warum *diese* Schwankung uns so besonders nervt. Schließlich versuchen uns die meisten hormonellen Wandlungen etwas zu vermitteln: Hunger oder Bedrohung, Liebe oder Hass, Licht oder Dunkelheit. Da gibt es wenig zu diskutieren, auch wenn wir's nicht immer schaffen, unser Leben danach auszurichten. Wenn es dagegen um die Tage geht, dann *wollen* wir unser Leben oft ganz anders planen, als die Hormone sich das vorstellen – dass die sich trotzdem einmischen, kommt einem dann schon ein bisschen aufdringlich vor.

Es ist doch verrückt, dass man seinem Körper über die Hormone so viel vermitteln kann: von «Gib mir Energie» über «Dieses Getränk dämpft jetzt das Immunsystem» bis hin zu «Den hier nennen wir jetzt Lebensabschnittspartner». Aber wenn's um das Thema Fruchtbarkeit geht, kennt er jahrelang nur eins: umfassende Begeisterung (mit mehr oder weniger viel Erfolg). Wenn z. B. mit dem Eisprung der Gelbkörper produziert und dabei jede Menge Progesteron ausgeschüttet wird, dann reagiert dieses Progesteron sofort mit: «Wie sieht das denn *hier* aus? Da muss man dringend was tun!» oder «Das ist aber doch kein Ort, um *Kinder* großzuziehen!» Und dann versuchen Sie ihm mal zu erklären, dass Sie das gerade auch gar nicht vorhaben.

Auch Östrogen findet das ein bisschen unfair von Progesteron. Denn bevor der Gelbkörper überhaupt auf der Bildfläche erscheint, hat Östrogen schon so einiges vorbereitet. Es wurde ja als Erstes auf den Plan gerufen, von den heranreifenden Follikeln (sprich: Eibläschen). Zu dem Zeitpunkt waren die eigentlich noch gar nicht fertig, sondern in einem unerbittlichen Kampf auf Leben und Tod verstrickt, um herauszufinden, wer von ihnen das stärkste ist. Schließlich kann es buchstäblich nur eines geben (meistens). Wer gewinnt, darf sich dann alles beherrschendes «Graaf-Follikel» nennen. Und wer zurückbleibt, wird vom Graaf-Follikel absorbiert!

Aber während sich die Follikel noch gegenseitig an die Gurgel gehen, organisiert Östrogen schon mal alles Wichtige – von der Bildung endometrialer Drüsen bis hin zum Einwachsen von Spiralarterien. Was man halt so macht. Es hat sich sogar so verausgabt, dass die Hirnanhangdrüse angesichts des hohen Östrogenspiegels einen Schub Luteinisierende Hormone (LH) rausgeschickt hat, der das Graaf-Follikel dazu bewegt, seinen Mut zusammenzunehmen und raus in die Welt zu wandern. Oder zumindest in den Eileiter.

Dort hat Östrogen alles schon vorbereitet: über das Stratum basale – die Standardschleimhaut – hat es das kuschelige Stratum functionale ausgelegt, in das sich Eizellen theoretisch einnisten könnten. Aber das liegt streng genommen nicht mehr in seinem Verantwortungsbereich. Im Moment versucht es vor allem zu erreichen, dass Sie überhaupt mit irgendjemandem Sex haben, und das ist schwer genug.

Auftritt Gelbkörper. Der ist nämlich in der Zwischenzeit auch herangereift, produziert Progesteron, und das fragt als Erstes nach der Aussicht auf Nachwuchs. Außerdem beginnt es damit, alles umzumodeln. Dadurch werden die eben geschaffenen Drüsen aktiviert, und sie produzieren Proteine und anderes nützliches Zeug. Fette werden in die Schleimhaut eingelagert, was das Ganze für die Eizelle ein bisschen wohnlicher gestalten soll.

In dieser Phase ist Progesteron um das 5- bis 10-Fache erhöht. Damit wird u. a. auch Gonadotropin unterdrückt, das sonst die Geschlechtshormone herbeizitiert. Das tut es, damit erst mal keine weiteren Eier produziert werden. («Es ist doch wirklich langsam Zeit, sich festzulegen.») Da packt Östrogen sogar auch noch mal mit an. Es ist dieser Mechanismus, der dafür sorgt, dass wir uns bei eventuellen Schwangerschaften jetzt nur auf die konzentrieren.

Der Gelbkörper hält sich ca. neun Tage lang, bis er anfängt einzusehen, dass seine Bemühungen hier im Moment offensichtlich nicht wertgeschätzt werden und er sich zurückbildet – leicht verschnupft (und auch menschlich ein bisschen enttäuscht). 14 Tage später steht er wieder vor der Tür. Für den Moment ist Östrogen allerdings erst mal völlig fertig und zieht sich zusammen mit Progesteron eine Weile in die Versenkung zurück. Irgendeine Berghütte, wo es niemand stört. Woraufhin das Gehirn mit so was reagiert wie «Waaaaas?» – und erst mal Kopfschmerzen kriegt. Kein Östrogen, kein Progesteron, das sind ja fast männliche Zustände hier. So *kann* es nicht arbeiten. Und ... kann vielleicht mal jemand die Krämpfe ausschalten?

Kann niemand, denn in der Zwischenzeit verabschiedet sich etwas weiter unten auch das Stratum functionale, die Extra-Schleimhaut. Wenn niemand mehr da ist, ist ihr auch langweilig. Aber nicht mehr lange!

Denn jetzt, wo ihn Östrogen und Progesteron nicht mehr davon abhalten, hat der Hypothalamus sich längst schon wieder mit der Hirnanhangdrüse abgesprochen, und die beiden haben ein Hormon namens FSH (Follicle Stimulating Hormone) nach unten geschickt. Das FSH überzeugt jetzt in einem der Eierstöcke zehn bis 20 Follikel von der Idee der Reifung (mit hilfreichen Broschüren und wahrscheinlich unter Auslassung einiger blutiger Details). Es sind also jede Menge Hormone involviert, aber weil das alles ein bisschen weit führt, konzentrieren wir uns mal auf die, die wir schon besser kennen (und die Hirnforschung auch): Progesteron, Östrogen.

Seitdem wir wissen, dass es den weiblichen Zyklus gibt und er irgendwas mit Hormonen zu tun hat, geistern die faszinierendsten Ideen im Raum umher, was währenddessen eigentlich passiert. Ein 50 Jahre altes Aufklärungsvideo erklärt, die erste Regelblutung macht Frauen besser beim Bowling, und ein 80 Jahre altes sagt, sie bringe Erkältung beim Schwimmen.[376,377] Wobei es dabei nicht von «Blutung», «Periode» oder «Tage» redet, sondern vom damals viel gebräuchlicheren Ausdruck «der Fluch».

Das ist lustig und ... fast genauso, wie wir heute darüber reden. Denn natürlich haben wir die Prozesse dahinter immer noch nicht ganz verstanden, einschließlich ihres Zusammenspiels mit dem Hirn. (Dafür müssten wir ja auch mehrheitlich weibliche Hormone erforschen und ... nee!) Der Blick auf all die spannenden Dinge, die es noch zu entdecken gilt, wird uns allzu häufig immer noch von Schauergeschichten verstellt. Darum gehen wir da gleich mal ran.

Ist hormonal = emotional? – Frauen sind gar keine Werwölfe

Es gibt wohl nichts, das wir so stark mit der Periode in Verbindung bringen wie «allgemeine emotionale Erregbarkeit». Die einen benutzen «Hast du deine Tage?», um anderen ihre Beschwerden abzusprechen oder sie als «schwierig» und «übersensibel» abzustempeln, und die anderen nutzen «Ich hab meine Tage!», um ihren Worten die Ecken und Kanten abzuschleifen: #hormonal entschärft einfach, schnell und effektiv jeden Tweet über Weinkrämpfe, Morddrohungen und Verzweiflung.

Ob in Zeitschriften oder im Internet – die Schätzungen, wie vielen Frauen ihre Tage auf die Stimmung schlagen (abgesehen von den 100 Prozent in Sitcoms), klingen fast immer, als würden wir einen Preisbullen versteigern: «Angefangen mit 30, jemand bietet 40, höre ich mehr als 40? 70! Es sind 70 und ... 90 Prozent! – verkauft an den Mann mit dem Cowboyhut.»

Eine Studie behauptet 100 Prozent der Hausfrauen (20 Prozent der Ärztinnen) und wirft damit noch mal eine ganz neue Art von Irritation in den Mix, genauso wie eine andere Studie, die auf einen Wert von über 80 Prozent kommt ... – bescheinigt durch die Ehemänner.[378]

Demnach trifft die Periode fast alle Frauen mitten ins Herz, und sie sind währenddessen wahlweise zwei Tage oder zwei Wochen lang stark in ihrer Funktionalität eingeschränkt. Wirklich stark.

Zwei Wochen! Die Hälfte ihrer Lebenszeit! Einen Kühlschrank mit dermaßen eingeschränkter Funktionalität würden Sie zurückschicken.

Dabei würden wahrscheinlich viele Frauen dem einen oder anderen Symptom zustimmen, von irritierter Reizbarkeit («*Musst du so laut atmen?*») bis zur Tendenz, sich plötzlich empörend nah am Wasser gebaut zu fühlen («Es war halt eine sehr rührende *Telekom*-Weihnachtsreklame»).

Die körperlichen Symptome können einem sowieso auf den Nerv gehen: Unterleibskrämpfe gehören zu den häufigsten und Kopfschmerzen zu den am häufigsten unterschätzten. Genauso wie Durchfall, wo wir schon dabei sind. Überhaupt die Magen-Darm-Funktionen. Östrogen und Progesteron beeinflussen die Darmbakterien, die Durchlässigkeit des Darms und verlangsamen die Transportzeit in seinem Innern. Das Ziel dahinter ist vielleicht, dass so mehr Zeit bleibt, Nährstoffe für potenzielle Babys aufzunehmen.[379] Das Endergebnis ist Verstopfung. Besonders dann, wenn Progesteron mit an Bord ist.[380]

Das klingt zwar jetzt erst mal wie das Gegenteil von Durchfall, aber gemach: Es kommt ja noch der Gastauftritt eines Gewebshormons namens Prostaglandin:[381,382] Das hilft beim Ablösen der Schleimhaut und die dafür blöderweise nötigen Krämpfe. Leider schießt es in der Praxis oft übers Ziel hinaus und sorgt für eine verstärkte Schmerzwahrnehmung, Kopfschmerzen und Magenkrämpfe, also dafür, dass sich Verstopfung und Durchfall jetzt diiirekt die Klinke in die Hand geben. Toll.

Man könnte es Frauen also beim besten Willen nicht übelnehmen, auf das alles ein bisschen ungehalten zu reagieren. Allerdings tun sie das nicht direkt oder immer gleich. Der gebeutelte Magen schlägt vielen auf die Stimmung (das kennen wir ja schon), aber die Unterleibskrämpfe zum Beispiel nicht unbedingt.[383] Jedenfalls nicht in einem Maß, das Frauen in Depressionsfragebögen an der Welt im Allgemeinen zweifeln ließe. («Manchmal fühle ich mich innerlich so ... autsch.»)

Kann man dann stattdessen einfach die körperlichen Symptome in einen Sack schnüren und einsortieren unter das geheimnisumwitterte prämenstruelle Syndrom, PMS? *Nein*, würde man heute sagen. Der aktuelle Stand der Dinge lautet: Bei PMS leidet die Psyche mit. Wenn alle Regelschwierigkeiten in körperliche Schubladen fallen, ganz ohne die Psyche zu tangieren, dann würde man eher nach anderen Oberbegriffen Ausschau halten z. B. Migräne oder Reizdarm, die beide die Angewohnheit haben, mit dem Zyklus zu interagieren. Und man würde sie wahrscheinlich auch eher anders behandeln.

Mit der Grundbedingung «betrifft auch die Psyche» haben wir zumindest schon mal *einen* Marker für PMS. Immerhin besser als gar nichts. Aber auch nicht *viel* besser. Schließlich lässt der immer noch ganz schön viele Fragen offen dahingehend, was denn diese «körperlichen und geistigen Symptome» alles sein können. Die Liste der Möglichkeiten ist jedenfalls lang: dicke Knöchel (check), Brustspannen, Depressionen, mehr Lust auf Sex, weniger Lust auf Sex, Hunger und/oder Appetitlosigkeit, Durchfall und/oder Verstopfung. Manche Listen verzeichnen über 200 unterschiedliche Anzeichen für PMS.

Ein Grund dafür ist, dass die Sexhormone auch die Schmerzempfindlichkeit steuern (Frauen haben mehr schmerzbezogene Krankheiten), und die kann sich ja überall äußern, wo es im Körper knackt und knirscht. Mehr Schmerzempfindlichkeit hat man gefunden: vor den Tagen, während den Tagen, nach den Tagen und allgemein in der zweiten Hälfte des Monats. Na, dann ist ja alles geklärt. Die neueren, besser kontrollierten Studien finden jedenfalls für die Gesamtbevölkerung eher keinen Zusammenhang.[384]

Wenn es um die Psyche geht, müssen Sie sich natürlich erst recht Mühe geben, um eine Gemütsregung zu finden, die nicht in die bodenlose PMS-Schublade passt. Gerührt? PMS! Geladen? PMS! Geil? Natürlich PMS! Inzwischen auch frustriert? Dreimal. Dürfen. Sie. Raten!

Die lange Liste macht aus PMS ein sich selbst verstärkendes System. Weil wirklich alles reingezählt wird, ist jede Frau davon betroffen. («Also, oft bekommen Frauen auch Lust auf *Nutella*-Brote.»)

Wir wissen auch deshalb nicht genau, welche Frau wie sehr an ihren Tagen leidet, weil unsere Fragebögen zu den «Tagen» immer nur negative Symptome abfragen. Üblicherweise geht man in der Wissenschaft aus gutem Grund nicht so vor, denn es schränkt den Erfahrungsbericht und unser Verständnis dann doch ziemlich ein und ist außerdem schon ein bisschen suggestiv. («Wie war Ihre Kindheit? Nur schlechte Erinnerungen bitte.») Dabei findet die Mehrheit der Frauen zumindest *ein* gutes Haar an der Regel.[385] («Also ich sag mal, irgendwann ist sie ja auch vorbei.»)

Der Grund für die negativ gestalteten Fragebögen ist natürlich klar: Das ist bei Krankheiten nun mal so üblich. Man fragt Menschen schließlich auch nicht, wie sehr sie ihre Halsschmerzen genießen. Aber die Tage an sich sind ja erst mal gar keine Krankheit. Würden wir Männer fragen, was sie mit ihrem Testosteron verbinden, und ihnen dafür lediglich eine Liste mit schlimmen Testosteroneffekten vorlegen, wären sie wahrscheinlich auch ein bisschen verwirrt.

Zugegeben, die Idee, uns zur Abwechslung mal auf das Positive zu konzentrieren, wenn sich der Uterus in Blut, Krampf und gelegentlich Tränen auflöst, klingt stark nach Liebe-dich-selbst Euphemismus («... und danach malen wir Mandalas um unsere Cellulite»). Aber es ist trotzdem wichtig, denn die meisten Hormonschwierigkeiten ergeben sich ja nicht daraus, dass sie tun, was sie immer tun, sondern, dass sie irgendetwas anders machen. Vorzugsweise falsch. Und um das zu entdecken, müssen wir erst sehen, wie es läuft, wenn es gut läuft. Ist wie beim Programmieren: Erst finden wir den Code, der funktioniert, dann wissen wir, wo der Bug ist (eine Metapher, auf der dringend eine Therapieform aufgebaut werden sollte).

Aber was ist nun das Feuer, das zum Rauch passt? Erst mal ist es wahrscheinlich kein Steppenbrand. Das Leben ist nicht fair, PMS trifft nicht alle – wie viele es genau sind, darüber herrscht eine gewisse Uneinigkeit in der Wissenschaft (u. a. weil Frauen, die sich bei PMS-Studien anmelden, auch eher PMS haben. Zu denen kommen wir noch).

Die Tendenz geht jedoch zu ungefähr 20 Prozent der Frauen, die betroffen sind. Davon haben zwischen ein und fünf Prozent sehr große Schwierigkeiten im Alltag. Was sich in den meisten Fällen aber nicht PMS nennt, sondern PMDD, Prämenstruelle Dysphorie. Die beiden in einen Topf zu werfen, hilft keinem und trägt außerdem zur allgemeinen Frauen-sind-unzuverlässiger-als-Kühlschränke-Rhetorik bei.

Aber die Mehrheit der Menstruierenden hat über eine lange Liste von Studien hinweg: keine Stimmungsschwankungen.[386] Die müssen sich, wenn's um den emotionalen Effekt der Periode geht, mit ein paar Änderungen in der Emotionsverarbeitung und dem emotionalen Gedächtnis zufrieden geben, weil Östrogen und Progesteron in einen gewissen Interessenkonflikt zueinander stehen: Schließlich will Östrogen mit seinen Eizellen raus in die Welt. Es macht das, was wir schon von ihm kennen: Ermutigt uns, Ängste hinter uns zu lassen, Risiken einzugehen, und es beflügelt den Entdeckerdrang. In der Phase vor dem Eisprung träumen wir eher Erotisches, in der Phase vor der Regelblutung träumen wir eher von Seemonstern (was streng genommen auch erotisch sein kann, wenn Sie vorher *Shape of Water* gesehen haben). Denn wenn es nach Progesteron geht, das in der zweiten Zyklushälfte auf den

Plan tritt, sind Sie schon längst schwanger, und sein Job ist es, Sie und etwaige Kinder zu beschützen. Dafür sieht es vor allem die Gefahr.[239] Und wo Östrogen es maskulin mag,[387,388,389,390] hat sich Progesteron schon längst in irgendeinen sensiblen Lehramtsstudenten verguckt, der aussieht, als könnte er so was wie Verantwortung übernehmen. Diese Präferenz teilen übrigens Frauen unter Stress.[391] Diese unterschiedliche Reaktion auf unsere Umwelt spiegelt sich auch in unterschiedlicher Konnektivität zwischen den Netzwerken in unserem Kopf – wenn Progesteron den Ton angibt, sind zum Beispiel Amygdala und der Rest des Salience-Netzwerks stärker vernetzt, wie wir's schon aus dem Flight-Mode kennen.[392] Und unsere Emotionsverarbeitung verschiebt sich jeweils zu den verschiedenen Polen, abhängig davon, ob Östrogen überwiegt (vor dem Eisprung) oder Progesteron (nach dem Eisprung) oder sie sich absprechen müssen (in der zweiten Hälfte).

Aber was passiert denn nun bei PMS? Erst mal ist der Ablauf selbst ein bisschen anders, als man ihn sich vorstellt: Das, was vor den Tagen passiert, ist keine Hormonkeule, es ist ein Börsencrash. Die Hormone verziehen sich verschnupft, und wir verzichten auf ein paar ihrer positiven Effekte. Das bringt uns durcheinander. #hormonal ist insofern irreführend. #nothormonalenough würde mehr Sinn ergeben.

Allerdings ist das auch nicht das ganze Bild: Es findet sich nämlich gar keine direkte Korrelation zwischen dem fallenden Progesteronlevel und mieser Stimmung. Das ist durchaus sinnvoll, schließlich zieht sich Progesteron bei allen und jeder im Monat zurück, und es wäre schön blöde, wenn keine von uns damit umgehen könnte. Das ist also der Teil des Codes, der funktioniert. Der natürliche Rückzug von Progesteron ist an sich gut und richtig. Und beim PMS? Eine der neuesten Studien sagt: Die Schwierigkeiten liegen wahrscheinlich im *unkoordinierten* Rückzug des Progesterons.[603] Bei den meisten Frauen wird es Schritt für Schritt

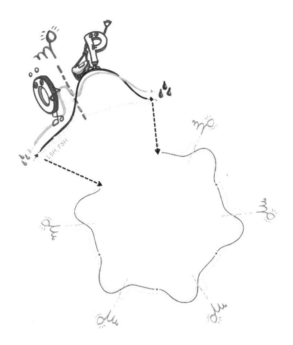

Ein ewiger Kreis – das Progesteron-Östrogen-Verhältnis über den Zyklus.

weniger, bei Frauen mit PMS bleibt es zu lange und geht dann zu schnell. Wie ein Besuch, der nicht versteht, dass er gehen soll, aber wenn es ihm dann doch auffällt, packt er dramatisch die Koffer und knallt mit den Türen, und irgendwie ist dann alles noch schlimmer als vorher.

Passenderweise findet unsere Psyche beides total anstrengend: zu viel und zu schnell zu wenig Progesteron. Frauen nach der Menopause, denen man Progesteron verabreicht, kriegen auf die Dauer schlechte Laune. Jeden Tag ein bisschen mehr, genau wie die Frauen mit PMS, bei denen das Progesteron zu lange bleibt. Aber wenn man es absetzt, fällt die Stimmung erst recht in den Keller.

Das liegt wahrscheinlich weniger am Progesteron selbst, sondern an seiner nachlassenden Freizeitvariante: das angenehm beruhigende, sedierende Allopregnanolon, das der Körper daraus machen kann.

Auf der Ebene des Gehirns äußert sich vielleicht auch das durch Größe und Vernetzung der Amygdala.[393] Das Nature-Nurture-Zusammenspiel, das dem vorausgeht, ist ein großes Rätsel. Die Spekulationen gehen von «Frauen, die unter Progesteron besonders auf Rückschläge reagieren»[394] bis hin zu «Neuroinflammation und das GABA-System».[395]

So oder so sind das alles ziemlich wichtige Informationen. Erst mal für uns selbst. Denn wenn Sie selbst wissen wollen, ob es Sie betrifft, hilft jetzt ein Blick auf die Symptomliste und den Kalender. Das Progesteron staut sich ein paar Tage vor der Regelblutung an, die Stimmung verschlechtert sich und fällt dann an ungefähr zwei bis vier Tagen vor der Blutung rapide. Wenn es Sie immer dann fertigmacht, ist es vielleicht PMS. Wenn Sie außerhalb dieser Zeit und auch noch lange während oder nach der Periode vermehrt Stress verspüren, dann sind Sie gestresst. Oder vielleicht depressiv und haben Anspruch auf eine vernünftige Diagnose, die nicht das Wort «Frauenprobleme» beinhaltet.

Wenn jemand zukünftig zu Ihnen sagt: «Hast du etwa deine Tage?», können Sie dagegen antworten: «Das heißt ‹kriegst du deine Tage›. Was an dem Wort *prämenstruell* hast du nicht verstanden?» – und *dann* dieses Buch nach ihm werfen.

Wenn wir verstehen, wo das Problem liegt, verstehen wir außerdem die Medikamente, die dagegen helfen, besser: Einige Antidepressiva-SSRI, wie wir sie schon kennen, helfen z. B. gegen die Symptome von PMS. Aber nicht unbedingt über ihre übliche Serotoninwirkung, sondern weil sie im Nebeneffekt auch die Allopregnanolon-Konzentration steigern. Und jetzt kommt der Clou: Aus Tierstudien wissen wir, dass die Wirkung von SSRIs auf Allopregnanolon weitaus schneller und mit kleineren Dosen funktioniert als ihre Wirkung auf Serotonin. Vielleicht brauchen Menschen also ebenfalls viel kleinere Dosen und eine viel kürzere Behandlung mit Antidepressiva, als sie im Moment auch bei PMS verschrieben werden. Und genau das wird im Moment versucht.[396,397]

Natürlich ist bei den Erkenntnissen auch für die Männer etwas dabei (Sehen Sie, hat es doch was gebracht, dieses Kapitel zu lesen – also abgesehen vom allgemeinen Wissensgewinn, dem Abbau von Vorurteilen und der Möglichkeit, die Frauen um Sie herum besser zu verstehen – was Reelles, meine ich): Passend zur Idee männlicher Zyklus aus dem letzten Kapitel wird beim Testosteronersatz versucht, nicht jeden Tag die volle Dosis Testosteron zu verabreichen, sondern es im Monatsrhythmus an- und absteigen zu lassen und mit kleinerer Dosis die gleiche Wirkung zu erzielen (aus Perspektive der Nebenwirkungen fast immer das Ziel).[398] Bei Sportlern ist das jetzt schon ziemlich beliebt.

Und noch mehr ergibt sich aus dem Blick auf die Mechanismen: Die Möglichkeit, Körper- und Kopfsymptome auseinander zu klamüsern. In diesem Fall ist das nämlich ausnahmsweise mal wichtig, denn es spielt eine entscheidende Rolle bei der Ursachensuche. Die Kopfschmerzen z. B. würden wahrscheinlich die meisten Menschen PMS zuordnen. Allerdings gilt für diese Diagnose heutzutage ja: PMS ist, wenn die Psyche mitleidet. Das heißt: Natürlich können Sie vor den Tagen schädelzerreißende Kopfschmerzen haben, ohne die geringsten psychische Symptome zu spüren. (Mal abgesehen von: «Aaah, ich hasse diese Kopfschmerzen.») Aber wenn es Ihnen so geht, ist die Ursache seltener das Progesteron-Rückzugsproblem, also PMS. Migräne und Kopfschmerzen vor den Tagen hängen am Östrogen.[399,400] Das heißt, man kann über andere Behandlungen oder andere Pillenvarianten nachdenken,[401] aber eher nicht über Antidepressiva.

Der letzte Grund, warum es hilft, sich zu fragen, wie Progesteron und Östrogen *eigentlich* schwanken, wenn alles gut läuft, ist der, dass wir sonst ihre boostenden Effekte nicht nutzen können. An den Tagen mit hohem Östrogen, vor der Periode, können wir z. B. auf seine Fähigkeit bauen, uns beim Angst-Verlernen zu unterstützen. Furcht zu überwinden. Das ist ein wichtiger Teil von Verhaltenstherapie und gibt uns einen Hinweis darauf, wann sie am besten funktionieren könnte (hey, Therapiesitzungen sind teuer).[402]

Wenn Sie Ihre Chancen erhöhen wollen, nach dem Sturz wieder aufs Pferd zu steigen, reiten Sie einfach nur zum Eisprung. Und weil Östrogen beschützend eingreift, wenn unser Hippocampus allzu viel Kortisol abbekommt, können Frauen während des Eisprungs im Stress besser Erinnerungen abrufen.[403,404]

Wenn uns Trauma-Überwindung als Argument nicht ausreicht, um uns die positiven Effekte des Zyklus bewusst zu machen, können wir uns immer noch auf Östrogens hilfreiche Effekte für die äußeren Werte konzentrieren. Das wiederum gibt uns Hinweise für den besten Termin beim Fotografen (Fotosessions sind auch teuer). Neben dem, was auf dem Foto zu sehen ist, kommen live und in Farbe natürlich auch noch die Pheromone hinzu. Alles zusammen sorgt dafür, dass Stripperinnen an diesen Tagen weitaus mehr Trinkgeld bekommen. Wir reden hier von über 100 Euro pro Schicht![405]

Wobei das auch eine ganze Menge über die Männer sagt, die sich zu diesen spontanen Ausgaben hinreißen lassen. Nämlich, dass die Leute, die ständig fragen, ob das gutgehen kann mit den Frauen und ihren Zyklushormonen *und* Arbeit, selbst zu einem Geschlecht gehören, das Geld aus dem Fenster wirft, sobald es diese Hormone nur *riecht*! Und das selbst außerhalb von irgendwelchen Strip-Clubs, und wenn alle Beteiligten ihre Klamotten anbehalten. Da reagieren Männer auf die gleichen Pheromone prompt mit sexuellen Gedanken und einem Hang, Risiken einzugehen. Allerdings spiegeln sie ihr Gegenüber auch mehr und benehmen sich vielleicht sogar kooperativer, was wiederum zeigt, dass sich Testosteron längst nicht immer in Form von Aggression durchsetzt, sondern auch ganz andere Wege gehen kann.[406]

Überhaupt ist das jetzt ein guter Moment, um noch mal auf die Frage vom Anfang zurückzukommen: Wie weit können uns unsere Hormone treiben, wenn es in Richtung «gemeingefährlich» geht? Immerhin haben wir jetzt schon viel gelesen und sind älter und weiser als am Anfang dieses Buches.

Wer ist hier gemeingefährlich?

Fast geschafft, unser Trip durch die Welt der Geschlechtshormone! Wir sind ganz schön weit gekommen seit unserem Tritt durch das Eingangstor und haben alle noch Hand und Fuß. Wir können sehr stolz auf uns sein. Gönnen Sie sich einen Wein. Es fehlt schließlich nur noch ein kleines Stück. Ja, genau da lang. Die dunkle Höhle mit den Spinnweben und bedrohlich hängenden Stalagmiten (ach echt, wenn sie hängen sind es Stalagtiten? Intcressant ...), einfach unter den Fledermäusen durch.

Am Ende unseres Trips durch die Welt der Sexhormone lohnt es sich, uns noch mal mit unseren finstersten Ängsten zu konfrontieren. Wir wissen inzwischen, dass uns Hormone im Allgemeinen nicht verrückt machen oder gemeingefährlich. Aber wie ist das ... im Speziellen? Wo liegt die Außengrenze dessen, wozu uns unsere Hormone treiben können? Oder drücken wir es so aus: Wenn doch mal ein Krieg der Geschlechter ausbricht, auf welche Seite sollte man sich schlagen?

Der Regelblutung wird seit Urzeiten so einiges nachgesagt. Meist Finsteres. Je nach Zeitalter sind sie schuld an Missernten, schädlich für anderer Leute Penis (verursacht höchstwahrscheinlich Lepra), unrein sowieso und außerdem schlecht für den Gärungsprozess von Bier, das Salzen von Schinken und das Aufgehen von Teig (aber fragen Sie jetzt nicht, warum). Die Liste enthält erstaunlich viele kulinarische Komplikationen, aber fast noch mehr Tod und Verderben, einschließlich Bienensterben – die Idee wird Ihnen präsentiert von dem Mann, der uns vorher schon mal die blauen Hoden gebracht hat. Fairerweise muss man ihm zugestehen, dass er auch dachte, menstruierende Frauen könnten Hagelstürme aufhalten.

Es ist eine Liste, von der wir uns zum Glück Stück für Stück verabschiedet haben – aber interessanterweise sind wir dabei die Dramatik nie ganz losgeworden. Okay, *vielleicht* kann die Metzgerin den Schinken auch salzen, wenn sie ihre Tage hat, schon verstanden. Aber sind das nicht ziemlich scharfe Messer für jemanden mit ... Emotionen?

PMS steht interessanterweise in dem Ruf, Frauen gleichzeitig weinerlich *und* kaltblütig zu machen. Na ja, alles eben, was als «präfrontal umnebelt» durchgeht (dabei wissen wir ja schon, dass es der Cortex ist, der das Nebengewerbe als Auftragskiller eröffnet).

Befeuert hat diese Annahme der Fall einer Serienmörderin in den USA.[407] Sie achtete zwischen den Morden immer auf regelmäßige Pausen, in denen sie sich u. a. ihrem Hobby, dem Tagebuchschreiben, widmete (einen Ausgleich zu haben ist *so* wichtig). Und in diesem Buch scheinen ihre Hormone und ihre Untaten ziemlich häufig zusammenzugehen. («*Morde* für die gewissen Tage im Monat.») Ob das außer für eine Anekdote noch für allgemeinere Schlüsse taugt? Unklar, aber weil die USA so sind, wie sie sind, gibt es jetzt schon mehrere Präzedenzfälle, in denen Frauen weniger harsch verurteilt wurden wegen besonders ausgeprägtem PMS. Und weil Präzedenzfälle sehr hilfreich sind, argumentieren mittlerweile des Öfteren Anwälte mit dem Hormonspiegel ihrer Mandantinnen. Seit 1945 und noch in dieses Jahrtausend hinein überbieten sich Schätzungen zu der Frage, wie viele Frauen bei ihren Verbrechen in welcher Zyklusphase sind, angefangen bei mindestens 84 Prozent.[408] Die Methoden dabei sind genauso skurril, wie man sich das vorstellt, wenn Leute in den 40er Jahren sich mit dem Zyklus beschäftigen. Ihre Schätzungen zu PMS selbst sind auch ziemlich weit ab vom Schuss. («Mit 70 bis 90 Prozent wird es auch als ‹die am weitesten verbreitete Krankheit der Menschheit› bezeichnet»[409] – ja, das ist eindeutig eine sehr weit verbreitete Krankheit, dieses «Frausein».)

Dass sich aus dieser Schlussfolgerung einige Probleme ergeben, ist offensichtlich: Wie weist man eine Zyklusphase richterlich nach? Und woher weiß die Studie, welche Frau in welcher Zyklusphase ist, wenn der Anwalt das nicht als Argument einsetzt? Aber weil auch die Welt so ist, wie sie ist, passt das Ganze sehr gut zu unseren Vorurteilen.

Fragen wir uns also wieder das Gleiche, was wir uns schon bei der Periode und den währenddessen nachlassenden verbalen Fähigkeiten gefragt haben: «Was heißt das im Vergleich zu Männern?» Und da ist die Grafik auf der nächsten Seite hilfreich, basierend auf Daten, die ein Herr namens James Cronin 1999 gesammelt hat (oder etwas aktueller, die Daten der schottischen Polizei 2017–18, bzw. der dänischen, gesammelt von Asser Thomsen et al.).

Die Age-Crime-Curve gilt für eine ganze Menge Arten an Verbrechen, vor allem die handgreiflichen. Alles zu Testosteronhöchstzeiten. Ab 25 nimmt es ab. Fairerweise muss man sagen, dass auch die Kurve der Mordopfer ein deutliches Übergewicht in Richtung «Männer in diesem Alter» vorweist. Und natürlich ist es nicht so, dass Frauen nie Leute umbringen. Aber sobald man beide zusammen in einem Diagramm darstellt, sieht es halt eher *so* aus.

Dass der Zusammenhang zwischen Testosteron und Gewalt kompliziert ist, haben wir schon erfahren. Auch, dass Frauen durchaus ein paar eigene Ideen zu Aggression haben, von denen

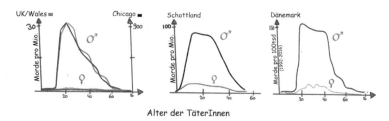

Morde über die Lebensjahre der MörderInnen verteilt. Unten sind die Frauen.

gar nicht alle darauf beruhen, heldenhaft, inspirierend und unter Einsatz ihres eigenen Lebens und/oder letzten Hemdes ihr Kind zu beschützen (#YouGoGirl #MamaBear).

Der Punkt ist trotzdem: Selbst *wenn* PMS in einigen Fällen zu bedenklichen Aussetzern führen *sollte*, ist die Verteidigung «Frauen sind halt so vor ihren Tagen» ungefähr so sinnvoll wie: «Was denn, mein Mandant ist halt ein Mann im besten Alter!» Wenn uns auf dieser Welt also etwas statistisch gesehen in Angst versetzen sollte, sind es nicht Frauen mit PMS.

So oder so ist die Beschäftigung mit hormonellen Ausnahmezuständen ein guter Moment, um sich einen der größten hormonellen Schwenks in unserem Leben anzugucken. Diesmal eher in der positiven Richtung: Was macht das Hormonsystem, wenn es Familienzuwachs bekommt?

DIE HORMONE WERDEN ELTERN

Elternschaft ist ein prima Hormonthema, weil es alles zusammenbringt: Rollenklischees, gegen die Mütter und Väter anstrampeln müssen, Eltern- und Kindbedürfnisse, mentale Gesundheit und hormonelle Großbauprojekte. Und natürlich wird es hier auch wieder mal politisch. Vor allem ist mal wieder alles ganz anders, als man denkt.

Hormonschwanger: I was told there would be glowing

Juliette ist schwanger. Im Hormon-Board ist es Zeit für ein Meeting. Eins von vielen in den letzten Monaten. Der Umbau nagt an jedermanns Nerven.

Auch wenn das hier ein Hormon-und-*Gehirn*-Buch ist, kann man nicht über Schwangerschaft und Hormone reden, ohne zu betonen, was sie im Körper sonst noch so tun. Das ist wichtig. Weil es sonst ja fast willkürlich wirkt, was sie anstellen, als waberten sie im luftleeren Raum. («Und heute dachte ich mal ‹Östrogen›!») Schließlich leisten die Hormone während der Schwangerschaft grandiose Dinge – für den Erhalt der Menschheit im Allgemeinen und Ihre Altersversorgung im Besonderen. Und Grandioses schafft man nur mit grandiosem Aufwand.

Darum ist die Art, wie wir darüber reden, ungefähr so, als würden zwei Handwerker vor unserer Wohnungstür ein Klavier durch den vierten Stock des Treppenhauses wuchten, und wir stecken den Kopf durch die Tür und fragen, ob die dabei so laut fluchen müssen. Ja, verdammt noch mal, müssen sie. Alles, was wir *eigentlich* dazu sagen sollten, ist: «Hurra. Ein Klavier, ein Klavier!»

Es gibt keine Hormondrüse, die von Schwangerschaft nicht betroffen ist. Für die Schilddrüse z. B. ist sie ein wahrer Stresstest. Sie wächst sogar und ist auf einmal quasi im Alleingang dafür verantwortlich, den Jodabgang aufzufangen, der sich durch ständige Toilettengänge einstellt. Sollten Sie Jodmangel oder ein Autoimmunproblem haben, macht sich das *jetzt* bemerkbar. Unterdessen sorgt Gonadotropin – das Hormon, das die Sexhormone ruft – dafür, alles, was dem Körper schaden könnte, von ihm fernzuhalten. Dafür steigt im ersten Drittel der Schwangerschaft nicht nur der Geruchssinn, sondern auch die Tendenz, sich zu ekeln und zu übergeben. Fremdkörper erfolgreich losgeworden.[410] Die Umstellung des Körpers haben wir unterdessen einem Hormon namens CG (und seinem Sonderstatus) zu verdanken. Es wird nämlich vom Fötus produziert, und wenn das passiert, dann weiß jeder: Jetzt wird alles ganz anders. Durch die CG-Ausschüttung ziehen sich weder der Gelbkörper noch Progesteron zurück, und der Körper schiebt alle weiteren Fruchtbarkeitsprojekte erst mal auf die lange Bank. Vor allem ist es das Hormon, das Juliette als Erstes die Nachricht überbringen durfte. Also indirekt, über den Schwangerschaftstest.

Wer weiß schon, wer schwanger ist?

Zu wissen, dass CG im Körper die Schwangerschaft einläutet, eröffnet uns faszinierende neue Möglichkeiten, herauszufinden, ob wir schwanger sind. Ohne dass uns jemand einen suggestiv-wissenden Blick zuwirft und sagt: «Du strahlst heut so.»

Das war allerdings nicht immer so. Früher war Östrogen für das Überbringen der frohen Botschaft verantwortlich. Und wenn ich früher sage, dann meine ich *ganz* früher.

Für eine praktische Anleitung zu einem DIY-vegan-plastikfreien Schwangerschaftstest blättere man einfach in einer Papyrusrolle einer ägyptischen Grabstätte aus dem Jahre 1350 v. Chr.: Die empfiehlt zu diesem Zwecke wärmstens das Pinkeln auf Weizen- oder Gerstensamen. Je eher der Samen austreibt, desto schwangerer ist die Frau. Das stimmt sogar. Jedenfalls in 75 bis 80 Prozent der Fälle. Angeblich wurde der gleiche Trick auch von europäischen Bauern noch im 18. Jahrhundert genutzt. Er funktioniert mutmaßlich, weil das in der Schwangerschaft ansteigende

Östrogen auch Pflanzen zum Austreiben bringt (ist ja quasi dasselbe in Grün). Ganz so einfach kann es allerdings nicht sein, denn Östrogen und Progesteron allein haben nicht diesen Effekt.[411] Wahrscheinlich geht es stattdessen um eine seiner Analogformen.

Die Forschung wird hoffentlich bald dahinterkommen, aber sie hat das Projekt ein bisschen auf die lange Bank geschoben, um wichtigere Fragen zu klären, z. B. «Funktioniert dieser Schwangerschaftstest auch für Alpakas?»[412] Aber das ist ja auch gut zu wissen: Bei den meisten Nutztieren wie Kühen und Ziegen funktioniert der Test andersherum (kein Austreiben = schwanger), und den Mechanismus *dafür* kennen wir besser (ein anderes Hormon namens Abscisinsäure), denn Nutztiere sind ökonomisch relevant. Darum ist die Alpaka-Frage eigentlich auch gar kein Unsinn, zumindest für Bauern, die keinen Zugang zu anderen, teuren Verfahren haben. Eine Menge der Studien kommen aus Indien oder Bangladesch, und so macht sich 3000 Jahre altes Wissen über Frauengesundheit heute noch nützlich (*endlich* ein guter Grund, Frauengesundheit zu erforschen!). Es wäre nur halt schön, wenn wir das Wissen noch etwas fortführen könnten – nicht nur für die Agrarwirtschaft, sondern auch für ... na ja ... Frauen. Vielleicht freuen die sich in denselben Gegenden auch über einen selbstbestimmt zugänglichen Schwangerschaftstest.

Selbstbestimmung gehört bei dem Thema nämlich zu den großen Errungenschaften unserer Zeit: Die ersten wissenschaftlich anerkannten Schwangerschaftstests der Neuzeit (na ja, 1927) brauchten vor allem erst mal ein Labor und jemanden vom Fach.

Diese Schwangerschaftstests bauten wie heute darauf, dass das Hormon CG am Anfang der Schwangerschaft ansteigt. Beziehungsweise darauf, dass CG von der Struktur her nicht viel anders ist als LH, das Luteinisierende Hormon, das gerade noch das Eibläschen zu seiner Wanderbewegung überredet hat. Nur dass CG in ganz anderen Mengen vorhanden ist.

Das klingt alles verwirrend? Keine Sorge, die Anwendung ist sehr praktisch.

Weil CG dem Hormon ähnelt, das die Eibläschen wandern lässt, kann das Schwangerschaftshormon auch Eisprünge auslösen. Speziesübergreifend. Deswegen drehten sich die ersten Schwangerschaftstests im Labor um die Frage, ob der Urin einer Frau a) Mäuse oder b) Kröten zum Ovulieren bringt (und Sie dachten, das mit dem vegan wäre ein Witz). Wenn Sie zwischen 1940 und 1960 geboren wurden, haben Ihre Eltern vielleicht auf diese Weise die frohe Botschaft erhalten.

Sind Sie nach 1975, aber vor 1988 geboren, also vor der Einführung der modernen Schwangerschaftstests mit dem blauen Streifen oder digitalem Display, besteht dagegen eine große Wahrscheinlichkeit, dass Ihre Eltern zu Hause über einem Test-Kit im Chemiebaukasten-Look brüteten. Inklusive Antikörper, Schafsblut-Bestandteilen (immer noch nicht vegan) und einer zehnschrittigen Anleitung, an deren Ende jemand «Heureka!» rufen musste. Das, oder Ihre Mutter hat sich einfach morgens übergeben.

Fragen Sie beim nächsten Familienessen unbedingt mal nach, welches es war. Ist schließlich ein spannendes Gesprächsthema. Und eins mit revolutionärer Bedeutung: Die Heim-Schwangerschaftstests haben den Frauen ein ganzes Stück Selbstbestimmung über ihren Körper gesichert (oder zurückgegeben, falls es stimmt, dass sich die Bäuerinnen früher auf die Weizenpinkelmethode verlassen haben). Schnell und praktisch zu wissen, ob man schwanger ist, anstatt ständig oder nie damit zu rechnen, ist doch ein großer Fortschritt. («Nee, ich trink im Moment keinen Alkohol, neulich hat jemand gesagt, ich strahle.») Dank dem Schwangerschaftstest für zu Hause haben Frauen nun mehr Zeit, Ruhe und Privatsphäre, um zu überlegen, wie sie mit einer Schwangerschaft umgehen wollen.

Aber das Prinzip hinter den Tests ist die ganze Zeit über dasselbe geblieben: der Blick auf den Urin.

Schwangerschaft ist Koordination pur

Wenn man so darüber nachdenkt, ist es eigentlich erschütternd, dass wir Schwangerschaftstests brauchen. Schließlich informiert CG ja den Hypothalamus darüber, da könnte der doch auch echt mal dem Bewusstsein Bescheid sagen! Stattdessen strömt CG einmal durch den Körper, informiert alles und jeden, aber unser Cortex kriegt nicht mal 'ne Mail. Da kann man mal sehen, dass der Rest unseres Körpers diesen Teil von uns nicht halb so relevant findet wie wir. Andererseits: Wenn die Evolution fände, wir sollten irgendwas Hilfreiches tun, hätte sie bestimmt Bescheid gesagt. Stattdessen können Sie sich zurücklegen. Körper und Hormone wissen schon, was sie tun.

Progesteron ist ausnahmsweise nicht nervös. Im Gegenteil, es ist auf einmal merklich in seinem Element. Seit die Einnistung der Eizelle offiziell ist, trägt es Sonnenbrille und ein T-Shirt mit der Aufschrift «Schwangerschaft ist mein zweiter Vorname». Recht hat es. Progesteron, sprich «für Gestation», sprich «pro Schwangerschaft». Und es ist auch wahr, dass ohne Progesteron heute niemand hier wäre. Nicht mal die Plazenta. Schließlich beginnt alles damit, dass sich der Gelbkörper im Falle einer eingenisteten Eizelle eben nicht einfach zurückbildet, sondern weiter fleißig Progesteron produziert. Damit ist es nicht nur verantwortlich für das finale Einrichten des Uterus (Östrogen wendet ein, dass es dafür ja auch ein bisschen Schleimhaut vorbereitet hat und alles, aber niemand hört so richtig zu). Sondern es sorgt in der Anfangsphase auch dafür, dass sich die Eizelle willkommen fühlt und sich zurechtfindet mit der ganzen Einnistungsbürokratie. Außerdem hält es Körper und Immunsystem davon ab, die Eizelle postwendend wieder rauszuwerfen nach dem Motto «Kenn ich nicht, versorg ich nicht.»

Um die sechste bis zehnte Woche verschiebt sich das Machtgefüge. Um den Konferenztisch stehen jetzt jede Menge Extra-Plastikstühle für die Plazentahormone (die sind zwar nicht besonders bequem, aber es ist ja auch nicht für lange). Die Plazenta ist mittlerweile die Hauptquelle für Progesteron. Letzteres baut sie vor allem aus Cholesterin, und das ist doch schon mal nett von ihr (und nett vom Cholesterin. Danke, Pommes).

Die Plazenta generiert Neuropeptide, Steroidhormone, Monoamine – kurz gesagt fast jedes Hormon, das in diesem Buch vorkommt, und schüttet dabei gleichzeitig die Dinge aus, die ihr eigenes Wachstum ermöglichen und es auf einen nützlichen Rahmen begrenzen. Das macht sie zu einer der kompliziertesten endokrinen Drüsen überhaupt und außerdem zu einer absoluten Expertin in Hormonfragen. Sie wird auch nicht müde, darauf hinzuweisen: «Plazenta, Ihr Partner zum Erhalt der Spezies.» Oder alternativ: «Nur das Beste für Ihren Fötus.» Immerhin steht sie in engem Kontakt zu den fötalen Bedürfnissen. Um denen gerecht zu werden, bilden die Plazentahormone eine eher introvertierte Fraktion. Eine ihrer Hauptaufgaben ist es, mütterliche Hormone vom Fötus fernzuhalten: «Da hat er was Eigenes und kann sich *ganz* nach seinen Wünschen und Bedürfnissen entwickeln.» (Die anderen Hormone verdrehen die Augen.) Besonders Stresshormone kommen ihr nicht ins Haus – nicht, wenn sie es verhindern kann. Das finden die anderen Hormone wiederum ein bisschen heuchlerisch, wenn man bedenkt, dass Kortisol ja nur wegen der Schwangerschaft überhaupt so aufgestockt hat!

Wie wir es von Kortisol mit seinen U-Kurven-Effekten kennen, wirkt es je nach Schwangerschaftsphase und Konzentration ein bisschen anders.[413] Aber auf der richtigen Seite der U-Kurve ist es enorm hilfreich: Mütter und Väter brauchen ein gewisses Maß an

Kortisol, um die angemessene, leicht aufgebrachte Reaktion einzuläuten, die wir auf ein schreiendes Kind haben sollen – es hilft bei der Bindung direkt nach der Geburt und sorgt manchmal sogar für positivere Gefühle gegenüber dem Kind (Kortisol kann die Stimmung schützen, wir wissen das).[179] Im Idealfall, entwickelt sich das Eltern-Kortisol bei Mutter und Vater synchron.[414] Mütter mit höheren Kortisolleveln sind sogar besser darin, verschiedene Kinderschreie zu unterscheiden. («Aha, das hab ich erkannt, das ist ein Schmerzschrei!» «Oh cool, dann kannst du ja jetzt gezielt was unternehmen!» «Naja nee, sie kriegt halt Zähne.») Und weil Lerneffekte sich halten, sind Mehrfach-Mütter darin noch besser.[415] Dagegen fällt es Frauen, die als Teenager schwanger wurden, ein bisschen schwerer, auf das Schreien mit der gleichen hilfreichen Mischung aus Herzklopfen und Kortisol zu reagieren, sodass ihnen vielleicht ein paar von Kortisols hilfreichen Effekten fehlen, während sie vom gleichen Maß an Aufregung berichten.[416]

Damit ist Kortisol mal wieder nicht einfach ein Stresshormon, sondern auch ein Baustein für die Elternschaft. Aber wie wir aus sämtlichen «Hormone am Bau»-Kapiteln wissen, ist pränataler Kortisolstress auch nicht ganz ohne und wirkt auf Hirnentwicklung und Epigenetik (vom Kortisol- und wahrscheinlich auch vom Oxytocinsystem). Darum hat die Natur dieses etwas unfaire System entwickelt, bei dem die Mutter quasi in Kortisol badet und der Fötus, sicher geschützt durch die Plazenta, im Uterus Purzelbäume macht.

Gegen Ende der Schwangerschaft lockert die Plazenta ihre strikte Kein-Stress-Policy allerdings, und die Glucocorticoidlevel im Fötus steigen an (sprich, Kortisol und seine Familienmitglieder). Das hat, wie fast alles in der Hormonwelt, durchaus seinen Sinn und Zweck, denn die Stresshormone beschleunigen auf den letzten Entwicklungsmetern noch mal das Organ- und Lungenwachstum, sodass das Kind hübsch fertig auf die Welt kommt (also abgesehen vom Sprechen oder Laufen oder der Fähigkeit, den eigenen Kopf zu halten).

Überhaupt murren die anderen Hormone ein bisschen: Die Plazentahormone sind nur temporär mit dabei und wollen trotzdem bei allem mitreden. Außerdem muss man wissen, dass beide Hormonfraktionen einen unterschiedlichen Fokus haben.

Juliettes Hormone wollen vor allem das Beste für Juliette. Sie freuen sich so sehr über die Schwangerschaft wie alle anderen auch, aber Juliettes Wohlergehen ist nun mal ihre Hauptaufgabe. Auf der anderen Seite spricht man dagegen von der fetoplazentaren Einheit. Da weiß man ja gleich, wo die Prioritäten liegen.

Neulich z. B., beim Thema Blutzucker: Babys wünschen sich, dass Mütter viel Blutzucker haben, weil sie selbst dann auch viel Zucker abbekommen. Darum hat die Plazentafraktion still und heimlich angefangen, Hormone rauszuschicken, die die «Insulin jetzt!»-Pfade in Juliette durcheinanderbringen und sie resistenter für Insulin machen, sodass der Körper Zucker nicht abbaut, sondern schön zum Baby durchwinkt. Und wo wir schon dabei sind, wie wäre es mit ein paar Fettsäuren? Das Baby muss schließlich proper und niedlich aussehen, wenn es auf die Welt kommt, sonst hat nachher keiner Lust, es durchzufüttern (Juliettes Geburtskanal hätte dazu das ein oder andere zu sagen). Das sorgt für einen permanenten leichten Entzündungszustand, und der Rest der Hormone wundert sich, warum hier überall Zucker rumschwimmt. In einer akuten Notfallsitzung (Themenschwerpunkt «Diabetes Typ-2-Gefahr») haben sie sofortige Gegenmaßnahmen in Kraft gesetzt: Mehr Insulin-Rezeptoren einbauen, Insulinproduktion um 200 bis 250 Prozent rauf. Woraufhin die Plazentafraktion (die praktischerweise im selben Meeting ist) heimlich still und leise angefangen hat, ein Enzym zu produzieren, das Insulin in seine Bestandteile auflöst. Danach war die Stimmung zwischen den Hormonen erst mal eisig.

Man kann sich die Zusammenarbeit von Mutter und Fötus also ungefähr so vorstellen wie bei einer Boyband: Offiziell haben sich alle ganz doll lieb, aber heimlich geht jeder davon aus, der eigentliche Star des Teams zu sein.

So wird das Hormongleichgewicht auf einmal nicht mehr nur von den eigenen Bedürfnissen gesteuert, sondern von denen des Fötus infiltriert, und es kommt zum internen Wettrüsten. Genauso vereinnahmen z. B. die Plazentahormone Juliettes Hirnanhangdrüse für sich, damit Juliette ständig Gonadotropin produziert, damit das ständig Progesteron produziert, und *das* erhält die Schwangerschaft, selbst wenn Juliette in eine Hungersnot hineinstolpert und ihr Körper versuchen könnte, die Ressourcen für sich zu behalten.

Auch die Geschichte mit dem Insulin ist streng genommen nicht nötig: Selbst ohne das Hormon, dass Juliette insulinresistent macht, liegt das Geburtsgewicht der Föten im normalen Bereich. Aber der Fötus will halt auf Nummer sicher gehen. Er ist ja der Star. Und sein Plazenta-Manager hat ausdrücklich gesagt, dass er Erdbeeren und gekühlten Champagner auf dem Zimmer *braucht* (oder wahlweise *Nutella* und Essiggurken).

Aber das alles gehört zu einer gesunden Schwangerschaft. Schwierig wird es nur, wenn bei der Mutter eh schon Diabetesgefahr vorliegt. Oder wenn es an Ressourcen fehlt, um beide zu unterstützen. Babys von Jugendlichen, die selbst noch im Wachstumsprozess sind, tendieren dazu, kleiner zu sein, weil die Mutter ihre Ressourcen selbst noch dringend braucht.[250]

Trotz allem gilt: Gemeinsame Problemlösung ist der Schlüssel zum Erfolg. Neulich beim Teambuilding z. B., als der Fötus zugeben musste, dass er keine Ahnung hat, wie man aus Androgenen Östrogen formt, und wenn er ganz ehrlich ist, die Plazenta auch keine Androgene produziert. (Die fötalen Hormone gucken sehr schuldbewusst vor sich auf den Boden. Alle sind mittlerweile sehr nah am Wasser gebaut.) Aber nachdem der Damm erst mal gebrochen ist, erzielen sie eine Lösung für alle Beteiligten, die mehr Parteien einbezieht als die Wahl zum EU-Ratspräsidenten: Juliette und der Fötus produzieren in den Adrenaldrüsen bzw. im Adrenalkortex jetzt beide DHEA-S, ein weiteres Vorläuferhormon, aus dem die Plazenta so einiges machen kann, einschließlich Östrogen.[417] Teamwork!

Viele von den Absprachen im Hormon-Meetingraum haben für uns eine konkrete Bedeutung. Das komplexe Hin und Her, das am Ende dafür sorgt, dass der Fötus seine Sexhormone bekommt, bedeutet letztlich, dass im System der Mutter jetzt jede Menge Östriol rumschwimmt – ein Verwandter des Östrogens, der rund 90 Prozent der Plazentahormone in Juliettes Körper ausmacht – genauso wie DHEA, das z. B. den Informationstransfer zwischen den Nervenzellen beeinflusst. Im Moment macht es sich bei Juliette vielleicht durch Unterstützung bei der räumlichen Orientierung bemerkbar, und später, nach der Geburt, hilft es möglicherweise noch beim verbalen Lernen und der Executive Function.[413] Aber mit Sicherheit wissen wir dazu noch ziemlich wenig (vor allem, wenn man bedenkt, dass man DHEA als Nahrungsergänzungsmittel kaufen kann).

Wir haben DHEA lange Zeit nicht beachtet – bis wir wussten, in welche spannenden Formen es sich umwandeln kann: in Sexhormone nämlich. Seit der Umwandlung finden wir es plötzlich sehr interessant. Wie Meghan Markle. Dabei war es das eigentlich schon vorher: DHEA spielt eine Rolle bei Wachstum und Differenzierung des Nervensystems, schützt vielleicht unsere Stimmung in der Menopause und bei Depression[418] und könnte sogar eine Rolle in der weiblichen Sexualität spielen (alle gucken plötzlich sehr interessiert).

Dann tragen die Hormone ihren Fortschrittsbericht vor. T3 und T4 haben neben der ganzen Jodgeschichte ein paar entscheidende Schritte zur Hirnentwicklung des Fötus beigetragen, auf die sie sehr stolz sind. Cortex-Volumen und IQ gelten vorerst als gesichert.[419] Es gab einen kleinen Holperer im ersten Trimester, der die psychomotorische Entwicklung etwas zurückwirft und dafür sorgen wird, dass das Baby sich später beim motorischen Lernen ein bisschen doof anstellt, aber sie haben das durchgerechnet, und in der Familie fährt eh niemand Fahrrad.

Östrogen hat sich in der Zwischenzeit um das uterine Wachstum und den Blutfluss gekümmert. «Keine einfache Aufgabe. Wir verzeichnen einen Plasmazuwachs von 40 bis 50 Prozent, die Herzleistung musste 30 bis 40 Prozent gesteigert werden, um die beiden Kreisläufe gleichzeitig zu versorgen. Aber dank top Zusammenarbeit mit Progesteron und Co haben wir es geschafft, selbst unter diesen Bedingungen den Blutdruck noch um acht bis 20 Prozent zu senken!»[420] (Bestätigendes Klatschen. Mehrere Hormone klopfen sich auf die Schulter.)

Als nächsten Schritt im Projekt bereitet Oxytocin die Brüste auf die Milchproduktion vor. Außerdem klopft es zuverlässig auf eine Box mit der Aufschrift «BINDUNG!» Darin versteckt sich eine Pappschachtel. Auf der steht: «Wie Sie Geburtserfahrungen schnellstmöglich vergessen!» Das Logo ist eine rosarote Brille. Die Choreographie für den großen Tag steht. Progesteron gibt den Fackelstab an Östrogen weiter. Das baut die Rezeptoren für Oxytocin ein, das öffnet den Muttermund.

Dann ist es endlich so weit. Alle sind bereit. Die Opioide wissen Bescheid. Darmentleerung verlangsamen, Schmerzen lindern, beim Atmen helfen. Besonders wenn sich Juliette gegen eine epidurale Betäubung entscheidet (sie sind da unterstützend, egal was sie wählt). Später helfen sie dann Oxytocin beim Zau-

ber des Moments. Corticolibrin wird Kortisol Bescheid sagen, sodass es nach der Geburt für die richtige Aufmerksamkeit und Ansprechbarkeit sorgt. Man kann ja schließlich nicht einfach einschlafen, wenn man sein Kind zum ersten Mal sieht.
Unterdessen erhebt sich Juliette umständlich vom Schreibtischstuhl. Das Leben ist nicht leicht, wenn man plötzlich sehr schwer ist. «Ach Gott», meint sie. «Ich hatte fast vergessen, dass Leo mich heute von der Arbeit abholt. Babybrain, echt. Verdammte Hormone!»
Oben im Sitzungssaal ist es auf einmal ganz still. Einige Hormone gucken ernsthaft verletzt. Progesteron lässt die Sonnenbrille sinken. «Sie hat *was* gesagt?»

50 bis 80 Prozent der schwangeren Frauen sagen, sie hätten ein Babybrain, noch schmeichelhafter Porridgebrain genannt. Allerdings haben Forscher bis jetzt nur minimale Effekte des Schwangerseins auf das Gedächtnis gefunden – und das trotz massiver Bemühung.[421] (Als Forscher nichts zu finden ist immer sehr unangenehm, denn solche Ergebnisse haben in wissenschaftlichen Zeitschriften ungefähr die gleiche Veröffentlichungschance wie erotische Fan-Fiction.)

Der einzige kognitive Effekt, auf den wir uns verlassen können: Wortfindungsstörungen im dritten Trimester, die ansteigen bis zur Geburt.[422] Dafür ist das Gedächtnis zwei Jahre nach der Schwangerschaft aber besser als vorher (Östrogen verdreht die Augen. Es hatte ja gesagt, dass hier gerade alles im Umbau ist). Genau genommen ist es zwischenzeitlich auch während der Schwangerschaft besser, zumindest bei Müttern mit einem männlichen Fötus (Testosterons Schutzfunktion lässt grüßen).

Also bilden sich die werdenden Mütter das alles nur ein? Der Antwort ein bisschen näher gekommen sind Forscher, die etwas ganz Verrücktes getan haben: Frauen einfach mal in ihrem natürlichen Lebensumfeld und Alltag testen.[421] Nicht ganz so offensichtlich natürlich: Erst haben sie die werdenden Mütter im Labor zur ausgiebigen Gedächtnistestbatterie eingeladen, wo sich mal wieder keine vernünftige Unterschiede feststellen ließen. Nada! Dann haben sie die Frauen mit zwei Aufgaben nach Hause geschickt: «Könnten Sie bitte in einer Woche noch mal anrufen und diesen frankierten Briefumschlag einwerfen?» Und siehe da: Vergessen! Das heißt, der Schlüssel liegt vielleicht ausnahmsweise mal nicht in den Hormonen, sondern an der Doppel- bis Dreifachbelastung während der Schwangerschaft: Alles ist eigentlich wie immer, aber parallel versuchen wir noch, drei Schwangerschaftsratgeber zu lesen, uns über Milcheinschuss und Kinderwagen zu informieren, uns eine Erstausstattung zuzulegen («So winzig sind die am Anfang?») und Elterngeldanträge zu verstehen. Das kann einen alles zusammen schon mal auf die stressige Seite der Kortisolkurve katapultieren.

Interessanter wird es, wenn wir uns den Einfluss der Schwangerschaft auf die Emotionsverarbeitung anschauen.

Hirn im Aufbruch

Schwangerschaft ist eine Zeit des Umbaus. Auch im Gehirn. Und zwar seit Jahrmillionen ein ziemlich fundamentaler: An seinem Ende muss bei den Eltern eine liebevoll hegende und pflegende Reaktion stehen, wo die Tendenz vorher noch Richtung Frontalangriff ging.[43] Weil Frontalangriffe für die Elternrolle wirklich nicht ideal sind, müssen Hormone über sich hinauswachsen und die Veränderungen bewirken, die wir oben im Kapitel «Liebe» schon kennengelernt haben. Was wir allerdings auch erwähnen sollten, ist, wie nachhaltig diese Veränderungen sein müssen: Häsinnen schauen pro Tag ca. fünf Minuten bei ihren Jungen rein, aber das reicht, um sie permanent im Mutterzustand zu halten.

Zum Glück setzen die Hormone dabei nicht auf ihre kurzfristigen Effekte, sondern auf ihre Fähigkeit, plastische Veränderungen im Gehirn zu bewirken. So beunruhigend uns diese Vorstellung auf den ersten Blick auch vorkommen mag: Sie ist ein gutes Vorzeichen für die Elternbegeisterung.

Darum gibt es auch andere Wege ins Elterndasein, ganz ohne Schwangerschaft. Wichtig ist nur, dass die Hormone stimmen. Alles andere ist Persistenz. Selbst jungfräuliche Ratten benehmen sich irgendwann mütterlich, wenn man lange genug mit Babys vor ihrem Gesicht rumwedelt.[168] Jetzt kann man natürlich argumentieren, dass das für Menscheneltern nur begrenzt relevant ist. («Ah, da fällt ein Baby vom Himmel! Schnell, kauf eine Kinderzimmereinrichtung!») Aber wenn wir darüber ein bisschen früher nachgedacht hätten, wären wir vielleicht nicht ganz so überrascht gewesen, dass die Baby-Simulations-Puppen in Schulen nicht wie erhofft für weniger, sondern für mehr Teenagerschwangerschaften gesorgt haben![423] Hat der Natur ja keiner gesagt, dass wir die ganzen mütterlichen Hormone nur zu Anschauungszwecken heraufbeschworen haben. (Oxytocin schüttelt ungläubig mit dem Kopf. Es fühlt sich fehlinformiert.)

Zu Adoptivmüttern wissen wir in dieser Hinsicht erstaunlich wenig, aber dafür etwas Schönes: Das Oxytocin, das Mütter beim Kuscheln ausschütten, passt zu ihrer Gehirnaktivierung – erst gegenüber Kindern im Allgemeinen und dann über die Zeit immer mehr zu der gegenüber ihrem eigenen Kind.[424] Bindung in Echtzeit.

In jedem Fall lohnt es sich, diesen sehr dringlichen und ziemlich überzeugenden Umbau im Kopf zu behalten. Vor allem die Regionen, die wir für soziales Denken brauchen, werden umstrukturiert: Perspektivübernahme, Empathie, aber auch Teile des Executive-Netzwerks.

Das hilft uns u.a., unsere Emotionen in den Griff zu bekommen[422] – und wenn irgendjemand seine Gefühle ständig im Griff haben muss, dann sind es junge Eltern. Oder wie es ein Artikel so schön positiv formuliert: «Kinder können viele Emotionen wecken, weil sie ihre Gefühle intensiv ausdrücken und ohne jede Kontrolle.»[168] Genau. Wenn sie *das* machen, löst das *viele* Emotionen aus.

Der Umbau des Gehirns ist wahrscheinlich das Äquivalent dazu, all seine Klamotten aus dem Schrank zu werfen, um sie dann nach einem neuen tollen Farbschema sortiert wieder einzuordnen. Und im Gegensatz zu unserem Kleiderschrank behalten wir dieses neue Schema sogar länger als zwei Tage bei: Vieles davon ist noch zwei Jahre später erkennbar.

Was die Veränderungen im Gehirn bedeuten, können wir allerdings nur verstehen, wenn wir uns das Verhalten angucken: Obwohl die ganzen Klamotten auf dem Fußboden erst mal unordentlich wirken, sind sie später im Schrank, wenn ausgemistet und sortiert worden ist, ziemlich praktisch. Und auf das Gehirn übertragen bedeutet das: mehr Chance auf Bindung, weniger für Feindseligkeit.[168]

Klugerweise hat sich die Natur viel von dem Sortierprozess bis nach der Geburt aufgespart: So können Sie ihn dem Kind anpassen (und müssen später nicht mit der Nachbarin den Nachwuchs tauschen, bis es passt) und auch den Umständen: Bei Müttern von Frühchen sind die Gehirnregionen aktiver, die für Empathie zuständig sind.

Außerdem können Sie sich mit dem Kind zusammen weiterentwickeln. («Also in Phase eins wird es immer irgendwas wollen, und in Phase zwei wird es dann auch immer etwas wollen, aber vor allem das, was Sie *nicht* wollen.»)

Wenn man über Schwangerschaft und die Zeit danach als eine Zeit der Umsortierung nachdenkt, dann ist es vielleicht auch weniger überraschend, dass wir währenddessen sehr sensibel sind für Umwelteinflüsse, namentlich Stress. Sollen wir ja auch sein.

Flexibilität ist die Hauptaufgabe der Hormone. Aber sie birgt eben eine gewisse Anfälligkeit für andere Probleme. Passend dazu gibt es kaum Studien, die es wirklich schaffen, den Sexhormon-, also Östrogen- und Progesteronabfall nach der Schwangerschaft mit irgendwelchen depressiven Symptomen zusammenzubringen – und das, obwohl er so massiv ist! *Wenn* man hormonbiologische Einflussfaktoren findet, dann sind es eher die Risikofaktoren, die wir schon aus dem «Hormone am Bau»-Kapitel kennen: niedriges *Oxytocin* während der Schwangerschaft, hohes *Kortisol*, vielleicht in Zusammenhang mit einem Trauma, die Beziehungsangewohnheiten, die wir uns in der Kindheit gebastelt haben.[425]

Vielleicht kann man sich die Anfälligkeit für diese Faktoren in den Umbauphasen ein bisschen so vorstellen wie bei Renovierungsarbeiten: Hin und wieder sind sie unvermeidbar, und in den meisten Fällen ist Ihre Wohnung danach besser in Schuss als vorher. Aber zwischendrin gibt es ganz schön viel Krach und eine Phase, in der die Leitungen und Rohre gefährlich offen liegen. Und wenn dann eines von ihnen schon vorher leicht brüchig war, haben Sie jetzt einen Wasserrohrbruch. Zu der Frage, wie *der* sich äußert, kommen wir im nächsten Kapitel.

Wenn Ihnen die ganze Risiken-und-Nebenwirkungen-Liste trotzdem ein bisschen unfair vorkommt, tröstet es Sie vielleicht, zu erfahren, dass Schwangerschaften die Menopause nach hinten verschieben. Damit sind sie ein gutes Zeichen für die spätere Gesundheit. Mütter haben auf die Dauer eine höhere Chance auf ein langes Leben und sind selbst auch ein bisschen besser gegen Brust- und Eierstockkrebs geschützt. Dafür steigt das Risiko, später an Alzheimer zu erkranken.[422] Mist. Dass aber auch nix einfach nur mal positiv sein kann.

Babyblues

Wie immer gibt es zu der kognitiven Seite der Hormoneffekte auch eine emotionale. Einen Teil davon kennen wir schon: Oxytocin und Co stärken langfristig wahrscheinlich genau die Areale, die wir brauchen, um mit emotionalen Herausforderungen umzugehen. Aber wenn sie sich dabei jetzt mal beeilen könnten?

In der Zeit kurz nach der Geburt fühlen sich mindestens zehn Prozent der Frauen von dem, was die Mutterschaft so mitbringt ... negativ überrascht. Oder überfordert. Allgemeine Traurigkeit beschreiben 50 bis 80 Prozent der jungen Mütter. Leichte Depression erwischt in den Monaten nach der Geburt ungefähr 11 bis 20 Prozent von ihnen, von einer schweren sind sieben bis 14 Prozent betroffen. Wobei übrigens auch vier bis 25 Prozent der Väter ähnliche Symptome ankreuzen.[426]

Angst gehört dazu, mit den üblichen Begleiterscheinungen wie Obsession oder Hyperwachsamkeit, Aufmerksamkeit, Katstrophisieren, aber diesmal in Bezug auf das Baby – oder vorher die Geburt. Die Stimmung verschlechtert sich und manchmal auch die Konzentration. («Was wollte ich noch mal machen? Ah ja, schlafen. Ich möchte schlafen.»)

Ursache dafür ist natürlich wieder eine Nature-Nurture-Kombination aus Genen, Hormonschwankungen, mangelnder sozialer Unterstützung usw. Selbst böse Schwiegermütter können das Risiko für eine postpartale Depression (PPD) erhöhen[427], und wer einer marginalisierten Minderheit angehört, schultert ebenfalls ein größeres Risiko.[427] Bei den Vätern vergrößert es sich, wenn sie sich aus der Mutter-Kind-Beziehung ausgeschlossen fühlen.[426]

PPD ist sehr komplex, aber man kann sich trotzdem ganz gut vorstellen, was passiert, wenn Stress auf ein extrem plastisches Gehirn wie das während der Schwangerschaft trifft: Umbauphasen sind wie gesagt Risikophasen, und in diesem Fall wird der plastische Umbau im Gehirn durch den Stress gestört. Besonders da, wo das Hirn auf die Elternschaft umgestellt wird, sieht man die Folgen:[168] Betroffen sind jene Areale, die Angst und Emotionen im Allgemeinen beeinflussen und die bei Frauen ohnehin ein bisschen stärker ausgeprägt sind. Depression und Angststörungen können sich nun leichter entwickeln.

Und wo wir schon dabei sind, steuert die Gesellschaft dann noch unterstützend ein paar Scham- und Schuldgefühle bei. («Du hast dir das Baby *gewünscht*, jetzt musst du's auch 24 Stunden am Tag verträumt angucken! Was stimmt nicht mit dir?»)

Unser Umgang mit postpartaler Depression schnürt all unsere hormonellen Denkfehler in einem Paket zusammen: Da ist die Kopf-Körper-Trennung, dank der wir immer noch so überrascht sind, wenn die Ursache für unsere Schwermut auch in der Biologie sitzen kann und sich nicht einfach wegdenken lässt. Dazu kommt unsere Vorstellung, alles, was wir mit Unterstützung unseres Hormonsystems tun, müsse einfach sein, weil es sich so natürlich anfühlt – wie einschlafen oder Energie entwickeln oder Menschen lieben, einschließlich dem eigenen Nachwuchs. Aber natürlich ist es sehr komplex und vor allem sehr individuell – und das gilt auch für die Bindung.

Aber es kommt noch ein Punkt hinzu. *Wenn* wir die Hormoneffekte dann mitdenken, trauen wir ihnen fast alles an Irrationalitäten zu. Im Falle von postpartaler Depression heißt das, dass wir alle Stufen von Schwierigkeiten in einen Topf werfen: Niedergeschlagenheit bis hin zu ausgewachsenen Syndromen – wie vorher PMS und prämenstruale Dysphorie – und damit ziemlich viel Schaden anrichten.

Es ist nämlich so: Wenn wir vom Babyblues reden, dann meinen wir meist die postpartale Depression. Die äußert sich schon in den Antworten auf Fragen wie: Hatten Sie in den letzten Tagen Angst und Panik? Sorgen und Selbstzweifel? Unnötige Schuldgefühle? Waren Sie so traurig, dass sie geweint haben oder nicht mehr einschlafen konnten? Gibt es noch Momente, die Sie genießen? Dinge, über die Sie lachen? (Wir erinnern uns: Depressionen zu haben bedeutet nicht nur viele traurige Gefühle, sondern auch keine schönen ... und oft einfach gar keine). Das heißt, die Symptome von postpartaler Depression sind eigentlich nicht viel anders als die einer «normalen» Depression.

Wird allerdings über das Thema Babyblues und Co geschrieben, wird zum Ausschmücken gern in die schaurig-kriminalistische Schublade der Historie gegriffen und alle möglichen Geschichten hervorgekramt von restlos überforderten Müttern mit Wahnvorstellung, Kindswohlgefährdung und Münchhausen-Stellvertreter-Syndrom inklusive. Oder andersherum: Unter Schlagzeilen, in denen sich Mütter mit ihren Kindern von einer Klippe stürzen oder in einen See fahren, tauchen ziemlich automatisiert Mutmaßungen über «Babyblues» oder «postpartale Depression» auf. Ähnlich wie PMS als Motiv für Serienmorde aufgeführt wird.

Dabei ist die Idee, die Hormone mit zu bedenken, ja eine gute. Aber trotzdem dürfen wir dabei die leuchtende Trennlinie nicht übersehen: Was hinter solchen extremen Fällen steckt (wenn es denn eine psychiatrische Störung ist), ist mit ziemlicher Sicherheit kein Babyblues, sondern eher eine Psychose. Und die ruft andere Symptome hervor, als wir sie vorhin bei der postpartalen Depression kennengelernt haben: Schlaflosigkeit und Reizbarkeit, oft abgewechselt mit Euphorie, manchmal erscheint die Außenwelt verschwommen, bizarr und bedrohlich. Das Baby auch.

Es stimmt schon, dass bei den meisten dieser Psychosen im Vorfeld auch eine postpartale Depression vorgelegen hat. Aber sie sind trotzdem viel, viel unwahrscheinlicher und betreffen nur ein bis zwei Frauen unter 1000. Und selbst bei denen äußern sie sich nur in den aller-aller-seltensten Fällen auf eine Art, die dem Kind schadet.

Vom Babyblues auf Psychose und von da automatisch auf Kindswohlgefährdung zu schließen, ist ein bisschen, wie zu glauben, jeder, der eine *Jack Wolfskin*-Jacke kauft, erklimmt morgen den Mount Everest. *Und* fällt dabei in eine Gletscherspalte.

Die Unterscheidung ist so wahnsinnig wichtig, weil es sowieso schon nicht einfach ist, darüber zu reden, dass man nach der Geburt aus irgendeinem Grund nicht mütterlich strahlt. Und es wird wirklich nicht einfacher dadurch, dass einen – wenn man's versucht – auch noch Menschen besorgt anschielen, als wäre man verrückt und/oder gemeingefährlich. Obwohl man sich nur genauso fühlt wie 50 bis 80 Prozent aller Frauen nach der Geburt, oder immerhin wie 14 Prozent.

Es ist wichtig, über solche Schwierigkeiten reden zu können. Denn wie bei Menschen mit Depression im Allgemeinen gilt auch bei postpartaler Depression: *Wenn* sie eine Gefahr für jemanden darstellt, dann eher für sich selbst als für andere.

Vor kurzem machte im Vereinigten Königreich eine Studie von sich reden, die Selbstmord als Hauptursache für Müttersterblichkeit ausmacht[428] – 20 Prozent der Todesfälle, bestätigen andere Studien.[429] Noch häufiger finden sich selbstverletzende Gedanken. Und das ist besonders tragisch, wenn man bedenkt, dass wir's mit dem medizinischen Fortschritt ja eigentlich geschafft haben, fast alle anderen Risiken für Müttergesundheit in den Griff zu bekommen. Aber vielleicht ist es (wie beim Frühchen-Kuscheln) gerade jetzt besonders wichtig, die Psyche angesichts dieses Fortschritts nicht unterwegs aus den Augen zu verlieren.

Wobei man auch dieses Risiko wieder im Kontext sehen muss[427,430,431], bevor wir gleich in die nächste Art von besorgtem Schielen übergehen. Der Kontext hier sind schwere postpartale Depressionen (oder eben Psychosen). Das Selbstmordrisiko im Allgemeinen ist sogar *niedriger* vor und nach Geburten.

Außerdem gilt, z. B. in den USA: Das weit größere Risiko für das

Leben der jungen Mütter geht häufig von anderen aus: von ihren Partnern oder Ex-Partnern. Und auch in Deutschland steigt während der Schwangerschaft das Risiko häuslicher Gewalt. (Fragt man Betroffene nach der ersten gewaltsamen Erfahrung, berichten zehn Prozent, sie haben sie im Rahmen ihrer Schwangerschaft gemacht, 20 Prozent im Rahmen einer Geburt.)[432]

Wie wir mit PPD umgehen, passt (leider) gut zu dem, wie wir mit PMS umgehen: Große Schwierigkeiten finden wir seltener als Flächenbrand, sondern eher vereinzelt da, wo verschiedene Risikofaktoren aufeinandertreffen. In der öffentlichen Diskussion sind die aber viel sichtbarer (Feuer halt), sodass wir von ihnen auf andere schließen. Und während wir noch drüber diskutieren, ob die nun Beweis genug sind, dass Frauen mit Hormonen nicht zu trauen ist («Ich meine, das reimt sich ja sogar»), übersehen wir dabei mal wieder die andere Hälfte der Menschheit.

Immerhin heißt das natürlich auch wieder, dass wir das ganze positiv beeinflussen können: durch engagierte Väter zum Beispiel. Soziale Unterstützung ist einer der am stärksten erwiesenen Faktoren.[425] Wenn's klappt, könnte auch häufigeres Stillen helfen bzw. Zeit dafür.[433]

VÄTER SIND BIO: DAS GLEICHE NOCH MAL IN VATERSCHAFT

Der Assistent blättert schon eine Weile im großen universellen Plan «Elternschaft», aber er findet nicht, was er sucht: «Ähm ... Aber was ist mit den Männchen?» Das Gesicht des Hormon-Abteilungsleiters bleibt leer. «Wie, was soll mit denen sein?» «Na ja, das ganze Projekt ‹Beziehungen› fußt auf den Anlagen für ‹Mutterschaft›. Was ist mit den Männchen?» Der Abteilungsleiter macht eine abwehrende Handbewegung. «Ach! Dasselbe in Grün. Ich hab einfach das Vasopressin genommen, das da noch rumlag.» Der Assistent nickt anerkennend. Schließlich sind Vasopressin und Oxytocin in gewisser Weise Geschwister, die sogar an den gleichen Rezeptoren andocken können. Irgendwann vor 400 Millionen Jahren haben sie sich mal aus dem gleichen Stück DNA entwickelt, als das aus Versehen verdoppelt wurde. Man sieht das daran, dass beide in unterschiedliche Richtung geschrieben sind. Oxytocin von hinten nach vorne. Wie eine arabische Version[434] (aber sagen Sie das nicht der AfD). Jedenfalls erinnert sich der Assistent, dass die ganze unabsichtliche Kopiererei ein bisschen peinlich war. Also haben sie ein paar Änderungen vorgenommen, damit's nicht so auffällt, und versucht, einen anderen Verwendungszweck für Vasopressin zu finden. Dann also jetzt «Bindung für Männer». Shampoo für Männer gibt es schließlich auch. Dann fällt dem Assistenten trotzdem noch was ein: «Aber ist Vasopressin nicht auch ein Stresshormon? Das bindet doch an die Amygdala!» «Pah!» Der Abteilungsleiter zuckt mit den Schultern. «Das fällt doch in ein paar Millionen Jahren keinem mehr auf.»

Man kann eigentlich nicht über Elternschaft reden, ohne die Frage zu stellen, welche Rolle Väter dabei spielen. Interessanterweise beantwortet man das in einer Menge Länder mit: «Per se erst mal keine.» In den USA, den Niederlanden und der Schweiz steht Männern jedenfalls so gut wie kein Vaterschaftsurlaub zu. Das ist überall doof, aber in Holland auch noch ironisch, denn da bekommt man vom Staat stattdessen eine Haushaltshilfe.

Na ja, die Mutter ist ja da. Vor allem mit Milch und so. Und viel mehr braucht so ein Kind doch nicht, oder? Jungbullen gehen mit ihrem Kind schließlich auch nicht in den Zoo.

Dabei ist sich die Natur bei dem Thema Väterbeteiligung nicht annähernd so einig, wie es von Verfechtern des konservativen Vätermodells so gern suggeriert wird. Und der Hormonhaushalt schon gar nicht. Trotzdem werden als Beispiel für engagierte Väter immer nur Seepferdchen genannt, bei denen der Mann sogar die Schwangerschaft übernimmt. Das ist ja auch wirklich sehr zuvorkommend, aber dahinten richtet gerade ein Knochenfisch das Nest her, damit das Weibchen die Eier reinlegen kann, und an Land verteidigt ein Dsungarischer Zwerghamster heißblütig das Nest. Dieser Dsungarische Zwerghamster (alias Sibirischer Hamster, alias der Winterweiße Russische Zwerghamster) braucht bei der Schwangerschaft nicht mal anwesend zu sein, um hormonelle Veränderungen mitzumachen. Ein Blick auf die Geburtsszene bei seiner Rückkehr aus dem Nachbarkäfig, und er weiß, was zu tun ist. Denn der Zwerghamster merkt sich alle seine Sexualpartnerinnen – Ehrensache. Und wenn die ihn brauchen, steht er ihnen zur Seite und beginnt mit seiner hamsterlichen Hebammentätigkeit. Gefolgt von geteilter Elternschaft. Man kann also sagen, dass der Dsungarische Zwerghamster vaterschaftlich gesehen mehr auf die Reihe kriegt als die Schweiz.

Hormonell wird der Dsungarische Zwerghamster dabei von einem Östrogenlevel unterstützt, das genauso hoch ist wie das seiner Partnerin. Trotzdem scheint sich sein Testosteronlevel keinen Zacken aus der Krone zu brechen: Das ist nämlich ähnlich hoch wie bei seinen polygamen Artgenossen.

Zugegebenermaßen ist das natürlich nur eins von vielen Modellen. Insgesamt sind Väter nur bei ungefähr fünf Prozent der Säugetiere involviert, und die Großen Affen halten sich in dieser Hinsicht auffallend zurück.

Bei anderen Spezies taucht der Vater nie auf, nicht mal, wenn das Kind durch eine Verkettung glücklicher Umstände reich und berühmt geworden ist und er Klatschmagazinen jetzt Interviews geben könnte. Andere Väter anderer Spezies lassen sich zwar hin und wieder beim Nachwuchs blicken, können sich beim besten Willen aber nicht erinnern, welches jetzt *ihre* Kinder sind. Das ist allerdings auch besser so, denn Kindern anderer Leute stehen die Väter bei ziemlich vielen Spezies feindlich gegenüber.

Die Weibchen der Tukotukos, ein extrem soziales südamerikanisches Nagetier, entscheiden sich nie für ein Männchen, pflegen aber mit einer kleinen Gruppe nah verwandter Weibchen über Jahre hinweg eine enge Gemeinschaft wie die *Gilmore Girls*. Die Natur ist bunt. Und weil ein paar Rezeptoren alles ändern, müssen wir die Frage, welches Vaterschaftsmodell wir mitbringen, schon in der eigenen Spezies beantworten.

Zum Glück sprechen die Hormone eine recht eindeutige Sprache, und die sagt: Vaterpotenzial.[179,414,435] Junge Väter reagieren auf ihr Kind hormonell ziemlich intensiv: sinkendes Testosteron, steigendes Prolaktin; auch Oxytocin und Kortisol steigen kurz vor der Geburt noch mal an, Progesteron entwickelt sich parallel zu dem der Mutter.

Ein überraschend großer Teil der Väter reagiert auf die Umstellung mit dem Couvade-Syndrom, bestehend aus ein paar sehr verwirrenden Co-Schwangerschaftssymptomen: Gewichtszunahme, Kopfschmerzen, Übelkeit, Nasenbluten und aus irgendeinem Grund ziemlich häufig Zahnschmerz. Vor allem im ersten und dritten Trimester.[436,437] Bis jetzt weiß keiner, warum das so ist. Zyklus, Schwangerschaft und Menopause sind vielleicht die einzigen Themen, bei denen sich die Medizin zu *wenig* mit der männlichen Perspektive beschäftigt. Aber immerhin spekulieren die Psychoanalytiker etwas von «Gebärneid», und ich finde, das ist zu ihrem sonstigen Thema «Penisneid» immerhin eine nette Abwechslung.

Neben diesen verwirrenden Veränderungen gibt es auch einige, die wir verstehen. Oxytocin steigt bei Vätern nach der Geburt ziemlich rasant an und sorgt dafür, dass sie näher an ihre Kinder rangehen. Genauso wie bei der Mutter klüngelt Oxytocin dabei mit Dopamin, und wenn man dem Vater jetzt ein Babyfoto zeigt, sagt sein Hirn so etwas wie: «Juhu!» Je mehr die Belohnungsachse des Vaters leuchtet, desto höher die Chance, dass die Mutter später erzählt: «Er ist sehr engagiert und hilfreich.»[438] Außerdem ist das Gehirn in Regionen aktiver, die wir für die Emotionsverarbeitung brauchen. Je mehr Oxytocin, desto mehr kabbeln Väter mit dem Kind in stimulierender Berührung (*piks, piks, glucks*). Außerdem können sie jetzt besser Synchronschwimmen (Eltern-Kind-Synchronität ist allgemein eine wunderbare Sache).

Offen ist noch, welche Rolle Östrogen bei der Vaterrolle spielt. Aber wir wissen immerhin schon mal, dass es ansteigt, wenn Väter an Babys riechen (merkwürdig – aber na gut).[179] Und vielleicht macht es auch sensibler für kindliches Gequengel.[439]

Zwei Unterschiede zu Müttern gibt es natürlich: Vätern und ihrem Hormonsystem muss irgendjemand Bescheid sagen, dass sie Väter *sind*. Wer direkt nach der Zeugung in den Sonnenuntergang reitet, macht am Grand Canyon spontan keine hormonelle Veränderung durch. Frauen passiert es fast nie, dass irgendwann ein völlig unbekannter 20-Jähriger mit blauen Haaren und einem Rucksack an ihre Tür klopft und erklärt: «Papa sagt, du bist meine Mutter.» Und wenn doch, sind sie sehr überrascht.

Väter stellen ihr Hormonsystem also um, weil sie sehen-hören-riechen-fühlen und aktiv von der Veränderung informiert wurden. Im Idealfall schon während der Schwangerschaft und in vielen Fällen synchron mit der Mutter.[435,440] Dass dieser Effekt nicht durch reine Willenskraft, Geburtsvorbereitungskurse und die ausgiebige Lektüre von Elternratgebern eingeleitet wird, sehen wir daran, dass er stark davon abhängt, wie viel Zeit der Vater mit dem Kind verbringt. Mit dem Zeitfaktor synchronisieren sich auch die hormonellen Veränderungen und vielleicht sogar die Hirnaktivierung: Engagierte Väter reagieren auf quengelnde Kinder mit mittelmäßig aufgeregter Insula-Aktivierung,[441] was wahrscheinlich genau das richtige Maß an Aufregung ist, denn wie wir wissen, ist ein zu aufgeregtes Salience-Netzwerk bei unserer Sozialkompetenz nicht immer hilfreich.[442]

Das heißt, Väter müssen von ihrer Vaterschaft aktiv erfahren und daran teilhaben. Aber zu denken, deswegen sei die Vater-Kind-Bindung irrelevant, ist ungefähr so logisch wie zu behaupten, jemand auf einer einsamen Insel sei asexuell. Stattdessen steckt auch etwas sehr Schönes in dieser Flexibilität, z. B. unterscheidet sich das Oxytocinlevel nicht zwischen biologischen und Adoptivvätern (in diesem Fall übrigens rekrutiert aus schwulen Pärchen).[443]

Der zweite Unterschied sind die speziellen Hormone, die Vaterschaft ausmachen: Der Fokus liegt bei Vätern etwas stärker auf Prolaktin und Vasopressin.[439] Vasopressin steigert in werdenden Vätern die Aufmerksamkeit für ihr Kind.[117] Oxytocin hat übrigens nicht den gleichen Effekt. Das passt dazu, dass Paarbindung bei Männern ebenfalls eher Vasopressin braucht als Oxytocin – ausgiebig erforscht ist das allerdings noch nicht.

Was wir wissen: Prolaktin, das man wegen seiner Aufgabe, Milch zu bilden, eher mit Müttern in Verbindung bringt, steigt interessanterweise auch bei Vätern während der Schwangerschaft an. Das könnte dazu dienen, dass Väter beim anstrengenden Kinderaufziehen auch ja kein Gewicht verlieren (yay!). Oder dazu, dass sie sich besser kümmern, sich mehr einbringen und mehr mit ihren Kindern spielen – besonders Entdecker.[117] Von wegen nur «für Milch».

Die Anlagen für eine aktive Vaterschaft sind also vorhanden, da müssen wir uns vor dem Dsungarischen Zwerghamster gar nicht verstecken. Bei Menschenmännern stellt sich eher die Frage: Lassen sie die hormonellen Veränderungen zu? Oder halten sie Abstand zwischen sich und ihren Kindern? Beziehungsweise, räumen Gesellschaft und Arbeitgeber ihnen die Zeit für diese Nähe ein?

Was für einen Unterschied das macht, sieht man beim Blick auf Vatertestosteron und Familienstimmung: Hat der Vater ein hohes Testosteronlevel in den ersten Lebensmonaten des Kindes – was wahrscheinlich ein Zeichen ist, dass er ziemlich wenig Zeit mit dem Kind verbringt –, gibt es da mit einer viel höheren Wahrscheinlichkeit eine Mutter, die unzufrieden ist mit der Welt im Allgemeinen und ihrem Partner im Besonderen.[444] Wenn dagegen Testosteron absackt, ist das nicht nur ein gutes Vorzeichen für die Vater-Kind-Beziehung, sondern auch für Hilfe im Haushalt.[445] Allerdings ist das kein Grund, Testosteron aus der Familie zu verbannen. Nicht nur, weil das Männern im Allgemeinen auf die Stimmung schlägt.

Warum Testosteron doch nicht das Gegenteil von Elternschaft ist

Bei den meisten Spezies sinkt Testosteron, wenn sie sich zu Hause bei der Familie aufhalten. Je weiter das Testosteron sinkt, desto mehr bringen sich die Väter ein. Bei unseren näheren Verwandten sind ein hoher Testosteronwert und große Eier (buchstäblich) oft gleichbedeutend mit einer niedrigen Anzahl von Pokalen mit der Aufschrift «Vater des Jahres». Plasma-Testosteron bei Vätern bedeutet weniger Engagement, tiefere Stimmlage, eine weitaus seltenere Benutzung des Satzanfangs «Jawoisserdenn?»[439] und außerdem einen deutlichen Anstieg in Nichtsnutzigkeit bei der Kleinkindversorgung.

Falls Sie die Baby-Begeisterung zu Hause ausprobieren wollen und gerade keinen Gehirnscanner zur Hand haben (Helium ist teurer als man so denkt), können Sie stattdessen also einfach das Hodenvolumen messen. Je größer das ist, desto kleiner ist statistisch gesehen a) die Begeisterung des Vaters für Babyfotos und b) die Begeisterung, mit der die Mutter vom Vater erzählt. Woran man mal wieder sieht, dass aktive Vaterschaft nicht nur gut für die Kinder ist, sondern vor allem auch für die Beziehung. Für die Messung brauchen Sie allerdings Kontrollhoden, um einen Vergleichswert zu haben (der Durchschnitt liegt bei ca. 20 Gramm, 20 bis 25 ml). Und das ist vielleicht dann doch ein bisschen anstrengend. Alternativ können Sie Ihrem Partner auch einfach mit einem Babyfoto vor dem Gesicht herumwedeln, «Süß, wa?» rufen und gucken, wie er darauf reagiert.

Die oben zitierten Studienergebnisse passen zu der Vorstellung, dass Testosteron im Kinderkontext ein bisschen der Hahn abgedreht wird. Wo Oxytocin die Aufmerksamkeit in Richtung Nachwuchs lenkt, scheint Testosteron sie davon wegzulenken, hin zu allem, was vage mit Sex zu tun hat. Je größer Testosterons «Hey!» beim Anblick von Pornos, desto eher gibt's ein «Ney» beim Anblick von Mini-Menschen.[117]

Diese Erkenntnisse haben dazu geführt, dass wir Testosteron als Anti-Baby-Hormon beschrieben haben. Aber damit tun wir ihm unrecht und der Frage, was Elternschaft bedeutet, sowieso.

Erst mal gibt es sehr wohl Spezies, bei denen Testosteron der Vaterrolle hilft. Kastrieren Sie einen Kalifornischen Wühlmäuserich, zeigt der sich völlig desinteressiert an den Baseballspielen seiner Kinder. Testosteron stellt sein Interesse dagegen wieder her. Eigentlich nicht allzu überraschend, wenn man bedenkt, dass Testosteron zu Östrogen umgewandelt werden kann.

Aber vor allem gibt es auch Aspekte von Elternschaft, für die Testosteron ganz prima geeignet ist. Aspekte, die in der westlichen Welt mit ihren 305-Wege-Ihr-Kind-für-immer-zu-ruinieren-und-was-passiert-wenn-Sie-keine-Geige-besitzen-Elternratgebern in Pastell häufig übersehen werden: Kinder brauchen nicht nur viel Liebe, sie brauchen auch viel körperlichen Schutz. In großen Teilen der Welt spielt das sogar eine weitaus wichtigere Rolle. Kein Wunder, dass Soziales in engem Zusammenhang mit dem

Beschützermodus steht. Aber weil die meiste pädagogische Forschung nicht aus diesen Ländern kommt, tendieren wir dazu, das zu übersehen.

Selbst wenn überhaupt keine Fressfeinde in der Nähe sind oder andere Gefahren drohen, schaffen es Kinder ja ziemlich erfolgreich, sich selbst zu gefährden. Die Tochter eines Freundes ist drei und fest überzeugt: Wenn ihr großer Bruder schwimmen kann, kann sie das schon lange. Also springt sie kopfüber in jedes Wasser rein, das sie sieht. Was Eltern da brauchen, sind schnelle Reflexe. Impulsive Entscheidungen. Der Sprung ins kalte Wasser. Einfach mal nicht an iPhone und Portemonnaie in der Hosentasche denken.

Testosteron ist quasi dafür *gemacht*, einfach mal nicht an Sachen zu denken! Im Internet wird das Dad-Reflexe genannt, wenn Männer völlig geistesabwesend in die Luft starren und dann mit Kampfkunst-Geschwindigkeit doch noch das Kinderbein ergreifen, bevor das Gesamtkunstwerk hintenüberfällt (kennen Sie irgendeine Spezies, bei der die Kinder einfach so hintenüberfallen?). Beides – das Starren und die schnellen Reflexe – passt zu Testosteron. Affen mit viel Testosteron schützen ihre Kinder mehr[446], und unser Dsungarischer Hamster verteidigt seine Familie ohne Eier viel weniger.[136]

Weil kleine Kinder nicht nur sehr niedlich, sondern vor allem sehr zerbrechlich und manchmal auch sehr schnell sind, brauchen wir, um sie großzuziehen, längst nicht immer einen entspannt konzentrierten Geisteszustand, sondern auch eine ganze Menge Stresshormone, wie Kortisol.[117] Oder eben Testosteron. Fragt sich nur, wann wir zu welcher Antwort greifen. Die aktuelle Masterplan-Theorie dazu sieht so aus (alle Angaben ohne Gewähr): Wenn Sie Babyschreien aus der Ferne hören (d. h. mögliche Gefahr), dreht Testosteron auf. Bei Babyschreien mit Baby im Arm geht Testosteron eher runter (denn dann besteht vor allem Gefahr, das Baby kaputtzumachen). Vielleicht ist es auch eine Unterscheidung zwischen «Das Baby braucht Streicheleinheiten» und «Das Baby braucht ein Sondereinsatzkommando».[447]

Im Moment gehen wir also davon aus, dass gute Elternschaft durch ein niedriges Testosteronlevel geprägt wird, das aber beim ersten Alarmzeichen jederzeit bereit ist, mit einem «BINSCHONDA!!» von seinem Stuhl aufzuspringen und sich den Kopf an der Lampe einzuhauen.

Die gewisse Aufregungsbereitschaft hat Testosteron übrigens mit Prolaktin und Vasopressin gemeinsam. Allgemein fällt auf, dass die Hormone, in denen sich Väter und Mütter unterscheiden, allesamt ein bisschen aufgeregter sind, näher an den Stresshormonen. Und selbst die Hormone, die *gleich* sind, sind in ihrem Effekt bei Vätern eine Nummer bewegungsintensiver: Nimmt man z. B. die typischen Kuschelbewegungen und das gutturale Auf-das-Kind-Einreden, schüttet die Mutter dabei jede Menge Oxytocin aus und der Vater eher weniger. *Wo* die Väter aber Oxytocin ausschütten, war Dinge zeigen, Babys werfen.[448] Entdecken. Oxytocin lässt Väter außerdem schneller auf das Kind reagieren und beschleunigt ihre Kopfbewegungen.[449] Das hätten wir jetzt vielleicht eher mit Schlangenbeschwörung als mit Vaterschaft in Verbindung gebracht, aber die Wissenschaft sagt, was die Wissenschaft sagt.

Allgemeine Aufregung, Freude am Risiko und schnelle Reaktionen – das passt alles gut zu einer Idee, die Entwicklungspsychologen schon früher hatten: Nämlich, dass Väter (oder Mütter mit viel Testosteron) einen wichtigen Teil zur körperlichen Entwicklung der lieben Kleinen beisteuern. Mütterliches Trösten bringt emotionales Gleichgewicht, väterlicher Übermut bringt irgendwann die Balance (und die Kinder suchen sich jeweils das aus, was ihnen gerade passt. Diese kleinen Opportunisten). Außerdem passt diese Vermutung auch zu den Internetfotos von den fliegenden Kindern.

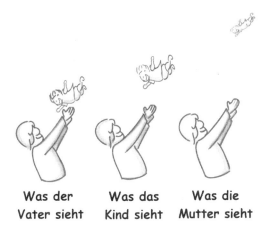

Was der   Was das   Was die
Vater sieht   Kind sieht   Mutter sieht

Schutz ist Teamwork

Übrigens, nur weil die *Dad*-Reflexe zum Internet-Meme geworden sind, heißt das nicht, dass man sie sich als Männerdomäne vorstellen muss. In Müttern steigt Testosteron während der Schwangerschaft eher an.[435] Und unter Testosteron finden sie ihre Kinder niedlicher[179] und reagieren sogar noch stärker auf Babyschreien,[450] finden es allerdings emotional weniger anstrengend. In einem unserer Utrechter Experimente sorgte Testosteron dafür, dass auch Frauen stärker auf Kinder reagierten, die sich in Gefahr befinden (nämlich, indem sie grimmig gucken) – besonders die Frauen, die sowieso von sich sagen, dass sie einen großen Beschützerinstinkt mitbringen. Dazu hat mit Sicherheit auch Östrogen einiges zu sagen. Und Oxytocin sowieso.

«Es war eine lange Woche», erklärt das Gehirn am Dienstagnachmittag. Juliette laviert den Kinderwagen erfolgreich um Tisch und Bänke, überfährt dabei nur fast einen Cocker Spaniel und lässt sich auf die Bank fallen. Puh! Tage können sehr lang sein, wenn man keine richtigen Nächte hat. Kollegen treffen, Mutter-Kind-Schwimmen, ein, zwei Stunden arbeiten, gerade noch ein Arzttermin ... Aber jetzt wartet sie in der Bar an der Ecke auf Wachablösung durch Leo und außerdem auf Feierabenddrinks (na ja, sie hat Kamillentee bestellt, aber das muss ja keiner wissen). Vorsichtig holt sie ihre Tochter aus dem Wagen («Ach, doch. Süß!») und etwas zu lesen («Och, nee. Apfelsafträner»), lehnt sich zurück und lässt Oxytocin übernehmen.

«Wie das hier wieder aussieht!» Als Oxytocin die Schaltzentrale betritt, zieht es erst mal die Vorhänge ganz auf. Die letzte Stressphase hat den Schreibtischstuhl umgeworfen. Auf dem Boden liegt eine halb aufgerissene Packung Tiefkühlkost. Oxytocin seufzt. Die Entzündung im Magen bekämpfen ist natürlich jetzt wieder sein Job. Vorsichtshalber leitet es auch ein wenig Muskelregeneration ein. Jetzt aber an die Arbeit. Soziale Situationen bewältigen sich nicht von alleine. Erst mal das Geruckel ausschalten. Herzrate runter. Tief durchatmen. Eine Blümchendecke. So lässt's sich arbeiten. Oxytocin stellt ein Familienfoto auf den Schreibtisch und eine kleine Farblichtlampe. Viel besser. Jetzt noch Smooth Jazz. Vielleicht macht es sich auch einen Kamillentee. Die bestmöglichen Voraussetzungen für friedliche Interaktion. Oxytocin lächelt in sich hinein und lauscht dem Rauschen der sozialen Signale auf dem Weg zum Cortex. Gesprächsfetzen, die Kleine nuckelt friedlich, fröhliche Menschen wuseln durch die Bar. Top ... Moment. Das Gehirn hat etwas herausgefiltert. Oxytocin setzt sich die Kopfhörer auf und wartet. «Was ... mhm ... schief angeguckt, sagst du? Ja ... Ja ... *Unser* Baby? Und er hat *was* gesagt!?» Es zoomt das Bild näher heran. Ein Fremder. Und er guckt ganz schief. Langsam klappt Oxytocin das Familienfoto um und dreht die

Farblichtlampe hoch bis der Knopf auf Rot steht. «Also dann», murmelt es enthusiastisch, «Aaaaattacke!»

Mütter, die ihr Kind stillen, reagieren aggressiver auf feindselige Fremde.[451] Wer auf eine stillende Mutter zugeht und sie fragt, ob sie das *wirklich* in der Öffentlichkeit machen muss, fordert sein Schicksal also selbst heraus, und das sollte vor Gericht berücksichtigt werden. Auch für Oxytocin gehört zur Fürsorge eine ziemlich rabiate Verteidigung des Nachwuchses. (Pro-Tipp: Zum nächsten Babyshower einfach mal ein Schwert schenken.) Deswegen geht man an brütende Schwäne besser nicht so nah ran. Oder an Säugetiere, die gerade genau das machen: säugen. Artübergreifend ist Mutteraggression in der Stillzeit am höchsten. Und weil Oxytocin für genau dieses Stillen hauptverantwortlich zuständig ist (Brusttemperatur hochfahren: check, Milcheinschuss: check, Bindung: ein), kann man sich denken, dass es auch bei der dazugehörigen Aggression seine Finger mit im Spiel hat. Auf seine übliche entspannte Art: Es senkt gleichzeitig den Blutdruck.[451] Wenn sich eine suspekte Gestalt nähert, haben Oxytocin-Rezeptoren ein entscheidendes Wörtchen mitzureden bei der Frage: Angriff oder nicht?[43] Bevor Sie jetzt allerdings überlegen, sich jungen Eltern nur noch auf bis zu fünf Meter Abstand zu nähern und auch das nur, wenn Sie einen Schild dabeihaben, sollte man vielleicht dazu sagen, dass es einen wichtigen Faktor gibt, der mitbestimmt, ob Mutterliebe in eine Kneipenschlägerei ausartet: Angst.[452,453] Oxytocin macht vor allem ängstliche Mütter aggressiv. Das kennen wir schon aus dem «Hormone am Bau»-Kapitel.

Immerhin sind Juliette und Leo damit jetzt auf einer Wellenlänge. Wenn Leo später in der Kneipe auftaucht, sagt er bestimmt auch so was wie: «Er hat *was* gesagt!?» Und dabei bilden sie eine sehr traditionelle Einheit.

Familienpolitik im Mausmodell

Der Assistent stöhnt innerlich, bevor er den Raum betritt: Der Abteilungsleiter guckt fern. Das geht nie gut. Tatsächlich weicht er beim Eintreten nur knapp einer fliegenden Fernbedienung aus – begleitet von dem Ruf: «Was machen die denn da?» Der Assistent guckt eine Weile auf den Bildschirm. «Es heißt *moderne Familie*.» Der Abteilungsleiter grummelt: «Wer braucht denn Modernisierung? Funktioniert doch alles!» Er hat einen Hang zum Konservativen, aber der Assistent hat keine Lust auf Streit: «Na ja, es stimmt schon, dass in den 68ern ...» Der Abteilungsleiter schnaubt: «Wer redet von den 68ern?»

Wenn wir uns erinnern, was Hormone uns alles über das Konzept «Beziehung» erzählt haben, gibt es noch ein weiteres Argument, warum Väter mit ziemlicher Sicherheit Teil der Familie sind: der Hang zur Monogamie. Wir Menschen sind vielleicht nicht lebenslang monogam wie unsere Präriemäuse – manche Forscher glauben, unsere Bindung ist vor allem für die vier Jahre designt, die es braucht, um den Nachwuchs aus dem Gröbsten rauszukriegen. Und auch nicht unbedingt jeder. Und vor allem nur mit ungefähr 50 Prozent Erfolgsrate ... Aber Schimpansen kommen halt nicht mal auf die Idee.

Dass Menschen sich überhaupt vielerorts und regelmäßig in Zweierpacks zusammentun, macht sie zu Mitgliedern einer exklusiven Gruppe im Säugetierreich. An 60 Stellen im Säugetier-Stammbaum hat sich monogame Verpartnerung durchgesetzt – bei ca. 5 Prozent der Spezies.[136] Interessanterweise teilen die alle ein paar strukturelle Gemeinsamkeiten, darunter: engagierte Väter.[454]

Natürlich! Warum sollten wir denn sonst zusammen rumhängen? Jagdgemeinschaft gibt's auch im Rudel. Das heißt, Partnerschaft ist wahrscheinlich nicht als Übersprunghandlung entstanden, als Gott nach einem ausgeruhten Sonntag schon einige Glas Rotwein intus hatte, sondern aus einem klaren Bedürfnis heraus: Irgendjemand muss sich ja um diese extrem hilflosen Kinder kümmern. Und sie beschützen – vor der Außenwelt und den anderen Vätern, die anderer Leute Kinder immer unter «Konkurrenz» einsortieren. Und auch für die Eltern gilt in monogamen Spezies: Wenn sie selbst gestresst werden oder etwas Kortisol abbekommen, steigert das die Partnerpräferenz enorm.[179]

Es ist ein bisschen ironisch, aber unsere Idee von überschwänglicher Leidenschaft ist der einzig logische Schluss einer sehr vernünftigen Abwägung. Nur haben wir die vergessen. Und jetzt muss man sich natürlich schon ein bisschen fragen, wie die neumodischen «arbeitenden Väter» dieser Rolle gerecht werden sollen. (Der Abteilungsleiter nickt bestätigend: «Und wenn das Kind in Gefahr ist, schreiben sie 'ne Mail, oder was?») Wer dagegen an monogame Eheleute glaubt, der glaubt auch an engagierte Väter. Jedenfalls, wenn er (bio)logisch konsistent bleiben möchte.

Aber das ist noch nicht alles: Es gibt noch mehr Gemeinsamkeiten, die unsere paargebundenen Spezies einen und die den Begriff «wertkonservativ» in ein völlig neues Licht tauchen. Aber da müssen seine Verfechter jetzt durch: Wer will schon Millionen Jahren gottgegebener Evolution widersprechen?

Die zweite Gemeinsamkeit ist: Sie sind traditionell kooperative Brüter. Das heißt, unsere Geschichte ist keine, in der lauter Kernfamilien ums Feuer saßen, über irgendetwas, was damals als Bier durchging, und dann hat plötzlich jemand gerufen: «Leute, Leute ... hört mich an! Kinder! Tages! Stätten!»

Stattdessen haben wir uns wohl ziemlich lange gemeinsam um die Kinder gekümmert. Eltern und Großeltern, Tanten und Onkel und ein paar dahergelaufene Nachbarn. Die Arbeitserleichterung, die das bringt, gilt als einer der Gründe, warum sich Menschen überhaupt zum Gemeinschaftsleben entschlossen haben. Im Vergleich dazu geht die Idee von Mutter-Vater-Kind als neumodischer Trend durch. («Nennen Sie mich altmodisch, aber die Idee, ein bis zwei Menschen eine Aufgabe von 100 aufzuhalsen, finde ich experimentell und gefährlich.»)

Im Ursprungsmodell kann sich das Kind also auf *beide* Eltern verlassen, aber nicht nur auf die. Denn wenn in der Kernfamilie die Stricke reißen, fängt das soziale Netz es auf.[455] Spätestens hier wird es aus hormoneller Sicht noch mal spannend: Wie wir jetzt wissen, wird uns von unseren Eltern so einiges vererbt – einschließlich Stress. Aber auch davor schützt uns im Idealfall das soziale Netz. Nehmen wir z. B. das Thema Angst: Ängstliche Eltern haben oft ängstliche Kinder: Wegen der Gene (50 Prozent) und des Teufelskreises, in dem sich ängstliche Eltern um ängstliche Kinder ängstigen, die es daraufhin mit der Angst zu tun kriegen. Aber die Frage, ob aus einem gehemmten Kind eins mit einer Angststörung wird, wird oft von den Bezugspersonen *außerhalb* der Familie beantwortet. Um aus einem Teufelskreis zu kommen, müssen wir uns an jemandem festhalten, der nicht drinsteckt. Ob das nun Großeltern sind oder dieser neue Kindergärtner, der aus irgendeinem Grund immer eine Ukulele an seinen Rucksack geschnallt hat. Das Gleiche gilt bei Kindern mit riskanten Serotoningenen: Ihre Chancen bessern sich mit jeder sozialen Unterstützung, die die Mutter nennen kann.[456] Orchideen-Kinder halt.

Kinderbetreuung hat also eine Schutzfunktion. Nicht nur für die «bildungsfernen» Kinder, an die wir dabei denken. Serotonin-Risiko-Gene und Ängste gibt es überall, Überforderung sowieso. (Das Babyblues-Thema ist gerade erst ein paar Kapitel her.)

Die kooperativen Brüter können übrigens auf eine ganz besondere Unterstützung zählen: Kinderlose. Zusammenarbeit heißt Arbeitsteilung. Statt ihre eigenen Gene weiterzugeben (oder auch nicht, das Überleben der Spezies wird eh überschätzt), können sie auch den Geschwistern helfen, Gene weiterzugeben, die so ähnlich sind wie ihre eigenen, und hoffen, dass das Pi mal Daumen so hinkommt. («Meine Segelohren leben weiter in meinem Neffen.») Das ist eine anerkannte evolutionäre Strategie, und bis zu 70 Prozent der Präriemäuse gefällt das. Umso merkwürdiger, dass die Strategie «indirekte Fortpflanzung» in ein Mäusehirn passt, aber uns so lange Rätsel aufgegeben hat wie: Ist es möglich, dass manche Menschen einfach keine Kinder wollen? Oder: Müssten Schwule nicht in der zweiten Generation aussterben?*. Oder auch: Warum gibt es Leben jenseits der Menopause? Das wird tatsächlich viel diskutiert.[250] Dabei hätten wir wieder so viel von den Mäusen lernen können.

Die letzte Gemeinsamkeit der verpartnerten Spezies sind: ziemlich verschwommene Geschlechterunterschiede. Das ergibt Sinn: Wenn man sich so viele der Aufgaben teilt, warum sollte man dann komplett unterschiedlich konstruiert sein? («Tja, wir sind beide Versorger und Sammler, aber *er* ist aus irgendeinem Grund riesengroß. Manchmal kommt er nicht zwischen den Büschen durch. Seine Geräusche ziehen Fressfeinde an.»)

Hormonell sieht das so aus, dass Monogamie, Elternzeit und auch sonst alles, was das Oxytocin in die Höhe treibt, Testosteron einen gewissen Dämpfer verpasst. Selbst im Mutterleib scheint es der Maskulinisierung des Gehirns etwas entgegenzuwirken.[136] Auf einmal baut unser Fötus die Gehirnareale aus, die es für sozial-emotionale Kompetenz braucht – und wo kommen wir denn da hin?

Wenn Ihnen das nächste Mal also jemand etwas von einem «traditionellen Familienmodell» erzählt, können Sie jetzt fragen, ob er damit die Angleichung der Geschlechter, geteilte Eltern-

---

* Von wegen. Lesbische Albatrospärchen und ihre gemeinschaftlich aufgezogenen Kinder sind ein Garant für das Überleben der Spezies.

schaft, gemeinschaftliche Kinderbetreuung oder zufriedene Kinderlose meint. Und wenn es keins davon ist: Wie er das mit der Monogamie erklärt.

In jedem Fall können wir zusammenfassen, dass Elternschaft das Hormonsystem beider Eltern im Sturm erobert, und damit hätten wir jetzt fast alle hormonellen Kringel in unserem Lebenslauf nachgezeichnet. Nur ein großer Bogen fehlt uns noch.

HORMONE ÜBERS LEBEN

Hormonelle Schwankungen über das Leben sind etwas Besonderes, denn sie ziehen viel größere Bögen, als wir das bis hierher kennen. Im Gegensatz zu den wiederkehrenden Schnörkeln von Monaten und Jahren, den kurzen Auf und Abs in unserem Alltag und hormonellen Ausnahmesituationen wie der plötzlichen Anwesenheit einer Plazenta sehen die Schwankungen über das Leben eher aus wie eine weit ausgedehnte Hügellandschaft, in der manche Hormone ruckelig anfangen, dann in die Höhe steigen, um später langwierig und ziemlich endgültig abzufallen. Und das macht uns ziemlich nervös.

Jugendliche Hormone – Pubertät ist, wenn die Eltern schwierig werden

Warum eigentlich Pubertät? Also, abgesehen von den körperlichen Veränderungen, die es nun mal braucht für die Sexualität. Reicht das nicht? Ist das nicht verwirrend genug? Warum muss das alles so schwer sein, für alle Beteiligten?

Pubertät ist natürlich eine Zeit voller hormoneller Veränderungen. Das Wachstumshormon wird in Massen ausgeschüttet und sorgt die nächsten paar Jahre dafür, dass wir bei jedem Familientreffen gefragt werden, wie groß wir inzwischen geworden sind. (Also, andere Leute. Ich bin seit 1,60 m nicht mehr gewachsen.) Die Sexhormone brechen sich plötzlich Bahn und zwar mit Macht. Die Gonadotropinachse, die sie ruft, erwacht pulsierend zum Leben und schüttet die Hormone aus, die unseren Kreislauf verändern, unsere Verdauung, die Art, wie wir mit Energie umgehen. Aber vor allem motiviert sie die Eibläschen und Spermien und trägt so deutlich zur allgemeinen Verwirrung bei.

Dann steigen auch noch die Adrenaldrüsen ins allgemeine hormonelle Durcheinander ein und produzieren DHEA, aus dem sich Frauen *und* Männer Testosteron bauen können. Ausgeschüttet werden diese Hormone übrigens vor allem nachts, weswegen Schlaf für Jugendliche so wichtig ist,[300] und weswegen sie sich allgemein eher wenig bewegen. Aber denken Sie dran, was wir nicht nur im Kapitel «Schlafen», sondern auch beim «Wundenlecken» gelernt haben: Der Ruhezustand ist auch ein aktiver. Innerlich sind die Langschläfer voll eingespannt. Mal abgesehen davon, dass Sie jahrelang gutes Geld dafür gezahlt hätten, dass sich der Rhythmus Ihres Kindes pubertätsgerecht von Morgen- auf Abendmensch verlagert.

Pubertät ist vor allem drei Dinge: Es ist eine Zeit der Umstellung von Hirn und Hormonsystem (und damit per se riskant – plastische Phasen sind Risikophasen).[457] Außerdem ist es eine Zeit des Lernens und drittens eine Zeit des Riskierens. Letzteres gilt im Allgemeinen als Wurzel allen Übels. Schließlich bringt es uns Autounfälle und Schwangerschaften und betrunkene Jugendliche auf dem Parkplatz vor *Aldi*.

Das Dopaminsystem wird von den Sexhormonen geweckt und ummodelliert. Jetzt überschlägt es sich quasi vor Aktivität, und die Bas-gestützte Abenteuersuche kann beginnen. Dagegen reift der präfrontale Cortex langsamer als das Salience-Netzwerk, bietet also weniger kognitive Kontrolle. Das finden wir bei Jugendlichen per se bedenklich, aber wenn Testosteron bei Erwachsenen was ganz Ähnliches macht, nennen wir die durchsetzungsstark. Aber das ist genau der Punkt: Durchsetzungsstärke ist nun mal eine wichtige Qualität der Jugend. Die Phase, in der es sich lohnt, jung und wild zu sein und den Status quo der Hierarchie herauszufordern, ist die, wenn man stärker ist. Darum machen die Sexhormone genau solche Statuskämpfe attraktiv. («Ich werde Kalif sein anstelle des Kalifen!») Im mittleren Alter kann man sich dann hoffentlich auf seiner Position zurücklehnen – in der kurzen Phase, in der man seinen Kopf in Ordnung gebracht hat und der Körper noch nicht auseinanderfällt.

Wenn wir als Kind körperlich zu schwach sind, um uns durchzusetzen, schütten wir dagegen fast gar kein Testosteron aus. Es wird höchstens vor der Geburt zur Hirnentwicklung gerufen und in den sechs Monaten danach – eine Zeit, die manchmal Mini-Pubertät genannt wird. Aber danach ist Testosteron erst mal eine Weile still, bis wir jugendliche Stärke gesammelt haben. Je mehr Energieressourcen und Co wir in der Zeit anhäufen, desto stärker kommt es zu uns zurück.[250]

Genauso nehmen wir unsere jugendliche Erfahrung später mit auf den Weg. Hormone bauen eben gern auf unsere Erlebnisse. Viel Wettkampf heißt auch viel Testosteron. (Testosteron: «Also wenn ich mir das hier so angucke, fühle ich mich überhaupt nicht gebraucht.») Die Nagetiere erzählen uns passend dazu, dass Raufen eine Rolle spielt bei der maskulinen Gehirnentwicklung[458] und dabei auch der Verlauf der Stressachse neu gezogen wird. Es ist schließlich Fight *or* flight.

Und weil Testosteron so gern die Verbindungen zwischen Cortex und Salience-Netzwerk untergräbt, sorgt das während der Pubertät dafür, dass das Hirn diese Verbindungen im Allgemeinen arg vernachlässigt.[459] Das führt zu den üblichen Nebenwirkungen Alkoholkonsum und Aggression, die wir schon aus dem Gender-Kapitel kennen. Unter Stress treffen Jungen sogar noch riskantere Entscheidungen.[460]

Am anderen Ende des Gender-Spektrums geht es indessen wieder mit etwas weniger hyperaktiver Belohnung und mehr Negativität zu: Östrogens erstes Erwachen sorgt für die passenden Risiken: Depression und Angststörung.[461,462] Bei den Mädchen sorgt der Anstieg der Pubertätshormone dafür, dass sie besonders sensibel auf Fehler reagieren.[463] Aber genau genommen ist die Pubertät für beide Geschlechter die riskanteste Phase für Angststörungen. Wie gesagt: Umbauphasen sind Risikophasen.

Aus dieser Perspektive betrachtet ist das Thema Noten ganz schön hart. Man nimmt Menschen, die sowieso schon ziemlich sensibel für Belohnung und Bestrafung sind, und bewirft sie ständig genau damit. Sogar mit viel mehr Bewertung, als uns das in unserem ach so emotional gestählten Erwachsenenleben mit reifem Cortex lieb wäre. Stellen Sie sich vor, Sie sind auf der Arbeit, und Ihre Chefin kommt rein und ruft: «Überraschungstest!»

Dabei sorgt das hellwache Dopaminsystem eigentlich dafür, dass uns das Lernen jetzt ganz ohne solche Maßnahmen gut gelingt.[464] Wir lernen schneller, besser und sogar motivierter. Also ... wenn die Belohnung stimmt. Im Hier und Jetzt sollte sie liegen. Soziale Bestärkung ist auch immer gut, denn in dem Alter lernen wir am besten von anderen.[464] Soziales Lernen ist in der Zeit dringend nötig, denn spätestens, wenn wir aus der Pubertät rauskommen, müssen wir die gesellschaftlichen Regeln kennen. Kindern lässt man es vielleicht noch durchgehen, wenn sie sich spontan im Supermarkt auf den Boden werfen und schreien. Aber als Jugendliche funktioniert das leider nicht mehr. Schon gar nicht, wenn man hofft, dass der Kassierer einem dann ohne Ausweis ein Bier verkauft.

Darum ist soziale Bestätigung jetzt so wichtig. Zahlbar in Likes, *Instagram*-Followern oder echten Followern, die jetzt mit uns abhängen, auf dem Parkplatz vor *Aldi*. Wenn wir nachmittags aus der Schule kommen, wissen wir vielleicht nicht alles über die Photosynthese, aber die Coolness-Kriterien beherrschen wir aus dem Effeff. («Der Rucksack muss tief hängen, Jeans trägt man wieder hoch, Turnschuhe gehen immer, und Vokabel des Tages ist ‹Yike›. Außerdem ‹Ehrenmann›.»)

Auch auf Zurückweisung reagieren wir jetzt enorm. Die Akzeptanz der anderen ist ein Quell des Glücks, ihr Augenrollen Grund für abgrundtiefe Verzweiflung und fundamentale Fragen über unseren Selbstwert.[465] Je stärker uns Zurückweisung in dieser Zeit trifft, desto größer ist unsere Chance, später an Depression zu erkranken.[466,467] Vielleicht landen wir dadurch auch eher in Beziehungen, die uns nicht guttun – und trauen uns nicht, für uns selbst einzutreten.[468,469]

Auf diese Weise bestimmt die Peergroup alles Mögliche mit: vom verschärften Hang zum Risiko bis zum Snackverhalten.[470,471] Kein Wunder, dass Jugendliche ihre Meinung so schnell ihren Mit-Jugendlichen anpassen – am Anfang, ungefähr mit 14, ist es am schlimmsten, mit jedem Jahr, das wir uns der 18 nähern, wird es ein bisschen besser. Aber bei aller Gefahr birgt das auch ein wenig Hoffnung: Wir lassen uns in dem Alter genauso gut in die positive Richtung beeinflussen.[472,473,474,475]

Wir können uns also merken: Obwohl es von außen nicht so aussieht, sind Jugendliche im Grunde Lernmaschinen, vor allem von anderen. Und was geben wir ihnen als Kompass mit auf den Weg? Andere Achtklässler. Selber schuld. Nicht, dass es von Achtklässlern nichts zu lernen gibt: Wenn man auf die Klimaproteste guckt, sicherlich mehr, als bei jeder Erwachsenenversammlung von Union und FDP. Aber es ist doch merkwürdig, Leute, die sich verunsichert nach Orientierung umgucken und sehr sensibel auf Gruppendruck reagieren, immer nur mit Leuten zusammen zu lassen, die sich verunsichert nach Orientierung umgucken und sehr sensibel auf Gruppendruck reagieren. Das ist so, als würden wir zwei Lernalgorithmen aufeinanderhetzen, die sie sich in einem ewigen Kreis verstärken, und am Ende entsteht ein quasireligiöser Kult um die richtigen Sneakers. Und eine Riesenangst, sich dem entgegenzustellen – nachher rollt noch wer mit den Augen! Hätte man stattdessen ein paar moderate alte oder junge Kräfte dabei, denen Turnschuhe wirklich völlig egal sind, wäre schon viel gewonnen. Ein Hoch auf Schulen mit jahrgangsübergreifenden Klassen! Praktika!

Die Beobachtung, dass Sexhormone mit Dopamin zusammenarbeiten, heißt übrigens auch, dass sie vor allem das Verhalten im Gehirn festhalten, das sich lohnt. Wir können uns also nicht ganz sicher sein, welche Effekte von der Biologie vorgeschrieben sind und welche wir uns selbst einbrocken. Schließlich wissen wir ja schon, dass Testosteron auch anders kann – Flirten braucht Sozialkompetenz («Echt? Mist.»), und die braucht den frontalen Cortex. Das alles könnte Testosteron also vielleicht auch einspannen, wenn's drauf ankommt.

Es ist übrigens ein Mythos, die Pubertät sei eine neue Erfindung.[457] Fast alle Kulturen erkennen an, dass es eine Phase gibt zwischen Kind- und Erwachsensein, die irgendwie anders ist. Wäre ja auch verrückt, wenn unsere Hormone verrücktspielen, und wir hätten das seit Urzeiten nicht gemerkt.

Was sich an der Pubertät geändert hat, ist vor allem der Anfang. Bei Jungen tun wir uns ein bisschen schwerer damit, den zu bestimmen, weil es keinen eindeutigen Anfangspunkt gibt – Zeichen wie den Stimmbruch und klebrige Socken unter dem Bett findet man ab ca. 13 Jahren.[476] Einig sind sich allerdings alle, dass die Veränderungen der Pubertät denen der Mädchen ca. zwei Jahre hinterherhinkt.

Bei Mädchen nehmen wir meist die erste Regel als Startpunkt, obwohl die eigentlich ein relativ spätes Zeichen ist, vor dem schon eine Menge Pubertät stattgefunden hat. In den vergangenen Jahrhunderten hatten die meisten Mädchen ihre erste Regel mit 15 bis 16 Jahren, heute ist es in vielen Ländern zwischen 12 und 13 – mit ersten Zeichen von Pubertät zwischen neun und 11 und durchschnittlich früher als ihre Mütter.[476] Und das darf uns durchaus Gedanken machen. Weil eine frühe Regel nicht nur ein Zeichen für hormonelle Stoffe in unserer Umwelt ist (siehe Teil 3),[250] sondern auch eins für frühen Stress. Sei es in Form von unsicherer Bindung, Konflikten in der Familie oder weil Kriegszustände herrschen.[477] Es scheint uns eher in die Extreme des Genderspektrums zu drängen. Bei Mädchen sorgt das für mehr Fehler-Sensibilität,[478] bei Jungs für verstärkte Maskulinität und Dominanzgehabe später im Leben.[479] Und allgemein ist eine frühe Pubertät kein gutes Vorzeichen für die mentale Gesundheit.[480]

«Live fast, die young», könnte man die Theorie hinter der frühen Pubertät zusammenfassen: Das Stresssystem interagiert mit den Sexhormonen. Und wenn es eine gefährliche Umgebung vorzeichnet, gerät unser Körper in Eile und setzt lieber früh Kinder in die Welt, anstatt mit 27 noch mal ein unbezahltes Praktikum zu machen. «You only live once» – und wer weiß, wie lange.

Ironischerweise bringt das ganze «Live fast» ziemlich wenig, weil unsere Möglichkeiten zum schnellen Leben heute ziemlich eingeschränkt sind. («So! Pubertät im Schnelldurchlauf, jetzt nur schnell ... Wie, ich muss die achte Klasse noch mal machen?») Genau genommen zieht sich der Status des Nicht-ganz-Erwachsenseins heute viel länger hin als früher. Oft bis in die Mitte der Zwanziger. Und dann müssen Sie wahrscheinlich immer noch ein Volontariat machen (oder in der Wissenschaft eine 298 Seiten lange Doktorarbeit schreiben), um als erwachsen und ernstzunehmend zu gelten (oder in der Wissenschaft als «*Junior* Scientist»).

Auch die Erfahrungen in dieser Zeit haben sich arg verändert.[457] Wo früher eine Lehre oder Ausbildung stand, mit Fähigkeiten, die direkt nützlich sind, steht heute ein ausgiebiges abstrakt-strukturelles Lernprogramm unter der Überschrift: «Das brauchst du mal später.» Alles unter der Annahme, dass es ein *Später* gibt (der Klimawandel lässt grüßen) und dass irgendjemand heute vorhersehen kann, was man in diesem Später braucht (als ich in der Schule war, haben wir noch gelernt, die unzuverlässigste Quelle im Internet sei *Wikipedia*).

Wir nehmen also Jugendliche, deren ganzes Hirn- und Hormonsystem ausgerichtet ist auf Entdecken, Lernen, Riskieren und das Hier und Jetzt, und verlangen von ihnen, sich auf rein abstrakte Belohnungen einer ungewissen Zukunft vorzubereiten. Kein Wunder, dass sie immer so schlecht gelaunt sind. Oder dass sie die Zukunftsperspektiven, auf die sie nonstop hinarbeiten sollen, mit Klauen und Zähnen verteidigen, wenn sie sie bedroht sehen.

Natürlich ist es nicht sinnlos, in der Schule das Gehirn zu trainieren. Das kann eigentlich nie schaden, und wenn wir dadurch mehr Zeit damit verbringen zu tüfteln, als uns zu kloppen, traurig zu sein oder Alkohol zu trinken, bringt uns das vielleicht ein bisschen mehr Vernetzung im Gehirn. Aber trotzdem sollten wir die ganzen Stärken der Pubertät nicht brachliegen lassen, sondern dem hellwachen Dopaminspiegel hin und wieder mal eine Entfaltungsmöglichkeit bieten – Testosterons Übermut und Östrogens Mut, wieder in den Sattel zu steigen. Vor allem sollten wir die Jugendlichen in dieser Lebensphase nicht aus der Gesellschaft und sinngebenden Prozessen ausschließen, nach dem Motto «Ihr könnt ja dann später mal mitmachen». Warten ist in dem Alter nicht unsere Stärke, und das ist auch gut so. Irgendjemand muss Klimawandel und Waffenprobleme mal im Hier und Jetzt *angehen*, dem natürlichen Lebensraum der Menschen unter 20.

Zählt Midlife-Crisis als Menopause? Wenn die Hormone in die Jahre kommen

Es ist schon merkwürdig mit den Hormonen: Das ganze Leben über regen sie uns auf, aber wenn sie sich verziehen, geraten wir in Panik. Zugegebenermaßen ist Letzteres ein bisschen gerechtfertigt. Wenn die Hormone schwinden, dann müssen wir auf viele ihrer positiven Effekte verzichten. Östrogens Boost für das Gedächtnis, die Struktur des Hippocampus im Allgemeinen[481] oder Testosterons Herz für Belohnungen. Da fragt man sich schon, was das mit uns macht.

Passend zu unserer Vorstellung von den Sexhormonen denken wir bei Hormonveränderungen im Alter an Frauen und Östrogen. Aber natürlich geht es verquerer zu.

Erstens sind es längst nicht nur die Sexhormone, die sich mit der Zeit verändern. Die Zirbeldrüse, die Melatonin produziert, schrumpft mit dem Alter und verkalkt. So verlieren wir ein paar von Melatonins hilfreichen antioxidativen Effekten. Der Kortisolrhythmus flacht ab,[482] und der Aufwachzeitpunkt verlagert sich nach vorne.[322]

Zweitens macht das fallende Testosteron auch *Frauen* zu schaffen.[418] Damit ziehen sich gleich zwei Hormone zurück, die uns sonst helfen, mit Alltagsstress umzugehen oder unser Immunsystem hin und wieder auch mal in die Schranken zu verweisen, wenn es überreagiert. Was wir allerdings erst merken, wenn die Interleukine ansteigen und wir entzündungsanfälliger werden und außerdem osteoporös.[84] Vitamin D, das die Testosteronproduktion anheizt, kann dagegen helfen und liefert uns noch einen Grund, warum wir alle dringend mehr in die Sonne gehen sollten. (Testosteron wirft eilig ein paar Habseligkeiten in einen Koffer und wandert nach Florida aus.) Sie können sogar gleich damit anfangen: Wer früher viel draußen war, hat im Alter die Nase vorn.

Drittens altern auch Männer. Verrückt, was? Die Liste all der Dinge, die Testosteronmangel im Manne auslösen kann, liest sich nicht viel anders als das, was uns als Vorboten der Menopause in den Kopf kommt: Müdigkeit, Hitzewallungen, Gewichtszunahme, Stimmungsschwankungen, depressive Verstimmungen und Schlafstörungen. All die Aushängeschilder von Testosteron lassen nach – Erektionen, Lust auf Sex und die Produktion von Spermien. Auch die männliche Fruchtbarkeit wird von der Zeit durchaus mitgenommen und zieht schnell ein paar Parallelen zwischen Midlife-Crisis und Wechseljahren. Dazu passt auch der Name: Andropause. Der Rückgang des Testosterons. Was Männer angeht, liegt der Anfang vom Ende bei ca. 35. Bevor wir jetzt anfangen, zu weinen und/oder uns eine Motorradausrüstung zu kaufen, zu der es gratis ein T-Shirt gibt mit der Aufschrift «*So* gut kann man mit 50 noch aussehen»: Es ist alles nicht so schlimm, wie es klingt. Der Prozess beginnt recht schleichend, mit ca. einem Prozent pro Jahr. Und wenn Sie dann noch bedenken, dass Väter in einer Beziehung sowieso schon bis zu 40 Prozent weniger Testosteron im Blut haben als Singles ohne Kinder, ist das nun wirklich kein Grund zur Sorge.

Diese Zahlen erinnern uns auch daran, wie sehr unsere Hormonprofile ohnehin individuell schwanken können. Der Gipfelpunkt genau wie die Kurve. Auch für die Frauen gibt es beim Thema Fruchtbarkeit Beruhigendes: Wussten Sie zum Beispiel, dass die Zahl 32, die beim Thema «Anfang vom Ende der Fruchtbarkeit» so gerne beschworen wird, sich auf Daten der französischen Landbevölkerung im 17. Jahrhundert bezieht?[483] Es stimmt natürlich, dass Fruchtbarkeit auch bei Frauen abnimmt, besonders Ende 30. Aber die Zahlen sind weitaus weniger dramatisch: Auch von den Frauen, die es zwischen 35 und 39 probieren, haben 82 Prozent nach einem Jahr einen Babybauch.[484] Und selbst die Sichtweise von der bedrohlich ablaufenden Eieruhr wird heute angezweifelt. Es ist anscheinend so, dass Eierstöcke später durchaus Keimzellen nachproduzieren können – wenn auch noch ein bisschen unklar ist, in welchem Ausmaß.[485] Aber für den Moment gibt es den Fruchtbarkeitsforschern immerhin ein paar ganz neue Möglichkeiten an die Hand. Und damit sind wir beim zweiten Teil des Kapitels angekommen: der allgemeinen Beruhigung. Für alle.

Erstens ist es wahrscheinlich ein Zeichen von ziemlichem Wohlstand, dass der Testosteronspiegel überhaupt so hoch ist, dass er sinken kann: Die Testosteronwerte fallen in Europa und Co steiler als woanders, weil sie an einem höheren Punkt starten.[250] Im Alter fließen die globalen Testosteronlevel zusammen. («Endlich weltweite Einigkeit!») Das könnte daran liegen, dass der Körper in friedlichen Gefilden weniger auf sein Immunsystem angewiesen ist und sich Testosteron leisten kann. Wenn man dagegen schon ein Kind gezeugt *und* einen Baum gepflanzt hat, kann er sich, egal wo, entspannt zurücklehnen und dem Immunsystem bei der Arbeit zugucken. Ist doch eine schöne Vorstellung.

Vor allem ist es ein Argument, dass die amerikanische Debatte um *Obamacare* enorm bereichern würde: Wer gegen universelle Gesundheitsversorgung ist, ist auch gegen Testosterons freie Entfaltung! Und es gibt schließlich nichts, woran sich der rechte Rand mit seiner Alt-Right-Bewegung mehr klammert als Testosteron (bleiben Sie dran, wenn wir in Teil 3 noch mehr Gründe entdecken, warum das ironisch ist).

Zweitens spricht der Blick auf den Globus dafür, dass wir ohnehin besser mit einem niedrigeren Testosteronlevel auskommen, als es die Jugend erlaubt.

Überhaupt ist die Frage, was der hormonelle Wandel in der Lebensmitte faktisch bedeutet, nicht halb so geklärt, wie es klingt, wenn wir das Wort MENOPAUSE in großen schweren Lettern an die Wand malen. Und das Gleiche gilt für die Andropause, nur malt die ja eh selten jemand an irgendwelche Wände. Mal findet man z. B. Effekte auf die Kognition in der Menopause, mal keine, mal nur welche im Übergang, und über allem schwebt die Frage, ob Altwerden an sich einfach nur nervig ist.[486]

Am ehesten sieht man einen Effekt, wenn man sich Östrogens Spezialgebiet anguckt – das Arbeitsgedächtnis und die Wortgewandtheit. Der mentale Arbeitsspeicher kann etwas nachlassen («Allgemein bekannt: Ab Mitte vierzig ist man vom Multitasking befreit»), und die sprachlichen Fähigkeiten ändern sich über die Jahre. Aber das tun sie ja auch über den Monat. Und Männer kommen seit Jahren ganz ohne klar! Scherz. Aber trotzdem bleibt der Punkt: Die Unterschiede zwischen den Individuen sind meistens größer als die über die Zeit hinweg.

Drittens sind eventuelle negative Auswirkungen von Meno- und Andropause auf die Stimmung nicht unbedingt allgemeingültig. Ein Kann, kein Muss.[487] Das ist vielleicht auch kein Wunder, wenn man bedenkt, dass Progesteron *und* Östrogen sinken, und die haben ja sehr unterschiedliche Ideen von «Stimmung».

Unter der Überschrift «Probleme, die auftreten *können*», finden wir das, was wir schon bei den Gender-Differenzen kennengelernt haben: Männer haben ein etwas größeres Risiko, mit kognitiven Defiziten in die zweite Lebensphase zu starten, und Frauen, eine Depression oder Angststörung zu entwickeln. Aber das sind eher vereinzelte Schauer als ein flächendeckendes Tiefdruckgebiet für alle in der Lebensmitte. Und: Natürlich ist es wieder der Stress, der die Blitze anzieht.

Viertens heißt es auch hier wieder: Alles, was uns Sorge bereitet, gibt uns gleichzeitig Werkzeuge an die Hand, die Sorgen zu bekämpfen. Die Sonne kennen wir schon. Aber nicht nur wegen Vitamin D: Im Frühjahr steigt das Östrogen auch in der Menopause[488], und wir können uns in seinen Effekten sonnen. Im Idealfall pendelt sich mit dem Licht auch unser Schlaf-Wach-Rhythmus ein. Das wiederum freut Melatonin, das seinerseits wohl einige Effekte der Menopause auffängt[353,489] – auf die Knochen *und* auf die Stimmung. Es könnte sogar die Menopause selbst etwas hinauszögern. Und zum Glück gibt es Melatonin nicht nur durch Präparate, sondern auch durch Dunkelheit und Daunen. Und wo Melatonin schon dabei ist, schützt es gleich noch Ihre Haut vor dem, was Sie sich beim Sonnenbaden zugezogen haben.[490]

Eine der Studien zum Thema beginnt mit der aufmunternden Info, dass die Zufriedenheit mit der Beziehung und dem Sexleben in den Jahren zwischen 57 und 85 ziemlich stabil bleibt. Sie gibt Männern dazu noch den Rat, viel zu masturbieren, um das Testosteronlevel hochzuhalten. Sie haben das wirklich ausgiebig analysiert und sind sich ziemlich sicher, dass es das Masturbieren ist, das das Testosteron verursacht und nicht andersrum.[491]

Dieser Rat ist ein ziemlich weiser, wenn man bedenkt, wie viele Männer es in diesem Alter mit künstlichem Testosteron versuchen, und wie enttäuschend der Effekt auf Stimmung und Libido für viele ist (siehe Teil 3).

Den Zusammenhang zwischen Selbstbefriedigung und Testosteron findet man übrigens auch bei Frauen. Leider ohne Angaben zur Kausalität und ohne Effekte auf Östrogen.[492] Allgemein gilt wohl: Je mehr Östrogen wir im Leben abbekommen haben, desto sanfter trifft uns die Menopause. Darum ist alles, was das Östrogen antreibt, eine prima Sache. Einschließlich Kindern und Sexualität.

Dafür wissen wir von Mäusen, dass sie von einer Östrogenbehandlung ungefähr genauso viel profitiert haben wie von dem neuen Hamsterrad, sprich: von Sport und einer anregenden Umgebung. Auch wenn wir nicht genau wissen, ob dieser Zusammenhang eins zu eins auch auf Menschen übertragbar ist, gibt es eine Menge Forscher, die uns bestätigen, dass Alterserscheinungen oft ein Ausdruck von dem sind, was sich im Alter in unserem Leben tut. («Seitdem ich nicht mehr rausgehen muss, geh ich nicht mehr raus.») Zum Glück können wir auch das ziemlich stark beeinflussen.

ZUSAMMENFASSUNG: HORMONE ÜBER DIE ZEIT

Wir sehen: Hormone sind in ständigem Wandel, und sie beziehen weit mehr Informationen in unser Denken ein als die, die offensichtlich auf der Hand liegen. Zur Frage nach Fight or flight oder Tend and befriend gesellt sich nicht nur die Frage, was in unserer Kindheit die beste Wahl war, sondern auch, welche Prioritäten auf welchem Abschnitt unseres Lebenswegs in den Vordergrund rücken. Oder im Tagesverlauf. Oder während unseres Zyklus (Progesteron ist sich *fast* sicher, dass es diesmal ein Baby zu beschützen gibt). Es geht um die natürliche Konkurrenz zwischen Wagemut und Wachsamkeit, Wachsein und Schlafen. («Vor vier Uhr morgens zeigt mein Körper überhaupt keine Reaktion.»)

Viel von dem, was über die Zeit passiert, hat mit Sexhormonen zu tun. Ihre Effekte lassen sich ziemlich oft in zwei Schubladen einteilen, die ziemlich ähnlichen Mustern folgen:

Die einen sind die kognitiven Effekte. Da beschuldigen wir die Hormone gerne für dieses oder jenes, wovon das meiste aber nicht wissenschaftlich erwiesen ist. Außer, wenn es um die boostenden Effekte der Hormone auf Sprache und räumliches Denken geht. Wenn kognitive Fähigkeiten nachlassen, dann im Allgemeinen, weil Hormone *weg*bleiben.

Auf der anderen Seite stehen die emotionalen Effekte. Die tauchen zuverlässig in der Menge auf, werden aber nie zu einem Massenphänomen. Wie Craftbiere. Die übliche Brauformel dabei heißt Umbau + Stress = Risiko. In den Phasen, in denen sich viel in unserem Gehirn verändert, kann immer auch viel schiefgehen. Stress ist ein guter Garant dafür, damit genau das passiert ...

In den meisten Fällen reißt sich unser Hormonsystem aber zusammen. Seine Schwankungen helfen uns mehr, als dass sie uns aufregen oder zu temporärer Umnachtung führen. Nur *wir* gehen immer davon aus, dass hormonelle Schwankungen per se etwas kaputtmachen müssen. Und wenn's unsere Laune ist.

TEIL 3

WAS WIR MIT DEN HORMONEN ANSTELLEN

Das war er also, unser Streifzug durch das Alltagsleben der Hormone. Angefangen mit dem hormonellen Verlangen, mit Erfahrung und Bedürfnissen, Genuss und Schmerz, Chancen und Risiken und der Erkenntnis, dass es ziemlich fein ausgeklügelt ist. Dann ging es weiter zum Stress und seinen zwei Gesichtern, verbunden mit der Aufforderung, auf einer individuellen U-Kurve zu surfen. Danach zu den vielen anderen Wegen, wie wir mit den Herausforderungen des Lebens umgehen können – vom Brusttrommeln bis zum Bilden einer kleinen Wagenburg aus Freunden und Familie. Wobei wir gesehen haben, dass gesundheitlich gesehen Wagenburgen dem Brusttrommeln deutlich überlegen sind.

Wir haben gelernt: Unser Hormonsystem steht nie still, sondern schwankt in Abhängigkeit von Lebensphasen und -umstän-

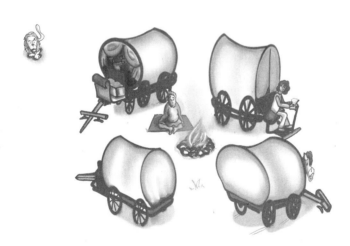

den. Und das tut es unabhängig davon, welchem Geschlecht wir uns zugehörig fühlen. Vor allem aber haben wir gelernt, dass und wie über die Hormone alles mit allem zusammenhängt.

Wir sind also einen Berg aus Erkenntnissen hochgekraxelt und können jetzt unsere wohlverdiente Aussicht auf dieses filigrane System genießen. Ein System, das natürlich gewachsen ist, über Millionen Jahre, von Maus zu Mensch. So liegt es ausgebreitet vor uns, anpassungsfähig und wandelbar im Laufe der Jahre und Tage, die darüber hinwegziehen. Und irgendwo dazwischen können wir von diesem Aussichtspunkt sogar ein paar Dreh- und Angelpunkte ausmachen, die uns helfen, besser damit umzugehen: Sport, Schlaf und Sonnenlicht, Selbstbefriedigung und Sex im Allgemeinen. Liebe und Leidenschaft, Anregung und Stress in kontrollierbaren Dosen.

Über diese Landschaft und ihre ganzen großen und kleinen, wunderbar ineinandergreifenden Verbindungen können wir unseren Blick schweifen lassen ... und dann die Hände über dem Kopf zusammenschlagen.

Denn jetzt sind wir bei Teil 3, und in Teil 3 geht es vor allem darum, was wir mit unserem Hormonsystem anstellen. Nicht *indirekt*, wie durch Stress und Schichtarbeit, sondern ganz direkt, durch all die Stoffe, die wir ständig auf dieses System loslassen.

Schließlich ist unser Hormonsystem sehr offen für Anregung von außen. Wie sonst sollte es uns auf die Welt da draußen vorbereiten? Und woher sollte es sein Baumaterial importieren? Vitamin D z. B. kann unser Hormonsystem gar nicht selbst herstellen. Und vielleicht erinnern Sie sich, dass das Gleiche für Tryptophan gilt, aus dem es später Serotonin und Melatonin baut. Das heißt, unsere Hormonlandschaft nimmt die Dinge, die wir ihm liefern: Was wir schlucken oder uns auf die Haut cremen.

Aber welchen Einfluss hat das Material, das wir ihm geben? Was bedeutet es für Östrogen, wenn es plötzlich umringt ist von

Kopien aus dem Labor? Wo liegt die Grenze zwischen «das System schwankt flexibel» und «es knirscht bedenklich»?

Es gibt hormonelle Wirkstoffe, die wir bewusst nehmen – als findige Helfer beim Kinderwunsch oder auch Kein-Kinderwunsch, auf der Suche nach Stimmung, Libido, Fitness und ewiger Jugend.

Und es gibt andere, die wir unbewusst zu uns nehmen – durch unsere Umwelt und unser Essen. Bei denen wissen wir buchstäblich nicht, was wir tun. Leider ist das nur eine mittelgute Entschuldigung und lässt eine Menge Fragen offen. Vor allem die nach dem Gehirn.

Was Hormone angeht, hängt die Wissenschaft immer ein bisschen hinter der Praxis zurück, die derweil Tatsachen schafft. Der menschliche Einfluss auf die Hormonlandschaft wächst stetig und hat längst die Grenze des Vorhersagbaren gesprengt. Genau wie der menschliche Einfluss auf den Rest des Planeten. Und wir werden noch sehen, wie beides zusammenhängt.

Darum ist dieser Teil des Buches der über die Konsequenzen, die wir aus all dem ziehen sollten, was wir bis jetzt gelernt haben – abgesehen von der Suche nach dem richtigen Stresslevel und der überlebenswichtigen Notwendigkeit, Babys zu kuscheln. Hin zu der Frage, was wir lieber lassen sollten.

Es ist Zeit, mit ausgestrecktem Zeigefinger auf all diese Dinge zu zeigen und mahnend zu fuchteln.

HORMONE IM PRIME-VERSAND
Wehwehweh-Selbstoptimierung-de

Wege, sein Hormonsystem aufzupäppeln, gibt es überall. Aber unser erstes Fuchteln gilt trotzdem dem Online-Versand: Wenn es einen Ort gibt, der gut darin ist, Hormone falsch zu verstehen, dann sind es die dunklen Seitenstraßen des Internets.

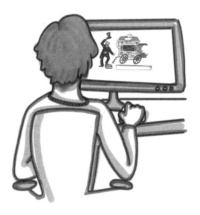

Anmerkung der Regie: Alles, was Sie hier lesen, haben wir so oder so ähnlich tatsächlich im Netz gesehen.

«Kommse her, kommse ran!» Leo browst durch das Internet, und der metaphorische Wundermittelladen öffnet seine Tore. Er ist dicht bepackt mit Fläschchen und Pülverchen und der ein oder anderen Knolle: «Haben Sie Kopfschmerzen? Ist Ihnen kalt?» Leo zögert. Woher weiß *Google* das nun wieder? Aber schon geht es weiter: «Alles für über und unter der Gürtellinie!» Der Händler zaubert ein paar Kräuter unter dem Hut hervor und zwinkert. «Zu viele Kinder, zu wenige Kinder? Cellulite? *Sie* könnten aber auch mehr Haare haben!» Leo klickt zögerlich auf einen Link und schaut sich eines der Fläschchen näher an. «Haarglanz! Wachstum!», ruft ihm das Etikett entgegen. Darunter steht etwas von «purem Östrogen» und «jetzt neu: ohne Bestandteile von Meerschweinchen» und «extrahiert aus Hopfen». Der Händler scheint Leos kritischen Blick zu sehen: «Alles vegan, man muss mit der Zeit gehen!»
Im Hormonsystem gucken sie skeptisch. Östrogen gibt zu, dass es ein paar Verwandte im Hopfen hat und wirklich verdammt schöne Haare macht. Testosteron bleibt zögerlich. Das

letzte Mal, als sie das versucht haben, hatten sie danach kleine Brüste.
Bevor Leo eine Entscheidung treffen kann, schiebt der Händler hinterher: «Menschen, die dieses Haarelixier mochten, mochten auch das hier!» Er holt ein Fläschchen hervor. «Pures Indol-3-Carbinol – für das Königshormon im Manne. Verhindert, dass Testosteron umgewandelt wird.» Leo überfliegt auch dieses Etikett. «Nicht ein, sondern gleich zwei Erektionen gleichzeitig!» Während er weiterliest, zieht der Händler mit großer Geste noch etwas aus der Tasche, das verdächtig nach einem Brokkoli aussieht, und wedelt ihm damit vor der Nase herum. «Wie immer, mit der Kraft der Natur! Macht 300 Euro.»
Testosteron verdreht die Augen. Indol-3-Carbinol verhindert zwar seine Umwandlung, aber auch Teile seiner *Wirkung*.[493] Obwohl es sich an den Titel «Königshormon» gewöhnen könnte. Östrogen guckt ihm über die Schulter: «Was kauft er jetzt?» Sein Blick fällt auf den Wirkstoff. «HEY! Das ist ein Anti-Östrogen!» Es fühlt sich diskriminiert. «Na ja», versucht Testosteron zu beschwichtigen, «es hilft wohl auch bei der Bekämpfung von Brustkrebs.»[494] Östrogen schnaubt: «Das ist *nicht*, wofür er es benutzen wollte.»
Der Bauchladenmann macht noch eine Weile weiter. Schließlich ist das Internet groß und der Einkauf noch nicht fertig. Gastrin hilft dem Darm gegen Verdauungsschwierigkeiten (Leo denkt darüber nach, seinen Suchverlauf zu löschen). Eine Östrogencreme versorgt die Haut mit Feuchtigkeit und hilft gegen Falten. «Da steht Vaginalcreme drauf.» Der Bauchladenverkäufer verdreht die Augen: «Gleicher Wirkstoff. Wollen Sie jetzt gut durchblutete Haut oder nicht?» Immerhin, wo er recht hat, hat er recht. «Wenn Sie jetzt zuschlagen, lege ich noch eine Hämorrhoidensalbe drauf, die garantiert gegen Augenringe hilft. Ist der letzte Schrei, auch bei den Promis.»

«Bezweifle, dass das funktioniert», murmelt der Hauptbestandteil Kortison. «Wir wirken entzündungshemmend, nicht fettlöslich. Außerdem trocknen wir die Haut aus. Ich dachte, das wollte er vermeiden?» Östrogen kichert böse. «Was erwartest du von jemandem, der gleichzeitig einen Östrogenblocker und eine Östrogencreme kauft?»
Unterdessen wedelt der Bauchladenmann mit dem passenden Fläschchen Wachstumshormone. («Est. 1986, jetzt garantiert keine Gewinnung aus Leichenteilen.»). Leo stellt das Fläschchen schnell zurück.
Sein eigenes Wachstumshormon kaut immer noch auf seinem Energieriegel herum und guckt verträumt: «Was ich hier alles zum Wachsen bringen könnte, wenn wir ein paar mehr Leute hätten. Das Herz, Hände, zwei bis drei Schuhgrößen, ein paar Dickdarmpolypen hier und da.»
Das Gehirn hat sich das Ganze bis hierher angehört, aber mittlerweile ist es ein bisschen genervt. Wenn es nicht im Mittelpunkt steht, wird es immer unleidlich. Also ruft es in den Raum hinein: «Fühlt ihr euch nicht manchmal ganz schön auf eure körperlichen Reize reduziert?» Alle gucken betreten. Das stimmt. Immerhin leisten sie im Kopf auch Weltbewegendes. Sie tragen viel zu Leos Nervosität bei. Einen Moment lang herrscht Schweigen.
«Hey, guckt mal», ruft das Wachstumshormon dazwischen. «Er kauft Flavonoide. Die sind doch gut fürs Hirn oder?» Aha! Alle nicken bestätigend. Besonders Melatonin. Flavonoide sind in dunkler Schokolade und helfen, Schlafmangel auszugleichen.[495] Auch das Gehirn fühlt sich endlich anerkannt. Leo und der Bauchladenmann schütteln sich die Hände. «Ausgezeichnete Wahl», bestätigt der Verkäufer. «Flavonoide sind *großartig* für das Penisgewebe!»

Es ist schon verrückt, wie häufig wir bei vermeintlichen Wundermitteln über unseren eigenen Kopf hinweg entscheiden (beziehungsweise unter ihm hindurch) – schließlich haben die meisten Leute ein Gehirn, und im Allgemeinen halten wir es für wichtig.

Fragen Sie zu Anschauungszwecken doch einfach mal einen Bodybuilder, was seinen Adoniskörper so formt. Falls Sie in dem dann folgenden Endokrinologie-Vortrag etwas die Übersicht verlieren: Es sind Wachstumshormone, die Spaghetti in Muskeln verwandeln, Testosteronspritzen fürs Testosteron (Testosteron: «Es ist mir völlig unklar, warum er die Pubertät noch mal erleben möchte) und Östrogenblocker, damit das Testosteron nicht umgewandelt wird. («Es lebe das Königshormon!») Bodybuilding ist eine komplexe Wissenschaft, aufbauend auf vielen mehrstufigen Überlegungen. Aber fast keine davon beinhaltet ein Gehirn! Und dann wundern wir uns, wenn Testosteron plötzlich das Aggressionspotenzial befeuert. (Testosteron: «Ich kann nichts dafür, wenn Leute mich an die Decke treiben!» Östrogen fügt hinzu, es habe ja versucht, die Kommunikation mit dem Cortex wiederherzustellen, aber irgendjemand habe es gerade blockiert.)

Noch wahnwitziger wird das Ganze, wenn wir bedenken, wie kompliziert unser Hormonsystem mit all seinen Wechselwirkungen und Feedback-Loops ist, die über Jahrmillionen zusammengewerkelt worden sind.

Nur weil wir wissen, wie wir unser Hormonsystem auseinandernehmen, heißt das nicht, dass wir wissen, wie man es danach wieder zusammensetzt. Anders gesagt: Kaputtmachen ist einfach, reparieren schwer bis unmöglich. (Östrogen und Testosteron sind stolz: «Nach diversen Anpassungen haben wir die Situation jetzt im Griff!» Etwas leiser fügt Testosteron hinzu: «Also, solange es keine drastischen Änderungen gibt. Wenn er mit dem Bodybuilding aufhört, verfällt er wahrscheinlich in Depressionen.»)

Kurzum: Wir können es uns nicht leisten, zwischen Kopf und Körper, Psyche und glänzenden Haaren zu unterscheiden, denn die Hormone tun's bestimmt nicht.

Aber wir müssen gar nicht zu den Bodybuildern oder ins Internet gucken: Mahnend fuchteln kann man auch in Richtung Handtasche. Schließlich weiß jeder, dass Handtaschen Zugangspforten zu Paralleluniversen sind, und wenn etwas in diesen Universen existiert, dann finden wir es auch in einer Handtasche.

An hormonell wirksamen Stoffen sind das in diesem Fall Ibuprofen (untergräbt die Aktivität der Hoden, vielleicht auch von Föten),[496,497] die Pille (kommt noch), Tabak (verwirrt Stresssystem und sorgt für chronische Entzündung)[498] oder neumodisch Vape-Juice (der Nikotingehalt primt das Serotonin- und Dopaminsystem vielleicht schon bei Jugendlichen für spätere Süchte)[499] oder auch ein Mate-Tee mit dem bekannten Koffein (es ist eine große Handtasche). Aber immerhin haben wir eh ein latent schlechtes Gewissen, wenn wir diese Dinge konsumieren.

Noch merkwürdiger wird es, wenn wir versuchen, unser Hormonsystem zu unterstützen. Unsere Lieblingsidee dabei ist: Wenn es wie Hormone wirkt, ist es natürlich, und das kann ja nicht schaden. Aber zu viel von einem Hormon kann eben genauso schaden wie zu wenig.

Und wie heißt es so schön? Der Weg zur Hölle ist mit guten Vorsätzen gepflastert.

Der hormonelle Einkaufszettel: Iss maskuliner. Also ohne Besteck?

Weil alles mit allem zusammenhängt, gibt es eigentlich fast keinen Artikel zum Thema Hormone, der sich nicht irgendwann liest wie eine Einkaufsliste – selbst in den wissenschaftlichen Fachblättern: für Spermienqualität: Carnitin (im Fleisch und ein bisschen auch in Pilzen und Käse[500]). Gegen Depression: Omega-3-Fettsäuren, Selen und Zink (in Früchten, Gemüse, Fisch und Vollkorn[501] – nie empfiehlt einem mal jemand Mozzarella-Sticks). Genau wie bei unserer regulären Einkaufsliste tendieren wir dazu, darauf ein paar wichtige Dinge zu vergessen (Klopapier, es ist immer Klopapier. Spülmaschinentabs?). Here we go, der Gute-Laune-Einkaufszettel:

Erst mal Serotonin. Das Frühlingsgefühl in Reinform. Welche Lebensmittel enthalten Serotonin in Reinform? Aha! Erdbeeren, Ananas und Bananen. Die schmecken ja sogar. Toll! Die ideale Entschuldigung, um täglich Erdbeeren mit Schlagsahne zu essen ... Oder wäre es, wenn Serotonin durch die Blut-Hirn-Schranke könnte. Kann es aber nicht. Und wenn es gerade nicht im Hirn unterwegs ist, zeigt Serotonin im Magen ein ganz anderes Gesicht und massiert vor allem unseren Verdauungsmuskel. Auch wichtig, aber vielleicht nicht das, was wir erreichen wollten. Bekommen wir zu viel davon ab (wegen Stress eher als wegen Erdbeeren), beschert es vor allem einen Reizdarm. Kurzum, das Hirn muss sich schon sein eigenes Serotonin bauen. Okay, also Erdbeeren, Bananen und Ananas wieder runter (*entschiedenes Durchstreichen*). Also, nicht prinzipiell. Sind ja nicht schädlich und schmecken immer noch lecker. Und nach Sommer. Aber als Antidepressiva-Ersatz gehen sie jetzt nicht durch (*fügt Erdbeeren in kleinen Buchstaben wieder hinzu*).

Was dann? Die Vorstufe zum Serotonin (und damit auch Melatonin, wir erinnern uns), die es durch die Blut-Hirn-Schranke schafft, nennt sich Tryptophan. Und zu der gibt's tatsächlich ein paar interessante Studienergebnisse, nämlich, dass sie gegen Stimmungs- und Schlafstörungen hilft sowie gegen die allgemeine Zögerlichkeit, seinen Fuß aus dem Bett zu setzen. Tryptophan als Schlummertrunk oder im Morgenmüsli ist in dem Fall also zu empfehlen.[502] Und Vitamin B3, weil es zur Gewinnung von

Tryptophan hilft. B3 ist in Fleisch, Hülsenfrüchten und Pilzen enthalten (*hektisches Mitkritzeln*). Tryptophan gibt es in sehr viel langweiligeren Lebensmitteln namens Fisch, Eier, Käse und Quark, bzw. in der veganen Variante Nuss, Hülsenfrucht und Kürbiskern. Aber keine Sorge, es lohnt sich trotzdem, denn der Transport lässt sich indirekt durch Insulin beschleunigen. Insulin triggern wir am besten durch Zucker, sprich Kohlehydrate. Und was kriegen wir, wenn wir Kohlehydrate und Milchprodukte mischen? Richtig, Käsekuchen! Problem gelöst. Kommt auf die Liste. (*unterstreich*). Fragt sich nur, wie viel Käsekuchen. Wir haben uns ja nicht durch zig Seiten «Hormone sind so kompliziert und u-kurvig» gearbeitet, um jetzt die Wissenschaft außen vorzulassen. Aber die hat zum Thema Lebenszufriedenheit und Käsekuchen bis jetzt empörend wenig zu sagen. Was sie sich angeguckt hat, ist die Wirkung von heißer Milch mit Honig (in einer sehr viel wissenschaftlicher klingenden Variante, ist klar). Dahinter steckt die gleiche Idee: Die Milch liefert Tryptophan. Und der obligatorische Honig sorgt dafür, dass wir gleichzeitig Insulin ausschütten und den Transport beschleunigen. Der Effekt dieser Stoffe ist wissenschaftlich bewiesen und sollte sich zuverlässig einstellen nach höchstens ... 25 Gläsern Milch[503] (*stöhn, durchstreich*). Was nicht heißt, dass weniger nicht wirken können, allein schon wegen des wohligen Gefühls im Magen und der Erinnerung an diverse Groß- und Urgroßeltern. («Also, mein Uropa hat auch immer nen Schuss Grog reingemacht.») Aber das wissen wir halt genauso wenig wie bei allen anderen Lebensmitteln (*fügt Fragezeichen hinzu*).

So, weiter mit der Einkaufsliste. Wenn es ums Verrecken nicht klappen will mit dem Schlaf, dann kann dunkle Schokolade helfen, ein paar von den negativen Schlaflosigkeitseffekten auf das Herz-Kreislauf-System aufzufangen. Die Flavonoide, die darin enthalten sind, gehen nicht nur durch die Blut-Hirn-Schranke, sondern wirken neuroprotektiv und helfen vielleicht sogar dem

Arbeitsgedächtnis.[495] Genauso wie Kaffee unterstützen sie am Morgen danach aber wahrscheinlich nicht alle Kognition, die wir in der Nacht verdaddelt haben, sondern nur Teile davon – und wir wissen noch nicht genau, welche das sind. Deswegen ist die Alternative Mittagsschlaf wahrscheinlich immer noch die sinnvollste.

Weiter mit der Liste. Wie wär's mit ein bisschen Weisheit der Alten? Buddhistische Mönche vertrauen seit Ewigkeiten auf die heilende Kraft des Soja, um quirlige Teenager zu beruhigen. Nicht nur das: Auch sie selbst hoffen bei der schwierigen mentalen Aufgabe, das Zölibat einzuhalten, auf die Unterstützung von ... Tofu. Tofu, genauso wie Soja, enthält hormonell wirksame Stoffe. Bingo! Da treffen sich also moderne Medizin und traditionelle Heilkunde! Daraus kann man doch was machen (*schreibt Soja auf, fügt in Klammern hinzu *für mentale Stärke**). Stimmt schon, kann man. Der hormonell wirksame Stoff im Tofu ist Östrogen (bzw. östrogenähnlich). Der Grund, warum Teenager und das Zölibat dadurch erträglicher werden, ist wahrscheinlich, dass Östrogen Testosteron hemmen kann[504] (*zögert*). Die Natur hält nicht nur positive Überraschungen für uns parat. Durch unsere seltsame Haltung zu Hormonen entsteht allerdings eine merkwürdige Grauzone zwischen medizinischen Produkten und natürlichen Nahrungsergänzungsmitteln, voller Schlupflöcher, die einige Händler gerne ausnutzen.

Der Bauchladenverkäufer stellt stolz eine Packung Kaffeepulver auf den Tisch: «Beste Kräuter. Ein Kaffee, der wirkt *wie* Viagra!» Leo greift nach der Packung, um die Inhaltsstoffe zu lesen. «Enthält Kaffee. Und Viagra.» «Das ist doch kein natürliches Wundermittel!» «Haha, das denken Sie! Die aktive Komponente von Viagra findet man auch in den Tiefen des Regenwaldes in der Wurzelknolle Tongkat Ali. Natürlicher Wirkstoff, malaysisches Spezialrezept. Wussten Sie, dass man für so was in den USA keine Medikamentenzulassung braucht?» Leo guckt skeptisch. «*Haben* Sie's denn aus der Wurzelknolle extrahiert?» Der Bauchladenmann blinzelt ein paar Mal unglücklich: «Es ist der gleiche Stoff, Himmelherrgott. Das Molekül weiß doch nicht, wo es herkommt! Und die Natur tut uns nie was Schlechtes!» Leo denkt an Fliegenpilze, aber er liest noch ein bisschen weiter das Kleingedruckte. «Nicht zu empfehlen für Diabetiker oder Menschen mit nitratbasierter Herz-Blutdruck- oder Cholesterol-Medikation.» (Ist das nicht die Hauptzielgruppe von Viagra?) «Hier steht, es wurde zurückgerufen!» Der Bauchladenmann schnappt ihm die Packung aus der Hand. «Nur weil wir auch Milchbestandteile reingemischt hatten!» Er verdreht gequält die Augen: «Schau, es ist niemand gestorben, okay?»

Was natürlicherweise in Lebensmitteln vorkommt, hätten wir gerne hochkonzentriert im Reformhaus, aber das gleiche Molekül in Chemikalien ist suspekt. Dabei ist es Ihrem Körper letztlich egal, wo ein Molekül herkommt. Wenn es für ihn aussieht wie ein Hormon, dann wird er es genau so behandeln. Gerade *weil* Moleküle in unserem Körper vorkommen, können sie so viel kaputt machen («Bauchfett? Immer hier entlang!»). So gesehen ist Skepsis in den meisten Fällen die sinnvollere Reaktion (*schmeißt Liste weg*).

Das Problem bei all dem ist ja: Es geht um das Gleichgewicht. Und weil wir das nicht über alle hormonellen Ebenen hinweg überblicken können («Verdammt, jetzt hab ich ein tragendes Östrogen entfernt»), sollten wir das lieber den Hormonen selbst und ihren Feedback-Loops überlassen. Lassen wir sie das tun, was sie am besten können, nämlich arbeiten. Sie machen das seit mehreren Millionen Jahren, und sie finden, sie machen ihre Sache ziemlich gut.

Aber das heißt natürlich nicht, dass wir ihnen nichts Gutes tun können. Nur müssen wir anders rangehen. Wenn Sie nicht einen anerkannten Mangel an Hormon X haben (und vielleicht sogar dann), ist es nicht gerade sinnvoll, sich nach dem Motto «Viel hilft viel» eine Kiste mit «X»-angereicherten Lebensmitteln in die Vorratskammer zu stellen.

Es ergibt viel mehr Sinn, die Hormone nicht zu stören. Wenn wir z. B. an alles denken, was wir zum Thema Magen-Darm und Psyche gehört haben, dann sollten wir Dinge essen, die unseren Darm nicht konkret entzünden. Fast Food, viel Fett und verarbeitetes Essen sind in diesem Sinne also eher schlecht und Fisch, Frucht und Gemüse eher gut.

Blöderweise gilt das nirgends so sehr wie bei den Dingen, die wir unserem Hormonsystem unbewusst und ganz nebenbei zumuten. Durch die sogenannten hormonellen Disruptoren.

HORMONE IM WASSERGLAS

Beim Thema hormonelle Disruptoren reicht eigentlich kein allgemeines Fuchteln. Das Thema ist so groß und massiv, dass es schon mit einem verschreckten Augenaufreißen einhergehen darf. Wahlweise mit einem sehr schweren Schlucken. Wir verstehen noch ganz wenig von den entsprechenden Prozessen, aber das, was wir verstehen, reicht schon, um unser komplettes Sichtfeld einzunehmen. Schon der Begriff spricht für sich: Disruption kommt vom lateinischen «disrumpere», was so viel heißt wie zerstören, zerbrechen, zerschlagen.

Als hormonelle Disruptoren gilt entsprechend alles, was unser Hormonsystem in seiner Struktur oder Funktion durcheinanderbringt und uns dadurch schadet.

Das machen die Disruptoren z. B., indem sie sich als Hormone ausgeben und an deren Rezeptoren binden (genannt chemische Chamäleons). Alternativ können sie auch die Wirkung der Hormone blockieren, indem sie deren Rezeptoren wegräumen oder indem sie die Art, wie Hormone an die Rezeptoren binden, verändern. Kurzum: hormonelle Disruptoren sind der eigentliche Störfunk in unserem System. Passend dazu kann man auch von «Störstoffen» sprechen.

Es gibt mindestens Hunderte Stoffe, die zu solchem Störfunk in der Lage sind, und mindestens Tausende, die ihnen ähneln. Viele davon wurden gar nicht mit der Intention geschaffen, die Hormone in irgendeiner Form zu beeinflussen (anders als z. B. die Pille): Manche sollen Moskitos, Unkraut oder Flammen bekämpfen, Plastik härter machen, Plastik weicher machen oder Haltbarkeitsdaten verlängern – ungefähr in jedem dritten Kosmetika-Produkt findet der BUND hormonell wirksame Stoffe. Man kann sie zusammenfassen unter traditionelle Schadstoffe (z. B. Dioxine), Lösemittel, Metalle (Blei, Quecksilber, Nickel), Pestizide, Plastikkomponenten, UV-Filter, Bestandteile von Reinigungsmitteln und Umweltgifte.

Blei ist eines unter ihnen, das wir in Sachen Bedenklichkeit schon etwas länger auf dem Schirm haben: Es gibt keine Bleikonzentration im Blut, die als unbedenklich gilt,[505] denn schon kleine Dosen beeinflussen das Gehirn, Intelligenz, Impulsivität und ... unsere Überlebenschancen. Wie Sie sich mittlerweile denken können, gibt es in dieser weitreichenden Kettenreaktion auch den Streckenabschnitt «Hormone».[103,506,507,507,508] Blei kann im Hormonsystem alles Mögliche durcheinanderbringen, von den Stress- bis zu den Sexhormonen. Damit hat es u. a. ziemlich dramatische Effekte auf die Psyche und Fruchtbarkeit. Die gehen sogar so weit, dass manche Historiker glauben, Bleivergiftung könnte zum Untergang des Römischen Reiches beigetragen haben. Die Römer nutzten Blei nämlich als Süßungsmittel im Wein,[509] und darin hat es sich wahrscheinlich weder auf die Kognition noch auf die Geburtenraten der herrschenden Klasse besonders vorteilhaft ausgewirkt.

In der EU sind Produkte mit hohem Bleigehalt seit 2018 verboten, weswegen wir unseren Enkeln nur noch vom Bleigießen werden erzählen können. Dennoch findet man Blei auch heute noch vielerorts, z. B. in Wandfarbe. Auch die Notre Dame hat ein Bleidach. Nach ihrem Brand hat man erhöhte Bleiwerte in der Pariser Innenstadt gemessen. Die Behörden brauchten aber ein paar Wochen und Druck von Aktivisten, um Schulen und Kindergärten im Umkreis zu untersuchen (fanden dabei ein paar bedenkliche Fälle und sind sich bis heute noch unsicher über das Risiko). Bis jetzt wissen wir nicht genau, ob und welchen Effekt der Brand auf die Gesundheit von Anwohnern und Feuerwehrleuten hat.

In den USA ist Blei ein Riesenthema, weil es in Flint, Michigan, im Trinkwasser steckt, aber auch in jeder Menge Gebäuden im ganzen Land. Vor Jahren haben die Verantwortlichen mal ausgerechnet, wie viel es kosten würde, das zu reparieren. Dann haben sie sich vor der Zahl erschrocken und ausgerechnet, wie viel es kosten würde, das Ganze dezent unter den Teppich zu kehren. *Die Zahl haben sie dann abgenickt.** Aber nie bezahlt.

Mittlerweile hat man festgestellt, dass die Opfer von Blei nicht nur die Hunderttausende – besonders Kinder – sind, die offensichtlich vergiftet wurden (da fehlte bis jetzt irgendwie die Dramatik), sondern auch der Haushalt. Besser gesagt, die Kosten für Soziales und die Polizei. Tatsächlich zeigen Studien, dass Blei in Blut, Benzin und Wasserleitungen mit der Kriminalstatistik einer Stadt zusammenhängen (und dadurch besonders ärmere Wohngegenden und Afro-Amerikaner benachteiligen), sodass Maßnahmen dagegen auch zu den sinkenden Verbrechensraten zum

---

* Sehr schön zusammengefasst gibt es diese Infos auf YouTube bzw. HBO unter «Last Week Tonight with John Oliver:Lead»

Ende des 20. Jahrhunderts beigetragen haben sollen.[510,511,512] Das erscheint verrückt (wirklich? Sie haben den Rest des Buches gelesen, oder?), aber es gibt tatsächlich eine Menge Anhaltspunkte dafür. Basierend auf den Studien hat mal jemand ausgerechnet, dass jeder Dollar, den der Staat ins Loswerden von Blei investiert, 17 bis 221 Dollar an anderen Kosten einspart und damit auf Gesamtersparnisse von 181 bis 269 Milliarden Dollar kommt.[513] In Frankreich wird der Nutzen auf umgerechnet 22,72 Milliarden Euro geschätzt.[514] Für Deutschland hat es – soweit ich weiß – leider noch niemand durchgerechnet.

Aber immerhin *wissen* wir, dass Blei giftig ist, und das ist schon mal gut. Wir müssen darüber nicht diskutieren, sondern uns «nur» aufraffen, Bleibelastungen zu eliminieren. Schwieriger stellt sich das bei einer ganzen Menge anderer, bis jetzt völlig unbescholtener Haushaltschemikalien dar, die nun unter dem Verdacht stehen, den Dopaminzirkel zu stören.[515,516,517] Ratten werden hibbelig davon und entwickeln parkinsonähnliche Symptome im Alter, und auch bei Menschenkindern gibt es einige Korrelationsstudien mit Kognition und psychischen Problemen.

Das Thema ist angesichts steigender Diagnosen von ADHS und Autismus ins Scheinwerferlicht gerückt. Nun mag man einwenden, dass heute mehr Menschen die Symptome von ADHS und Autismus erkennen und sie deshalb besser und schneller diagnostiziert werden können. Doch das ist nur ein Teil der Antwort. Was offen bleibt, ist z. B. die Frage, warum die Diagnosen so überraschend spezifische Bevölkerungsgruppen und Regionen treffen (urbane mehr als rurale, somalische Einwanderer eher als hispanische).[516]

Neben und zusammen mit Darmbakterien werden gerade eine ganze Menge hormonell wirkende Chemikalien auf solche Zusammenhänge hin untersucht und manchmal auch vom Markt genommen. *Further research needed*, wie es so schön heißt, und in diesem Fall: dringend.

Aber statt uns mit diesen Fragen zu beschäftigen, müssen wir immer wieder den längst geklärten Nicht-Einfluss von Impfungen durchkauen.

Hormonelle Stoffe sind leider auf vielen Ebenen eines der besten Beispiele dafür, dass Populisten gut schreien, aber nur mittelgut nachdenken können. Aber lassen Sie mich ausholen.

Umwelthormone haben eine lange Tradition

Reproduktion ist weltweit ein spannendes (Forschungs-)Thema – nicht nur, weil man dabei so tolle Sätze lesen kann wie diese (frei übersetzt): «Der Fortpflanzungserfolg der skandinavischen Braunbären in diesem Gebiet steigt mit dem Alter an. Das mag aber auch daran gelegen haben, dass die komplette Fortpflanzung im Norden von einem einzigen älteren Männchen dominiert wurde.»[518] (Sean Connery?)

Wenn es um Reproduktion geht, sind Umwelteinflüsse schon lange ein Thema. Die ersten Anzeichen für einen Zusammenhang zwischen Umweltstoffen und Arterhaltung hat man bereits in den 30er Jahren feststellen können: bei Bald Eagles, also den Weißkopfseeadlern, dem amerikanischsten aller amerikanischen Vögel. Ausgerechnet dem Symbol für Freiheitsdrang und Durchsetzungskraft schienen zu dieser Zeit plötzlich ein paar alltägliche Dinge sehr schwer zu fallen, vor allem im Bereich Begattung. Abnormes Paarungsverhalten, wenig Nestbau, sinkende Geburtenraten. Ein weit verbreitetes Pestizid wurde als Ursache ausgemacht. DDT. Das verringerte die Qualität der Eierschalen, ließ die männlichen Embryos weiblicher werden und sich bei der Paarung so dämlich anstellen, dass es ernsthaft artgefährdend war (damit sollte sich die Alt-Right-Bewegung ja auskennen).

Und der Bald Eagle teilte seine Probleme mit einer Reihe anderer Vogelarten. 1962 rückte die Biologin Rachel Carson das

Problem mit ihrem Buch «Silent Spring» zum ersten Mal ins allgemeine Bewusstsein. «Stiller Frühling», weil die Vögel das Zwitschern aufgegeben hatten. Wenn pränatales Testosteron im Gehirn die Bahnen für männliches Sexualverhalten legt, dann gehört auch das zwitschernde Vorspiel dazu. Und wenn DDT diese pränatalen Hormone untergräbt, untergräbt es damit auch Vaterschaftsträume und Fortbestand unseres Seeadlers. Mit dieser Erkenntnis startete eine der allerersten großen Umweltbewegungen. Endlich eine Fragestellung, die alle politischen Lager vereinte: Willst du, dass der Bald Eagle Eier hat oder nicht?

Ein Jahrzehnt später wurde DDT auf den öffentlichen Druck hin verbannt. Wie es in kleineren Dosen auf den Menschen wirkt, wissen wir immer noch nicht genau. Aber es gibt bereits eine ganze Latte neuer Produkte, über die wir uns Gedanken machen müssen. Und heutzutage sind sich die politischen Lager dabei nicht mehr halb so einig.

Naturschutz für Spermien?

Tatsächlich sieht es nicht gut aus für die Spermien. In den letzten 50 Jahren scheint sich ihre Zahl durchschnittlich halbiert (!) zu haben.[519] Das hat jedenfalls eine Meta-Analyse ergeben, die die Zahlen aus Europa, Australien, Neuseeland und Nordamerika vereint und damit bestätigt, was eine andere Meta-Analyse schon 1992 verkündet hat, zusammen mit der Anmerkung, dass es genau genommen seit den 1930er Jahren bergab geht.[520]

Als die Ergebnisse veröffentlicht wurden, folgte die übliche Debatte,[521,522] aber drei Viertel aller Studien, die folgten, bestätigen diesen Trend[523]: Die letzten Jahrzehnte sind den Spermien nicht gut bekommen.[519,524] In Qualität und Quantität.

Die Proben von fast 5000 Dänen, die sie bei ihrer Musterung abgegeben haben, bescheinigen 40 Prozent von ihnen eine Spermienkonzentration im suboptimalen bis nahezu unfruchtbaren Bereich; 15 Prozent lagen in einem Bereich, der vielleicht Kinderwunschbehandlung nötig macht. Um die Dramatik zu unterstreichen, vergleicht die Studie die Proben noch mit historischen Daten von Männern, die sich in den 40ern wegen möglicher Unfruchtbarkeit behandeln ließen. Die Spermienkonzentrationen der heutigen Dänen schnitten im Vergleich *schlechter* ab. Über die nächsten Jahre erholten sie sich etwas, blieben aber im bedenklichen Bereich.[525]

In Deutschland, besser gesagt in Hamburg und Leipzig, sah es bei der militärischen Voruntersuchung 2008 nicht viel anders aus. «Remarkably poor» attestiert die Studie der Spermienqualität. Die Fruchtbarkeit von 22 Prozent der Männer liegt an oder unter der Schwelle, die die WHO als bedenklich für die Fortpflanzung ausgemacht hat, und 45 Prozent liegen im Bereich, der das Schwangerwerden zumindest erschwert.[526]

Es sieht nicht gut aus für die Spermien, und das ist gar nicht witzig. Auch nicht für andere Spezies. Kröten, die auf intensiv bewirtschaftetem Land leben, haben nämlich auch Schwierigkeiten mit ihren Penissen, und in einigen Teilen Floridas gibt es viel zu wenige männliche Alligatoren.

Grund genug, sich ein paar sehr ernste Fragen zu stellen. Oder einfach präventiv auszurasten. Denn während Wissenschaft und WHO noch dabei sind, der Welt langweiligste PowerPoint-Präsentationen zum Thema «Hormonelle Wirkstoffe und das Risiko hermaphroditer Frösche auf stark bewirtschaftetem Land» zusammenzutragen, und das Europäische Institut für Lebensmittelsicherheit schon mal eine Arbeitsgruppe zum Thema Störstoffe zusammenstellt, aber die Gruppe sicherheitshalber nur mit vier Wissenschaftlern und 11 industrienahen Mitarbeitern besetzt, hat das Internet seinen Schlachtruf schon gefunden.

Eine saublöde Antwort

Der Rückgang der Männlichkeit ist ein wichtiges Thema für viele Menschen. Hauptsächlich für solche, die nicht genug an die frische Luft kommen. Gemeinsam nehmen sie Stellung gegen eine Gesellschaft, die sie angeblich davon abhält, Alpha-Männer zu sein (das würd ich dann auch sagen). Das führt zu solch skurrilen Auftritten wie dem des amerikanischen Moderators Alex Jones, ein Mann, der immer ein bisschen so aussieht, als würde sein Kopf gleich explodieren und der auch ungefähr so klingt.

In seiner Show INFOWARS («Verschwörungstheorien für den Heimbedarf») brüllt er dem damals noch Milllionenpublikum entgegen: «They are turning the friggin frogs gay!» Sie machen die Frösche schwul. «Sie» sind ausnahmsweise mal nicht Liberale, die sich für schlimme Dinge wie die Gleichstellung von Frauen oder der LGBTQ-Community einsetzen, sondern gleich die Regierung, das Pentagon und dessen «gay bomb». Und «they» sind natürlich schuld daran, dass nun selbst Kröten ihre weibliche Seite entdecken (im Ausgleich meint Jones, Michelle Obama sei ein Mann). Dunkle Kräfte machen die Frösche schwul und uns gleich mit! Praktischerweise versucht Jones dann noch schnell etwas zu verkaufen, das er «BRAIN FOOORCE» nennt. Es soll gegen den schleichenden kognitiven Verfall wirken (man kennt sein Publikum). «BRAIN FOOORCE» enthält übrigens Soja. Sie wissen schon, den Stoff, den die buddhistischen Mönche genutzt haben, weil er ... Testosteron unterdrückt. Durch die östrogenähnlichen Stoffe, die er enthält. Noch Fragen?

Dabei sind es nicht nur die Verschwörungstheoretiker, die sich mit dem Thema beschäftigen. Die Sorge um die Männlichkeit ist mittlerweile Mainstream. Alex Jones nahm in seiner Show auch Anrufe von Donald Trump entgegen. Der konservative Fernsehsender *Fox News* widmet ihr ein ganzes Segment, einschließlich

Grafiken zum Rückgang von Spermienqualität und Testosteron (und der wichtigen Frage, ob Obama daran schuld ist). «Low Testosterone Male» (Niedrig-Testosteron-Mann) ist in denselben Kreisen zu einer der beliebtesten Beschimpfungen geworden, dicht gefolgt von «Beta Male» (im Gegensatz zum Alpha-Mann). Ein Klinikleiter bietet einen kostenlosen Testosteroncheck für Männer an, die überlegen, Hillary zu wählen, und Trump lässt sich seine Testosteronwerte von Fernseharzt Dr. Oz live bestätigen, was doppelt ironisch ist, weil Dr. Oz schon mal wegen falscher Angaben vor Gericht stand und Trumps Testosteronspiegel eigentlich egal ist, solange er Medikamente nimmt, die seine Wirkung stören (siehe Kapitel 1). Dreifach ironisch, weil der Posterboy der Alt-Right, sprich Adolf Hitler, vor allem niedriges Testosteron hatte. Aber im Urban Dictionary steht «schwule Frösche» jetzt für Linksliberale.

Doch wir müssen nicht in die USA schielen: Annegret Kramp-Karrenbauer hat uns ja auch schon vor den verweichlichten Männern gewarnt, und in unserem Feuilleton fragt sich der ein oder andere, ob ein Mann mit Baby vor dem Bauch nicht streng genommen doch ein bisschen der Untergang der männlichen Art an sich ist. Heute grillst du noch mit Holzkohle, und morgen häkelst du eine Babytrage. Es kann jeden treffen.

Dabei ist eigentlich klar: Über desorientierte Spermien freut sich keiner. Erst recht nicht Leute, die gerade eine Babytrage häkeln. Aber wie es Populisten gerne tun, schießen sie in Sachen Feindbild mehr als haarscharf an der Lösung vorbei. Oder sogar am Problem. Und an der Realität (aber wen interessiert die schon).

Ein anderes Thema, das die Populisten dabei gerne übersehen, sind: Frauen. (Wer hätte das gedacht?) Schließlich wissen wir inzwischen, dass auch der weibliche Körper beim Anblick einer Überzahl weiblicher Hormone nicht einfach sagt: «Oh, die kenn ich ja ... so als Frau ... das kratzt mich nicht!»

Parallel zur bedenklichen Entwicklung der Spermienqualität gibt es eine ähnlich kritische auf der weiblichen Seite: die immer früher einsetzende Pubertät. Mädchen bekommen früher Brüste und ihre erste Regel und interessante sexuelle Ideen (als ob die Welt mit 13 nicht eh verwirrend genug ist). Jungen geht es ähnlich.[527,528] Sie erinnern sich vielleicht daran, dass eine frühe Pubertät üblicherweise ein Zeichen von allen möglichen bedenklichen Lebensumständen ist – aber nun ist das gute urbane Leben ebenso dafür verantwortlich.

Hormonelle Störstoffe haben aber auch über Spermien und Pubertät hinaus negative Konsequenzen für die Gesundheit. Bis jetzt können wir sie noch nicht ausreichend einschätzen, aber die Studienergebnisse beinhalten bedenklich häufig das Wort «Krebs».[529,530] Besonders im Bereich der Geschlechtsmerkmale. Das Thema ist also existenziell. Für Männer *und* Frauen *und* für das Überleben unserer Spezies als solche, genau wie das aller anderen Spezies, deren Fortpflanzung wir mit unserer Lebensweise durcheinanderbringen.

Das Einzige, was hormonelle Störstoffe eben nicht sind, ist eine Verschwörung, und schon gar keine gegen Männer. Denn eigentlich steckt nicht allzu viel Geheimnisvolles dahinter: Es geht um konkrete Stoffe, die wir (u. a. in der Landwirtschaft) einsetzen, um unsere allgemeine Umweltignoranz und nebenbei auch noch um sehr viel Geld. Was offen bleibt, ist eher, wie groß das Risiko ist und was wir dagegen tun können. Also: Zeit, zu gucken, was wir wirklich wissen.

Eine etwas weniger blöde Antwort

Es gibt ein paar Anhaltspunkte, wie die Disruptoren unser Hormonsystem stören. Nur auf das Hier und Jetzt können wir dabei wahrscheinlich nicht gucken, denn der Trend zur früheren Pubertät lässt sich besonders bei adoptierten Babys nachweisen, die höhere Level an Störstoffen mitbringen. Was genau ihn verursacht, wissen wir deshalb aber noch nicht. Schließlich gibt es verschiedene Einflussfaktoren in der industrialisierten Welt, die wahrscheinlich zur allgemeinen Verwirrung des Körpers beitragen: falsche Ernährung, zu viel Stress, zu viel oder zu wenig Gewicht. Stress tendiert ja z. B. dazu, uns ein paar Kilo zu schenken, in denen man Östrogen lagern und generieren kann – und das kann ein Grund für Männerbrüste sein. Allerdings hängt der Rückgang der Spermienqualität auch mit einem Anstieg an hodenbezogenen Gesundheitsproblemen zusammen. Dänen haben nicht nur eine geringere Spermienkonzentration als Finnen, sondern ebenfalls ein fünfmal höheres Risiko, an Hodenkrebs zu erkranken. Auch in Deutschland ist die Zahl der Erkrankten in den letzten Jahren gestiegen.[531]

Auch diese Entwicklung deutet darauf hin, dass die Veränderungen auf die gleiche Entwicklungsstufe zurückgehen, bei der die Hoden ihren Anfang nehmen: in der frühkindlichen Entwicklung, beim Fötus.[515] Das würde erklären, warum sich die Spermien unserer Dänen nicht mit jedem Jahr verschlechtern, sondern eher die Durchschnittswerte der Bevölkerung insgesamt.[525]

Die Umweltstoffe, die den Fötus beeinflussen könnten, sind vor allem die sogenannten Xeno-Östrogene: Stoffe, die unser Körper als Östrogene einstuft (sie reisen z. B. genauso durch die Plazenta), obwohl sie woanders herkommen und einige andere Eigenschaften mitbringen.

Xeno-Östrogene werden darüber hinaus am häufigsten genannt, wenn es um die Krebsgefahr geht – bei Männern und Frauen. Nicht umsonst wird zur Brustkrebsbehandlung ein Östrogen*blocker* verabreicht. Frauen mit einem erhöhten Brustkrebsrisiko rät man bisweilen davon ab, allzu viel Soja zu essen.

Das bekannteste Beispiel für Xeno-Östrogene sind die Parabene. Sie wissen schon, das Zeug, das wir im Moment nicht mehr in unsere Shampoos lassen. («Jetzt neu! Ohne Silikone, Sulfate, Parabene und Asbest!») Dabei vergessen wir allerdings, dass der BUND sie vor allem im Haarwachs gefunden hat – und in Sonnencreme, Rasierschaum und Zahnpasta.

Weil Xeno-Östrogene von unserem Körper in die Östrogenschublade gesteckt werden, können sie dort die Dinge tun, die eigentlich in den Aufgabenbereich von Östrogen fallen. Ihr Körper speichert Parabene in seinen Fettzellen. Im Mutterleib gestalten Parabene das Hormonklima für den Fötus eine Nummer weiblicher (Nebenwirkungen: siehe Gender-Kapitel). Im Erwachsenenkörper haben einige Parabene eine Androgen-hemmende Wirkung und schaden laut Tierstudien der Spermienqualität.

In Kinderkosmetika sind Parabene mittlerweile verboten, was ein bisschen schräg ist, weil man damit das Risiko a) anerkennt, aber b) nichts gegen die anderen Wege tut, über die Kinder von genau dem gleichen Stoff beeinflusst werden können.

Immerhin sind Xeno-Östrogene schon so weit verbreitet, dass man sie nicht nur in Trinkwasserquellen findet, sondern sogar im Sedimentgestein auf dem Boden des Meeresgrundes.[2] Außerdem im Urin von mehr als 93 bis 99 Prozent aller Amerikaner[532] und im Körper von Grönlands Eisbären.[533]

Tatsächlich sehen auch die Sexualorgane der Eisbären alarmierend häufig nicht so aus, wie sie es sollten (aber fragen Sie mich jetzt nicht, wie Eisbären-Sexualorgane aussehen sollten). Als ob die mit den schmelzenden Polarkappen nicht genug zu tun hätten! Aber sie sind nicht alleine. Auch die Schlittenhunde kann es treffen, genauso wie viele andere Tiere auf dem gesamten Globus: Delphine, Fische, Amphibien und auch wieder die Vogelwelt. Der stille Frühling wird wieder zur Gefahr. Und der Grund dafür sind wahrscheinlich die Xeno-Östrogene und andere hormonelle Wirkstoffe.[534,535] Und über die Tierwelt findet die Gefahr natürlich wieder zu uns zurück, z. B. durch fisch- und fleischreiche Ernährung.[536]

Ein anderes Beispiel für Xeno-Östrogene ist BPA,[537] eine Plastikkomponente, die sich mittlerweile in sämtlichen Elementen (Wasser, Erde, Luft) und in Nahrung und Getränken nachweisen lässt. BPA wird in Mehrweg- oder Babyflaschen (Letzteres in der EU bis 2011) verwendet, für DVD-Hüllen, in Autos und Sportausrüstung, recyceltem Papier und Kassenbons. Supermarkt-Kassiererinnen haben mehr BPA im Urin als andere Menschen und das macht sich vielleicht durch Oxidationsschäden an der DNS bemerkbar.[538,539] Wenn Sie bisher nicht wussten, was Sie auf die Frage «Bon dazu?» antworten sollen, haben Sie jetzt einen Anhaltspunkt.

Weil BPA überall um uns herum ist, kann man es in 90 Prozent der Menschen nachweisen. Es wirkt ähnlich mächtig wie Östrogen, und genauso problemlos kommt es durch die Plazenta. Und wo es schon dabei ist, könnte es auch die Schilddrüsenhormone durcheinanderbringen. Oh, und vielleicht bindet es an Glucocorticoid-Rezeptoren. Es wird außerdem zusammengebracht mit Aggression, veränderter Kognition, Hyperaktivität und verändertem Sexualverhalten, Suchtanfälligkeit und dazu passend verändertem Körpergewicht.

Tierstudien haben ergeben, dass BPA möglicherweise den Hormonhaushalt und seine Epigenetik über mehrere Generationen hinweg umgestaltet, die Männchen etwas weiblicher macht und ihre Spermienkonzentration reduziert.[537,540]

Obwohl wir wissen, wie wirkmächtig Östrogen ist und dass es schon in Konzentrationen von «ein Teilchen pro Milliarden» wirkt, gilt die Dosis an BPA, der Menschen täglich ausgesetzt sind, als sicher. Allerdings bezieht man sich dabei oft auf eine Einstufung aus dem Jahre 1988. Wir lassen also vieles außen vor, was wir heute über Hormone wissen.[537]

Überhaupt ist es nicht einfach, herauszufinden, welche Dosis schädlich ist, wenn man in den Studien keine Menschen vergiften möchte. Aber auch die Tierstudien erzählen uns schon so einiges.

Menschen sind zwar größer, aber Föten sind es nicht unbedingt. Erst mal entspricht die Dosis in diesen Tierstudien oft der, der Menschen täglich ausgesetzt sind. Und sie haben ergeben, dass die Mäuseföten die Stoffe schlechter abbauen können als die erwachsenen Tiere. Das lässt sich übertragen: Denn bei Menschen sind die Systeme, die es für den Abbau vieler fremder Stoffe braucht, auch am Anfang des Lebens noch nicht ausgebildet. Tatsächlich ist auch beim Menschen die BPA-Konzentration in Kindern höher[541] und könnte am Anfang ihres Lebens das Geburtsgewicht beeinflussen.[542]

Und noch etwas macht das Ganze kompliziert: unsere bekannten U-Kurven. Kleinere Dosen sind manchmal gefährlicher als große, und vor der Geburt reichen manchmal infinitesimal kleine.[602]

Aus all diesen Gründen ist es kein Wunder, wenn Menschenstudien nachziehen und berichten, dass BPA bei Menschen eine frühere Pubertät und epigenetische Veränderungen auslösen könnte.[543,544] Das Gleiche gilt für andere Plastikkomponenten, die Phthalate.[545]

Ein Expertenpanel formuliert mittlerweile «great concern», «große Sorge», weist darauf hin, dass es nie nur um BPA oder andere Einzelstoffe gehen kann, sondern um die *Summe* an Xeno-Östrogenen, die wir abbekommen, und vor allem darauf, dass sie ihre wissenschaftlichen Erkenntnisse immer noch in keinster Weise in den Sicherheitsstandards wiederfinden.[546]

«What is it good for?» Gibt es einen sinnvollen Einsatz von Disruptoren?

Fairerweise sollte man sagen, dass selbst eine hohe Dosis hormoneller Wirkstoffe immer noch ein probates Mittel zum Zweck sein kann – oder zumindest das kleinere Übel.[515] Wenn z. B. das hierzulande verbotene Pestizid DDT in Ländern, in denen es Malaria gibt, nach wie vor eingesetzt wird, ist das primär nachvollziehbar. Das eine ist wahrscheinlich (zumindest für die Menschen) weitaus gefährlicher als das andere.

Für Weichplastikstoffe gibt es ebenso eine Menge gute Gründe: In den westlichen Ländern findet sich die höchste Konzentration solcher Stoffe bei Neugeborenen auf der Intensivstation – wahrscheinlich, weil sie viel in medizinischen Schläuchen und Apparaturen eingesetzt werden. Auch da sind sie im Vergleich wahrscheinlich das geringere Problem. Die Frage ist dennoch, ob es nicht ohne ginge. Aber um sie zu beantworten, müssen wir sie uns stellen. Und dafür müssen wir erst mal ein Bewusstsein dafür entwickeln, dass medizinische Apparaturen ohne solche Komponenten wahrscheinlich besser wären.

Im Gegensatz zu den hehren Zielen «Schutz von Neugeborenen und Schutz vor Malaria und Co» gibt es viele Situationen, in denen hormonell wirksame Stoffe keinem nennenswerten existenziellen Zweck dienen und sich wahrscheinlich prima vermeiden ließen. Wobei wir wieder bei den Parabenen wären. Das beste Beispiel für hormonelle Stoffe aus der Schublade: «Was haben wir uns denn dabei gedacht?!»

Vermeidbares Übel: Wo brauchen wir sie eher nicht?

Parabene werden von der Kosmetikindustrie vor allem wegen ihrer konservierenden Wirkung geschätzt. Dass sie sich problemlos vermeiden ließen, sieht man daran, dass es zu jedem belasteten Kosmetikprodukt auch immer eine Variante ohne Hormonzusatz gibt. Naturkosmetik ist meist prima.

Wenn Sie wissen wollen, wie es um Ihre Hausmarke steht: Der BUND hat eine Reihe Produkte darauf getestet, wie viele hormonell wirksame Stoffe sich darin so tummeln, und darauf aufbauend eine App namens *ToxFox* entwickelt. Damit können Sie als Verbraucher überprüfen, in welchen Produkten besonders viele Parabene (oder andere hormonell wirksame Stoffe) enthalten sind. Propyl-und Butylparabene sind diejenigen unter ihnen, die laut Tierstudien der Spermienqualität schaden und vor denen Experten besonders warnen. Das sind übrigens auch die, die dem Fettabbau im Wege stehen. Benzylsalicylate sind ebenfalls suspekt.

Bei *Nivea*-Kosmetik waren Parabene z.B. in jedem zweiten Produkt mit dabei, was blöde ist, weil die hübsche weiß-blaue Verpackung geradezu dazu einlädt, dahergelaufene Kinder mit deren Inhalt einzureiben.

Procter & Gamble räumt beim Thema Hormonbelastung den ersten Platz ab – die Hersteller von *Wella*, *Oil of Olaz*, *Herbal Essences* und *Gillette*. Das ist besonders ironisch, wenn man bedenkt, dass *Gillette* vor nicht allzu langer Zeit global einen kollektiven Herzinfarkt verursacht hat, als es in einer Werbung behauptete, dass die Welt für alle netter wäre, wenn sich Jungs und Männer nicht ständig hauen müssten. Oder wir alternativ zu Männern, die Frauen hinterherpfeifen, hin und wieder so was Kritisches sagen würden wie: «Not cool.» Das Video wurde Millionen Mal angeguckt und postwendend für das sofortige Ende der Männlichkeit mitverantwortlich gemacht (oder spätestens nächsten Dienstag). Und das deutsche Feuilleton sprang auf den Zug auf. Dass sich Männer mit *Gillette*-Rasiergel und verwandten Produkten täglich quasiweibliche Hormone und androgenhemmende Stoffe ins Gesicht klatschen, interessierte dagegen fast niemanden.

Was man daran mal wieder sieht: Populismus ist der Alkohol zu jeder Debatte: Sieht in schlechtem Licht wie eine Lösung aus, betäubt den Schmerz, macht aber eigentlich alles nur noch schlimmer. Vor allem geht diese Diskussion mal wieder am eigentlichen Problem vorbei: Denn anstatt sich über Umweltfragen Gedanken zu machen, sich ein Abo des lokalen Naturschutzmagazins zu bestellen und dabei einen Eistee mit einem Bambus- statt mit einem Plastikstrohhalm zu schlürfen, fuchteln die Konservativen lieber wild in Richtung einer pseudoaktivistischen Werbung (Damenrasierer sind übrigens immer noch teurer bei *Gillette*) und dann wahrscheinlich wieder zu irgendeinem Vater mit einer Bauchtrage. («Jetzt strickt er! Er strickt!»)

Aber beim Thema Sexhormone ist das vielleicht nicht allzu überraschend. Schließlich gibt es die eigentlich nie ohne Drama.

WUNDER- UND MYTHENWELT REPRODUKTIONSMEDIZIN
Expedition Sexhormon

Wenn es um Sexhormone geht, sollte man uns Menschen nicht unbeaufsichtigt lassen. Das ist nachvollziehbar, schließlich sind sie für unsere Lebensplanung ziemlich entscheidend. Und da wir ein selbstbestimmtes Leben führen wollen, ist es ein verständlicher Traum der Menschen, in der Frage «Nachwuchs oder nicht?» ein Wörtchen mitzureden. Außerdem einer, der sehr weit zurückgeht.

Die Ägypterinnen hatten mal wieder die Nase vorn beim Thema Verhütung: Granatapfelkerne und Wachs, als Vaginalzäpfchen eingeführt. Granatapfelkerne enthalten natürliches Östrogen. Die Idee ist also *total* naheliegend. Eher jedenfalls als die Mittelaltervariante «Kondome aus Tierdärmen, Fischhaut und Leinen» (und Männer beschweren sich, heutige Kondome seien nicht «gefühlsecht»). Die Azteken wussten ebenfalls sehr viel besser, wie es geht: Die hatten ihren Nachfahren über Generationen hinweg einen weisen Rat mit auf den Weg gegeben: «Willst du keine Kinder ham, versuch's doch mal mit diesem Yam.» Na ja, in der Übersetzung geht da viel verloren – allerdings nicht die Wirksamkeit. Cabeza de Negro, der wilde Yam, den die Mexikanerinnen aßen, enthielt eine Vorstufe von ... Progesteron!

Das Geheimnis der Azteken hat dann auch unsere heutige Welt für immer verändert. Es wäre allerdings spurlos an uns vorbeigegangen, wenn es nicht einen Chemieprofessor namens Russel Marker gegeben hätte, der sich in den 30ern auf die Suche nach einem pflanzlichen Hormon gemacht hat. Denn selbst, um eine winzige Menge Östrogen zu gewinnen, brauchte man damals noch 80 000 Säue. Wenn Hormone also wirklich Menschen helfen sollten, musste etwas Neues und vor allem Günstigeres her.

Marker schickt Suchtrupps aus und testet 400 Pflanzen, bis er in einem Text auf das Geheimnis der Azteken stößt. Einige Umwege, einen Diebstahl und ein Bündel Bestechungsgeld später, verlässt er leichtfüßig eine kleine Kaffeetrocknerei. In seiner Hand eine Probe sonnengetrockneten, zu Sirup verarbeiteten Yams. Ein Besuch im Labor und dann, als er sich das nächste Mal unter die Leute mischt, trägt er eine Tasche voll mit zwei Kilo puren Progesterons – die Hälfte der Weltjahresproduktion. Marktwert damals: rund 160 000 Dollar.

Marker schafft damit die Grundlage für die Gewinnung synthetischer Hormone. Jetzt muss er nur noch einen Weg finden, das Ganze in großem, industriellem Stil zu betreiben. Wie die Entdecker des Insulins patentiert er das Verfahren nicht und macht es für alle verfügbar – sagt aber niemandem, wie es geht. All seine Notizen sind als Code verfasst. Niemand darf ihm über die Schulter gucken, denn die Konkurrenz ist überall. Vor allem im bis dato übermächtigen Europa, das *seine* Geheimnisse in dieser Hinsicht genauso wenig teilen will. Das hätte für das neugegründete mexikanische Labor eine mächtige Konkurrenz werden können, während es sich bei der Prozessoptimierung ein Wettrennen mit der Zeit liefert,* allerdings befinden sich diese gutgehüteten Geheimnisse Europas im Kopf einiger brillanter Leute, die unterdessen

---

* Mexikos Chemie war gerade eher mit Zucker und Öl beschäftigt.

vor dem Faschismus fliehen mussten. Mehr oder weniger direkt in unser kleines mexikanisches Labor: Carl Djerassi, Vater der Pille (er bevorzugt «Mutter der Pille»), genauso wie George Rosenkranz, Schüler eines Nobelpreisträgers.

Nachdem Marker das Labor verlassen hat, wirft Rosenkranz irgendwann alle codierte Notizen weg, versucht es selbst und gewinnt aus der gleichen Substanz auch noch Östrogen, Androgen und Corticoid – die Basis für den Stoff, den wir heute einsetzen, um Rheuma, Autoimmunerkrankungen und Krebs zu behandeln sowie Frühchen zu retten. Kurzum: Er verändert die Welt und wird dabei so reich, dass seine Frau bei einem Bridge-Tournament von Erpressern entführt wird. Für eine Millionen Dollar Lösegeld wird sie freigelassen, und er wird glückliche 102 Jahre alt.

Das ist sie also, die forschende Seite der Hormonwelt: Schatzsuchen in Mexiko, Kartelle und Bestechungsgelder, brillante Wissenschaftler, Entführungen und sehr viel Geld. Vor allem bringt uns diese Forschung aber auch Medikamente, ohne die unser Leben heute undenkbar wäre. Ohne die Entdeckungen von Marker, Djerassi und Rosenkranz könnten wir heute weder Menschen dabei helfen, schwanger zu werden, noch, es nicht zu werden. Ihre Erfindungen haben unser Leben verändert, auch wenn wir immer noch dabei sind herauszufinden, wie genau.

Kurze Verhütungsgeschichte: Eine Pille für alle

Von allen Hormonzaubereien, die die synthetischen Hormone möglich gemacht haben, ist wahrscheinlich keine so populär wie die Pille. Weltweit wird sie von ca. 100 Millionen Frauen eingenommen.

Sie ist eines der am besten erforschten Medikamente überhaupt, mit 44 000 Publikationen in einem halben Jahrhundert. Umso überraschender ist es, dass wir uns so uneinig darüber sind, was wir von ihr halten sollen. Viele Sorgen wurden aufgebracht, fast genauso viele widerlegt. Aber auch einige bestätigt.

So oder so: Die Pille polarisiert. In der öffentlichen Wahrnehmung wird sie wahlweise als «Meilenstein für die Unabhängigkeit der Frau» gefeiert oder zu den «merkwürdigen Dingen, die wir Frauen zumuten, Band 202» gezählt. In den letzten Jahren mit einer Tendenz zu Letzterem. Die Anzahl der Frauen, die die Pille nehmen, ist gefallen, Nebenwirkungen werden mehr diskutiert. Also, vor allem unter Freundinnen: Der öffentliche Diskurs humpelt mal wieder eifrig hinterher. Aufklärungsunterricht beschäftigt sich wenig mit Pro und Contra, stattdessen wird die Pille wie ein Lifestyleprodukt in schicken Dosen mit Schminkspiegeln verkauft und an Mädchen ab 11 Jahren verschrieben. Sie ist zusammen mit den hormonellen Wirkstoffen *das* Topbeispiel dafür, wie wir über Hormone sprechen, selbst wenn wir's nicht tun. Deswegen ist es allerhöchste Zeit, dass wir uns damit beschäftigen, *was* wir über ihre Effekte wissen.

Allerdings sollten wir bei aller Eile nicht den Kontext überspringen, denn fast alles an der Pille ist Hormonwahnsinn pur. Und darum sollten wir zuerst mal darüber reden, warum die Pille allen Beteiligten so wahnsinnig wichtig war.[547,548,549]

Der Anfang des 20. Jahrhunderts, als die Idee für die Pille geboren worden ist, war anerkanntermaßen eine ziemlich finstere Zeit für eigentlich alles, was mit Sexualität zu tun hat. Frauen sterben im Kindbett und an Abtreibungen im Hinterzimmer. Und genau wie heute sind diejenigen, die Abtreibung verteufeln, auch gegen alles, was Schwangerschaft vorbeugen könnte. Aufklärungsbücher sind genauso verboten wie Verhütungsmittel. Oder, wie man es damals nannte, «Obszönitäten».

In dieser Zeit sieht ein Mädchen namens Margaret Higgins seine Mutter sterben. Eine Frau, die die irische Hungersnot und eine chronische Tuberkulose überlebt hat, verlassen nach 18 Schwangerschaften und 11 Geburten die Kräfte. Und Margaret Higgins reicht es. Sie wird Krankenschwester, Gründerin der ersten Geburtenklinik und vor allem treibende Kraft hinter der Pille. Auf dem Weg wird sie zweimal verhaftet, flieht einmal nach England und wird 31-mal für den Friedensnobelpreis nominiert. Zwischenzeitlich rettet sie ihre Nichte aus einer Schneewehe, das Mädchen wird später *Wonder Woman*. Wirklich wahr, googeln Sie das.

Die anderen Hauptfiguren der Geschichte stehen Higgins an Farbenfreude in nichts nach. Da ist Dexter McCormick, die das Geld beisteuert und ihrer Zeit so weit voraus ist, dass man sie als zweite Frau am weltberühmten MIT, der Technischen Hochschule in Cambridge, Massachusetts, nur mit Federhut ins Labor lassen will. Außerdem gründet sie das erste Fachblatt für Hormonforschung und einen Schmugglerring um die heiße Ware Diaphragmen – eingenäht in Damenmäntel aus Paris.

Auf der Arztseite forschen am Progesteron John Rock, ein überzeugter Katholik, und Gregory Goodwin Pincus, «der einzige Mensch, der weiß, wie man Hasen künstlich befruchtet». Klingt komisch, ist aber der Anfang für sämtliche In-vitro-Babys, die darauf folgen. Ironischerweise erforscht Pincus Progesteron eigentlich mit der Fragestellung, wie man *mehr* Babys machen kann. Als er sich überzeugen lässt, sein Forschungsthema umzuwandeln («... oder auch *keine* Babys»), bringt das einen kleinen, aber entscheidenden Unterschied für seine Forschung mit sich: Sie ist jetzt illegal.

Die ersten Probeläufe für die Pille finden darum auf Puerto Rico statt und später auch auf Haiti, wo es viel Unterstützung für das Projekt gibt. Die Ärztin, die die Forschung dort leitet, Dr. Edris Rice-Wray, erzählt von Hausbesuchen bei hutzeligen Großmütterchen, die eigentlich 35-Jährige mit zehn Kindern sind. Vielleicht auch deshalb sind viele Frauen meilenweit gelaufen, um an den Studien teilzunehmen: ein Projekt von Frauen für Frauen, in dem einige von ihnen ziemlich viel riskiert haben. Aber keine Sorge, es wird schon noch sexistisch.

Allein die kurzen Zeiträume, in denen sich die Forschung von da an weiterentwickelte, sind ziemlich ... beeindruckend. Mitte der 50er finden die ersten Versuche bei Tieren statt, wenig später bei Menschen, *danach* stellen die Forscher überrascht fest, dass Progesteron mit Östrogen «kontaminiert» ist; dann finden sie heraus, dass das Ganze *ohne* diese Kontamination nicht funktioniert; sie machen Östrogen zu einem Hauptbestandteil, merken dabei, dass die Dosis ziemlich entscheidend ist. Parallel wird in Großbritannien noch mal das Gleiche entdeckt, als nach einem Tippfehler Frauen zu wenig Östrogen bekommen und reihenweise schwanger werden; 1957 erfolgt dann die Zulassung der «Pille». Für «Regelbeschwerden», was schon damals so klingt wie «Marihuana für Nervosität». Wenig später nehmen bereits 500 000 Frauen die Pille.

1960 folgt in Großbritannien schließlich die Zulassung für die Realität, das heißt zur Geburtenkontrolle (wenn auch zunächst auf zwei Jahre begrenzt). Ein Jahr später wird die Pille auch in Deutschland zugelassen. In der DDR heißt sie Wunschkind-Pille statt Antibaby-Pille, was ihrem Mit-Schöpfer Carl Djerassi gefallen hätte, der sie am liebsten «Pro Unabhängigkeit» genannt hätte. Außerdem gab es sie dort umsonst, was einiges an der Enttäuschung nach dem Mauerfall erklärt. Aber das nur am Rande.

Egal, wie sie öffentlich bezeichnet wird: In den meisten Fällen nutzen die Menschen sowieso den Ehrentitel: «die Pille» – wie: «der Pate». Sie scheint eine der wichtigsten Medikationen zu sein, auf die die Menschheit je gewartet hat: Kaum zehn Jahre nach den ersten Tierversuchen und zwei Jahre nach der offiziellen Einführung nehmen sie bereits 1,2 Millionen Frauen. 1976 weltweit 13 Millionen und 1984 50 bis 80 Millionen. Der Profit liegt im mehrstelligen Millionenbereich.

Bei dem Tempo der Einführung kann einem ganz schön schwindelig werden, wenn man bedenkt, was für eine gigantisch große Zahl von Frauen am «Experiment Pille» teilnehmen. Das heißt, auch wenn Gesundheitsfragen permanent diskutiert wurden: Ein Großteil unserer Lernkurve fand eben nicht im Labor statt, sondern draußen, in der Welt. Die Kurve ist lang und schmerzhaft, und sie wird nicht gerade dadurch beschleunigt, dass wir es nicht hinbekommen, richtig über Hormone zu reden.

Überhaupt ist es irreführend, damals schon von «der Pille» zu sprechen. Denn es gibt gewaltige Unterschiede zu der Version, die wir heute kennen. Heutige Pillen enthalten ca. 0,1 mg einer künstlichen Progesteron-Komponente und <0,05 mg Östrogen. Die erste Variante der Pille beinhaltete dreimal so viel Östrogen und hundertmal so viel Progesteron! Die hohe Dosis steigerte deutlich die Gefahr für Blutgerinnsel, Herzinfarkte und Schlaganfälle. Dass sie heute geringer ist, verdanken wir u. a. dem medizinischen Fortschritt, aber dass es dahin länger als nötig gedauert hat, verdanken wir vor allem der allgemeinen Schofeligkeit.

Es ja bei weitem nicht so, dass die Frauen nichts über Nebenwirkungen erzählt hätten. Von den 221 Frauen in der ersten Studie entwickelten ungefähr 20 Prozent starke Nebenwirkungen, und rund zehn Prozent brachen die Einnahme ab. Dr. Rice-Wray schrieb über ihre Beobachtung in Puerto Rico sinngemäß: «Schwangerschaften wurden zu 100 Prozent verhindert, aber die Pille verursacht zu viele Nebenwirkungen, um akzeptabel zu sein.» Woraufhin die (männlichen) Ärzte zu Hause so was antworteten wie «Toll, 100 Prozent».[547,548] Die Nebenwirkungen schoben sie auf allgemeine weibliche Hypochondrie, was durchaus überrascht angesichts der Tatsache, dass eine Frau an Herzversagen gestorben ist.

Dabei war das Schicksal der Frauen den Ärzten nicht egal (auch wenn das immer mal wieder in den Raum geworfen wird). Tatsächlich haben sie nach ziemlich vielen gesundheitlichen Schwierigkeiten Ausschau gehalten, von Krebs über Leberschäden bis zu den Eierstöcken. Allerdings haben sie die eigentliche Gefahr übersehen: die Blutgerinnung. Östrogen wirkt entwässernd und verdickt das Blut, besonders in Zusammenhang mit den Risikofaktoren «Alter» und «Zigaretten».

Damit ist die Geschichte nicht nur eine über unsere Verwirrung in Sachen Frauenmedizin, sondern – mal wieder – ein ziemlich eindringliches Beispiel für unseren Umgang mit Hormonen: Angefangen damit, dass wir ständig versuchen, Unwissen mit Arroganz auszugleichen. Wir erinnern uns: Die Östrogengewinnung aus Säuen und Yamswurzeln war zu diesem Zeitpunkt noch gar nicht so lange her. Und trotzdem glaubten die Ärzte, die Risiken der Pille zu kennen und genau zu wissen, wonach sie Ausschau halten müssen – sodass sie es nicht mal für nötig hielten, sie nach einem Todesfall neu zu evaluieren.

Wir kennen Hormone seit nicht mal 100 Jahren, behaupten genauso lange, wir wüssten, was sie tun, und stellen dann alle zehn Jahre überrascht fest, dass wir *das* nicht haben kommen sehen. Meistens, wenn es um Frauen geht, immer wieder aber auch bei Männern.

Außerdem stellen wir mal wieder die falschen Fragen, aber dafür sehr laut. Denn die Pille war mit ihrer Einführung längst zum politischen Spielball geworden. Und wo der rollt, da gibt es kein Halten mehr. Zeitungen warnen vor sexueller Anarchie, eine Ärztegruppe in Deutschland warnt vor der Sexualisierung des öffentlichen Lebens und der Papst vor der Exkommunikation für alle Frauen, die sie einnehmen.

Das höchste amerikanische Gericht, der Supreme Court, beschäftigt sich zweimal damit, einmal für verheiratete und einmal für unverheiratete Paare, und lässt sich am Ende vom Argument der «persönlichen Freiheit» überzeugen (was wieder zeigt, dass man Konservative am besten mit konservativen Werten überredet). Später unterschreibt ausgerechnet Nixon das Gesetz, mit dem Ziel, Niedrigverdienern mit öffentlichen Mitteln Zugang zur Pille zu verschaffen, und verleiht dem Ganzen einen bitteren Beigeschmack (genau genommen waren damals die Republikaner überzeugter von Geburtenkontrolle als die Demokraten).[550]

Dabei hat die Art, wie die Debatte geführt wird, ziemlich reale Konsequenzen: Weil bei dem Thema die Gemüter so hochkochen, hat sich die Politik bei der Einführung der Pille fein rausgehalten – Kennedy hatte ja auch genug mit Frauengeschichten zu tun – und schob das Thema an die Food And Drug Administration ab. Die FDA genehmigte den Ärzten aber nur die Zulassung der Pille mit der hohen Hormondosis (sonst wird hier noch wer schwanger). Die gleiche Dosis, die am Anfang auch in der deutschen Pille enthalten ist. Im Endergebnis nehmen Frauen also jahrelang das Vielfache der notwendigen Dosis und setzen sich somit grundlos einem sehr viel höheren Risiko für Blut, Leib und Leben aus.

Die Debatte ist natürlich immer noch nicht zu Ende (Debatten über weibliche Sexualität haben das so an sich). Heute fordern Elterngruppen, dass die Schule wieder Abstinenz predigt (was schon 1910 so gut funktioniert hat), amerikanische Firmen weigern sich, Mitarbeiterinnen Krankenversicherungsbeiträge zu zahlen, wenn die dadurch die Pille bekommen (ob sie wissen, dass die sich die Pille auch kaufen können von ihrem ... Gehalt?), und in Deutschland wird die Pille ohnehin nur bis zur Vollendung des 22. Lebensjahrs von Krankenkassen übernommen.

Die dritte Gemeinsamkeit zwischen Pille und unserem allgemeinen Umgang mit Hormonen ist die, dass wir sie in die Frauenschublade stecken und die Männer dabei außen vor lassen. Als sich ein erhöhtes Risiko für Blutgerinnsel und Thrombosen als Nebenwirkung herauskristallisiert (1,3 von 100 000 Nutzerinnen), rechnet die FDA dagegen, dass ein Risiko von 36,9 Geburtskomplikationen auf 100 000 Geburten auch nicht schön ist, und belässt es dabei. Damit hat sie natürlich nicht unrecht, übersieht aber, dass es noch mindestens *ein* anderes Mittel gibt, um Geburten und ihren Komplikationen vorzubeugen. Es nennt sich Kondom. Warum verbannt man Männer beim Thema Verhütung in die Irrelevanz? Jedenfalls ist es längst nicht so, dass die Gesamtbevölkerung anderen Verhütungsmethoden grundsätzlich skeptisch gegenübergestanden hätte. Es ist ein Mythos, dass die Pille der einzige Grund für den Geburtenknick in dieser Zeit war. Die Geburtenraten sanken in den USA schon vorher und in Deutschland erst eine Weile danach.[551] Der Schlüssel war also eher ein Bewusstseinswandel, der auch die Männer mit einbezogen haben muss, denn vor der Pille hing Verhütung ja vor allem an ihnen.

Ironischerweise führt die allgemeine Zuweisung von Hormonen in die Frauenschublade aber nicht dazu, dass wir uns besonders für deren Input zum Thema interessieren. Und schon gar nicht deren Selbstbestimmung: Als sich die Risiken und Nebenwirkungen der Pille immer stärker bemerkbar machen, veranlasst die FDA eine Anhörung zum Thema (übrigens haben Norwegen und die Sowjetunion die Pille aufgrund eben dieser Nebenwirkungen zu diesem Zeitpunkt bereits verboten).[549] Zu dieser Anhörung lädt die FDA aber sicherheitshalber keine Frauen ein, dafür einen Mann namens Nelson, ein Mediziner mit Autorität – und mit einem sorgfältig verschwiegenen Interessenkonflikt: Nelson war finanziell an einer neuartigen Spirale beteiligt, die er total überraschend für weitaus sicherer als die Pille erklärt. Das war nicht nur ziemlich unethisch, sondern auch ziemlich gemeingefährlich, denn wie sich später herausstellte, war diese Spirale eine Gesundheitskatastrophe für Tausende Frauen.

Unterdessen schrieben Hunderte der nicht eingeladenen Frauen Briefe und forderten wenigstens eine vernünftige Packungsbeilage, was die FDA erst beschloss und dann ausschloss, aus Angst, zu viel Information würde «die Autorität des Arztes untergraben». Erst seit 1980 heißt die Regel: Packungsbeilage in *verständlicher* *Sprache*. Ein Meilenstein. Wenn man den Prozess bis hierher nachverfolgt, klingt es schon ein bisschen bitter, wenn man liest, was der *Economist* neulich zum Pillenjubiläum geschrieben hat: «Zum ersten Mal waren Frauen und Männer wirklich Partner.»

Auch heute ist das Thema nicht beendet. Dank der geringeren Dosis hat die Pille zwar inzwischen weniger Nebenwirkungen, aber verschwunden sind sie nicht. Einschließlich der Thrombosegefahr, die sich mit zunehmendem Alter, Übergewicht, Reisen und Rauchen zusätzlich drastisch erhöht – auch, wenn wir sie oft übersehen. Letzteres kann ich sogar aus eigener Erfahrung bestätigen. Als ich mir nach einer Knie-OP eine Unterschenkelthrombose eingefangen habe, brauchte es Monate und ein zufälliges Gespräch mit der Frauenärztin, bis sie mir die entsetzte Frage stellte: «... und dann nehmen Sie noch hormonelle Verhütung!?» Das stand zwar in allen Unterlagen, hatte aber bis jetzt kein Arzt angemerkt, genauso wenig wie die Empfehlung, dass man diese Verhütung vor der OP absetzen soll:[552] Eine Operation erhöht das Thromboserisiko um das Zwei- bis Fünffache, mit Pille zusammen um das Fünf- bis Zwölffache (und überhaupt: versuchen Sie mal mit 'nem kaputten Knie Sex zu haben). Damals stand in der Packungsbeilage zu meinem Präparat «Further research needed», heute finden sich an dieser Stelle zwei Seiten zum Thema Thrombose, eine Tabelle und eine hilfreiche Grafik. Es gilt also oft immer noch: erst die Zulassung, dann das bessere Verständnis der Nebenwirkungen.

Hierbei kollektiv mit den Schultern zu zucken wie ihrerzeit die FDA, ist doppelt ärgerlich, weil es besser ginge.

Fatalerweise ist das Thromboserisiko in der neueren Pillengeneration sogar wieder angestiegen! So stark, dass in Frankreich die Kosten dafür nicht mehr von den Krankenkassen übernommen werden. In Deutschland hat das Bundesinstitut für Arzneimittel allerdings nur einen Brief an die Arztpraxen rausgeschickt mit der Mahnung, Präparate mit der geringsten Thrombosegefahr zu verschreiben und Nebenwirkungen und Risikofaktoren zu besprechen (sollten die überhandnehmen, gibt es z. B. Varianten, die ausschließlich Progesteron enthalten). Immerhin ein guter und wichtiger Schritt. Für dieses wichtige Gespräch sind ... 11 Minuten veranlagt. Ganz schön wenig, wenn man bedenkt, wie viel es da zu besprechen gibt. Allein, wenn es um die beiden häufigsten Nebenwirkungen Kopfschmerzen und Migräne geht. Letztere entstehen wahrscheinlich durch den plötzlichen Abfall von Östrogen in der pillenfreien Woche – die meisten Pillen werden eine Woche des Monats abgesetzt, aber dieser 21/7-Rhythmus basierte anfangs vor allem darauf, dass Pincus und Co das Gefühl für die Frauen so natürlich wie möglich gestalten wollten und davon ausgingen, die fänden die monatliche Blutung beruhigend. Das heißt auch, dass Pillendosierungen, die diesen Abfall weniger dramatisch gestalten, helfen könnten (z. B. durch allgemein niedrigere Dosierung und dafür ein kürzeres Zwischenintervall oder indem man einen Teil davon mit Östrogen überbrückt). Und genau das ergeben mittlerweile einige Studien zum Thema.[553,554,555]

Immerhin haben die körperlichen Nebenwirkungen der Pille schon einen Weg der Anerkennung hinter sich. In Deutschland ist zum ersten Mal ein Fall zum Thema Pille und Thrombose vor Gericht gelandet; in den USA hat ein Pharmaunternehmen dazu Vergleiche mit 10 000 Frauen geschlossen. Vergleiche haben natürlich die unbefriedigende Nebenwirkung, dass sie eigentlich alle Fragen offenlassen (genau wie die außergerichtliche Einigung, die das deutsche Gericht vorgeschlagen hatte). Die Frage, was die Pille mit dem Körper macht, bekommt aber immerhin eine neue Welle an Aufmerksamkeit. Das ist gut und richtig. Dabei vernachlässigen wir aber mal wieder die Frage, was das für unser Gehirn bedeutet. Ein Blick auf die Packungsbeilage ist in dieser Hinsicht nur bedingt hilfreich, es sind noch viele Forschungsfragen offen. Für eine vernünftige, freie Entscheidung über die Pille hilft aber ja vor allem eins: Information.

Pille und Hirn

Es ist schon bemerkenswert, dass eines der am besten erforschten Medikamente überhaupt in Sachen Gehirn einen sehr blinden Fleck aufweist. Wenn nicht sogar erschreckend: Denn immerhin verabreichen wir Teenagern in der Gehirnentwicklung Hormone, von denen wir wissen, dass sie das Gehirn formen, aber nicht viel darüber, was sie dabei tun. Jedenfalls nicht viel mehr als: «Nicht nichts.» Wenn es um das jugendliche Gehirn geht, haben wir bis jetzt nicht einmal *das* getestet.[556] Hormone beeinflussen das Gehirn, Östrogene formen das Gehirn (wir erinnern uns an die Kapitel «Gender» und «Pubertät»), und die Pille ist dem Gehirn alles andere als egal. Höchste Zeit, uns mal anzugucken, *was* wir wissen.[557]

Man würde ja denken, dass wir mit der Pille eine Überdosis Hormone abbekommen und viel zu viel davon in uns herumschwirren. Doch der Körper reagiert auf die Pille genauso, wie er das immer macht, wenn ihm irgendwas zu viel wird, nämlich mit: «Na, wenn das so ist, werd ich hier ja wohl nicht mehr gebraucht!» Die natürliche Produktion von Östrogen und Progesteron wird nach unten gefahren, und weil bei den Hormonen immer alles zusammenhängt, auch Testosteron. Auffallen tut das vor allem dann, wenn diese Hormone normalerweise zu Höchstform aufdrehen: Vor dem Eisprung (Östrogen) und in der zweiten Zyklushälfte (Östrogen und Progesteron), denn in all diesen Phasen sind sie jetzt merklich unterdrückt.

Aber was bedeutet das jetzt für Stimmung und Kognition? Erst mal verhält es sich wieder so, wie wir es von den Hormonen bereits kennen: Es gibt weniger einen eindeutigen Stimmungseffekt

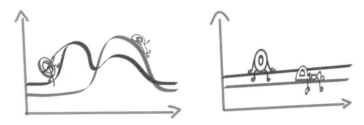

Zur Erinnerung: Links Progesteron und Östrogen über den natürlichen Zyklus, rechts im Verlauf mit Pille (mit Dank adaptiert von: Montoya 2017).

für alle, als ein Potpourri an Mechanismen, die sich unterschiedlich äußern können – manchmal sogar positiv[558], z. B. in Zusammenhang mit PMS –, aber dabei Risiken hervorbringen. Am auffälligsten das für Depression.[559,560,561]

Aber gehen wir Schritt für Schritt durch. Angefangen mit dem Offensichtlichen: Wir verzichten auf die positiven Effekte von Östrogen um den Eisprung herum wie z. B. strahlendes Aussehen – und den Stripperinnen fehlt jetzt das extra Trinkgeld.[405] Andersherum fehlt uns auch Östrogens Begeisterung für Maskulines. Tatsächlich verläuft das Pille-Absetzen während einer Beziehung reibungsloser, wenn der Partner so oder so attraktiv ist.[557] Aber zum Glück ist Oxytocin ja auch noch da und nach dem Absetzen erst recht: *Mit* Pille fällt einer von Oxytocins beziehungsfördernden Effekten flach, bei dem wir unsere Partner belohnend finden und uns *einbilden*, sie wären enorm attraktiv.[396] Und auch ihre soziale Unterstützung wirkt ohne Pille mehr.

Vielleicht sogar noch wichtiger als Fragen der Attraktivität ist die Tatsache, dass wir mit Einnahme der Pille auf Östrogens sonst so hilfreiche Furchtüberwindungs-Reflexe verzichten. Tierstudien haben uns schon lange gewarnt, dass hormonelle Verhütung genau die beeinträchtigen. Mittlerweile bestätigen auch die ersten Studien bei Frauen,[402,562] dass hormonelle Verhütungsmittel uns erschweren, Furcht zu verlernen: Traumatherapien funktionieren wohl schlechter mit der Pille.[402,557]

Das Salience-Netzwerk hält an alter Furcht also länger fest und reagiert auf neue eher zu schwach,[563,564] mit einem permanent etwas niedrigeren Kortisollevel. («It's the eye of the ti... Warte, wo bringt ihr mich hin?») So müssen wir auch noch auf die schöne Schutzfunktion unseres Stresssystems verzichten, wie Kortisols beruhigende Effekte oder seine hilfreichen Hämmer in Richtung Hippocampus, die uns dabei helfen, Traumata nicht in großem Detailreichtum zu speichern. Gleichzeitig fehlt mit Progesteron auch sein entspanntes alter Ego, die Allopregnanolone. Wir erinnern uns: die Stoffe mit der sedativen Wirkung, deren Abwesenheit uns PMS beschert!

Selbst im Ruhezustand scheinen Salience- und Executive-Netzwerk unter Pilleneinfluss weniger miteinander zu reden: Die Vernetzung, die uns hilft, mit Emotionen fertig zu werden (und/oder anderen Menschen), kann folglich aus dem Takt geraten.[565,566]

Die Pille beeinflusst also mit ziemlicher Sicherheit die Art, wie wir Emotionen verarbeiten, und die Art, wie unser Gehirn reagiert, wenn wir etwas Beängstigendes erlebt haben. Wenn wir uns daran erinnern, dass Frauen sowieso ein etwas höheres Risiko mitbringen, auf Traumata mit ängstlich-depressivem Grübeln zu reagieren, kann man sich vorstellen, dass die Pilleneffekte hier ein ohnehin empfindliches Gleichgewicht ins Wanken bringen. Und zwar mit einer Macht, die sogar die Struktur des Gehirns verändern könnte: Bei Frauen, die die Pille nehmen, sind möglicherweise die Hirnregionen etwas stärker ausgeprägt, die es für Soziales und Gefühlsverarbeitung braucht. Das klingt zunächst nett, aber darunter sind eben auch die Areale, die im Extrem eine Rolle bei Angststörungen und Depression spielen.[567,568] Passend dazu reagieren die Frauen, die ohnehin Stimmungsschwierigkeiten haben, eher auf die Pille.[569]

Natürlich ist Korrelation keine Kausalität – experimentelle Studien zu dem Thema sind allerdings ein bisschen schwierig, weil die meisten Frauen immer so unkooperativ reagieren, wenn man ihnen vorschlägt, die Pille durch Placebo-*TicTacs* zu ersetzen.

Was wir jedoch festhalten können: Je wackeliger das hormonelle Gerüst sowieso schon ist, desto eher bringt jeder Eingriff das gesamte Kartenhaus in Gefahr. Wer bereits Schwierigkeiten mit der Stimmung hat, muss sich als Pillennutzerin also wohl eher Sorgen über Hypersensibilität machen.

Wenn das Gehirn gerade im Umbau begriffen ist, gilt das eher noch mehr, nach der Schwangerschaft z. B.: Dass die Pille die Sexualhormone deckelt, ist *eine* Sache, aber tut sie das in einer Situation, in der die hormonelle Umstellung uns sowieso schon an den Rand des Babyblues bringt, ist das wahrscheinlich noch eine ganz andere. Tatsächlich hat eine amerikanische Gesundheitsbehörde schon mal die Alarmglocken geläutet, weil es so viele Meldungen gab, die darauf schließen ließen, dass postnatale Pille und postpartale Depression in Zusammenhang stehen könnten. Ursache könnten natürlich auch andere Dinge sein (vielleicht denken die Frauen, die sich schlecht fühlen, besonders schnell wieder an Verhütung?), aber blöderweise wissen wir das nicht mit Sicherheit, weil es noch nicht genug erforscht ist. Aber wir könnten zumindest die Frauen mit postpartaler Depression darauf hinweisen, dass die Pille ein Risiko *sein könnte*. Oder darauf, dass das Risiko je nach Pillenvarianten mal mehr und mal weniger groß sein könnte.[570] Genau wie die Frauen, die versuchen, ein Trauma zu verarbeiten. Oder die, die ohnehin mit Depression kämpfen.

Tatsächlich finden sich unter den Frauen, die die Pille nehmen, mehr Frauen, die auf Antidepressiva angewiesen sind – und hier vor allem diejenigen, die die Pille schon seit ihrer Jugend einnehmen. Auch hier ist Korrelation noch keine Kausalität, aber in diesem Fall basiert diese Korrelation auf einer Datenbank der gesamten weiblichen Bevölkerung Dänemarks zwischen 15 und 34.[561] Und sie hat sogar eine zeitliche Komponente eingebaut: Das Risiko steigt in den sechs Monaten nach dem ersten Rezept, sinkt danach leicht und kehrt für die nächsten vier Jahre nicht auf den Urzustand zurück.[559] Darum sollten wir wahrscheinlich aufmerken. Auch, weil die Folgen dramatisch sein können, selbst wenn sie nur wenige Frauen betreffen: Schaut man auf die Zahl der Selbstmorde bzw. der Selbstmordversuche in Dänemark, sind darunter doppelt so viele Frauen, die die Pille genommen haben.[571] Heutzutage werden Depressionen und Suizidgedanken im Beipackzettel der Pille aufgeführt.

Kommen wir zu Testosteron. Es ist das dritte Hormon, das durch die Pille stark gedämpft wird, aber das einzige, was nicht wenigstens künstlich ersetzt wird (was sollen Frauen schließlich auch mit Testosteron?). Die jährlichen Testosteronschwankungen flachen mit der Pille genauso ab und ergeben ein platteres Profil mit kleinen Auf und Abs von Monat zu Monat.[358] Der Testosteronmangel gilt als einer der Hauptgründe für den enttäuschenden Mangel an Libido, der einige Nutzerinnen und Pillenvarianten betrifft.[572,573,574] (Obwohl wir ja mittlerweile wissen, dass es wahrscheinlich um eine Kombination aus fehlendem Testosteron und Östrogen geht.) Das könnte allerdings auch damit zu tun haben, dass einige Nutzerinnen von Schmerzen beim Sex erzählen. Tatsächlich lässt die Reaktion von Kopf und Körper auf Erotika mit Pille zu wünschen übrig.[557] Was allerdings nicht heißt, dass unter dem Einfluss der Pille gar nichts mehr unser Belohnungszentrum reizt: Kinder finden wir toll. Was ziemlich ironisch ist, wenn man darüber nachdenkt.

Es wäre schön zu wissen, ob durch das ständig schwächelnde Testosteron auch andere Testosteroneffekte wegfallen, wie der auf

Belohnungen oder unseren Hang zum Risiko. Aber blöderweise wissen wir dazu ... rein gar nichts. Völlig unerforschtes Gelände, großzügig umschifft.

Ein Lösungsvorschlag ist natürlich der offensichtliche: einfach noch Testosteron mit in den Mix geben! Aber das hat erstens nicht unbedingt den gewünschten Effekt, und zweitens klingt es nach einer ziemlich fragwürdigen Idee, Teenagerinnen in der (Gehirn-) Entwicklung zur Frau großflächig Testosteron zu verabreichen.

Was können wir an dieser Stelle festhalten? Es gibt noch jede Menge offene Fragen beim Thema Hormonpillen und Gehirn. Die klarsten Effekte zeigen sich bisher da, wo es um den Umgang mit Trauma und Emotionen geht. Deutlich genug, um der Frage etwas bestimmter nachzugehen, sodass Frauen eine informierte Entscheidung treffen können. Oder *könnten*, wenn Männer nicht solche ... Weicheier wären. Aber ich greife vor.

Wann kommt die Pille für den Mann?

Wenn Männer und Frauen angeblich durch die Pille zum ersten Mal zu gleichberechtigten Partnern werden, dann ist das eine ziemlich merkwürdige Vorstellung von Gleichberechtigung: eine Gleichberechtigung, in der die Last nur an einer Seite hängt und die andere Seite sich nicht einbringen kann, selbst wenn sie wollte.

Männlich basierte Verhütungsmethoden gibt es heutzutage eigentlich nur drei. Kondom, Kastration und Koitus interruptus, sprich koordinierter Rückzug. Wenn man guckt, wie die Welt verhütet, kommt keine dieser Methoden auf Beliebtheitswerte über sieben Prozent. Was nicht unbedingt am Desinteresse liegt. Männer, die zur Vasektomie greifen (bzw. hoffentlich greifen lassen), begründen ihre Entscheidung vor allem damit, dass sie sich einbringen wollen: «Jetzt bin ich mal dran.» Das ist doch eigentlich nett. Die Frage ist also, ob man ihnen das nicht einfacher machen kann. Und etwas weniger endgültig. Wann kommt die Pille für den Mann?

Das theoretische Wissen dafür ist da: Man senke die Hormone, die die Testosteronproduktion anregen, und bringe sie damit in den Hoden zum Erliegen. Außerdem füge man ein künstliches Testosteron hinzu, das das hausgemachte ersetzt. Eine der vielversprechendsten Varianten wird gerade von 450 Paaren in England, Kenia, Chile und Schweden ausprobiert: Ein Gel aus Testosteron und Progesteron, aufgetragen auf Brust und Schultern. Progesteron bringt die Spermienproduktion zum Erliegen und das künstliche Testosteron federt die Effekte ab. Top. Allerdings sollte sich die Partnerin jetzt von diesem Teil des Körpers fernhalten, es sei denn sie wünscht sich ein Testosteron-induziertes Bärtchen.

Natürlich ergeben sich daraus ein paar ziemlich relevante Folgefragen: «Was passiert auf Dauer mit der natürlichen Hormonproduktion?» Oder: «Was passiert nach dem Absetzen?» Oder: «Was sagt das Gehirn dazu?» Und: «Warum stellen wir diese Fragen eigentlich bei den Frauen nicht?» Merkste selber, ne?

Es wäre trotzdem scheinheilig, Nebenwirkungen bei den Frauen ausführlich zu diskutieren und sie bei den Männern als irrelevant zu deklarieren. Natürlich sollte es eine Pille für den Mann auch nur mit vernünftigen Langzeitstudien geben und wahrscheinlich nicht während der Hirnentwicklung. Allerdings müssen wir uns darum sowieso keine Sorgen machen, denn wenn es um die Männerpille geht, grenzt unsere Haltung ans Bemutternde. Eine WHO-Studie wurde abgebrochen, weil von den 320 Männern sechs Prozent nicht mehr weitermachen wollten mit der Begründung, ihre Stimmung schwanke, sie hätten Akne, zu *viel* Libido und außerdem tue ihnen die Stelle weh, wo die Spritze sie gepiekt hat.[575] Wir erinnern uns: Einige Jahrzehnte früher wurde eine Studie an Frauen nicht abgebrochen, obwohl eine Frau währenddessen *gestorben* war. Nicht, dass wir zu diesen Zeiten zurückkehren wollen, absolut nicht. Es ist toll, wenn Menschen anfangen, sich Gedanken über Nebenwirkungen von Hormonen machen. Aber dann doch bitte bei *beiden* Geschlechtern. Partnerschaft heißt, beiden Seiten gleich viele Nebenwirkungen zuzumuten (oder eben niemandem).

Bei Männern scheint das der Wissenschaft schwerer zu fallen. Und sogar die Männer selbst tendieren zu großer Besorgnis sich selbst gegenüber. In einer Studie berichten 81 Prozent der Männer von unangenehmen Nebenwirkungen durch den hormonellen Wirkstoff. In der *Placebo*-Gruppe![575] Pillen ohne Wirkstoff, und die Männer reagieren darauf mit: «Aaaah! Ein Hormon, ein Hormon! Ich spüre meine Stimmung wallen!»

Schon als die WHO die erste erfolgreiche Studie durchführte, gab es danach eine lange Debatte, ob die Männer a) die Pille nehmen und die Frauen b) ihnen das überhaupt überlassen würden. Was ein bisschen lustig ist, dafür, dass es laut Klischeehandbuch die Frauen sind, die unbedingt Kinder wollen. Außerdem kann man die Frauen natürlich auch einfach fragen, ob sie ihren Partnern eine regelmäßige Einnahme zutrauen. Tut man das, antworten sie entgegen landläufigen Annahmen mit «Ja». Nur zwei Prozent finden ihren Sexualpartner suspekt.[576]

Fazit: Frauen vertrauen zumindest *ihren* Männern. Auch die Antwort auf die Frage, ob Männer die Pille nehmen würden, fällt übrigens überraschend positiv aus: ein breites Spektrum an Männern, von jungen Vätern über Feuerwehrmänner bis hin zu Armeepersonal verschiedener Nationen und Testosteronlevel, ist sich einig: Männer sollten verhütungstechnisch mehr Verantwortung übernehmen. Das finden alle – außer den Schotten.[577] Mindestens ein Drittel der Teilnehmer würden die Männerpille selbst nehmen. In Deutschland sind es übrigens zwei Drittel der Männer.

Geburt

Unabhängig von der Zeugung stehen natürlich am Ende alle vor der gleichen Problemstellung: Das Kind muss raus. (Ein Problem, das sich dann spätestens zum 18. Geburtstag noch mal wiederholt.) Und auch dazu können die Hormone eine Menge sagen.[117] (Zur Geburt, nicht unbedingt dazu, wie Sie Ihr Kind überreden, an WG-Castings teilzunehmen.) Wobei man vielleicht wieder vorweg sagen sollte, dass die nun folgenden Informationen nicht als Anleitung für Idealgeburten gemeint sind. Die finden in der Realität so selten statt. (Wir liefern das Baby dann zwischen 8 und 12 Uhr an die Packstation, aber Sie können es abholen, wann *immer* es Ihnen passt!) Sondern eher als Zusatzinfos zum Abwägen und Bessermachen. Am Ende zählt wie immer die eigene Entscheidung oder der ärztliche Rat, aber wir können zumindest alle Informationen auf den Tisch legen, die dabei hilfreich sein könnten.

Um auf Nummer sicher gehen, mach ich mal den Anfang: Mit meiner eigenen Geburt war es so eine Sache. Zum einen, weil sie überfällig und sehr lang und sehr stressreich war, wofür ich eine gewisse Verantwortung übernehme. Zum anderen, weil es dadurch leider auch nix mit dem netten Geburtshaus und dem Zimmer für den Vater wurde (und das nach allem, was ich oben übers Nachgeburtskuscheln geschrieben habe!). Stattdessen gab es eine dramatische Krankenwagenfahrt und am Ende, wie es mein Vater auf der «It's a Baby»-Karte an den Bekanntenkreis formuliert hat: einen groben Schnitt (und er wundert sich, dass ich das Thema Geburten beängstigend finde). Sprich, bei aller Liebe waren am Ende dann doch ziemlich viele Stresshormone und ein Kaiserschnitt vonnöten, damit ich das Licht der Welt erblicken konnte.

Hormonell gesehen suboptimal, denn Kaiserschnitte bringen den Hormonhaushalt immer so durcheinander. Wir wissen ja, wie genau Hormone sich den Zeitplan bis zur Geburt und dann die Geburt selbst ausmalen, sodass erst dieses Hormon Rezeptoren einbaut und dann jenes da andocken kann und dann welches nochmal vorbeikommt? «Hormonkaskade» nennt sich diese hübsch einstudierte Choreographie, und Sie können sich vorstellen, wie die Hormone im Kommandozimmer gucken, wenn plötzlich jemand reinplatzt und ruft: «Ähhh ... also... DAS BABY IST DA! Außerdem: Skalpelle!» Genau genommen würden sie wahrscheinlich nicht gucken, sondern plötzlich alle aufspringen und aufgebracht durcheinander rennen – «AAAAH!» – einschließlich die der Babyfraktion. Oxytocin, Vasopressin, Dopamin, Adrenalin und Noradrenalin gehen während des Kaiserschnitts bei Mutter *und* Kind sprunghaft in die Höhe. Kein Wunder, dass diese Geburtsart erst mal kein allzu gutes Vorzeichen für eine ganze Reihe Gesundheitsmarker ist.

Das kann im Übrigen auch damit zusammenhängen, dass der Weg durch den Geburtskanal uns mit einer Grundausstattung von Bakterien versorgt, die wir später brauchen, um uns unsere eigene Darmbakterienlandschaft zu zimmern. Die bestimmt dann wiederum unseren Serotoninhaushalt mit, der die Rolle der zukünftigen Stresshormone usw. Dieser Prozess ist so einschneidend, dass man Babys heute oft mit einem Lappen einreibt, der genau in diesem Geburtskanal gewesen ist. Es ist nicht eklig, wenn es funktioniert. Allerdings besser unter Aufsicht von Leuten, die sich damit auskennen, denn Geburtskanal ist nicht gleich Geburtskanal, Bakterien unten sind andere als die oben, und wie wir wissen, wollen nicht alle davon unser Bestes.

Aber natürlich spielen auch die Hormone wieder eine Rolle: Zum einen, weil Kaiserschnitte manchmal Begleiterscheinungen mitbringen wie Gesundheitsprobleme oder Stillschwierigkeiten. Das sorgt dann wiederum für weniger Oxytocinproduktion, und *das* macht das Eltern-Kind-Zusammenspiel ein bisschen komplizierter.

Zum anderen spielt auch die Hormonkaskade selbst eine langfristigere Rolle, als wir bisher angenommen haben – obwohl das eigentlich kein Wunder ist, wenn man bedenkt, wie genau die Natur sie ausgeklügelt hat. Es hätte ja auch einfach ein Hormon für «Geburt!» geben können, und das erledigt dann alles. Aber anscheinend brauchen wir verschiedene Einflüsse. Und die in der richtigen Reihenfolge.

Beim Kaiserschnitt kommt diese Reihenfolge ein bisschen durcheinander, besonders wenn er geplant ist und die Hormone nicht mal die Chance hatten, mit ihrer Geburtseinleitungssteppanzchoreographie *anzufangen*. («Aber ich hab noch nicht mal die Schuhe an!») Auch das kann zu Unterschieden im Oxytocinsystem und Stillschwierigkeiten führen.

Kaiserschnittbabys haben somit etwas größere Risiken, später die typischen Hormonschwierigkeiten im Umgang mit Emotionen im Allgemeinen und Ängstlichkeit im Besonderen zu entwickeln. Möglicherweise auch ADHS.[578] Es spricht außerdem einiges dafür, dass eine aus dem Takt gekommene Kaskade ein enorm sensibles Zeitfenster ist, das die Wahrscheinlichkeit für Autismus erhöht:[579] Passend dazu sind z. B. autistische Tendenzen etwas wahrscheinlicher, wenn die Hormonkaskade durch künstliches Oxytocin durcheinandergebracht wurde, um die Wehen einzuleiten – bestätigt eine Studie an immerhin über 50 000 Kindern (die dänischen Gesundheitsregister mal wieder). Die findet diesen moderaten Zusammenhang allerdings nur bei Jungs.[449] Noch ein guter Grund für geschlechterspezifische Medizin bereits vor der Geburt.

Dem mütterlichen Gehirn fällt es nach einem Kaiserschnitt-Tumult schwerer, sich auf das Schreien des Kindes zu konzentrieren und darauf mit der entsprechenden Aufmerksamkeit zu reagieren. («Hier laufen noch lauter Stresshormone rum. Sicher, dass wir nicht *erst* einen Angreifer überwältigen müssen?») Wobei diese Information natürlich auch nur so mittel hilfreich ist. Wenn man gerade schon einen Kaiserschnitt hinter sich hat, weil sich das Kind wirklich blöde angestellt hat ('tschuldigung), ist das, was einem am allerwenigsten hilft, sich zu stressen, weil man jetzt gestresst ist. Aber sie betont noch mal, was wir schon aus dem Frühchenkuschel-Kapitel wissen: Eltern nach Kaiserschnitten brauchen Zeit zum Durchatmen, Kuscheln und Bonding ... – auch aus medizinischer Sicht.

Was können wir aus den ganzen Informationen lernen? Kaiserschnitte sind vor allem dann sinnvoll, wenn sie notwendig sind. Sagt auch der deutsche Hebammenverband. Trotzdem gibt es heutzutage mehr Wunschkaiserschnitte und über die (industrialisierte) Welt verteilt ziemlich heteregone Kaiserschnittraten. In Deutschland gibt es z. B. große Unterschiede zwischen den Bundesländern (Saarland hohe Raten, Sachsen niedrige). Es scheint also zumindest unterschiedliche Einschätzungen zu geben, was als «notwendig» gilt. Und es hilft wahrscheinlich auch nicht, wenn man (wie in den USA) Elternzeitregelungen hat, die Menschen dazu bringen, ihre Geburten auf Feiertage zu timen, damit man wenigstens noch einen freien Montag mit seinem Kind verbringen kann. Oder vielleicht sogar mit dem Vater (wie in den Niederlanden).

Da, wo ein Kaiserschnitt notwendig ist, müssen wir uns wahrscheinlich sowieso seltener den Kopf zerbrechen über die Folgen. Schließlich sind die Mütter in diesen Fällen vermutlich ganz normal mit Wehen ins Krankenhaus gefahren, und erst im Verlauf hat sich dann herausgestellt: Das wird hier so nichts. Zu diesem Zeitpunkt haben die Hormone wahrscheinlich schon einen großen Teil ihrer Choreographie hinter sich und müssen sie nur ein bisschen früher abbrechen. («Okay, okay, wir haben einen Eindruck gewonnen. Für heute reicht's.») Welchen Unterschied das macht, sehen wir z. B. darin, dass Kinder, die nach Kaiserschnitt *und* Wehen zur Welt gekommen, besser darin sind, Gerüche zu erkennen, als diejenigen ohne Wehen[580] – und das hilft ja auch wieder bei der Bindung. Liebe heißt erinnern – wir erinnern uns.

Selbst wenn ein Kind nicht zu verpeilt ist, um auf normalem Wege auf die Welt zu kommen, gibt es natürlich noch andere Problemlagen: Es kommt zu früh (nie kann man es seinen Eltern recht machen). Und auch das ist ein Hormonthema. Wie wir schon im Geburtenkapitel angeschnitten haben, brauchen wir am Ende unserer Entwicklung noch mal einen kleinen hormonellen Endspurt für die inneren Organe – allen voran für die Lunge. Dieser Entwicklungsschub wird von einem ordentlichen Schwung Stresshormone unterstützt (auch genannt Glucocorticoide: Kortisol und seine Familienmitglieder). Dafür lockert die Plazenta extra ihren Schutzwall und winkt sie durch. Wenn wir zu früh auf die Welt kommen, fehlt uns allerdings die Zeit für genau diesen Vorgang. Darum müssen unsere ÄrztInnen ein bisschen nachhelfen und die Barriere der Plazenta mit synthetischen Stresshormonen durchbrechen. Der Schub, den die Hormone dann dem Lungenwachstum geben, rettet Leben.

Wie immer, wenn wir Hormonmechanismen aushebeln, lohnt es sich aber, über das Wie und Wann nachzudenken. Bis jetzt beziehen wir nur das Alter des Fötus mit ein (bis zur 34. Woche gibt es Effekte, sagt die gängige Praxis) und das Risiko für die frühe Geburt, aber keine anderen Fragen zu Mutter und Kind, wie z. B. das Geschlecht des Fötus. Das ist aber relevant: Testosteron beeinflusst Geburtszeitpunkt und Lungenwachstum.[581,582,583,584] Das heißt, wenn wir die Wahrscheinlichkeit für eine dramatische Frühgeburt mit den möglichen Nebenwirkungen der Glucocorticoide abwägen, würden wir die Zu-früh-Gefahr bei Jungs etwas höher ansetzen.

Darüber hinaus haben wir eine ganze Weile die Dosis über einen längeren Zeitraum verteilt gegeben, obwohl wir heute wissen, dass sich das Gehirn von der gleichen Dosis schneller erholt, wenn es sie auf einmal abbekommt – das klingt logisch, wenn wir daran denken, dass Kortisol mit einem stressigen Moment ganz gut umgehen kann, bei chronischem Stress allerdings auf die Barrikaden geht.

Ohnehin haben wir wie üblich das Hirn und seine Langzeitentwicklung ein bisschen spät in unsere Überlegungen miteinbezogen. Das ist zwar verständlich, wenn sich immerhin keine offensichtlichen Nebenwirkungen einstellen und auf der Pro-Seite in großen Lettern «LEBEN RETTEN!» steht. Aber wie wir uns nach dem Kapitel über die Auswirkungen von Stress aufs Gehirn denken können, ist so ein plötzlicher Schub an Stresshormonen nicht ganz folgenlos für die Hirnentwicklung. Bis jetzt gibt es dazu aber zu wenige und zu variable Studien, vor allem aber nicht genug aus der Langzeitperspektive. Schließlich lassen sich pränatale Stresseffekte oft erst nach einem Jahr oder viel später blicken.[256,258]

Was wir bisher wissen, gibt eher Anlass zur Beruhigung, mit einigen Hinweisen auf Effekte an der Stressachse genauso wie in der Emotionsverarbeitung und den passenden Hirnarealen. Mit Sicherheit können wir dagegen sagen, dass *post*natale Glucocorticoide, die auch hin und wieder eingesetzt werden, das Hirn ziemlich hart treffen, was zum Beispiel die Dichte der Zellkörper angeht.[583]

Aber selbst, wenn alle Stricke reißen und wir es schaffen, bei der Geburt sämtliche Risikoboxen mit einem Häkchen zu versehen, gibt es ja zum Glück noch die heilende Kraft von Oxytocin und die Plastizität unseres Gehirns. Ein Grund mehr, ein Bewusstsein dafür zu entwickeln, dass Eltern-Kind-Nähe nach der Geburt nicht nur gut ist für die Babyfotos, sondern vor allem für die Zukunft. Schließlich werden uns unsere Hormone noch den Rest unseres Lebens begleiten.

Ewig leben

Das Thema Geburten ist natürlich längst nicht das einzige, bei dem wir uns an die synthetischen Hormone wenden. Einige Jahre später klopfen wir wieder an ihre Tür. Da uns der Moment offenbar sehr ängstigt, wenn Testosteron und Östrogen in den Keller fallen, liegt natürlich die Frage nahe, ob man sie nicht daran hindern könnte.

Wobei die Welt natürlich vor allem dem Alterungsprozess von Frauen skeptisch gegenüberstand wie Casting-Agenten in Hollywood. In den 60er Jahren verkaufte sich z. B. das Buch «Feminin Forever» viel zu häufig, in dem ein Gynäkologe wärmstens Östrogenbehandlungen empfahl, damit die Frau in den Wechseljahren nicht «in Ruinen zerfällt» oder sich wahlweise «zu einer langweiligen, aber scharfzüngigen Karikatur ihrer selbst entwickelt» (immer so ärgerlich, wenn einem das passiert). Blöderweise haben wir bis 2002 gebraucht, um zu erfahren, dass der Autor dieses Meisterwerkes von *Wyeth* gesponsert wurde, einem der größten Anbieter von Hormonersatztherapien.

Erst um 1975 herum fragte der Gynäkologe Edmund Novak: «Welche 60-jährige Frau braucht kontinuierte Menstruation?» Noch entscheidender: Es dauerte bis in die 90er und frühen 2000er Jahre, bis zum Thema Hormonersatztherapie ein paar ordentliche, großangelegte Langzeitstudien durchgeführt wurden: Jahrzehnte nach ihrer Einführung!

Zu verdanken haben wir die der Women's Health Initiative. Diese Lobbygruppe verfolgte das Ziel, dass jedes Medikament, das Frauen verschrieben wird, vorher mindestens einmal an einer Frau getestet wird. Bahnbrechend.

Nach fünf Jahren Hormonersatztherapie, also der Behandlung mit Östrogen *und* Progesteron, fand man wenig Gutes und so viel Schlechtes, dass 2003 die Alarmglocken schrillten: Die Frauen hatten keine verbesserte Herzgesundheit wie erhofft, dafür mehr Schlaganfälle und Blutgerinnsel in Herz und Lungen (die Blutgerinnung wieder mal). Immerhin wurden die Schweißausbrüche weniger.

Eine verwandte Studie mit über 7000 Frauen ab 65 fand keinen Bonus für Kognition und Co, keinen Einfluss auf die Stimmung, dafür ein *erhöhtes* Risiko für Demenz und andere kognitive Defizite. Das war es dann erst mal mit der Hormonersatztherapie. Danach war uns allen das Thema ziemlich unangenehm,[486] und wir haben die breite Erforschung ad acta gelegt.

Das ist doppelt schade. Zum einen, weil die übereilte Einführung so viel unnötiges Leid angerichtet hat. Zum anderen, weil es wahrscheinlich doch Fälle gibt, bei denen Hormonersatztherapie helfen könnte – sofern man vernünftiger darüber nachdenkt, als wir das vor 2000 gemacht haben.

Hormonersatztherapie, das hat man inzwischen herausgefunden, kann das Denken eine Weile schützen. Das gilt besonders für Frauen mit Umstellungsschwierigkeiten oder bei solchen, bei denen die Menopause nicht so eingesetzt hat wie von den Hormonen geplant, sondern künstlich, indem Gebärmutter oder Eierstöcke entnommen worden sind (z. B. im Kampf gegen Krebs). Und damit stolpern wir inzwischen zum x-ten Mal über den Grundsatz: Wenn es etwas zu behandeln gibt, sind es selten die natürlichen Schwankungen, sondern die Abweichung davon.

Im Moment geht man davon aus, dass eine Östrogenbehandlung bei plötzlich oder sehr steil einsetzender Menopause nützlich ist, weil sie die positiven Effekte von Östrogen auf die Kognition erhält. Beginnt man mit der Hormonersatztherapie allerdings nicht gleich zum Anfang der Menopause, nützt sie wenig oder schadet sogar. «Kritisches Zeitfenster» nennt sich die passende Theorie.

Erinnern Sie sich? Das Hormonsystem hat nichts gegen Umstellungen an sich, aber es mag sie ungern *abrupt*. Außerdem mag es nicht, wenn Progesteron länger bleibt, als man es eingeladen hat. Auch das ist relevant: Hormontherapie bedeutete früher die Kombination von Östrogen und Progesteron (da schließlich beide nach der Menopause nachlassen). Heute vermuten wir, dass Progesteron viele von den festgestellten negativen Effekten verursacht haben könnte oder zumindest den positiven des Östrogens entgegenwirkt. Für uns kommt das inzwischen nicht mehr überraschend: Östrogen und Progesteron haben schließlich ganz unterschiedliche Interessen.

Mal ganz abgesehen davon: Wenn Sie schon den Zyklus für immer erhalten wollen, warum zur Hölle nicht den lustvollen Teil vor dem Eisprung? Apropos, ein Östrogen- und Testosteronmix funktioniert am besten für den Lusterhalt in der Menopause (und auch für ein paar andere Gesundheitswerte).[585] Überhaupt kann auch Testosteron einige der Menopauseneffekte auffangen (spätestens mit seiner Fähigkeit, in Östrogen umgewandelt zu werden). Aber nein, wir fokussieren uns auf die zwei *weiblichen* Hormone.

Männer haben es bei diesem Thema übrigens auch nicht einfach, obwohl die Ärzteschaft sehr darum bemüht ist[146,586], es in Sachen «flächendeckende Verabreichung von Testosteron» besser zu machen als damals bei den Frauen (*grummelgrummelgrummel*). Trotzdem wurden Testosteroninjektionen seit 1941 *fälschlicherweise* mit Prostatakarzinomen und darauffolgender Kastration in Verbindung gebracht (das Gegenteil wissen wir seit ca. zehn Jahren), sodass viele Patienten, die diese Injektionen vielleicht gebraucht hätten, sie nicht bekommen haben. Ein erstes Testosteronpräparat zur Anwendung auf dem Hoden wurde von Ärzten nicht benutzt, weil man ungern über diese Körperpartie redet. Also verwendeten sie ein Präparat, das viel sittlicher daherkam, weil man es auch anderswo auf die Haut auftragen konnte, dafür aber extra Wirkstoffe brauchte und Hautreizungen verursachte.[587]

Trotz allem ist Testosteronersatz auch heute noch sehr beliebt – es hatte schon immer ein besseres Image als die anderen Hormone. Bei ihm denken wir nicht an Gefühlsschwankungen und Nebenwirkungen, sondern an Lust. Und Menschen sind bereit, so einiges in Kauf zu nehmen, wenn es ihnen ewige Lust verspricht.

... und wo wir schon dabei sind: ewige Lust

Wenn wir schon das Leben verlängern wollen, können wir uns natürlich auch auf den Kern der Jugend konzentrieren: die Potenz. Ist klar. Und man kann das Wort «Potenz» eigentlich nicht aussprechen, ohne gleichzeitig Gedanken an Testosteron zu wecken.

Testosteron wurde zur Behandlung von sexueller Antriebsschwäche und altersbedingtem Erektionsmangel bereits verschrieben, lange bevor jemand den Zusammenhang zwischen diesen Variablen einwandfrei festgestellt hatte.[146] Das folgt der gleichen Logik, die uns bereits auf unserer Tour durch die Anfänge der Hormonforschung begegnet ist: «Wenn es im Hoden ist, wird es schon gut für uns sein.»

Auch bei der Testosteron-Ersatztherapie gibt es Diskussionen über die körperlichen Risiken; vor allem hinsichtlich kardiovaskulärer Erkrankungen.[588] Vor allem weiß man inzwischen: Testosteron hilft höchstens bei erklärtem Testosteron*mangel*, sonst bringt eine zusätzliche Gabe nichts.[146] Das kennen wir schon aus dem Ernährungskapitel: Wenn der Körper genug von einem Hormon produziert, dann müssen wir nicht noch mehr davon oben draufkippen. Das Gleiche gilt für die Stimmungseffekte. Testosteron hilft außerdem eher in der Übergangsphase als danach, bei Männern über 60.[589] Und zuletzt: Männern, die bereits eine schwere Depression haben, kann zusätzliches Testosteron auch nicht helfen – und welche Langzeitwirkungen es auf das Gehirn hat, wissen wir genauso wenig wie bei den Menopause-Präparaten.

Alternativ gibt es natürlich immer noch Viagra. Das wirkt allerdings auf die Blutgefäße im Penis, nicht auf die Lust und ist darum hormonell gesehen eher irrelevant (Stand heute).

Dagegen wirkt eine neue Pille, die vor kurzem unter dem Namen «Viagra für die Frau» auf den Markt gekommen ist, direkt aufs Gehirn. Sie verändert die Art, wie Serotonin-Rezeptoren in die Zelle zurücktransportiert wurden. Sie wissen schon, ähnlich, wie es die Antidepressiva tun – das war im Übrigen auch der ursprüngliche Zweck des Wirkstoffs: Er sollte gegen Depressionen helfen.

Es ist schon ein bisschen merkwürdig, für diese Pille dann ebenfalls das Wort «Viagra» zu verwenden. Ich möchte niemandem zu nahe treten, aber wenn Ihr Penis genauso komplex ist wie Ihr Gehirn, dann wirft das auf keins von beiden ein besonders gutes Licht. Besonders seltsam ist das, wenn man bedenkt, dass Champagner nur aus der Champagne kommen darf und Sojamilch jetzt Soja *Drink* heißen muss (oder *Nut Juice*), damit sie auch ja niemand mit Kühen in Verbindung bringt. Aber ein neues, wirkkräftiges Medikament können wir im öffentlichen Diskurs einfach nach einem anderen benennen, das um einiges unbedenklicher ist?

Die FDA hat demensprechend die Zulassung der «pinken Pille», wie sie stylisch genannt wird (pink statt blau wegen ... Frauen, verstehste?), auch erst mal abgelehnt; u. a. mit der Begründung, dass ein halbes bis ein Mal mehr Sex im Monat wirklich niemanden beeindruckt. (Wie auch immer man sich ein halbes Mal Sex vorstellt – «jetzt ohne Hände»?) Weil außerdem der Verdacht im Raum steht, dass die pinke Pille zusammen mit Alkohol ein paar sehr bedenkliche Wechselwirkungen entfaltet (und auch sonst zu Übelkeit und Co führen kann), ordnete die FDA als Erstes weitere Studien an.

In der Zwischenzeit setzte der Hersteller eine pseudofeministische «Grassroot»-Lobbykampagne auf. Die Kernaussage: Wenn Männer ihre Pille haben, wollen wir Frauen das auch. Außerdem führte er die geforderte Studie zu den Nebenwirkungen durch: mit 25 Probanden. Zwei davon Frauen.[590] Für. Ein. Medikament. Das. Nur. An. Frauen. Gerichtet. Ist.

Aber wir wissen ja, Frauen und ihre Hormone zu erforschen, das ist einfach so kompliziert. Diese Haltung zieht sich leider durch die gesamte medizinische Forschung. Dabei wird sie eigentlich niemandem gerecht, der Hormone hat. Sprich: uns allen.

SEXHORMONE BESSER MACHEN: DAS PROBLEM MIT DEM STANDARDGESCHLECHT

Was, wenn Frauen nicht «Männer mit Hormonen» sind?
bzw.: Männer haben auch eine mentale Gesundheit?

Seit wir wissen, wie wichtig Hormone sind und was sie alles verantworten, hat sich die medizinische Forschung natürlich weiterentwickelt. Vor allem hat sie früh damit angefangen, das einzig Richtige zu tun: die Frauen wegzulassen. Basierend auf der stichhaltigen Logik, dass Frauen mit ihrem Zyklus mindestens eine hormonelle Schleife mehr ziehen als Männer und das zu hormonellem Störfunk führt. Und den möchten wir im Experiment natürlich lieber eliminieren. (Frauen = Männer + Probleme?) Peinlicherweise sind besonders die Neurowissenschaften ganz vorne mit dabei, wenn es um das Gender Bias geht. Um ein paar Kommastellen schlagen sie sogar die Pharmakologie, die auf fünf Artikel über Männchen einen über Weibchen raushaut.[591] Wenn man sich die deutschsprachige Forschung zum Thema anguckt,[592] beschäftigen sich zehn Prozent der Studien mit Genderfragen, und nur ein Prozent davon macht das Naheliegende: Es guckt sich beide Geschlechter an und schaut, ob es einen Unterschied gibt.

Die Neurowissenschaft und die Pharmakologie sind zwei Wissenschaften, die eigentlich ein ausgewiesenes Interesse daran haben müssten, den Menschen in seiner Gesamtheit zu verstehen (obwohl wir schon festgehalten hatten, dass Neurowissenschaftler sich nur ungern auf körperliches Gelände bewegen). Darüber hinaus müssten sie wissen, wie wichtig Hormone sind. Aber man könnte durchaus den Eindruck gewinnen, sie wünschten sich, das wieder zu vergessen. Denn sie gehen pragmatisch von einem Standardgeschlecht aus und hoffen inständig, dass – wenn man ganz fest daran glaubt – Penisse nicht so wichtig sind.

Aber natürlich wissen wir, dass am Geschlecht viel mehr dranhängt als Penisse. Wenn wir es ignorieren, ignorieren wir einen großen Teil des Menschen selbst, und das sollte Männer genauso auf die Barrikaden bringen wie Frauen.

Zum einen, weil Forschung an nur einem Geschlecht unseren medizinischen Fortschritt entschieden davon abhält, zu neuen Ufern zu gelangen. Das sorgt dafür, dass bestimmte Krankheitssymptome bei Frauen seltener erkannt oder falsch zugeordnet werden und Frauen zu oft Diagnosen erhalten, die nach «Frauenproblemen» klingen, und somit weitere, vielleicht wichtige Untersuchungen nicht stattfinden. Es ist außerdem dafür verantwortlich, dass Frauen zu spät Notfallbehandlungen bekommen, weil ihre Herzinfarktsymptome im Lehrbuch höchstens unter «Randgruppen» gelistet werden – und dass sie manchmal genau daran sterben.

Zum anderen werden durch diese Fokussierung Krankheiten, in deren Symptomliste das Wort «Uterus» oder ein anderes weibliches Organ vorkommt, viel zu wenig erforscht. Mal ganz zu schweigen davon, dass Erkrankungen, die mehrheitlich Frauen betreffen, ständig zu wenig oder im falschen Kontext untersucht werden: Ob Migräne oder Depression – alles mit Vorliebe am männlichen Modell erforscht! Noch 1994 untersuchte eine Studie den Effekt von Ernährung auf Gebärmutterhalskrebs – an Männern!

Das ist nicht nur blöd für Frauen, sondern für alle, die an Migräne, Depression und Co. leiden, weil es die Ursachensuche unnötig in die Länge zieht. («So, nachdem wir mehrere Jahrzehnte lang Haarausfall und Bartwuchs ausschließlich bei Frauen studiert haben, wissen wir endlich, was der Schnurrbart braucht.») Wer sagt uns, dass wir mit dem vermeintlichen «hormonellen Störfunk» der Frauen des Rätsels Lösung nicht gleich mit eliminieren? Bei Migräne, Depression und Co ist wahrscheinlich genau das der Fall. Und wenn man das erst mal anerkennt, wird es gleich doppelt verrückt, Frauen auszuschließen: Stellen Sie sich vor, Sie wissen, dass Östrogen bei einer Krankheit eine Rolle spielt. Und nun haben Sie die Möglichkeit, diese Krankheit bei einer Gruppe Menschen zu erforschen, deren Östrogenspiegel vorhersehbar und vergleichbar über den Monat wandert (= Frauen). Oder in einer Gruppe, deren Sexhormone völlig unvorhersehbar schwanken (auch bekannt als: Männer). Würden Sie sich wirklich auf Letztere beschränken?

Indem wir ignorieren, was Frauen erzählen, verkennen wir außerdem die Probleme der Männer. So hat z. B. erst die Gender-Differenz bei psychischen Problemen in Pubertät und Co Wissenschaftler auf die Idee gebracht, in den männlichen Geschlechtshormonen nach Antworten zu suchen. Inzwischen gibt es vielversprechende Erkenntnisse, dass DHEA-S (das Vorläuferhormon der Sexhormone) seine Finger bei ADHS mit im Spiel hat.[593] Genauso wie in einigen anderen Fragen der mentalen Gesundheit.[594] Wer weiß, was in diesem Transfer noch alles an Schätzen verborgen liegt? Nicht nur in Bezug auf Krankheiten, sondern auch in Bezug auf Heilung: Wenn Östrogen Frauen bei der Trauma-Überwindung hilft, warum dann nicht auch Männern mit PTSS?

Hätten wir uns immer nur mit einem Geschlecht beschäftigt, wären wir nie auf diese Spur gekommen – und mit mentaler Gesundheit von Männern würden wir uns vielleicht immer noch nicht beschäftigen. Dabei bringen die von Haus aus eine höhere Suizidgefahr mit, die dann nach der Andropause steigt.[595]

Auch in Sachen Nebenwirkungen sollten wir die Hormone nicht außen vor lassen. Nehmen wir z.B. Aromatase, das Enzym, das Testosteron in Östrogen umwandelt. Bei Männern finden wir es weit verstreut im Körper, von den Hoden bis im Gehirn, wo es wahrscheinlich für das Sexualverhalten und kognitive Funktionen eine wichtige Rolle spielt (Östrogen macht den Mann, wir erinnern uns). Nun werden aber Aromatase-Blocker bei Männern eingesetzt, z.B. gegen mangelndes Wachstum und für Fruchtbarkeit. («Für das Königshormon!»)

Doch was diese Behandlung im männlichen Gehirn anstellt, können wir nur vermuten, denn *wissen* tun wir nur, was es im weiblichen verändert.[596] Schließlich ist allgemein bekannt, dass Östrogen in Frauengehirnen rumspukt, da schaut man besser mal nach. Die Idee, bei den Männern nachzugucken, lag offensichtlich viel ferner.

Der nächste Grund, warum wir nicht nur ein Geschlecht untersuchen sollten: Die Medikamente, die wir so testen, treffen irgendwann unweigerlich auf eine sehr viel buntere Hormonwelt, als wir das in unserem Mausmodell abgebildet haben. Und darauf sind wir bis heute nicht gut genug vorbereitet.[396] Je weiter wir unsere Tests einschränken, desto weniger wissen wir am Ende über das Medikament. Und wer will schon einen Beipackzettel, der nicht viel mehr sagt als: «Sicher für die meisten Hoden?»

Aber wie konnte es überhaupt zu diesem Ungleichgewicht kommen? In der Wissenschaft denkt man doch üblicherweise sehr kleinteilig: Man muss jedes Ausschlusskriterium rechtfertigen, um nicht in Verdacht zu geraten, nur nach Ergebnissen zu fischen. («An sich haben wir eigentlich *keinen* Effekt gefunden, aber er wird total sichtbar, wenn man ein Auge zukneift und mit der Bastelschere nur die Daten von Cousinen vierten Grades ausschneidet. Wir sind zuversichtlich, die Untersuchungen bald auf Cousinen fünften Grades auszuweiten.») In der Forschung werden Ergebnisse in Nachkommastellen festgehalten: 0,049 gilt als signifikant, 0,05 nicht. Aber beim Thema hormonelle Varianz finden wir es übertrieben, bis zwei zu zählen? Wie kommt die Forschung damit durch?

Die Argumente für diese Vorgehensweise reichen von nachvollziehbar bis fragwürdig und lassen sich zusammenfassen als: Frauen sind schützenswert, wankelmütig und kompliziert, außerdem Männer in Grün.

Das erste Argument ist ein protektives: Kinder! Was ist, wenn die Frauen während der Studie schwanger sind und es z. B. noch nicht wissen oder verheimlichen? Der Gedanke ist potenziell gerechtfertigt: Eine Menge Regelungen, die Frauen offiziell aus Studien ausgeschlossen haben, wurden 1977 verabschiedet – nach der Contergan-Katastrophe.

Außerdem haben wir ja gerade erst gelernt, dass sich Veränderungen in den Eizell-Vorläufern über Generationen hinweg weitervererben können. Allerdings haben wir von Finasterid und den Umweltstoffen auch gelernt, dass wir uns durchaus hin und wieder Gedanken um männliche Fruchtbarkeit machen sollten: Die Einnahme von Antidepressiva (SSRI) trifft z. B. die männliche Fortpflanzung eher als die weibliche.[597,598] Gleichzeitig gibt es eine Reihe Studien, in denen die Forscher vorsichtshalber gar nicht mit Frauen testen oder nur mit denen, die die Pille nehmen, auf Nachfrage dann aber gar nicht wissen, wo bei diesen Studien für etwaige Föten eigentlich die Gefahr liegen soll. («Dieser Arm-Gelenkschoner wurde nicht an Schwangeren getestet.») Und das Gender Bias in den Tierstudien lässt sich dadurch überhaupt nicht erklären.

Vor allem hat dieser Beschützergeist bis jetzt nicht dazu beigetragen, dass wir weniger mit den Hormonen von Frauen spielen. Wir sind dabei jetzt nur schlechter informiert. Noch mal: Es gibt *keine* Studie über den Einfluss der Pille auf die Hirnentwicklung in der Pubertät. Bei den weiblichen Hormonen gibt es keine Hemmschwellen, bei Testosteron sind sie manchmal unverhältnismäßig hoch – und auch das ist manchmal weniger Wissenschaft als Vorurteil.[585] Die ganzen Widersprüche sind noch mal eine gute Erinnerung daran, dass «beschützender» Sexismus oft gar nicht beschützt, sondern mit Sexismus-Sexismus positiv korreliert.

Gehen wir weiter zum nächsten Argument: Die Unterschiede zwischen den Geschlechtern, sagt man, sind meist klein, vor allem verglichen mit den Unterschieden zwischen Individuen: Ein Topleistungssportler ist einer Topleistungssportlerin wahrscheinlich in vielem ähnlicher als dem handelsüblichen rüstigen Rentner (falls man den Begriff in einem anderen Kontext verwenden kann als «wir suchen einen Gärtner, wollen ihn aber nicht bezahlen»). Aber das trifft natürlich nur bedingt zu, wenn es um Hormone geht. Oder um Hirne.[396] Und leider tappen wir immer noch ein bisschen im Dunkeln bei der Frage, *wann* es eigentlich um Hormone geht. Dann merken wir plötzlich, dass Ibuprofen Testosteron genauso senkt wie Cannabis, und sind peinlich berührt.

Das letzte Argument ist das, was die Wissenschaftler am liebsten anbringen: das Praktische. Erst mal muss man Frauen finden! Wer weiß denn, wo die sich überall verstecken (wenn es Aufsichtsratsposten zu besetzen gibt, findet sich schließlich auch nie eine). Wobei ich aus meiner eigenen Laborerfahrung nicht sagen kann, dass das besonders schwer ist: Frauen laufen überall rum. Sie melden sich gerne auf Gesuche nach Studienteilnehmerinnen, tauchen sehr zuverlässig auf, und wenn Sie eine Studie bei über 80-Jährigen durchführen, dann bekommen Sie eine Frau ans Telefon geholt, selbst wenn Sie eigentlich einen Termin mit einem Mann vereinbaren. Die führt nämlich den Kalender.

Es mag natürlich sein, dass das bei medizinischen Studien anders ist. Aber wenn wir aufgeben würden, sobald etwas nicht sofort funktioniert, dann könnte die Wissenschaft ja gleich ihre Koffer packen. («Du meinst, wir hätten das mit dem Insulin noch ein zweites Mal versuchen sollen?»)

Allerdings ist die Angst vor dem Scheitern schon der nächste Teil des Arguments, warum so viele Studien nicht mit Frauen durchgeführt werden. Das mit dem Zyklus ist immer so kompliziert, und komplizierte Ergebnisse veröffentlichen sich immer so schlecht. Ohne Veröffentlichung kriegt man aber keine Forschungsgelder und keine Professorentitel, und dann muss man stattdessen ... Studenten unterrichten (*hysterisches Schluchzen*). Darum hält's die Wissenschaft mit dem Geschlecht wie der Rest der Welt mit dem Gendersternchen: Das ist ja alles schön und gut und hat auch sicher seine Berechtigung, aber aus praktischen Gründen haben wir beschlossen, die männliche Form zu benutzen und uns im Zweifelsfall gezielt den Penis wegzudenken.

Das Lustige an diesem Argument: Es stimmt nicht. Guckt man sich z. B. die Nagetierforschung der letzten Jahre an, dann sind die Ergebnisse der weiblichen Probanden nicht variabler als die der männlichen.[243] Das ist nicht verwunderlich, schließlich haben wir mittlerweile gelernt, dass auch der männliche Hormonhaushalt in alle möglichen Richtungen schwanken kann. Ein stabiler Hormonhaushalt ist einer, der seinen Job nicht macht.

Frauen machen Ergebnisse also gar nicht komplizierter, aber diese Erkenntnis hat sich noch nicht rumgesprochen. Mir selbst hat tatsächlich ein Professor vorgeschlagen, die Ergebnisse der Frauen (und damit der Hälfte der ProbandInnen) einfach unter den Tisch fallen zu lassen. Weil die anders waren als die der Männer, und das macht das Ganze eindeutig unnötig kompliziert.

Außerdem: Selbst wenn die Ergebnisse von Frauen variabler wären, wäre das natürlich erst recht kein Grund, sie aus Studien auszuschließen: Denn wie sollen wir daraus dann etwas über ihre Anwendung und Wirkung in der realen Welt ableiten?

Also, was dann? Zunächst mal die gute Nachricht: Seit 2003 gibt es endlich auch in der EU eine Regelung, dass jedes Medikament, das Frauen nehmen, auch an Frauen getestet werden muss. Deutschland brauchte nur drei Jahre, um diese Regelung auch umzusetzen. Seit 2011 muss man Medikamente sogar getrennt für Männer und Frauen überprüfen, für den Fall, dass dabei noch Zusatzfunktionen auffallen (wenn man es Frauen verabreicht, können die fliegen).

Ab 2021 soll dann EU-weit gelten, dass die Probanden die von der Krankheit betroffene Bevölkerung repräsentieren müssen. Tun sie das nicht, muss man erklären, warum. Mittlerweile fordert auch das National Institute of Health – einer der größten Geldgeber – Geschlechtergleichheit bei allen Studien, die es finanziert, einschließlich denen an Mäusen. Tadah! Happy End! Damit ist das Thema dann ja eigentlich durch, oder? Zähneputzen, Licht aus, ab ins Bett. Äh ... nein.

Das Gesetz betraf bis vor kurzem weder die Tierstudien noch die Grundlagenforschung. Und das beeinflusst natürlich alle nachfolgenden Studien. Forschung ist ein Puzzlespiel, und wenn es keine Ecke zum Anlegen gibt, dann müssen wir uns erst durch ziemlich viel blauen Himmel puzzeln, bis wir die ganze Wahrheit herausfinden.

Immer noch sind Frauen in der medizinischen Forschung unterrepräsentiert: Wo Männer vor allem aus Gründen ausgeschlossen werden wie «Organ nicht da», sprich Gebärmutter- und Brustthemen, lautet die Begründung bei Frauen oft immer noch «Erstanwendung».

Besonders in der ersten Phase der Medikamententestung gibt es mit zehn bis 40 Prozent verhältnismäßig wenige Frauen, die an den Tests teilnehmen.[599] In dieser Phase guckt man zunächst, wie das Medikament im Körper wirkt. Zur Sicherheit macht man das nur bei wenigen topgesunden Leuten (es folgen in Phase zwei «viele topgesunde» und dann in Phase drei «wenige topkranke»). Allerdings heißt das eben auch, dass die Frage, ob es ein Medikament in Phase zwei schafft, mehrheitlich von einer kleinen Gruppe Männer entschieden wird. Vielleicht hätte es ja aber bei Frauen gewirkt? Oder allgemein bei Menschen mit einem anderen Testosteronprofil?

Alles davon können wir natürlich nicht einbeziehen, aber wir sollten genau überlegen, was davon eine Rolle spielen könnte, bevor wir künstlich verknappen. Sonst gehen wir an das Problem ran, als würden wir ein Kleidungsstück schneidern, dafür erst mal Männer befragen, was sie brauchen, dann die Stoffe an männlichen Schneiderpuppen abstecken und im Anschluss Männer mit den Anzügen auf den Laufsteg schicken. Am Ende zieht man einen der Anzüge dann auch mal einer Frau an und sagt: «Guckt mal, die fällt darin nicht tot um.» Passt also. Und das tut es in vielen Fällen auch (also, wenn sie die Hosenbeine ein bisschen hochkrempelt und den obersten Knopf offen lässt). Aber wir werden auf diese Weise eben nie erfahren, ob es nicht etwas gegeben hätte, das ihr besser passt. Und auch Männern mit schmaleren Schultern.

Letztlich ist die Idee vom Standardgeschlecht auch nur eine Methode, Hormone zu ignorieren. Und *das* Problem geht weit über unseren Umgang mit Sexhormonen hinaus.

Oder gleich: Hormone besser machen

Das Thema «Gender Bias in der Medizin» gehört zu etwas viel Größerem als der Genderfrage (als ob das thematisch nicht groß genug wäre) und führt uns wieder zurück an den Anfang: zu der unsinnigen Grenze zwischen Kopf und Körper, die wir aus Vereinfachungsgründen mal gezogen haben. Ob es um Störstoffe geht oder Hormone in Pillenform – unsere Grenzziehung führt uns immer wieder zu ziemlich vermeidbaren Katastrophen.

Das gilt auch für Dopamin. Oder besser gesagt: für Opioide und die Schmerzmittel, die darauf basieren. Denn die wirken wie ein Wolf im Dopaminschafspelz (und damit so ähnlich wie Alkohol, Nikotin, Kokain, Opium, Meth und Marihuana):[600] Sie lassen den Nucleus Accumbens weiterfeiern, selbst wenn Dopamin das Gebäude längst verlassen hat. Und weil Opioide auf die gleichen Mechanismen bauen, kann man von der Sucht- und Drogenforschung eigentlich auch eine Menge über sie lernen.

Auf die Dauer bauen sie die Rezeptorstruktur von D2 auf D1 um und sorgen dafür, dass Verlangen wichtiger wird als Genuss. Und weil Verlangen Schmerzen überwinden kann (hatten wir), führt das dazu, dass wir die negativen Konsequenzen der Sucht kaum noch wahrnehmen und für Nachschub selbst Elektroschocks in Kauf nehmen.[85]

Das Risiko, eine Erfahrung zu einer Sucht werden zu lassen, liegt bei rund 20 Prozent, und es baut meist auf intensives Bingekonsumieren am Anfang und dann regelmäßige Wiederholung (wie wenn Sie eine gute Serie entdecken, bei der die erste Staffel schon vollständig ist).

Oft sehen wir es nicht kommen – allein schon, weil so viele Mechanismen zusammenwirken. Da gibt es die Toleranz, die ein paar Tage anhält und dafür sorgt, dass wir die Dosis der Schmerzmittel erhöhen. Oder der Wunsch nach Nachschub, der gleich nach der ersten Dosis beginnt (im Rausch nicht so offensichtlich, aber denken Sie einfach daran, wie schnell Sie nach einem *Pringle* gerne einen zweiten *Pringle* möchten). Über allem schwebt die gesteigerte Lernfähigkeit, die alle Assoziationen mit den Drogen speichert ... und das über Wochen![601] Dicht gefolgt wahrscheinlich von epigenetischen Effekten, die dafür sorgen, dass das Verlangen mit dem Entzug nicht abnimmt, sondern sich eher steigert (es ist z. B. für einen seit sechs Monate trockenen Alkoholiker nicht unbedingt einfacher, nüchtern in einer Bar zu sitzen, als für einen, der seit zwei Monaten nicht mehr trinkt). Irgendwann überschlägt sich das Salience-Netzwerk schon beim Angebot auf Nachschub vor Verlangen, aber auf die Substanz selbst reagieren wir kaum mehr als auf den Placebo.

Zusammengefasst heißt das: Die bewussten Ebenen des Hirns denken sich dank Toleranz: «Das bringt ja gar nix», aber im Dopaminsystem blättern sie schon mal nach, wie man «Suchtproblem» buchstabiert.

Alles, was dieses System anregt, drängt uns also mit Macht – und oft, ohne dass wir die Risiken bewusst wahrnehmen – in die Sucht. Bevor wir bewusst dagegenhalten, ist es oft zu spät. Die Pharmaunternehmen in den USA sind z. B. viel zu lange damit durchgekommen, diese Schmerzmittel als suchtungefährlich zu vermarkten, bis große Teile des Landes von einer Opioid-Epidemie in tödlichen Griff genommen worden sind. Man schätzt Zehntausende Tote pro Jahr.

Heute wissen wir, dass man Schmerzmittel auf Opioid-Basis nur nach penibler Kosten-Nutzen-Rechnung verschreiben sollte, dass der Zeitablauf von Einnahme und Wirkung einen entscheidenden Unterschied macht und Codein (ein Wirkstoff, der im Körper in Opioide umgewandelt werden kann) wahrscheinlich keine sinnvolle Hustenmedikation für Kinder ist. Das ist als Hinweis sehr viel wichtiger, als man denkt.

Codein ist nämlich ein bemerkenswertes Beispiel für unseren Umgang mit Opioiden. In Deutschland war es lange Zeit in Hustensaft erhältlich. Darüber, ob Husten zu den Symptomen gehört, die Opium nötig machen, kann man streiten ... oder die Empfehlung der europäischen Arzneimittelagentur lesen, die sagt, dass dies meistens a) übertrieben ist und b) nicht mal besonders effektiv. Darüber hinaus wird Codein in jedem Körper unterschiedlich schnell umgewandelt, und wenn das zu schnell geht – z. B. bei Kindern –, wirkt es nicht beruhigend, sondern verlangsamt besonders die Atmung auf ein gefährliches Niveau. Codein wurde verboten, als ein Mädchen nach der Einnahme gestorben ist.

Damit ist Codein ein weiteres Argument dafür, dass wir bei Medikamententests nicht von Sportstudenten in ihren Zwanzigern auf jeden Menschen auf dieser Erde schließen können.

Heute findet man all diesen lebensbedrohlichen Effekten zum Trotz Foreneinträge mit der Frage, wo man das Zeug noch herbekommt, und die Empfehlung, Bonbons reinzurühren, weil man das in der Hiphop-Szene so macht. Auch in Teilen der Afrobeats-Szene ist Codein mittlerweile weit verbreitet, und pharmazeutische Unternehmen schmuggeln es z. B. nach Nigeria, wo Tausende an den Folgen sterben. Codein ist dadurch sowohl ein Sinnbild für die Ruchlosigkeit, mit der die Pharmaindustrie hormonelle Wirkstoffe pusht, als auch für die Geschwindigkeit, mit der sich diese Wirkstoffe ausbreiten. Nebenbei bemerkt: Während es Codein-Hustensaft noch munter in Apotheken zu kaufen gab, erteilte man in Deutschland nur äußerst widerwillig die erste Genehmigung für medizinisches Cannabis – an zehn schwerkranke Menschen. Wir müssen also nicht bei den Sexualhormonen bleiben, um Themen zu finden, bei denen uns moralische Fragen den Blick auf die hormonelle Wirklichkeit vernebeln.

Aber noch während wir das Thema aufarbeiten, entsteht in der IT-Branche der nächste Trend: Microdosing am Arbeitsplatz, die Einnahme von winzig dosierten Drogen auf der Jagd nach Kreativität. Aus Sicht Ihres Dopaminsystems ist das eine blöde Idee.* Es sei denn, Sie *möchten* eine ungesunde Fixierung auf Ihren Computer und Ihre Arbeit, für die Sie alle anderen Bedürfnisse aufgeben. Zumindest wäre Aldous Huxley dann stolz auf Sie.

---

* LSD ist, was das angeht, weniger suchtgefährdend, aber dann ist es halt eine doofe Idee aus Sicht Ihres *Serotonin*systems. Zumindest außerhalb des psychiatrischen Bereichs.

UMDENKEN

DIE TAKE-HOME-MESSAGE

Das war's dann also mit unserem Trip durch die Hormonwelt. Angefangen mit der Erkenntnis, dass jede Trennung zwischen Kopf und Körper uns auf dieser Reise wahrscheinlich ins Nirgendwo führt, und geleitet von der Frage, wo es denn hinführen könnte, wenn man sie aufgäbe. Das vielleicht wichtigste Mitbringsel von dieser Reise ist die Erkenntnis: Wir müssen uns viel weniger Gedanken machen über das, was Hormone mit uns machen und viel mehr darüber, was *wir* mit *ihnen* anstellen. Der Störfunk sind wir.

Teil eins und zwei des Buches haben gezeigt, dass fast alles, was wir für «hormonell fragwürdig» halten, tatsächlich seinen Sinn und Zweck hat ... wenn man die Hormone nach ihrer Perspektive fragt. Was wir für suspekte hormonelle Verführung gehalten haben, stellt sich als erstaunlich gut informiert heraus – berechnet aus Erfahrung und den akuten Bedarfsstandanzeigen unseres Körpers. Wir haben gelernt, dass unser Bauchgefühl nicht halb so diffus ist, wie wir glauben, und außerdem, dass (fast) alles, was uns guttut, in gewisser Weise als Schmerzmittel durchgehen kann.

Wir wissen jetzt: Stress bringt uns nicht nur an den Rand des Wahnsinns, sondern steuert uns im Idealfall auch sicher wieder in den Hafen zurück. Eine Stunde nach dem Stress sind wir manchmal belastbarer als vorher. Testosteron macht uns nicht per se aggressiv, sondern wagemutig und durchsetzungsstark. Und die Frage, wie Testosteron wirkt, hat auch damit zu tun, durch welche Verhaltensweisen man in unserer Gesellschaft nach oben kommt.

Dann haben wir uns mit der Liebe beschäftigt, und wir haben gelernt, dass sie nicht immer das ist, was wir von ihr erwarten, und vor allem, dass sie sehr tief unter die Haut geht. Das hat sie mit der Angst gemeinsam. Beide zusammen zeigen uns, dass alles, was an Hormonen beängstigend klingt – die pränatalen Effekte, die Langzeitfolgen von Mutterseelenalleinsein und der Stress, der sich durch den Darm frisst – uns umgekehrt einen gewaltigen Werkzeugkasten mitgibt, um uns und anderen zu helfen. Es ist sogar ein sehr alltagstauglicher Werkzeugkasten, in dem die wenigsten Teile eine komplizierte Gebrauchsanleitung einschließlich Meisterbrief brauchen. «Schlaf!» steht auf dem einen Fach, direkt neben «Anregung!» und «Sonnenlicht». Eine Sanduhr für den Tagesrhythmus liegt in dem Werkzeugkoffer, eine Schlafbrille für die Dunkelheit, die wir hin und wieder mal brauchen, und Joggingschuhe (okay, es ist nicht alles schön). Aber vor allem eine Menge sozialer Kitt, den Oxytocin beigesteuert hat: *Gaffa*-Tape für die Bindung. Wie in jedem Werkzeugkasten ist das wahrscheinlich das Unverzichtbarste, obwohl es so unscheinbar daherkommt. Es schnürt außerdem einige der Erkenntnisse über Hormone sehr schön zusammen (*Gaffa*-Tape eben): Vieles von dem, was wir in die Schublade «wolkig und/oder eingebildet» sortieren – vom Placebo-Effekt über Geschlecht, Gefühle, Gedächtnisausfälle und Frühjahrsmüdigkeit bis hin zu Angstschweiß und Apathie – hat seine Grundlagen tief verwurzelt in unserem Körper. Aber genauso können unsere Erlebnisse und unser Verhalten ihre Spuren in unserem Körper hinterlassen. Manchmal im Schlechten, aber ziemlich oft auch im Guten. Von allen heldenhaften Taten, die Leben retten, ist «Frühchen auf die Brust legen» mit Sicherheit eine der praktischsten. Außerdem schön bewegungsarm. Und noch schöner, dass wir diese Fähigkeit, Ruhe und Gesundheit zu schaffen, in unsere Beziehung reintragen. Ohne Sie hätte Ihr Partner vielleicht lange schon Reizdarm!

Dann sind wir zu den hormonellen Schwankungen gekommen und haben gelernt: Alles schwankt, aus gutem Grund. Über die Tage und über das Jahr, in Männern und Frauen. Alles ist in Bewegung, und darum sind Sie nachts nicht wach (hoffentlich), kommen morgens aus dem Bett und spüren den Frühling, wenn die Tage länger werden. Als Teenager sind wir wagemutig und können das System in Frage stellen, als Eltern sind wir idealerweise sozial kompetent. Wenn dabei etwas schiefläuft, sind eigentlich nie die Schwankungen das Problem, sondern die Abweichung davon. Und wenn Östrogen während des Zyklus bei Frauen in den Keller fällt, ist das zwar nicht ideal für die verbalen Fähigkeiten, aber solange sie immer noch besser als bei Männern sind, und das sind sie, ist das schon in Ordnung.

Hormone stellen Körper, Gene und Gehirn um, manchmal auf ziemlich lange Zeit. Und Renovierungsphasen sind oft Risikophasen. Ob das die Pubertät ist, Elternschaft oder das Leben nach 40.

Aber die vielleicht wichtigste Bauphase liegt ganz am Anfang. Die Zeit kurz vor oder nach der Geburt, in der die hormonellen Bahnen gezogen werden. Einschließlich unseres Geschlechts und unserer Grundeinstellung zu den Themen Aufregungsbereitschaft, Beruhigungsfähigkeiten und Beziehungen. Was wir aus diesem Wissen mitnehmen können? Lieben und sich beruhigen muss man lernen, und jemand muss uns dabei an die Hand nehmen ... Eltern auszureden, genau das zu tun, ist deshalb eine saublöde Idee. Aber auch wieder eine, die gut in die Hormonwelt passt: Bei jedem wunderbaren Fortschritt brauchen wir anscheinend immer ein bisschen Zeit, bis wir rausgefunden haben, welches natürliche Puzzleteil wir auf dem Weg dahin verloren haben. («Kinder brauchen körperliche Nähe?») Und wenn man es dann sucht, liegt es immer unter irgendeiner kontraproduktiven Ersatzidee, die wir uns inzwischen ausgedacht haben. («Kinder brauchen dunkle Räume und Verzweiflung.»)

Bevor wir jetzt aufgeben, weil uns diese hormonellen Prägungen allzu endgültig vorkommen («Also meine führt direkt auf einen Abgrund zu ...!?»), haben wir noch mal einen kleinen Bogen geschlagen, zu Hormonen am Bau und der Erkenntnis, dass ein Hang zur Plastizität im Guten wie im Schlechten gilt und dass selbst pränataler Stress in U-Kurven wirkt. Streng genommen müssen wir weder unser Gehirn noch unsere Kinder in Watte packen.

Alles sehr beruhigende, wichtige Informationen, die uns vielleicht ein bisschen versöhnen mit uns und unserem Hormonteam und allem, was wir ihm so unterstellen (*mehrere Hormone schluchzen*). Kurzum: Hormone sind genauso wenig Störfunk wie Blutkörperchen oder die Amygdala und der präfrontale Cortex. Sie sind kompliziert und schützenswert und unerlässlich. Und auch, wenn sie bisweilen sehr amüsante Sachen machen (von denen manche sogar mit Sex zu tun haben), sollte das nicht das Letzte sein, was uns zu ihnen einfällt. Spätestens damit sind wir bei unserer Take-Home-Message angekommen.

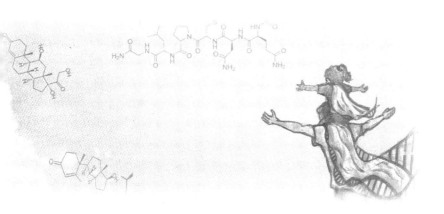

Nachdem wir geklärt haben, dass das, was Hormone in unserem Körper tun, weder belanglos noch geistig umnachtet ist, können wir uns vielleicht dem noch bedenklicheren Irrglauben zuwenden: «Alles was *wir* mit den Hormonen anstellen, ist harmlos.» Schließlich ist das einer der Hauptgründe, warum das Hormongelände bis jetzt so wohl reguliert ist wie der Wilde Westen. Ein Terrain mit eindeutig zu wenig Gesetz und Ordnung, und wenn doch mal Grenzen gezogen werden, sind sie merkwürdig archaisch. Dabei ist es höchste Zeit, dass wir das ändern. Müssen hormonelle Stoffe wirklich erst ihren Weg in die hinterletzte Ecke von Wasser und Erde finden, bis wir uns fragen, ob das eine gute Idee ist oder wie lange wir das machen können, bevor es ernsthaft unsere Art gefährdet?

Wir verschreiben hormonelle Medikamente, bevor wir ihre Effekte kennen. Und selbst wenn wir sie kennenlernen wollen, dann ist unser Gehirn immer der letzte Ort, um den wir uns sorgen. Wenn wir dann doch etwas regulieren, dann viel zu selten in Hinblick auf den Schutz der (geistigen) Gesundheit und/oder der Spermien bzw. der Eizellen und viel zu häufig hinsichtlich irgendwelcher Leute Sexualität.

Es gibt also eine Menge Themen, bei denen wir mehr darüber nachdenken sollten, was wir mit dem Hormonsystem anstellen: von Ernährung über Wundermittelchen bis hin zu Wirkstoffen in Produkten oder Medikamenten. Fragt sich nur, wie?

Zum Glück haben wir auf dem Weg einige Grundsätze aufgeschnappt, an denen wir uns festhalten können. Als Erstes: *Dem Körper ist es egal, woher das Hormon stammt*, auch wenn das Wort «grün» darin vorkommt. Selbst wenn Sie Ihr Progesteron nur aus biologischstem Yams gewinnen und die Opioide nur aus schönsten Mohnblumen – die Stoffe darin wirken trotzdem. Genauso schwierig ist die Aussage «biologisch abbaubar»: Plastik, das sich in seine Bestandteile auflöst, ist schön, aber nicht die Lösung, wenn die Bestandteile Xeno-Östrogene sind.

Woran wir uns schon eher halten können, ist *die Dosis:* Zu viel oder zu wenig ist gefährlich, und das gilt auch bei Stoffen, die schon in unserem Körper vorhanden sind. Da gibt es schließlich auch Magensäure. Und Kohlenmonoxid. Darum sollten wir am besten das Vorsichtsprinzip walten lassen und nachweisen, dass und in welchen Mengen die Hormone unbedenklich sind, *bevor* wir sie nehmen – anstatt sie ständig zu nehmen und *dann* herauszufinden, dass sie uns schaden.

Und wenn wir sie schon testen, dann richtig: mit großen und kleinen Dosen, wegen der *U-Kurven*. Bei jungen und älteren Menschen. Und besonders in Zeiten der Gehirnentwicklung: *Umbauphasen sind Risikophasen.* Das vermeiden wir im wissenschaftlichen Experiment natürlich aus gutem Grund. («Also wir testen *nur* an Schwangeren.») Gleichzeitig probieren wir es in der realen Welt tagtäglich aus – nur schreibt keiner mit und untersucht die Folgen.

Auch der Faktor Zeit spielt eine Rolle: *Nur, weil ein Ereignis für uns schon vorbei ist, heißt das nicht, dass unser Hormonsystem damit abgeschlossen hat.* Wir müssen die Ursachen für Probleme manchmal in der Vergangenheit suchen und die Folgen in ferner Zukunft – es fehlen also Langzeitstudien.

Außerdem müssen wir damit rechnen, dass sich Effekte ändern: Progesteron tut heute gut, aber an Tag 23 macht es uns unleidlich – und *den* Übergang muss die Hormonersatztherapie erst mal hinbekommen.

In der Auseinandersetzung mit Hormonen sollten wir uns darüber hinaus nicht nur auf das verlassen, was wir bewusst wahrnehmen oder was wir schon wissen. Schließlich ist das lückenhaft: *Der Cortex wird immer zuletzt informiert.* («Wir sind schwanger!?») Bei der Pille haben wir die Blutgerinnung nicht beachtet, und auch Störstoff-Effekte übersehen wir, wenn sie nicht auf bekannten Skalen auftauchen.[602] Wenn gar nichts mehr geht, versuchen wir's mit Arroganz oder rufen: «Hysterie!» Dann doch lieber die Augen offen halten: Nach Darmbakterien. Oder dem Immunsystem ... und vor allem dem, was unser Gehirn dazu sagt. (Haben wir das schon wieder vergessen!)

Alles hängt mit allem zusammen. Darum zählt am Ende auch nicht der einzelne Wirkstoff, sondern die Kombination, die wir abbekommen. («Er hat einen Östrogenblocker *und* eine Östrogencreme gekauft?») Und wenn dann noch chronischer Stress dazukommt, ist's gänzlich aus mit dem Gleichgewicht.

Das alles müssen wir bedenken, austüfteln und testen, wenn wir mit den Hormonen herumspielen wollen. Klingt anstrengend und kompliziert? Hey, wir *wollten* mit ihnen spielen! Und so sind nun mal die Regeln in der Hormonwelt.

Immerhin gilt: *Das, was bedenklich klingt, birgt auch die Chance, es besser zu machen.* Eine Menge Effekte hängen am richtigen Timing: Bei den Suchtmitteln (besser verzögert),[601] bei der Hormonersatztherapie für Meno- und Andropause (besser während des Übergangs), bei den Stresshormonen, die den Frühchen beim Entwickeln helfen (besser vor der Geburt) oder beim Kaiserschnitt (besser nach den ersten Wehen). Informationen helfen. Außerdem das Wissen um Alternativen, individuelle Behandlung und ... – könnten wir noch mal auf die Pille für den Mann zurückkommen?

Auch gegen ausufernde Störstoffe können wir einiges tun, vor allem: sie dort eliminieren, wo wir es können. Durch politische Maßnahmen vor allem, aber manchmal auch durch unser Verhalten als Einzelpersonen: Wenn die Sorge um die Ozeane noch nicht ausgereicht hat, um auf Glasflaschen umzustellen, tut's vielleicht die um Ihre Hoden.

Dort, wo wir die Stoffe nicht vermeiden können, können wir zumindest versuchen, sie von Schwangeren, (Klein-)Kindern und Pubertierenden fernzuhalten.

Aber die Zeiten ändern sich, und wir sind ja lernfähig (Dopamin glaubt an Sie!). Bei der Beschäftigung mit Hormonen gibt es jedenfalls wahnsinnig viel zu gewinnen und eigentlich nichts zu verlieren – außer unsere Vorurteile. Und die stehen uns schon viel zu lange im Weg.

DANKSAGUNG

Wenn man eine Tendenz hat, alles gleichzeitig zu machen, dann kann man nur hoffen, dass man wunderbare Menschen an seiner Seite hat, die einen bei dieser waghalsigen und ganz und gar unsinnigen Idee unterstützen. Ich habe also ein großes Glück.

Mein besonderer Dank geht an meine Lektorin Julia Vorrath für das unermüdliche Feinschleifen und das ausgeklügelte Ping-Pong-Spiel mit Textabschnitten und Kommentaren. Du hast ein wunderbares Gespür dafür, was ich mit einem Absatz *eigentlich* sagen wollte.

Überhaupt kann ich allen kaum genug danken, die mitgelesen, kommentiert und gelacht haben, vor allem Sandra und Anne. In diesem Sinne auch vielen Dank an meine Agentin Gila Keplin von der literarischen Agentur Simon für die in allen Lebenslagen immer prompte Unterstützung, dafür, dass du den Stein ins Rollen gebracht hast und dabei immer schon die nächsten Kieselsteine in Bewegung bringst.

Dazu kommen alle, die beim Vorfreuen geholfen haben: Klaus und Christiane, die das Gartenfest für die erste Lesung eines ziemlich unfertigen Buches beigesteuert haben (und wegen Ostseewetter auch den passenden Regenschirm), Josefine, die jetzt schon die erste Lesung des fertigen Buches organisiert.

Außerdem die, die im allgemeinen Chaos wunderbar Rat, Tat *und* Gin parat hatten: Eva und Hannah. Für stete Nachfragen und das Erfolgefeiern zwischendrin: Annemieke, Nicole, Lea, Isabella, Isabell, Simon, Haakon, Matthias, Sina und Hannes. An Maximilian und Britta, auf deren Balkon so viel von diesem Buch entstanden ist. Vor allem natürlich an meine Eltern, Doro und Henner Lesemann, für Zeitungsausschnitte, Zeichenstunden und Inspiration in diversen Kapiteln. (Und nicht zuletzt für die Lehrerperspektive.)

Der ganze Weg wäre sehr viel beschwerlicher ohne die ganze wunderbare Wegbegleitung. Was das angeht, war eigentlich niemand so lang und in jeder Kurve dabei wie mein Mann Nissen. Danke für die langen Abende des Probehörens und für Umzugskistenschleppen, Ablenken, Ausgehen ... und noch mehr Umzugskistenschleppen. Vor allem danke für die Gesellschaft – und den Dschungel aus Zimmerpflanzen und Mucklas um meinen Schreibtisch. («Die Frau braucht Pflanzen.»)

Aber bei aller Liebe ist dies natürlich vor allem ein Hormon-und-Hirn-Buch (als ob das ein Widerspruch wäre), und ohne all die WissenschaftlerInnen, die das Thema erforschen, wäre es vor allem ein Buch mit ziemlich vielen leeren Seiten. («Du meinst ein Skizzenbuch?») Also ohne all jene, die Erkenntnis ins Chaos bringen, die früher nächtelang über Insulinserum gebrütet haben und heute in Anträgen über Anträgen erklären, warum es Forschung braucht zur Pille oder zu Vätern. Ich hatte das Glück, mit einigen wirklich tollen dieser Wissenschaftler zusammenzuarbeiten, auf deren Erkenntnissen, Enthusiasmus und hilfreichen Randbemerkungen viele dieser Kapitel aufgebaut sind: Peter Bos, Estrella Montoya, David Terburg und Jack van Honk. Wenn in diesem Buch von Experimenten im Utrechter Labor – sprich, dem Helmholtz Institut der Universität Utrecht – die Rede ist, sind meist sie gemeint, zusammen mit Hannah Spencer und Eline Kraaijenvanger. Ein Glück, das ich auch meinem Stipendium der Stiftung der deutschen Wirtschaft verdanke.

Und wo wir schon in der Welt der Wissenschaft sind: Große Teile dieser Arbeit und alle Referenzen in diesem Buch wären für LeserInnen unzugänglich ohne Open-Source-Bewegungen und Portale, die sich Beschränkungen trotz der Risiken in den Weg stellen: Researchgate und Sci-Hub und die vielen Wissenschaftler, die online ihre Arbeit teilen (und ohnehin nie an ihrer Veröffentlichung verdienen). Wir können uns über Hormone nur bessere Gedanken machen, wenn die Informationen darüber auch wirklich allen zur Verfügung stehen. Und das sollten sie! Banting wusste das schon vor 100 Jahren. Jetzt wird es Zeit, dass *wir* uns nur wieder dran erinnern.

REFERENZEN

1. Kimmel, M. Oxytocin receptor DNA methylation in postpartum depression. Psychoneuroendocrinology (2016)
2. Braga, O. Steroid estrogens in ocean sediments. Chemosphere (2005)
3. Kunze, A. Ich wollte keine Glatze. Die Pille, die der Arzt mir gab, hat mein Leben zerstört. DIE ZEIT, Nr. 9 (2018).
4. Kuhl, H. Das Post-Finasterid-Syndrom. Gynakologische Endokrinol. (2017)
5. Melcangi, R. C. Neuroactive steroid levels and psychiatric and andrological features in post-finasteride patients. J. Steroid Biochem. Mol. Biol. (2017)
6. Giatti, S. Post-finasteride syndrome and post-SSRI sexual dysfunction: two sides of the same coin? Endocrine (2018)
7. Ganzer, C. A. Persistent Sexual, Emotional, and Cognitive Impairment Post-Finasteride: A Survey of Men Reporting Symptoms. Am. J. Men's Health (2015)
8. Belknap, S. M. Adverse event reporting in clinical trials of finasteride for androgenic alopecia: Ameta-Analysis. JAMA Dermatology (2015)
9. Zanatta, A. Occupational markers and pathology of the castrato singer Gaspare Pacchierotti (1740–1821). Sci. Rep. (2016)
10. Maxwell, R. W. The physiological foundation of yoga chakra expression. Zygon (2009)
11. Rasmussen, N. Steroids in arms: science, government, industry, and the hormones of the adrenal cortex in the United States, 1930–1950. Med. Hist. (2002)
12. Hua, X. Expenditures and prices of antihyperglycemic medications in the United States: 2002–2013. JAMA – Journal of the American Medical Association (2016)
13. Nussey, S. Chapter 1. Principles of endocrinology Functions of hormones and their regulation. in: Endocrinology: An Integrated Approach (2018)
14. Siegmann, E. M. Association of depression and anxiety disorders with autoimmune thyroiditis: A systematic review and meta-analysis. JAMA Psychiatry (2018)
15. Yim, J. Therapeutic Benefits of Laughter in Mental Health: A Theoretical Review. Tohoku J. Exp. Med. 239, 243–249 (2016)
16. Hartmann, C. Sperm-activating odorous substances in human follicular fluid and vaginal secretion: Identification by gas chromatography-olfactometry and Ca2+ imaging. Chempluschem (2013)

17. Pavan, B. Potential therapeutic effects of odorants through their ectopic receptors in pigmented cells. Drug Discovery Today (2017)
18. Ferrer, I. Olfactory receptors in non-chemosensory organs: The nervous system in health and disease. Frontiers in Aging Neuroscience (2016)
19. Martin, L. T. P. Bitter taste receptors are expressed in human epithelial ovarian and prostate cancers cells and noscapine stimulation impacts cell survival. Mol. Cell. Biochem. (2019)
20. Zheng, K. Bitter taste receptors as targets for tocolytics in preterm labor therapy. FASEB J. (2017)
21. Pahlen, B. The Role of Alcohol and Steroid Hormones in Human Aggression. Vitam. Horm. (2005)
22. Maneesh, M. Alcohol abuse-duration dependent decrease in plasma testosterone and antioxidants in males. Indian J. Physiol. Pharmacol. (2006)
23. Glaser, R. The influence of psychological stress on the immune response to vaccines, in: Annals of the New York Academy of Sciences (1998)
24. Glaser, R. Stress-induced modulation of the immune response to recombinant hepatitis B vaccine. Psychosom. Med. (1992)
25. Allen, A. A psychology of the human brain–gut–microbiome axis. Soc. Personal. Psychol. Compass (2017)
26. Liu, L. Gut-brain axis and mood disorder. Frontiers in Psychiatry (2018)
27. Wacker, D. Crystal Structure of an LSD-Bound Human Serotonin Receptor. Cell (2017)
28. Moran, R. J. The Protective Action Encoding of Serotonin Transients in the Human Brain. Neuropsychopharmacology (2018)
29. Dayan, P. Serotonin, inhibition, and negative mood. PLoS Comput. Biol. (2008)
30. Heinz, A. dysfunction, negative mood states, and response to alcohol. Alcoholism: Clinical and Experimental Research (2001)
31. Montoya, E. R. Testosterone, cortisol, and serotonin as key regulators of social aggression: A review and theoretical perspective. Motiv. Emot. 36, 65–73 (2012).
32. Carhart-Harris, R. Serotonin and brain function: A tale of two receptors. Journal of Psychopharmacology (2017)
33. Gibbons, R. D. The relationship between antidepressant medication use and rate of suicide. Arch. Gen. Psychiatry (2005)
34. Banks, W. A. Insulin in the brain: There and back again. Pharmacology and Therapeutics (2012)
35. Palego, L. Tryptophan biochemistry: Structural, nutritional, metabolic, and medical aspects in humans. Journal of Amino Acids (2016)

36. Karg, K. The serotonin transporter promoter variant (5-HTTLPR), stress, and depression meta-analysis revisited: Evidence of genetic moderation. Arch. Gen. Psychiatry (2011)
37. Sharpley, C. F. An update on the interaction between the serotonin transporter promoter variant (5-HTTLPR), stress and depression, plus an exploration of non-confirming findings. Behavioural Brain Research (2014)
38. Zhu, J. Serotonin Transporter Gene Polymorphisms and Selective Serotonin Reuptake Inhibitor Tolerability: Review of Pharmacogenetic Evidence. Pharmacotherapy (2017)
39. Bharti, S. Preclinical evidence for the pharmacological actions of naringin: A review. Planta Medica (2014)
40. Onakpoya, I. The effect of grapefruits (Citrus paradisi) on body weight and cardiovascular risk factors: A systematic review and meta-analysis of randomized clinical trials. Crit. Rev. Food Sci. Nutr. (2017)
41. Azar, S. T. Benefits of Ketogenic Diet for Management of Type Two Diabetes: A Review Physiological aspect of ketogenic diet Keywords: Obes. Eat. Disord. (2016)
42. S. G., The efficacy of cognitive behavioral therapy: A review of meta-analyses. Cognitive Therapy and Research (2012)
43. Love, T. M. Oxytocin, motivation and the role of dopamine. Pharmacol. Biochem. Behav. 119, 49–60 (2014)
44. Redcay, A. Criteria for Love and Relationship Addiction: Distinguishing Love Addiction from Other Substance and Behavioral Addictions. Sex. Addict. Compulsivity (2018)
45. Ferreri, L. Dopamine modulates the reward experiences elicited by music. Proc. Natl. Acad. Sci. U.S.A. (2019)
46. Menon, V. The rewards of music listening: Response and physiological connectivity of the mesolimbic system. Neuroimage (2005)
47. Berns, G. S. A neural predictor of cultural popularity. J. Consum. Psychol. 22, 154–160 (2012)
48. Bonilla-Jaime, H. Hormonal responses to different sexually related conditions in male rats. Horm. Behav. (2006)
49. Kamel, F. Alterations in plasma concentrations of testosterone, LH, and prolactin associated with mating in the male rat. Horm. Behav. (1975)
50. Rozin, P. Conditioned opponent responses in human tolerance to caffeine. Bull. Psychon. Soc. (1984)
51. Lenoir, M. Intense sweetness surpasses cocaine reward. PLoS One (2007)
52. Goebel, M. U. Behavioral conditioning of immunosuppression is possible in humans. FASEB J. (2002)

53. Tekampe, J. Conditioning immune and endocrine parameters in humans: A systematic review. Psychotherapy and Psychosomatics (2017)
54. Aston-Jones, G. An integrative theory of locus coeruleus-norepinephrine function: Adaptive Gain and Optimal Performance. Annu. Rev. Neurosci. (2005)
55. De Almeida, R. M. M. Aggression escalated by social instigation or by discontinuation of reinforcement (‹Frustration›) in mice: Inhibition by anpirtoline: A 5-HT1B receptor agonist. Neuropsychopharmacology (2002)
56. Zimmerman, P. H. The effect of frustrative nonreward on vocalisations and behaviour in the laying hen, Gallus gallus domesticus. Behav. Processes (1998)
57. Dreyer, J. K. Influence of phasic and tonic dopamine release on receptor activation. J. Neurosci. (2010)
58. Volkow, N. D. Dopamine in Drug Abuse and Addiction. Arch. Neurol. (2007)
59. Kenny, P. J. Dopamine D2 receptors and striatopallidal transmission in addiction and obesity. Current Opinion in Neurobiology (2013)
60. Baik, J. H. Dopamine signaling in food addiction: Role of dopamine D2 receptors. BMB Reports (2013)
61. Fehr, C. Association of low striatal dopamine D2 receptor availability with nicotine dependence similar to that seen with other drugs of abuse. Am. J. Psychiatry (2008)
62. Kim, S. H. Reduced striatal dopamine D2 receptors in people with Internet addiction. Neuroreport (2011)
63. Clark, L. Disordered gambling: A behavioral addiction. Current Opinion in Neurobiology (2013)
64. Klanker, M. Dopaminergic control of cognitive flexibility in humans and animals. Front. Neurosci. (2013)
65. Volkow, N. D. Motivation deficit in ADHD is associated with dysfunction of the dopamine reward pathway. Mol. Psychiatry (2011)
66. London, E. D. Impulsivity, Stimulant Abuse, and Dopamine Receptor Signaling. in Advances in Pharmacology (2016)
67. Robertson, C. L. Effect of exercise training on striatal dopamine D2/D3 receptors in methamphetamine users during behavioral treatment. Neuropsychopharmacology (2016)
68. Volkow, N. D. Caffeine increases striatal dopamine D2/D3 receptor availability in the human brain. Transl. Psychiatry (2015)
69. Volkow, N. D. Evidence that sleep deprivation down regulates dopamine D2R in ventral striatum in the human brain. J. Neurosci. (2012)
70. Dunbar, R. I. M. Performance of music elevates pain threshold and positive

affect: Implications for the evolutionary function of music. Evol. Psychol. 10, 688–702 (2012)
71. Tarr, B. Synchrony and exertion during dance independently raise pain threshold and encourage social bonding. Biol. Lett. 11, 0–3 (2015)
72. Hambach, A. The impact of sexual activity on idiopathic headaches: An observational study. Cephalalgia (2013)
73. Mayberry, L. A Literary Review of Orgasm as an Alternative Mode of Pain Relief in Childbirth. J. Holist. Nurs. (2016)
74. Uca, A. U. Masturbation and orgasm as migraine headache treatment: Report of a case. Neurol. Asia (2015)
75. Evyapan Akkuş, D. Orgasm treatment in migraine: A native and costless choice? A clinical observation. Noropsikiyatri Ars. (2011)
76. Benedetti, F. Mechanisms of the placebo response. Pulm. Pharmacol. Ther. (2013)
77. Scott, D. J. Placebo and nocebo effects are defined by opposite opioid and dopaminergic responses. Arch. Gen. Psychiatry (2008)
78. Leknes, S. A common neurobiology for pain and pleasure. Nature Reviews Neuroscience (2008)
79. McNaughton, N. Approach/Avoidance, in: Neuroimaging Personality, Social Cognition, and Character (2016)
80. Chrousos, G. P. Stress and disorders of the stress system. Nature Reviews Endocrinology (2009)
81. Hübler, O. Height and Wages, in: The Oxford Handbook of Economics and Human Biology (2016)
82. Hermans, E. J. Dynamic adaptation of large-scale brain networks in response to acute stressors. Trends in Neurosciences (2014)
83. Mittal, R. Neurotransmitters: The Critical Modulators Regulating Gut–Brain Axis. Journal of Cellular Physiology (2017)
84. Papanicolaou, D. A. The pathophysiologic roles of interleukin-6 in human disease, in: Annals of Internal Medicine (1998)
85. Burkett, J. P. The behavioral, anatomical and pharmacological parallels between social attachment, love and addiction. Psychopharmacology (2012)
86. Wang, D. V. Convergent processing of both positive and negative motivational signals by the VTA dopamine neuronal populations. PLoS One (2011)
87. Schulkin, J. Evolutionary basis of human running and its impact on neural function. Frontiers in Systems Neuroscience (2016)
88. Stoll, O. Peak performance, the runner's high, and flow, in: APA handbook of sport and exercise psychology, volume 2: Exercise psychology (Vol. 2). (2019)

89. Heitkamp, H. C. Endorphin and adrenocorticotropic hormone production during marathon and incremental exercise. Eur. J. Appl. Physiol. Occup. Physiol. (1993)
90. Hennig, J. Biopsychological changes after bungee jumping: β-endorphin immunoreactivity as a mediator of euphoria? Neuropsychobiology (1994)
91. Knapp, S. Some like it hot. Science (2007)
92. Lee, J. S. Acute effects of capsaicin on proopiomelanocortin mRNA levels in the arcuate nucleus of Sprague-Dawley rats. Psychiatry Investig. (2012)
93. Han, J. S. Acupuncture and endorphins. Neurosci. Lett. (2004)
94. Szabo, A. Psychology and Exercise. in: Nutrition and Enhanced Sports Performance: Muscle Building, Endurance, and Strength (2013)
95. Montoya, E. R. Cortisol administration induces global down-regulation of the brain's reward circuitry. Psychoneuroendocrinology (2014)
96. Porcelli, A. J. Stress and decision making: effects on valuation, learning, and risk-taking. Current Opinion in Behavioral Sciences (2017)
97. Starcke, K. Effects of stress on decisions under uncertainty: A meta-analysis. Psychol. Bull. (2016)
98. Aerni, A. Low-dose cortisol for symptoms of posttraumatic stress disorder. Am. J. Psychiatry 161, 1488–1490 (2004)
99. De Quervain, D. J. F. Glucocorticoids enhance extinction-based psychotherapy. Proc. Natl. Acad. Sci. U. S. A. (2011)
100. Nicolaides, N. C. Basic Research concerning Glucocorticoids Stress, the Stress System and the Role of Glucocorticoids. Neuroimmunomodulation (2015)
101. McEwen, B. S. Neurobiological and Systemic Effects of Chronic Stress. Chronic Stress (2017)
102. McEwen, B. S. The good side of «stress». Stress (2019)
103. Massaly, N. A trigger for opioid misuse: Chronic pain and stress dysregulate the mesolimbic pathway and Kappa opioid system. Front. Neurosci. (2016)
104. Browne, C. A. Reversal of stress-induced social interaction deficits by buprenorphine. Int. J. Neuropsychopharmacol. (2018)
105. Johnson, K. V. A. Pain tolerance predicts human social network size. Sci. Rep. (2016)
106. Terburg, D. The Basolateral Amygdala Is Essential for Rapid Escape: A Human and Rodent Study. Cell (2018)
107. Kim, E. J. Stress effects on the hippocampus: A critical review. Learning and Memory (2015)
108. Staniloiu, A. Searching for the anatomy of dissociative Amnesia. Journal of Psychology (2010)

109. Brand, M. Functional brain imaging in 14 patients with dissociative amnesia reveals right inferolateral prefrontal hypometabolism. Psychiatry Res. – Neuroimaging (2009)
110. Boyke, J. Training-induced brain structure changes in the elderly. J Neurosci. 28, 7031–7035 (2008)
111. McEwen, B. S. In pursuit of resilience: stress, epigenetics, and brain plasticity. Ann. N. Y. Acad. Sci. (2016)
112. Hulbert, J. C. What Doesn't Kill You Makes You Stronger: Psychological Trauma and Its Relationship to Enhanced Memory Control. Journal of Experimental Psychology: General (2018)
113. Kelly, J. R. Breaking down the barriers: the gut microbiome, intestinal permeability and stress-related psychiatric disorders. Front. Cell. Neurosci. (2015)
114. Tops, M. Cortisol involvement in mechanisms of behavioral inhibition. Psychophysiology (2011)
115. Mehta, P. H. Testosterone and cortisol jointly modulate risk-taking. Psychoneuroendocrinology 56, 88–99 (2015)
116. Moore, F. R. Cues to sex- and stress-hormones in the human male face: Functions of glucocorticoids in the immunocompetence handicap hypothesis. Horm. Behav. (2011)
117. Bos, P. A. The endocrinology of human caregiving and its intergenerational transmission. Dev. Psychopathol. 29, 971–999 (2017)
118. Nave, G. Single-Dose Testosterone Administration Impairs Cognitive Reflection in Men. Psychol. Sci. (2017)
119. Määttänen, I. Testosterone and temperament traits in men: Longitudinal analysis. Psychoneuroendocrinology (2013)
120. Keltikangas-Järvinen, L. Dopamine and serotonin systems modify environmental effects on human behavior: A review. Scand. J. Psychol. (2009)
121. Delvecchio, G. The association between the serotonin and dopamine neurotransmitters and personality traits. Epidemiol. Psychiatr. Sci. (2016)
122. Kurath, J. Individual differences in risk taking and endogeneous levels of testosterone, estradiol, and cortisol: A systematic literature search and three independent meta-analyses. Neuroscience and Biobehavioral Reviews (2018)
123. Terburg, D. The testosterone-cortisol ratio: A hormonal marker for proneness to social aggression. Int. J. Law Psychiatry (2009)
124. Canli, T. Long story short: The serotonin transporter in emotion regulation and social cognition. Nature Neuroscience (2007)
125. Kampman, O. Can onset and recovery in depression be predicted by temperament? A systematic review and meta-analysis. Journal of Affective Disorders (2011)

126. Dabbs, J. M. Salivary testosterone and cortisol among late adolescent male offenders. J. Abnorm. Child Psychol. 19, 469–478 (1991)
127. Dabbs, J. M. Age, testosterone, and behavior among female prison inmates. Psychosom. Med. (1997)
128. Carré, J. M. Testosterone and human behavior: the role of individual and contextual variables. Curr. Opin. Psychol. 19, 149–153 (2018)
129. Archer, J. Testosterone and aggression, in: Aggression and Violence: A Social Psychological Perspective (2016)
130. Wood, R. I. Neurobiology of Anabolic-Androgenic Steroid Abuse, in: Oxford Research Encyclopedia of Neuroscience (2019)
131. Gilman, J. M. Why we like to drink: A functional magnetic resonance imaging study of the rewarding and anxiolytic effects of alcohol. J. Neurosci. (2008)
132. Van Honk, J. Testosterone reduces unconscious fear but not consciously experienced anxiety: implications for the disorders of fear and anxiety. Biol. Psychiatry 58, 218–225 (2005)
133. Bos, P. A. Acute effects of steroid hormones and neuropeptides on human social-emotional behavior: a review of single administration studies. Front. Neuroendocrinol. 33, 17–35 (2012)
134. Garofalo, C. Spiteful and contemptuous: A new look at the emotional experiences related to psychopathy. Personal. Disord. Theory, Res. Treat. (2019)
135. Ronay, R. The Presence of an Attractive Woman Elevates Testosterone and Physical Risk Taking in Young Men. Soc. Psychol. Personal. Sci. (2010)
136. Carter, C. S. The Monogamy Paradox: What Do Love and Sex Have to Do With It? Front. Ecol. Evol. (2018)
137. van Honk, J. Effects of Testosterone Administration on Strategic Gambling in Poker Play. Sci. Rep. 6, 18096 (2016)
138. van Honk, J. New evidence on testosterone and cooperation. Nature 485, E4–E5 (2012)
139. Bos, P. A. The neural mechanisms by which testosterone acts on interpersonal trust. Neuroimage 61, 730–737 (2012)
140. Newman, M. L. Testosterone, cognition, and social status. Horm. Behav. (2005)
141. Van Honk, J. Correlations among salivary testosterone, mood, and selective attention to threat in humans. Horm. Behav. 36, 17–24 (1999)
142. Josephs, R. A. The mismatch effect: When testosterone and status are at odds. J. Pers. Soc. Psychol. 90, 999–1013 (2006)
143. Sapolsky, R. M. Testicular function, social rank and personality among wild baboons. Psychoneuroendocrinology (1991)

144. Sapolsky, R. M. Adrenocortical function, social rank, and personality among wild baboons. Biol. Psychiatry 28, 862–878 (1990)
145. Berga, S. L. Hormones, mood and affect, in: Handbook of Neuroendocrinology 551–571 (2012)
146. Isidori, A. M. Effects of testosterone on sexual function in men: Results of a meta-analysis. Clinical Endocrinology (2005)
147. Motofei, I. G. The physiological basis of human sexual arousal: Neuroendocrine sexual asymmetry. International Journal of Andrology (2005)
148. Goldey, K. L. Sexy thoughts: Effects of sexual cognitions on testosterone, cortisol, and arousal in women. Horm. Behav. (2011)
149. Stanton, S. Testosterone is positively associated with risk taking in the Iowa Gambling Task. Horm. Behav. (2011)
150. Makhanova, A. Female Fertility and Male Mating: Women's Ovulatory Cues Influence Men's Physiology, Cognition, and Behavior. Soc. Personal. Psychol. Compass (2013)
151. Alvergne, A. Does the contraceptive pill alter mate choice in humans? Trends Ecol. Evol. 25, 171–179 (2010)
152. Campbell, J. Endocrine Correlates of Social Comparison in Couple Relationships. Adapt. Hum. Behav. Physiol. (2019)
153. Casudan, E. Hormones, sex, and status in women. Horm. Behav. (1995)
154. Anon. Effects of sexual activity on beard growth in man. Nature (1970)
155. Schulster, M. The role of estradiol in male reproductive function. Asian Journal of Andrology (2016)
156. Moynihan, R. The making of a disease: female sexual dysfunction. BMJ (2003)
157. Levin, R. Nipple/breast stimulation and sexual arousal in young men and women. J. Sex. Med. (2006)
158. Robinson, J. E. Changes in breast sensitivity at puberty, during the menstrual cycle, and at parturition. Br. Med. J. (1977)
159. Robinson, V. C. Support for the hypothesis that sexual breast stimulation is an ancestral practice and a key to understanding women's health. Med. Hypotheses (2015)
160. Damse, J. R. Effect of antenatal stimulation of breast and breast milk outcome: cross sectional study. Indian J. Basic Appl. Med. Res. (2014)
161. Singh, N. Breast stimulation in low-risk primigravidas at term: Does it aid in spontaneous onset of labour and vaginal delivery? A pilot study. Biomed Res. Int. (2014)
162. Luine, V. N. Estradiol and cognitive function: Past, present and future. Hormones and Behavior (2014)

163. Olsson, A. Testosterone and estrogen impact social evaluations and vicarious emotions: A double-blind placebo-controlled study. Emotion (2016)
164. Ferree, N. K. The influence of emergency contraception on post-traumatic stress symptoms following sexual assault. J. Forensic Nurs. (2012)
165. Eriksson, C. J. P. Oestradiol and human male alcohol-related aggression. Alcohol Alcohol. (2003)
166. Taylor, S. E. Biobehavioral responses to stress in females: tend-and-befriend, not fight-or-flight. Psychol. Rev. 107, 411 (2000)
167. DeBruine, L. M. Women's attractiveness judgments of self-resembling faces change across the menstrual cycle. Horm. Behav. (2005)
168. Barba-Müller, E. Brain plasticity in pregnancy and the postpartum period: links to maternal caregiving and mental health. Arch. Womens. Ment. Health (2019)
169. De Boer, A. Love is more than just a kiss: A neurobiological perspective on love and affection. Neuroscience (2012)
170. Marazziti, D. Hormonal changes when falling in love. Psychoneuroendocrinology (2004)
171. Loving, T. J. Passionate love and relationship thinkers: Experimental evidence for acute cortisol elevations in women. Psychoneuroendocrinology (2009)
172. Aragona, B. J. Dopamine regulation of social choice in a monogamous rodent species. Front. Behav. Neurosci. (2009)
173. Burri, A. The acute effects of intranasal oxytocin administration on endocrine and sexual function in males. Psychoneuroendocrinology (2008)
174. Behnia, B. Differential effects of intranasal oxytocin on sexual experiences and partner interactions in couples. Horm. Behav. (2014)
175. Scheele, D. Oxytocin Modulates Social Distance between Males and Females. J. Neurosci. (2012)
176. Naber, F. Intranasal oxytocin increases fathers' observed responsiveness during play with their children: a double-blind within-subject experiment. Psychoneuroendocrinology 35, 1583–1586 (2010)
177. Bakermans-Kranenburg, M. J. Oxytocin decreases handgrip force in reaction to infant crying in females without harsh parenting experiences. Soc. Cogn. Affect. Neurosci. 7, 951–957 (2012)
178. Compier-de Block, L. H. C. Handgrip force of maltreating mothers in reaction to infant signals. Child Abus. Negl. 40, 124–131 (2015)
179. Bos, P. A. The endocrinology of human caregiving and its intergenerational transmission. Dev. Psychopathol. 29, 971–999 (2017)
180. Nummenmaa, L. Adult attachment style is associated with cerebral μ-opioid receptor availability in humans. Hum. Brain Mapp. (2015)

181. Johnson, K. V. A. Pain tolerance predicts human social network size. Sci. Rep. (2016)
182. Huston, T. L. The connubial crucible: Newlywed years as predictors of marital delight, distress, and divorce. J. Pers. Soc. Psychol. (2001)
183. Van IJzendoorn, M. H. A sniff of trust: Meta-analysis of the effects of intranasal oxytocin administration on face recognition, trust to in-group, and trust to out-group. Psychoneuroendocrinology 37, 438–443 (2012)
184. Misery, L. Innervation of the Male Breast: Psychological and Physiological Consequences. Journal of Mammary Gland Biology and Neoplasia (2017)
185. Saxbe, D. For Better or Worse? Coregulation of Couples' Cortisol Levels and Mood States. J. Pers. Soc. Psychol. (2010)
186. Kiecolt-Glaser, J. K. Love, marriage, and divorce: Newlyweds' stress hormones foreshadow relationship changes. J. Consult. Clin. Psychol. (2003)
187. Kuo, P. X. Individual variation in fathers' testosterone reactivity to infant distress predicts parenting behaviors with their 1-year-old infants. Dev. Psychobiol. 58, 303–314 (2016)
188. Berger, J. Cortisol modulates men's affiliative responses to acute social stress. Psychoneuroendocrinology (2016)
189. Brown, S. L. Social closeness increases salivary progesterone in humans. Horm. Behav. 56, 108–111 (2009)
190. Walum, H. The neural mechanisms and circuitry of the pair bond. Nature Reviews Neuroscience (2018)
191. Burkett, J. P. Oxytocin-dependent consolation behavior in rodents. Science (80) (2016)
192. Feldman, R. Oxytocin Pathway Genes: Evolutionary Ancient System Impacting on Human Affiliation, Sociality, and Psychopathology. Biol. Psychiatry 79, 174–184 (2015)
193. Uvnäs-Moberg, K. Oxytocin may mediate the benefits of positive social interaction and emotions. in Psychoneuroendocrinology vol. 23 819–835 (1998)
194. Fancourt, D. The effects of mother–infant singing on emotional closeness, affect, anxiety, and stress hormones. Music Sci. (2018)
195. Underdown, A. Massage intervention for promoting mental and physical health in infants aged under six months. Cochrane Database of Systematic Reviews (2006)
196. Riem, M. M. E. Emotional maltreatment is associated with atypical responding to stimulation of endogenous oxytocin release through mechanically-delivered massage in males. Psychoneuroendocrinology (2017)
197. Díaz-Rossello, J. L. Kangaroo mother care to reduce morbidity and mortality in

low birthweight infants (Review) Kangaroo mother care to reduce morbidity and mortality in low birthweight infants. Cochrane Database Syst Rev. 4–6 (2014)

198. Moore, E. R. Early skin-to-skin contact for mothers and their healthy newborn infants. Cochrane Database of Systematic Reviews vol. 2016 (2016)

199. Latva, R. How is maternal recollection of the birth experience related to the behavioral and emotional outcome of preterm infants? Early Hum. Dev. 84, 587–594 (2008)

200. Mehler, K. Mothers seeing their VLBW infants within 3 h after birth are more likely to establish a secure attachment behavior: Evidence of a sensitive period with preterm infants. J. Perinatol. 31, 404–410 (2011)

201. Feldman, R. Maternal-preterm skin-to-skin contact enhances child physiologic organization and cognitive control across the first 10 years of life. Biol. Psychiatry 75, 56–64 (2014)

202. N, C. Twenty-year Follow-up of Kangaroo Mother Care Versus Traditional Care. Pediatrics 139, 1–12 (2017)

203. Taylor, S. Social Responses to Stress: The Tend and Befriend Model, in: The handbook of stress science: Biology, Psychology, and Health (2011)

204. van Oers, H. J. J. Maternal deprivation effect on the infant's neural stress markers is reversed by tactile stimulation and feeding but not by suppressing corticosterone. J. Neurosci. 18, 10171–10179 (1998)

205. Schanberg, S. M. Sensory deprivation stress and supplemental stimulation in the rat pup and preterm human neonate. Child Dev. 58, 1431–1447 (1987)

206. Chiu, S.-H. Skin-to-Skin Contact for Culturally Diverse Women Having Breastfeeding Difficulties During Early Postpartum. Breastfeed. Med. 3, 231–237 (2008)

207. Cong, X. Skin-to-skin care is an effective and safe intervention to reduce procedural pain in neonates. Evidence-Based Nursing vol. 20 113 (2017)

208. Mörelius, E. A randomised trial of continuous skin-to-skin contact after preterm birth and the effects on salivary cortisol, parental stress, depression, and breastfeeding. Early Hum. Dev. 91, 63–70 (2015)

209. Mörelius, E. Early maternal contact has an impact on preterm infants' brain systems that manage stress. Nurs. Child. Young People 28, 62–63 (2016)

210. Shorey, S. Skin-to-skin contact by fathers and the impact on infant and paternal outcomes: an integrative review. Midwifery (2016)

211. Thiel, M. Perception of kangaroo care in German neonatology – A nationwide survey. Eur. J. Integr. Med. (2016)

212. Pallás-Alonso, C. R. Parental involvement and kangaroo care in European neonatal intensive care units: A policy survey in eight countries. Pediatric Critical Care Medicine (2012)
213. Callaghan, B. L. The Stress Acceleration Hypothesis: Effects of early-life adversity on emotion circuits and behavior. Current Opinion in Behavioral Sciences (2016)
214. Nielsen, T. The stress acceleration hypothesis of nightmares. Front. Neurol. (2017)
215. Lupien, S. J. Larger amygdala but no change in hippocampal volume in 10-year-old children exposed to maternal depressive symptomatology since birth. Proc. Natl. Acad. Sci. U. S. A. (2011)
216. Robles, T. F. The physiology of marriage: Pathways to health, in: Physiology and Behavior (2003)
217. Cacioppo, J. T. Do lonely days invade the nights? Potential social modulation of sleep efficiency. Psychol. Sci. (2002)
218. Cacioppo, J. T. The anatomy of loneliness. Curr. Dir. Psychol. Sci. (2003)
219. Kim, T. B. Does the mother or father determine the offspring sex ratio? Investigating the relationship between maternal digit ratio and offspring sex ratio. PLoS One (2015)
220. Edwards, A. M. Forgotten fathers: Paternal influences on mammalian sex allocation. Trends in Ecology and Evolution (2014)
221. Manning, J. T. 2nd to 4th digit ratio and offspring sex ratio. J. Theor. Biol. (2002)
222. Noorlander, A. M. Female gender pre-selection by maternal diet in combination with timing of sexual intercourse – A prospective study. Reprod. Biomed. Online (2010)
223. Sereshti, M. The role of maternal diet on fetal sex selection: A Review. Iranian Journal of Endocrinology and Metabolism (2014)
224. Nager, R. G. Experimental demonstration that offspring sex ratio varies with maternal condition. Proc. Natl. Acad. Sci. (2002)
225. Bonier, F. Maternal corticosteroids influence primary offspring sex ratio in a free-ranging passerine bird. Behav. Ecol. (2007)
226. Lummaa, V. Adaptive sex ratio variation in pre-industrial human (Homo sapiens) populations? Proc. R. Soc. B Biol. Sci. (1998)
227. Norberg, K. Partnership status and the human sex ratio at birth. Proc. R. Soc. B Biol. Sci. (2004)
228. Kaňková, Š. Women infected with parasite Toxoplasma have more sons. Naturwissenschaften (2007)
229. Gupta, D. Firstborn offspring sex ratio is skewed towards female offspring in

anesthesia care providers: A questionnaire-based nationwide study from United States. J. Anaesthesiol. Clin. Pharmacol. (2013)
230. Andersson, R. Is maternal malnutrition associated with a low sex ratio at birth? Hum. Biol. (1998)
231. Di Renzo, G. C. Does fetal sex affect pregnancy outcome? Gend. Med. (2007)
232. Melamed, N. Effect of fetal sex on pregnancy outcome in twin pregnancies. Obstet. Gynecol. (2009)
233. Sheiner, E. Gender does matter in perinatal medicine. Fetal Diagn. Ther. (2004)
234. Auyeung, B. Fetal testosterone predicts sexually differentiated childhood behavior in girls and in boys. Psychol. Sci. (2009)
235. Alexander, G. M. Sex differences in response to children's toys in nonhuman primates (Cercopithecus aethiops sabaeus). Evol. Hum. Behav. (2002)
236. Ellis, L. Fetal exposure to prescription drugs and adult sexual orientation. Pers. Individ. Dif. (2005)
237. Breedlove, S. M. Minireview: Organizational hypothesis: Instances of the fingerpost. Endocrinology (2010)
238. Roselli, C. E. Neurobiology of gender identity and sexual orientation. Journal of Neuroendocrinology (2018)
239. Poromaa, I. S. Menstrual cycle influence on cognitive function and emotion processing from a reproductive perspective. Frontiers in Neuroscience (2014)
240. Ostatníková, D. Spatial abilities during the circalunar cycle in both sexes. Learn. Individ. Differ. (2010)
241. Celec, P. The circalunar cycle of salivary testosterone and the visual-spatial performance. Bratisl. Lek. Listy (2002)
242. Courvoisier, D. S. Sex hormones and mental rotation: An intensive longitudinal investigation. Horm. Behav. (2013)
243. Shanksy, R., Wolley, C. S. Considering sex as a biological variable will be valuable for neuroscience research. Journal of Neuroscience (2016)
244. Schmader, T. Converging Evidence that Stereotype Threat Reduces Working Memory Capacity. J. Pers. Soc. Psychol. (2003)
245. Liu, J. J. W. Sex differences in salivary cortisol reactivity to the Trier Social Stress Test (TSST): A meta-analysis. Psychoneuroendocrinology (2017)
246. Meeks, J. T. Does Sex Matter? The Moderating Role of Sex on the Relationship Between Stress Biomarkers and Cognition. Curr. Psychol. (2014)
247. Bangasser, D. A. Sex differences in stress regulation of arousal and cognition. Physiol. Behav. (2018)
248. Jacobs, E. G. Estradiol differentially regulates stress circuitry activity in healthy and depressed women. Neuropsychopharmacology (2015)

249. Chrousos, G. P. Interactions between the hypothalamic-pituitary-adrenal axis and the female reproductive system: Clinical implications, in Annals of Internal Medicine (1998)
250. Valeggia, C. R. Human Reproductive Ecology, in: Basics in Human Evolution (2015)
251. Zhang, T. Y. Epigenetic mechanisms for the early environmental regulation of hippocampal glucocorticoid receptor gene expression in rodents and humans. Neuropsychopharmacology (2013)
252. Davis, E. P. Prenatal maternal stress programs infant stress regulation. J. Child Psychol. Psychiatry Allied Discip. (2011)
253. Glover, V. Prenatal stress and the programming of the HPA axis. Neuroscience and Biobehavioral Reviews (2010)
254. Tollenaar, M. S. Maternal prenatal stress and cortisol reactivity to stressors in human infants. Stress (2011)
255. Scheinost, D. Prenatal stress alters amygdala functional connectivity in preterm neonates. NeuroImage Clin. 12, (2016)
256. Bronson, S. L. The Placenta as a Mediator of Stress Effects on Neurodevelopmental Reprogramming. Neuropsychopharmacology (2016)
257. Glynn, L. M. When stress happens matters: Effects of earthquake timing on stress responsivity in pregnancy. Am. J. Obstet. Gynecol. (2001)
258. Davis, E. P. The timing of prenatal exposure to maternal cortisol and psychosocial stress is associated with human infant cognitive development. Child Dev. (2010)
259. Kiserud, T. The World Health Organization Fetal Growth Charts: A Multinational Longitudinal Study of Ultrasound Biometric Measurements and Estimated Fetal Weight. PLoS Med. (2017)
260. Harris, A. Glucocorticoids, prenatal stress and the programming of disease. Hormones and Behavior (2011)
261. Melgoza, Y. The effects of a prenatal cognitive behavior stress management intervention on mothers perceived stress reactivity levels. Psychosom. Med. 76, A-7 (2014)
262. G. G., U. J. Impact of a prenatal cognitive-behavioral stress management intervention on salivary cortisol levels in low-income mothers and their infants. Psychoneuroendocrinology 36, 1480–1494 (2011)
263. Feinberg, M. Effects of a Psychosocial Couple-Based Prevention Program on Adverse Birth Outcomes. Matern. Child Heal. J. 19, 102–111 10p (2015)
264. Fontein-Kuipers, Y. J. Antenatal interventions to reduce maternal distress: A systematic review and meta-analysis of randomised trials. BJOG: An International Journal of Obstetrics and Gynaecology vol. 121 389–397 (2014)

265. Fontein-Kuipers, Y. Reducing maternal anxiety and stress in pregnancy: what is the best approach? Curr. Opin. Obstet. Gynecol. 27, 128–132 (2015)
266. Johnson, A. B. Attachment security buffers the HPA axis of toddlers growing up in poverty or near poverty: Assessment during pediatric well-child exams with inoculations. Psychoneuroendocrinology 95, 120–127 (2018)
267. Moutsiana, C. Making an effort to feel positive: Insecure attachment in infancy predicts the neural underpinnings of emotion regulation in adulthood. J. Child Psychol. Psychiatry Allied Discip. (2014)
268. Feldman, R. The cross-generation transmission of oxytocin in humans. Horm. Behav. (2010)
269. Strathearn, L. Adult attachment predicts maternal brain and oxytocin response to infant cues. Neuropsychopharmacology 34, 2655–2666 (2009)
270. Heim, C. Lower CSF oxytocin concentrations in women with a history of childhood abuse. Mol. Psychiatry 14, 954–958 (2009)
271. Fries, A. B. W. From The Cover: Early experience in humans is associated with changes in neuropeptides critical for regulating social behavior. Proc. Natl. Acad. Sci. 102, 17237–17240 (2005)
272. Seltzer, L. J. Stress-Induced Elevation of Oxytocin in Maltreated Children: Evolution, Neurodevelopment, and Social Behavior. Child Dev. (2014)
273. Tabak, B. A. Oxytocin, but not vasopressin, impairs social cognitive ability among individuals with higher levels of social anxiety: A randomized controlled trial. Soc. Cogn. Affect. Neurosci. (2016)
274. Meinlschmidt, G. Sensitivity to Intranasal Oxytocin in Adult Men with Early Parental Separation. Biol. Psychiatry (2007)
275. Maud, C. The role of oxytocin receptor gene (OXTR) DNA methylation (DNAm) in human social and emotional functioning: a systematic narrative review. BMC Psychiatry (2018)
276. Young, G. Differential Susceptibility: Orchids, Dandelions, and the Flowering of Developmental Psychology, in: Unifying Causality and Psychology (2016)
277. Kennedy, E. Orchids and dandelions: How some children are more susceptible to environmental influences for better or worse and the implications for child development. Clinical Child Psychology and Psychiatry (2013)
278. Ellis, B. J. Biological sensitivity to context. Current Directions in Psychological Science (2008)
279. Faye, C. Neurobiological Mechanisms of Stress Resilience and Implications for the Aged Population. Curr. Neuropharmacol. (2018)
280. Hibberd, C. Glucocorticoids and the ageing hippocampus. Journal of Anatomy (2000)

281. Rohleder, N. Stress on the dance floor: The cortisol stress response to social-evaluative threat in competitive ballroom dancers. Personal. Soc. Psychol. Bull. (2007)
282. Calabrese, E. J. Stress biology and hormesis: The Yerkes-Dodson Law in psychology – A special case of the hormesis dose response. Critical Reviews in Toxicology vol. 38 453–462 (2008)
283. Chaby, L. E. Can we understand how developmental stress enhances performance under future threat with the Yerkes-Dodson law? Commun. Integr. Biol. 8, (2015)
284. Maier, S. F. Learned helplessness at fifty: Insights from neuroscience. Psychol. Rev. (2016)
285. Steinberg, L. J. Cortisol Stress Response and in Vivo PET Imaging of Human Brain Serotonin 1A Receptor Binding. Int. J. Neuropsychopharmacol. (2019)
286. Pompili, M. The hypothalamic-pituitary-adrenal axis and serotonin abnormalities: A selective overview for the implications of suicide prevention. Eur. Arch. Psychiatry Clin. Neurosci. (2010)
287. Landry, N. Learned helplessness moderates the relationship between environmental concern and behavior. J. Environ. Psychol. (2018)
288. Magni, G. It's the emotions, Stupid! Anger about the economic crisis, low political efficacy, and support for populist parties. Elect. Stud. (2017)
289. Brown, E. D. Daily Poverty-Related Stress and Coping: Associations with Child Learned Helplessness. Fam. Relat. (2016)
290. Pellis, S. M. The function of play in the development of the social brain. Am. J. Play 2, 278–296 (2010)
291. Seery, M. D. Resilience: A silver lining to experiencing adverse life events? Current Directions in Psychological Science vol. 20 390–394 (2011)
292. Seery, M. D. Whatever Does Not Kill Us: Cumulative Lifetime Adversity, Vulnerability, and Resilience. J. Pers. Soc. Psychol. 99, 1025–1041 (2010)
293. Laplante, D. P. Project ice storm: Prenatal maternal stress affects cognitive and linguistic functioning in $5^{1}/_{2}$-year-old children. J. Am. Acad. Child Adolesc. Psychiatry (2008)
294. Hoge, E. A. The effect of mindfulness meditation training on biological acute stress responses in generalized anxiety disorder. Psychiatry Res. (2018)
295. Gaffey, A. E. Aging and the HPA axis: Stress and resilience in older adults. Neuroscience and Biobehavioral Reviews (2016)
296. Kremen, W. S. Mechanisms of age-related cognitive change and targets for intervention: Social interactions and stress. Journals of Gerontology – Series A Biological Sciences and Medical Sciences (2012)

297. Lyoo, I. K. The neurobiological role of the dorsolateral prefrontal cortex in recovery from trauma: Longitudinal brain imaging study among survivors of the South Korean subway disaster. Arch. Gen. Psychiatry 68, 701–713 (2011)
298. Küpper, C. S. Direct suppression as a mechanism for controlling unpleasant memories in daily life. J. Exp. Psychol. Gen. 143, 1443–1449 (2014)
299. Anderson, K. J. Impulsivity, caffeine, and task difficulty: A within-subjects test of the Yerkes-Dodson law. Pers. Individ. Dif. 16, 813–829 (1994)
300. Goldstein, C. A. Sleep, Circadian Rhythms, and Fertility. Current Sleep Medicine Reports (2016)
301. Cardinali, D. P. The Timed Autonomic Nervous System, in: Autonomic Nervous System (2018)
302. Gotlieb, N. Circadian control of neuroendocrine function: implications for health and disease. Current Opinion in Physiology (2018)
303. Neumann, A. M. Circadian regulation of endocrine systems. Autonomic Neuroscience: Basic and Clinical (2019)
304. Golder, S. A. Diurnal and seasonal mood vary with work, sleep, and daylength across diverse cultures. Science (80-.). (2011)
305. Hadlow, N. C. The effects of season, daylight saving and time of sunrise on serum cortisol in a large population. Chronobiol. Int. (2014)
306. Shechter, A. Sleep, Hormones, and Circadian Rhythms throughout the Menstrual Cycle in Healthy Women and Women with Premenstrual Dysphoric Disorder. Int. J. Endocrinol. 2010, 1–17 (2010)
307. Stock, D. Rotating night shift work and menopausal age. Hum. Reprod. (2019)
308. Fernandez, R. C. Fixed or Rotating Night Shift Work Undertaken by Women: Implications for Fertility and Miscarriage. Semin. Reprod. Med. (2016)
309. Xie, M. Diurnal and seasonal changes in semen quality of men in subfertile partnerships. Chronobiol. Int. (2018)
310. Deng, N. The Relationship Between Shift Work and Men's Health. Sexual Medicine Reviews (2018)
311. Hood, S. Biological clocks and rhythms of anger and aggression. Frontiers in Behavioral Neuroscience (2018)
312. Faraut, B. Napping reverses the salivary interleukin-6 and urinary norepinephrine changes induced by sleep restriction. J. Clin. Endocrinol. Metab. (2015)
313. Naska, A. Siesta in healthy adults and coronary mortality in the general population. Arch. Intern. Med. (2007)
314. Giedke, H. Therapeutic use of sleep deprivation in depression. Sleep Medicine Reviews (2002)

315. Vitale, J. A. Biological rhythms, chronodisruption and chrono-enhancement: The role of physical activity as synchronizer in correcting steroids circadian rhythm in metabolic dysfunctions and cancer. Chronobiology International (2018)
316. Wright, K. P. Entrainment of the human circadian clock to the natural light-dark cycle. Curr. Biol. (2013)
317. Simons, S. S. H. Development of the cortisol circadian rhythm in the light of stress early in life. Psychoneuroendocrinology (2015)
318. Caplan, R. D. White collar work load and cortisol: Disruption of a circadian rhythm by job stress? J. Psychosom. Res. (1979)
319. Ockenfels, M. C. Effect of chronic stress associated with unemployment on salivary cortisol: Overall cortisol levels, diurnal rhythm, and acute stress reactivity. Psychosom. Med. (1995)
320. Wallenius, M. Salivary Cortisol in Relation to the Use of Information and Communication Technology (ICT) in School-Aged Children. Psychology (2010)
321. Afifi, T. D. WIRED: The impact of media and technology use on stress (cortisol) and inflammation (interleukin IL-6) in fast paced families. Comput. Human Behav. (2018)
322. Adan, A. Circadian typology: A comprehensive review. Chronobiology International (2012)
323. Randler, C. Correlation between morningness – eveningness and final school leaving exams. Biol. Rhythm Res. (2006)
324. Beşoluk, Ş. Morningness-eveningness preferences and academic achievement of university students. Chronobiol. Int. (2011)
325. Dopico, X. C. Widespread seasonal gene expression reveals annual differences in human immunity and physiology. Nat. Commun. (2015)
326. Ralph, C. L. The pineal gland and geographical distribution of animals. Int. J. Biometeorol. (1975)
327. Pääkkönen, T. Seasonal levels of melatonin, thyroid hormones, mood, and cognition near the arctic circle. Aviat. Sp. Environ. Med. (2008)
328. Rastad, C. High prevalence of self-reported winter depression in a Swedish county. Psychiatry Clin. Neurosci. (2005)
329. Whitehead, B. S. Winter seasonal affective disorder: a global biocultural perspective. ANT (Actor-Network Theory) (2004)
330. Davis, G. E. Evidence that latitude is directly related to variation in suicide rates. Can. J. Psychiatry (2002)
331. Lo, K. The impact of seasonal affective disorder on financial analysts. Account. Rev. (2018)

332. Workman, L. Blue eyes keep the blues away: the relationship between SAD, lateralized emotions and eye colour. in Nottingham 2018, The British Psychological Society's Annual Conference, 2–4 May (2018)
333. Goel, N. Depressive symptomatology differentiates subgroups of patients with seasonal affective disorder. Depress. Anxiety (2002)
334. Sulovari, A. Eye color: A potential indicator of alcohol dependence risk in European Americans. Am. J. Med. Genet. Part B Neuropsychiatr. Genet. (2015)
335. Eissenberg, J. C. More than Meets the Eye: Eye Color and Alcoholism. Mo. Med. (2016)
336. Keller, M. A warm heart and a clear head. Psychol. Sci. (2005)
337. Praschak-Rieder, N. Seasonal variation in human brain serotonin transporter binding. Arch. Gen. Psychiatry (2008)
338. Stevenson, T. J. Disrupted seasonal biology impacts health, food security and ecosystems. Proceedings of the Royal Society B: Biological Sciences (2015)
339. Ohtsu, T. Blue monday phenomenon among men: Suicide deaths in Japan. Acta Med. Okayama (2009)
340. Nishi, M. Relationship Between Suicide and Holidays. J. Epidemiol. (2011)
341. Vyssoki, B. Effects of sunshine on suicide rates. Compr. Psychiatry (2012)
342. Seregi, B. Weak associations between the daily number of suicide cases and amount of daily sunlight. Prog. Neuro-Psychopharmacology Biol. Psychiatry (2017)
343. Lindström, M. B. Impulsivity related to brain serotonin transporter binding capacity in suicide attempters. Eur. Neuropsychopharmacol. (2004)
344. Makris, G. D. Serotonergic medication enhances the association between suicide and sunshine. J. Affect. Disord. (2016)
345. Vyssoki, B. Direct effect of sunshine on suicide. JAMA Psychiatry (2014)
346. Persson, R. Seasonal variation in human salivary cortisol concentration. Chronobiol. Int. (2008)
347. Oh, E. Y. Global breast cancer seasonality. Breast Cancer Res. Treat. (2010)
348. Razzaque, M. S. Sunlight exposure: Do health benefits outweigh harm? Journal of Steroid Biochemistry and Molecular Biology (2018)
349. van der Rhee, H. Sunlight: For Better or For Worse? A Review of Positive and Negative Effects of Sun Exposure. Cancer Res. Front. (2016)
350. Ortiz, A. High endogenous melatonin concentrations enhance sperm quality and short-term in vitro exposure to melatonin improves aspects of sperm motility. J. Pineal Res. (2011)
351. Abd-Allah, A. R. A. Effect of melatonin on estrogen and progesterone receptors in relation to uterine contraction in rats. Pharmacol. Res. (2003)

352. Nazzaro, A. The addiction of melatonin to myo-inositol plus folic acid improve oocyte quality and pregnancy outcome in IVF cycle. A prospective clinical trial. Hum. Reprod (2011)
353. Dikic, S. D. Melatonin: A ‹Higgs boson› in human reproduction. Gynecol. Endocrinol. (2015)
354. Pacchiarotti, A. Effect of myo-inositol and melatonin versus myo-inositol, in a randomized controlled trial, for improving in vitro fertilization of patients with polycystic ovarian syndrome. Gynecol. Endocrinol. (2016)
355. Goldstein, C. A. Sleep in women undergoing in vitro fertilization: a pilot study. Sleep Med. (2017)
356. Kauppila, A. Inverse seasonal relationship between melatonin and ovarian activity in humans in a region with a strong seasonal contrast in luminosity. J. Clin. Endocrinol. Metab. (1987)
357. Smith, R. P. The evidence for seasonal variations of testosterone in men. Maturitas (2013)
358. Stanton, S. J. Seasonal variation of salivary testosterone in men, normally cycling women, and women using hormonal contraceptives. Physiol. Behav. (2011)
359. van Anders, S. M. Seasonality, waist-to-hip ratio, and salivary testosterone. Psychoneuroendocrinology (2006)
360. Moskovic, D. J. Seasonal fluctuations in testosterone-estrogen ratio in men from the southwest United States. J. Androl. (2012)
361. Cagnacci, A. The relation of season of birth to severity of menopausal symptoms. Menopause (2006)
362. Luykx, J. J. Season of sampling and season of birth influence serotonin metabolite levels in human cerebrospinal fluid. PLoS One (2012)
363. Luykx, J. J. Seasonal variation of serotonin turnover in human cerebrospinal fluid, depressive symptoms and the role of the 5-HTTLPR. Transl. Psychiatry (2013)
364. Chotai, J. Converging evidence suggests that monoamine neurotransmitter turnover in human adults is associated with their season of birth. Eur. Arch. Psychiatry Clin. Neurosci. (2002)
365. Siemann, J. K. Sequential photoperiodic programing of serotonin neurons, signaling and behaviors during prenatal and postnatal development. Front. Neurosci. (2019)
366. Maner, J. K. Attunement to the fertility status of same-sex rivals: Women's testosterone responses to olfactory ovulation cues. Evol. Hum. Behav. (2013)
367. Fürtbauer, I. You mate, I mate: Macaque females synchronize sex not cycles. PLoS One (2011)

368. Celec, P. Circatrigintan Cycle of Salivary Testosterone in Human Male. Biol. Rhythm Res. (2003)
369. Tancredi, A. No major month to month variation in free testosterone levels in aging males. Minor impact on the biological diagnosis of ‹andropause›. Psychoneuroendocrinology (2005)
370. Hirschenhauser, K. Testosterone and Partner Compatibility: Evidence and Emerging Questions. Ethology (2012)
371. Cerda-Molina, A. L. Changes in Men's Salivary Testosterone and Cortisol Levels, and in Sexual Desire after Smelling Female Axillary and Vulvar Scents. Front. Endocrinol. (Lausanne). (2013)
372. Pipitone, R. N. Women's voice attractiveness varies across the menstrual cycle. Evol. Hum. Behav. (2008)
373. Pavela Banai, I. Voice in different phases of menstrual cycle among naturally cycling women and users of hormonal contraceptives. PLoS One (2017)
374. Roberts, S. C. Female facial attractiveness increases during the fertile phase of the menstrual cycle. Proc. R. Soc. B Biol. Sci. (2004)
375. Jones, B. C. Facial coloration tracks changes in women's estradiol. Psychoneuroendocrinology (2015)
376. Pennolino, P. Sex Education: Last Week Tonight with John Oliver (HBO). (2015)
377. Pennelino, P. Bias In Medicine: Last Week Tonight with John Oliver (HBO). (2019)
378. Singh, H. Premenstrual syndrome (PMS) the malady and the law. J. Indian Acad. Forensic Med. 26(4), (2004)
379. Roomruangwong, C. The menstrual cycle may not be limited to the endometrium but also may impact gut permeability. Acta Neuropsychiatr. (2019)
380. El-Tawil, A. Gender and the Pathogenesis of Gastrointestinal Diseases: The Role of Steroid Sex Hormones in the Development. J. Steroids Horm. Sci. (2013)
381. Jensen, D. V. Prostaglandins in the menstrual cycle of women. A review. Danish medical bulletin (1987)
382. Bernstein, M. T. Gastrointestinal symptoms before and during menses in healthy women. BMC Womens. Health (2014)
383. Kiesner, J. Day-to-day co-variations of psychological and physical symptoms of the menstrual cycle: Insights to individual differences in steroid reactivity. Psychoneuroendocrinology (2010)
384. Iacovides, S. Does pain vary across the menstrual cycle? A review. Eur. J. Pain (United Kingdom) (2015)

385. Kues, J. N. The effect of manipulated information about premenstrual changes on the report of positive and negative premenstrual changes. Women Heal. (2018)
386. Romans, S. Mood and the menstrual cycle: A review of prospective data studies. Gender Medicine (2012)
387. Pisanski, K. Changes in salivary estradiol predict changes in women's preferences for vocal masculinity. Horm. Behav. (2014)
388. Haselton, M. G. shifts in human female ornamentation: Near ovulation, women dress to impress. Horm. Behav. (2007)
389. Havlicek, J. Women's preference for dominant male odour: Effects of menstrual cycle and relationship status. Biol. Lett. (2005)
390. Rantala, M. J. Preference for human male body hair changes across the menstrual cycle and menopause. Behav. Ecol. (2010)
391. Ditzen, B. Effects of stress on women's preference for male facial masculinity and their endocrine correlates. Psychoneuroendocrinology (2017)
392. Peper, J. S. Sex steroids and connectivity in the human brain: A review of neuroimaging studies. Psychoneuroendocrinology 36, 1101–1113 (2011)
393. Deng, D. Larger volume and different functional connectivity of the amygdala in women with premenstrual syndrome. Eur. Radiol. (2018)
394. Śliwerski, A. Negative cognitive styles as risk factors for the occurrence of PMS and PMDD. J. Reprod. Infant Psychol. (2019)
395. Bannister, E. There is increasing evidence to suggest that brain inflammation could play a key role in the aetiology of psychiatric illness. Could inflammation be a cause of the premenstrual syndromes PMS and PMDD? Post Reprod. Heal. (2019)
396. Bolea-Alamanac, B. Female psychopharmacology matters! Towards a sex-specific psychopharmacology. J. Psychopharmacol. (2018)
397. Lovick, T. SSRIs and the female brain – Potential for utilizing steroid-stimulating properties to treat menstrual cycle-linked dysphorias. J. Psychopharmacol. (2013)
398. Sheffield-Moore, M. A randomized pilot study of monthly cycled testosterone replacement or continuous testosterone replacement versus placebo in older men. J. Clin. Endocrinol. Metab. (2011)
399. Silberstein, S. D. Sex hormones and headache, in: Revue Neurologique (2000).
400. MacGregor, E. A. Incidence of migraine relative to menstrual cycle phases of rising and falling estrogen. Neurology (2006)
401. Merki-Feld, G. S. Migraine and Use of Progestin-Only Contraception. in (2019)
402. Graham, B. M. The association between estradiol levels, hormonal contracep-

tive use, and responsiveness to one-session-treatment for spider phobia in women. Psychoneuroendocrinology (2018)
403. Schoofs, D. Stress and Memory Retrieval in Women: No Strong Impairing Effect During the Luteal Phase. Behav. Neurosci. (2009)
404. Maki, P. M. Menstrual cycle effects on cortisol responsivity and emotional retrieval following a psychosocial stressor. Horm. Behav. (2015)
405. Miller, G. Ovulatory cycle effects on tip earnings by lap dancers: economic evidence for human estrus?{star, open}. Evol. Hum. Behav. (2007)
406. Oren, C. Women's fertility cues affect cooperative behavior: Evidence for the role of the human putative chemosignal estratetraenol. Psychoneuroendocrinology (2019)
407. Sapolsky, R. M. Behave: The biology of humans at our best and worst. (2017)
408. Vito, G. F. Criminology: Theory, Research, and Policy. (2015)
409. Riley, T. L. Premenstrual syndrome as a legal defense. Hamline L. Rev. 9 (1986)
410. Cameron, E. L. Pregnancy and olfaction: A review. Frontiers in Psychology (2014)
411. Nirmala, G. C. Effect of estrogen and progeterone on seed germination. Vet. World (2008)
412. Kubátová, A. Seed germination test as an alternative urine-based non-invasive pregnancy test in alpacas (Vicugna pacos). Journal of Camel Practice and Research (2016)
413. Henry, J. F. Hormones and cognitive functioning during late pregnancy and postpartum: A longitudinal study. Behav. Neurosci. (2012)
414. Storey, A. E. Primate paternal care: Interactions between biology and social experience. Horm. Behav. (2016).
415. Stallings, J. The Effects of Infant Cries and Odors on Sympathy, Cortisol, and Autonomic Responses in New Mothers and Nonpostpartum Women. Parenting (2001)
416. Giardino, J. Effects of motherhood on physiological and subjective responses to infant cries in teenage mothers: A comparison with non-mothers and adult mothers. Horm. Behav. (2008)
417. Buckwalter, J. G. Pregnancy and post partum: Changes in cognition and mood. in Progress in Brain Research (2001).
418. Pluchino, N. Neurobiology of DHEA and effects on sexuality, mood and cognition. Journal of Steroid Biochemistry and Molecular Biology (2015)
419. Kuo, K. The Endocrine Control of Human Pregnancy. in (2018).
420. Datta, S. Maternal Physiological Changes During Pregnancy, Labor, and the Postpartum Period, in: Obstetric Anesthesia Handbook (2010).

421. Cuttler, C. Everyday life memory deficits in pregnant women. Can. J. Exp. Psychol. (2011)
422. Galea, L. A., Beyond sex differences: short and long-term implications of motherhood on women's health. Current Opinion in Physiology (2018)
423. Brinkman, S. A. Efficacy of infant simulator programmes to prevent teenage pregnancy: a school-based cluster randomised controlled trial in Western Australia. Lancet (2016)
424. Bick, J. Mother-Infant Bonding: Associations Between Foster Mothers' Oxytocin Production, Electrophysiological Brain Activity, Feelings of Commitment, and Caregiving Quality. Child Dev. 84, 826–840 (2013).
425. Yim, I. S. Biological and Psychosocial Predictors of Postpartum Depression: Systematic Review and Call for Integration. Annu. Rev. Clin. Psychol. (2015)
426. Kim, P. Sad dads: paternal postpartum depression. Psychiatry (Edgmont). (2007).
427. Gentile, S. Suicidal mothers. J. Inj. Violence Res. (2011)
428. Health, C. Why Mothers Die 2000 – 2002. The sixth report of the Confidential Enquiries into Maternal Deaths in the United Kingdom. Heal. (San Fr. (2004)
429. Lindahl, V. Prevalence of suicidality during pregnancy and the postpartum. Archives of Women's Mental Health (2005)
430. Samandari, G. Are pregnant and postpartum women: At increased risk for violent death? Suicide and homicide findings from North Carolina. Matern. Child Health J. (2011)
431. Lang, C. T. Maternal mortality in the United States. Best Practice and Research: Clinical Obstetrics and Gynaecology (2008)
432. Hellbernd, H. Häusliche Gewalt im Kontext von Schwangerschaft und Geburt: Interventions- und Präventionsmöglichkeiten für Gesundheitsfachkräfte, in: Handbuch Kinder und häusliche Gewalt (2007).
433. Hahn-Holbrook, J. Does breastfeeding offer protection against maternal depressive symptomatology? A prospective study from pregnancy to 2 years after birth. Arch. Womens. Ment. Health (2013)
434. Caldwell, H. K. Oxytocin and Vasopressin: Powerful Regulators of Social Behavior. Neuroscientist (2017)
435. Edelstein, R. S. Prenatal hormones in first-time expectant parents: Longitudinal changes and within-couple correlations. Am. J. Hum. Biol. (2015)
436. Brennan, A. A qualitative exploration of the Couvade syndrome in expectant fathers. J. Reprod. Infant Psychol. 25, 18–39 (2007).
437. Steel, B. Oral health: Couvade syndrome and toothache. British Dental Journal (2017)

438. Mascaro, J. S. Hackett, P. D. & Rilling, J. K. Testicular volume is inversely correlated with nurturing-related brain activity in human fathers. Proc. Natl. Acad. Sci. (2013).
439. Rilling, J. K. & Mascaro, J. S. The neurobiology of fatherhood. Curr. Opin. Psychol. 15, 26–32 (2017).
440. Storey, Hormonal correlates of paternal responsiveness in new and expectant fathers. Evol. Hum. Behav. (2000).
441. Mascaro, J. S. Behavioral and genetic correlates of the neural response to infant crying among human fathers. Soc. Cogn. Affect. Neurosci., (2014).
442. Kanske, P. Are strong empathizers better mentalizers? Evidence for independence and interaction between the routes of social cognition. Soc. Cogn. Affect. Neurosci. nsw052 (2016)
443. Saturn, S. R. Flexibility of the father's brain. Proceedings of the National Academy of Sciences of the United States of America (2014)
444. Saxbe, D. E. High paternal testosterone may protect against postpartum depressive symptoms in fathers, but confer risk to mothers and children. Horm. Behav. (2017)
445. Edelstein, R. S. Dyadic associations between testosterone and relationship quality in couples. Horm. Behav. (2014)
446. Teichroeb, J. A. Social correlates of fecal testosterone in male ursine colobus monkeys (Colobus vellerosus): The effect of male reproductive competition in aseasonal breeders. Horm. Behav. (2008)
447. Roellke, E. Infant Crying Levels Elicit Divergent Testosterone Response in Men. Parenting (2019)
448. Feldman, R. Natural variations in maternal and paternal care are associated with systematic changes in oxytocin following parent-infant contact. Psychoneuroendocrinology (2010)
449. Weisman, O., Oxytocin shapes parental motion during father-infant interaction. Biol. Lett. (2013)
450. Bos, P. A. administration modulates neural responses to crying infants in young females. Psychoneuroendocrinology 35, 114–121 (2010)
451. Hahn-Holbrook, J. Maternal defense: Breast feeding increases aggression by reducing stress. Psychol. Sci. (2011)
452. Bosch, O. J., Brain oxytocin correlates with maternal aggression: link to anxiety. J. Neurosci. 25, 6807–6815 (2005)
453. Bosch, O. J. Maternal aggression in rodents: brain oxytocin and vasopressin mediate pup defence. Philos. Trans. R. Soc. Lond. B. Biol. Sci. 368, 20130085 (2013)

454. Sussman, R. W. Proximate Mechanisms Regulating Sociality and Social Monogamy, in the Context of Evolution, in: The Origins and Nature of Sociality (2019)
455. Sarkadi, A. Fathers' involvement and children's developmental outcomes: A systematic review of longitudinal studies. Acta Paediatrica, International Journal of Paediatrics (2008)
456. Clauss, J. A. The nature of individual differences in inhibited temperament and risk for psychiatric disease: A review and meta-analysis. Progress in Neurobiology (2015)
457. Crone, E. A. Understanding adolescence as a period of social-affective engagement and goal flexibility. Nat. Rev. Neurosci. (2012)
458. Cooke, B. M. Double Helix: Reciprocity between juvenile play and brain development. Developmental Cognitive Neuroscience (2011)
459. Peters, S. The link between testosterone and amygdala-orbitofrontal cortex connectivity in adolescent alcohol use. Psychoneuroendocrinology (2015)
460. Uy, J. P. Acute stress increases risky decisions and dampens prefrontal activation among adolescent boys. Neuroimage (2017)
461. Deardorff, J. Puberty and Gender Interact to Predict Social Anxiety Symptoms in Early Adolescence. J. Adolesc. Heal. (2007)
462. Chaplin, T. M. Gender, anxiety, and depressive symptoms: A longitudinal study of early adolescents. J. Early Adolesc. (2009)
463. Gorday, J. Y. Linking puberty and error-monitoring: Relationships between self-reported pubertal stages, pubertal hormones, and the error-related negativity in a large sample of children and adolescents. Dev. Psychobiol. (2018)
464. Peters, S. Increased striatal activity in adolescence benefits learning. Nat. Commun. (2017)
465. Blakemore, S.-J. Is Adolescence a Sensitive Period for Sociocultural Processing? Annu. Rev. Psychol. (2014)
466. Masten, C. L. Subgenual anterior cingulate responses to peer rejection: A marker of adolescents' risk for depression. Dev. Psychopathol. (2011)
467. Silk, J. S. Increased neural response to peer rejection associated with adolescent depression and pubertal development. Soc. Cogn. Affect. Neurosci. (2014)
468. Purdie, V. Rejection sensitivity and adolescent girls' vulnerability to relationship-centered difficulties. Child Maltreat. (2000)
469. Harper, M. S. Self-silencing and rejection sensitivity in adolescent romantic relationships. J. Youth Adolesc. (2006)
470. Gardner, M. Peer influence on risk taking, risk preference, and risky decision

making in adolescence and adulthood: An experimental study. Dev. Psychol. (2005)
471. Wouters, E. J. Peer influence on snacking behavior in adolescence. Appetite (2010)
472. Choukas-Bradley, S. Peer Influence, Peer Status, and Prosocial Behavior: An Experimental Investigation of Peer Socialization of Adolescents' Intentions to Volunteer. J. Youth Adolesc. (2015)
473. van Hoorn, J. Peer Influence on Prosocial Behavior in Adolescence. J. Res. Adolesc. (2016)
474. Hofmann, V. Avoiding antisocial behavior among adolescents: The positive influence of classmates' prosocial behavior. J. Adolesc. (2018)
475. Hoorn, J. Neural correlates of prosocial peer influence on public goods game donations during adolescence. Soc. Cogn. Affect. Neurosci. (2016)
476. Brix, N. Timing of puberty in boys and girls: A population-based study. Paediatr. Perinat. Epidemiol. (2019)
477. Belsky, J. Infant Attachment Security and the Timing of Puberty. Psychol. Sci. 21, 1195–1201 (2010)
478. Peters, A. T. Impact of pubertal timing and depression on error-related brain activity in anxious youth. Dev. Psychobiol. (2019)
479. Doll, L. M. Sexual Selection and Life History: Earlier Recalled Puberty Predicts Men's Phenotypic Masculinization. Adapt. Hum. Behav. Physiol. (2016)
480. Kaltiala-Heino, R. Early puberty is associated with mental health problems in middle adolescence. Soc. Sci. Med. (2003)
481. McEwen, B. S. Stress, sex, and neural adaptation to a changing environment: Mechanisms of neuronal remodeling. Ann. N. Y. Acad. Sci. (2010)
482. Van Cauter, E. Effects of gender and age on the levels and circadian rhythmicity of plasma cortisol. J. Clin. Endocrinol. Metab. (1996)
483. Leridon, H. Can assisted reproduction technology compensate for the natural decline in fertility with age? A model assessment. Hum. Reprod. (2004)
484. Dunson, D. B. Changes with age in the level and duration of fertility in the menstrual cycle. Hum. Reprod. (2002)
485. White, Y. A. R. Oocyte formation by mitotically active germ cells purified from ovaries of reproductive-age women. Nat. Med. (2012)
486. McCarrey, A. C. Postmenopausal hormone therapy and cognition. Horm. Behav. (2015)
487. Vesco, K. K. Influence of menopause on mood: A systematic review of cohort studies. Climacteric (2007)
488. Bjørnerem, Å. Seasonal variation of estradiol, follicle stimulating hormone,

and dehydroepiandrosterone sulfate in women and men. J. Clin. Endocrinol. Metab. (2006)
489. Parandavar, N. The effect of melatonin on climacteric symptoms in menopausal women; a double-blind, randomized controlled, clinical trial. Iran. J. Public Health (2014)
490. Fischer, T. W. Melatonin as a major skin protectant: From free radical scavenging to DNA damage repair. Experimental Dermatology (2008)
491. Das, A. N. Social Modulation or Hormonal Causation? Linkages of Testosterone with Sexual Activity and Relationship Quality in a Nationally Representative Longitudinal Sample of Older Adults. Arch. Sex. Behav. (2016)
492. Randolph, J. F. Masturbation frequency and sexual function domains are associated with serum reproductive hormone levels across the menopausal transition. J. Clin. Endocrinol. Metab. (2015)
493. Bovee, T. F. H. Screening of synthetic and plant-derived compounds for (anti) estrogenic and (anti)androgenic activities. Anal. Bioanal. Chem. (2008)
494. Aggarwal, B. B. Molecular targets and anticancer potential of indole-3-carbinol and its derivatives. Cell Cycle (2005)
495. Grassi, D. Flavanol-rich chocolate acutely improves arterial function and working memory performance counteracting the effects of sleep deprivation in healthy individuals. J. Hypertens. (2016)
496. Ben Maamar, M. Ibuprofen results in alterations of human fetal testis development. Sci. Rep. (2017)
497. Kristensen, D. M. Ibuprofen alters human testicular physiology to produce a state of compensated hypogonadism. Proc. Natl. Acad. Sci. U. S. A. (2018)
498. Rohleder, N. The hypothalamic-pituitary-adrenal (HPA) axis in habitual smokers. Int. J. Psychophysiol. (2006)
499. M., Y., S. J., C., S. E., L. Nicotine and the adolescent brain. Journal of Physiology (2015).
500. Salas-Huetos, A. The effect of nutrients and dietary supplements on sperm quality parameters: A systematic review andmeta-analysis of randomized clinical trials. Advances in Nutrition (2018)
501. Lai, J. S. A systematic review and meta-analysis of dietary patterns and depression in community-dwelling adults. Am. J. Clin. Nutr. (2014)
502. Silber, B. Y. Effects of tryptophan loading on human cognition, mood, and sleep. Neuroscience and Biobehavioral Reviews (2010)
503. Schneider-Helmert, D. Evaluation of l-tryptophan for treatment of insomnia: A review. Psychopharmacology (1986)
504. Cunha, F. S. Low estrogen doses normalize testosterone and estradiol levels to the female range in transgender women. Clinics (2018)

505. Vorvolakos, T. There is no safe threshold for lead exposure: A literature review. Psychiatrike = Psychiatriki (2016)
506. Tchernitchin, A. N. Effect of Prenatal Exposure to Lead on Estrogen Action in the Prepubertal Rat Uterus. ISRN Obstet. Gynecol. (2011)
507. Caito, S. Developmental Neurotoxicity of Lead. in Advances in Neurobiology (2017)
508. Georgescu, B. Heavy Metals Acting as Endocrine Disrupters. Sci. Pap. Anim. Sci. Biotechnol. (2011)
509. Wani, A. L. Lead toxicity: A review. Interdisciplinary Toxicology (2015)
510. Muller, C. Environmental Inequality: The Social Causes and Consequences of Lead Exposure. Annu. Rev. Sociol. (2018)
511. Feigenbaum, J. J. Lead exposure and violent crime in the early twentieth century. Explor. Econ. Hist. (2016)
512. Reyes, J. W. Environmental policy as social policy? the impact of childhood lead exposure on crime. B. E. J. Econ. Anal. Policy (2007)
513. Gould, E. Childhood lead poisoning: Conservative estimates of the social and economic benefits of lead hazard control. Environ. Health Perspect. (2009)
514. Pichery, C. Childhood lead exposure in France: Benefit estimation and partial cost-benefit analysis of lead hazard control. Environ. Heal. A Glob. Access Sci. Source (2011)
515. Patisaul, H. Long-term effects of environmental endocrine disruptors on reproductive physiology and behavior. Front. Behav. Neurosci. (2009)
516. Patisaul, H. B. Endocrine disruptors, brain, and behavior. Oxford University Press, (2017)
517. Braun, J. M. Cohort profile: The Health Outcomes and Measures of the Environment (HOME) study. Int. J. Epidemiol. (2017)
518. Zedrosser, A. Genetic estimates of annual reproductive success in male brown bears: The effects of body size, age, internal relatedness and population density. J. Anim. Ecol. (2007)
519. Levine, H. Temporal trends in sperm count: A systematic review and meta-regression analysis. Hum. Reprod. Update (2017)
520. Carlsen, E. Evidence for decreasing quality of semen during past 50 years. Br. Med. J. (1992)
521. Swan, S. H. The question of declining sperm density revisited: An analysis of 101 studies published 1934–1996. Environ. Health Perspect. (2000)
522. Wang, L. Decline of semen quality among Chinese sperm bank donors within 7 years (2008–2014). Asian J. Androl. (2017)

523. Ravanos, K. Declining Sperm Counts. or Rather Not? A Mini Review. Obstetrical and Gynecological Survey (2018)
524. Sengupta, P. Decline in sperm count in European men during the past 50 years. Hum. Exp. Toxicol. (2018)
525. Pastuszak, A. W. Human semen quality in the new millennium: A prospective cross-sectional population-based study of 4867 men. European Urology (2012)
526. Paasch, U. Semen quality in sub-fertile range for a significant proportion of young men from the general German population: A co-ordinated, controlled study of 791 men from Hamburg and Leipzig. in International Journal of Andrology (2008)
527. Skakkebaek, N. E. Male reproductive disorders and fertility trends: Influences of environment and genetic susceptibility. Physiol. Rev. (2015)
528. Zawatski, W. Male pubertal development: Are endocrine-disrupting compounds shifting the norms? Journal of Endocrinology (2013)
529. Jagne, J. Endocrine-Disrupting Chemicals: Adverse Effects of Bisphenol A and Parabens to Women's Health. Water, Air, and Soil Pollution (2016)
530. Maqbool, F. Review of endocrine disorders associated with environmental toxicants and possible involved mechanisms. Life Sci. (2016)
531. Adami, H. -O Testicular cancer in nine northern european countries. Int. J. Cancer (1994)
532. Calafat, A. M. Urinary concentrations of four parabens in the U. S. Population: NHANES 2005–2006. Environ. Health Perspect. (2010)
533. Erdmann, S. E. Xenoestrogenic and dioxin-like activity in blood of East Greenland polar bears (Ursus maritimus). Chemosphere (2013)
534. Sonne, C. Xenoendocrine pollutants may reduce size of sexual organs in East Greenland polar bears (Ursus maritimus). Environ. Sci. Technol. (2006)
535. Sonne, C. Reproductive performance in East Greenland polar bears (Ursus maritimus) may be affected by organohalogen contaminants as shown by physiologically-based pharmacokinetic (PBPK) modelling. Chemosphere (2009)
536. Miyashita, C. Demographic, behavioral, dietary, and socioeconomic characteristics related to persistent organic pollutants and mercury levels in pregnant women in Japan. Chemosphere (2015)
537. Rubin, B. S. Bisphenol A: An endocrine disruptor with widespread exposure and multiple effects. J. Steroid Biochem. Mol. Biol. (2011)
538. Thayer, K. A. Bisphenol a, bisphenol s, and 4-hydro xyphenyl 4-isopro oxyphenyl sulfone (bpsip) in urine and blood of cashiers. Environ. Health Perspect. (2016)

539. Lv, Y. Higher dermal exposure of cashiers to BPA and its association with DNA oxidative damage. Environ. Int. (2017)
540. Hass, U. Low-dose effect of developmental bisphenol A exposure on sperm count and behaviour in rats. Andrology (2016)
541. Frederiksen, H. Urinary excretion of phthalate metabolites, phenols and parabens in rural and urban Danish mother-child pairs. Int. J. Hyg. Environ. Health (2013)
542. Miao, M. In utero exposure to bisphenol-A and its effect on birth weight of offspring. Reprod. Toxicol. (2011)
543. Miao, M. Urinary bisphenol A and pubertal development in Chinese school-aged girls: A cross-sectional study. Environ. Heal. A Glob. Access Sci. Source (2017)
544. Kim, J. H. Bisphenol A-associated epigenomic changes in prepubescent girls: A cross-sectional study in Gharbiah, Egypt. Environ. Heal. A Glob. Access Sci. Source (2013)
545. Shi, H. Association between urinary phthalates and pubertal timing in Chinese adolescents. J. Epidemiol. (2015)
546. Vandenberg, L. N. Regulatory decisions on endocrine disrupting chemicals should be based on the principles of endocrinology. Reproductive Toxicology (2013)
547. Asbell, B. The pill: a biography of the drug that changed the world. (Random House, 1995).
548. Marsh, M. The fertility doctor: John Rock and the reproductive revolution. The Fertility Doctor: John Rock and the Reproductive Revolution (2008)
549. Planned Parenthood Federation of America. The birth Control Pill A history. 2015.
550. Bailey, M. J. Fifty years of family planning: New evidence on the long-run effects of increasing access to contraception. Brookings Pap. Econ. Act. (2013)
551. Schwentker, B. Pillenknick? Kannst du knicken! SPIEGEL Online (2014)
552. Trenor, C. C. Hormonal contraception and thrombotic risk: A multidisciplinary approach. Pediatrics (2011)
553. Barr, N. G. Managing adverse effects of hormonal contraceptives. Am. Fam. Physician (2010)
554. MacGregor, E. A. Contraception and headache. Headache (2013)
555. Calhoun, A. H. Combined hormonal contraceptives and migraine: An update on the evidence. Cleveland Clinic Journal of Medicine (2017)
556. Cahill, L. How does hormonal contraception affect the developing human adolescent brain? Current Opinion in Behavioral Sciences (2018)

557. Montoya, E. R. How Oral Contraceptives Impact Social-Emotional Behavior and Brain Function. Trends in Cognitive Sciences (2017)
558. Slade, A. Do patients taking combined oral contraceptives experience mood changes compared to patients not taking combined oral contraceptives? Evidence-Based Practice (2017)
559. Ross, R. A. The emotional cost of contraception. Nat. Rev. Endocrinol. (2017)
560. Meier, T. B. Kynurenic acid is reduced in females and oral contraceptive users: Implications for depression. Brain. Behav. Immun. (2018)
561. Skovlund, C. W. Association of hormonal contraception with depression. JAMA Psychiatry (2016)
562. Graham, B. M. Blockade of estrogen by hormonal contraceptives impairs fear extinction in female rats and women. Biol. Psychiatry (2013)
563. Monciunskaite, R. Do oral contraceptives modulate an ERP response to affective pictures? Biol. Psychol. (2019)
564. Petersen, N. Amygdala reactivity to negative stimuli is influenced by oral contraceptive use. Soc. Cogn. Affect. Neurosci. (2014)
565. Petersen, N. Oral contraceptive pill use and menstrual cycle phase are associated with altered resting state functional connectivity. Neuroimage (2014)
566. Engman, J. Hormonal Cycle and Contraceptive Effects on Amygdala and Salience Resting-State Networks in Women with Previous Affective Side Effects on the Pill. Neuropsychopharmacology (2018)
567. Pletzer, B. A. 50 years of hormonal contraception – time to find out, what it does to our brain. Front. Neurosci. (2014)
568. Lisofsky, N. Hormonal contraceptive use is associated with neural and affective changes in healthy young women. Neuroimage (2016)
569. Bengtsdotter, H. Ongoing or previous mental disorders predispose to adverse mood reporting during combined oral contraceptive use. Eur. J. Contracept. Reprod. Heal. Care (2018)
570. Roberts, T. A. Association of Hormonal Contraception with depression in the postpartum period. Contraception (2017)
571. Skovlund, C. W. Association of hormonal contraception with suicide attempts and suicides. Am. J. Psychiatry (2018)
572. Burrows, L. J. The Effects of Hormonal Contraceptives on Female Sexuality: A Review. Journal of Sexual Medicine (2012)
573. Pastor, Z. The influence of combined oral contraceptives on female sexual desire: A systematic review. European Journal of Contraception and Reproductive Health Care (2013)

574. Davis, A. R. Oral contraceptives and libido in women. Annual Review of Sex Research (2004)
575. Gava, G. Update on male hormonal contraception. Ther. Adv. Endocrinol. Metab. (2019)
576. Glasier, R. Would women trust their partners to use a male pill? Hum. Reprod. (2000)
577. Glasier, A. Acceptability of contraception for men: A review. Contraception (2010)
578. Curran, E. A. Research Review: Birth by caesarean section and development of autism spectrum disorder and attention-deficit/hyperactivity disorder: A systematic review and meta-analysis. J. Child Psychol. Psychiatry Allied Discip. (2015)
579. Ben-Ari, Y. Is birth a critical period in the pathogenesis of autism spectrum disorders? Nature Reviews Neuroscience (2015)
580. Varendi, H. The effect of labor on olfactory exposure learning within the first postnatal hour. Behav. Neurosci. (2002)
581. Carson, R. Effects of antenatal glucocorticoids on the developing brain. Steroids (2016)
582. Miranda, A. Maternal hormonal milieu influence on fetal brain development. Brain and Behavior (2018)
583. Tam, E. W. Y. Preterm birth: Preterm cerebellar growth impairment after postnatal exposure to glucocorticoids. Sci. Transl. Med. (2011)
584. Niwa, F. The development of the hypothalamus-pituitary-adrenal axis during infancy may be affected by antenatal glucocorticoid therapy. J. Neonatal. Perinatal. Med. (2019)
585. Davis, S. R. Androgen therapy in women, beyond libido. Climacteric (2013)
586. Snyder, P. J. Hypogonadism in Elderly Men – What to Do Until the Evidence Comes. N. Engl. J. Med. (2004)
587. Nieschlag, E. Testosterone deficiency: A historical perspective. Asian Journal of Andrology (2014)
588. Schlich, C. Issues surrounding testosterone replacement therapy. Hosp. Pharm. (2016)
589. Amanatkar, H. R. Impact of exogenous testosterone on mood: A systematic review and meta-analysis of randomized placebo-controlled trials. Ann. Clin. Psychiatry (2014)
590. Roehr, B. FDA committee recommends approval for ‹female Viagra›. BMJ (Clinical research ed.) (2015)

591. Beery, A. K. Sex bias in neuroscience and biomedical research. Neuroscience and Biobehavioral Reviews (2011)
592. Stengler, K. Gender- und geschlechtsspezifische aspekte in der psychiatrischen und psychotherapeutischen forschung: Eine bibliometrische Analyse. Zeitschrift fur Psychiatr. Psychol. und Psychother. (2011)
593. Wang, L. J. Dehydroepiandrosterone sulfate, free testosterone, and sex hormone-binding globulin on susceptibility to attention-deficit/hyperactivity disorder. Psychoneuroendocrinology (2019)
594. Byrne, M. L. A systematic review of adrenarche as a sensitive period in neurobiological development and mental health. Developmental Cognitive Neuroscience (2017)
595. Schaller, S. Suizidalität: epidemiologische Befunde, Probleme und Schlussfolgerungen für die Prävention. in Die Versorgung psychisch kranker alter Menschen. Bestandsaufnahme und Herausforderung für die Versorgungsforschung (2010)
596. Rosenfeld, C. S. Cognitive effects of aromatase and possible role in memory disorders. Frontiers in Endocrinology (2018)
597. Akioyamen, L. E. Effects of depression pharmacotherapy in fertility treatment on conception, birth, and neonatal health: A systematic review. Journal of Psychosomatic Research (2016)
598. Brezina, P. R. Effects of pharmaceutical medications on male fertility. Journal of Reproduction and Infertility (2012)
599. Die forschenden Pharma-Unternehmen. vfa-Positionspapier «Berücksichtigung von Frauen und Männern bei der Arzneimittelforschung».
600. Volkow, N. D. Addiction Circuitry in the Human Brain. Focus (Madison). (2015)
601. Allain, F. How fast and how often: The pharmacokinetics of drug use are decisive in addiction. Neuroscience and Biobehavioral Reviews (2015)
602. Colborn, T. Commentary: setting aside tradition when dealing with endocrine disruptors. ILAR journal/National Research Council, Institute of Laboratory Animal Resources (2004)
603. Lovick, T. A., Guapo, V. G. et al.: A specific profile of lateal phase progesterone is associated with the development of premenstrual symptoms. Psychoneuroendocrinology (2017)

Weitere Titel

Woher soll ich wissen, was ich denke, bevor ich höre, was ich sage?